葡萄膜炎
诊治概要

杨培增　著

Essentials of
the Diagnosis & Treatment of
Uveitis

人民卫生出版社

图书在版编目（CIP）数据

葡萄膜炎诊治概要 / 杨培增著 . —北京：人民卫生出版社，2016

ISBN 978-7-117-22106-1

Ⅰ.①葡…　Ⅱ.①杨…　Ⅲ.①葡萄膜炎–诊疗　Ⅳ.①R773.9

中国版本图书馆 CIP 数据核字（2016）第 026493 号

| 人卫社官网 | www.pmph.com | 出版物查询，在线购书 |
| 人卫医学网 | www.ipmph.com | 医学考试辅导，医学数据库服务，医学教育资源，大众健康资讯 |

葡萄膜炎诊治概要

著　　者: 杨培增

出版发行: 人民卫生出版社（中继线 010-59780011）

地　　址: 北京市朝阳区潘家园南里 19 号

邮　　编: 100021

E - mail: pmph @ pmph.com

购书热线: 010-59787592　010-59787584　010-65264830

印　　刷: 北京汇林印务有限公司

经　　销: 新华书店

开　　本: 710×1000　1/16　**印张:** 40

字　　数: 676 千字

版　　次: 2016 年 3 月第 1 版　　2019 年 3 月第 1 版第 4 次印刷

标准书号: ISBN 978-7-117-22106-1/R · 22107

定　　价: 255.00 元

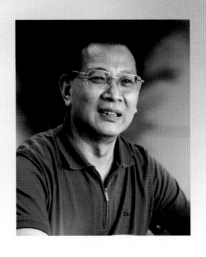

作 者 简 介

　　杨培增,眼科教授、博士生导师,是党的十八大代表,任国际眼炎症学会执行理事、亚太眼内炎症学会执行理事、国际 Behcet 病学会理事、国际葡萄膜炎研究组成员、国家杰出青年基金获得者、教育部"长江学者"特聘教授、全国五一劳动奖章获得者、全国模范教师、全国医德楷模、卫生部有突出贡献专家、全国卫生系统先进工作者、十佳全国优秀科技工作者提名奖、全国优秀科技工作者、全国杰出专业技术人才、重庆市"两江学者"、中华医学会眼科学分会副主任委员、中华医学会眼科学分会眼免疫学组组长。

　　曾获国家杰出青年基金、教育部长江学者研究计划的资助,以课题负责人获国家自然科学基金创新群体基金、国家自然科学基金重点项目(2 项)、国家自然科学基金重大国际合作项目(2 项)、科技部"十一五"支撑计划、教育部跨世纪优秀人才基金等基金资助。以第一完成人或通讯作者在 *Nature*、*Genetics*等国际著名 SCI 杂志上发表论文 160 多篇,出版葡萄膜炎专著 4 部(550 万字),主编原卫生部五年制规划教材《眼科学》及其他参考书 570 余万字。以第一完成人获国家科技进步二等奖、三等奖各 1 项、省部级一等奖 6 项、二等奖 4项,获亚太眼科学会杰出成就奖、亚太眼内炎症学会杰出成就奖、中美眼科学会金钥匙奖、中华眼科杰出成就奖、重庆市科技突出贡献奖(重庆市最高科技奖,每两年评一次,每次不超过两人)。

带领其团队对一种常见致盲眼病——葡萄膜炎进行了长达30余年的研究,经过长期努力,在葡萄膜炎发病机制、诊断和治疗方面的研究已经进入国际先进行列,每年诊治的患者1万余人次,患者不仅来自全国32个省市自治区,还有来自美国、法国等10余个国家和地区。其所在单位已经成为国际上单一机构葡萄膜炎患者数量最多、来源最广的葡萄膜炎诊治中心之一。他培养了葡萄膜炎领域近百名博士、硕士研究生。其领导的团队已成为国际上该领域中最重要的研究力量之一。

序

《葡萄膜炎诊治概要》是杨培增教授完成的第四本葡萄膜炎专著。第三本专著出版前他将书稿拿给我,想请我为之写序,当时看到该著作洋洋洒洒两百余万字时,深为学生对事业的执着和对葡萄膜炎之探索感到欣慰和由衷的高兴。这次他把《葡萄膜炎诊治概要》书稿拿给我时,我一口气将其读完,最后为他及该书总结出八个字:惊叹、简洁、实用、大家。

惊叹的是培增教授对事业的执着和成果的丰硕。他自硕士研究生起即研究葡萄膜炎,到现在已有 30 余年,可谓是 30 年如一日,孜孜以求,潜心研究和探索,期间获得了国家自然科学基金杰出青年基金、教育部长江学者研究计划、国家自然科学基金创新群体基金、国家自然科学基金重点项目(两项)、国家自然科学基金重大国际合作项目(两项)等资助,取得了一项又一项骄人的成果,被业界公认为是中国葡萄膜炎诊治第一人。国际著名眼免疫专家 Caspi 教授称杨培增教授将中国葡萄膜炎研究推向了世界! 亚太眼内炎症学会主席 Ohno 教授称赞其研究团队正在领导着世界葡萄膜炎和眼内炎症的免疫学研究! 自 1998 年起,他先后撰写了 4 本葡萄膜炎专著,并且每本书的内容、形式和意义都不相同,仅其文字即多达 500 余万字;他还与其他教授共同主编了原卫生部五年制规划教材《眼科学》(第 7 版,赵堪兴、杨培增主编,59 万字;第 8 版,赵堪兴、杨培增主编,66 万字),《眼科学基础与临床》(杨培增、陈家祺、葛坚、吴德正主编,198 万字,人民卫生出版社),《中华眼科学》(第 2 版)眼科学总论(赵家良、杨培增主编,78 万字),《中华眼科学》(第 3 版)眼科学总论(赵家良、杨培增主编,88 万字)、葡萄膜、视网膜和玻璃体卷(王文吉、黎晓新、杨培增主编,90 万字),总字数达 570 余万字;他领导的团队发表了包括 *Nature*、*Genetics* 等 SCI 论文 160 多篇(其中他作为第一和(或)通讯作者的即有 150 多篇)和 100 余篇中文文章;此外,他还写了一本 20 万字的文学著作——《我是你的眼》(中国青年出版社,2014 年)。这样算来,他独立完成的著作、主编的教材和参考书及发表的论文加起来总字数有 1200 万字之巨。他是中华医学会眼科学分会副主任委员、眼免疫学组组长，还担任医院的副院长工作，每年诊治的患者多达一万余人次。我惊叹他是如何从繁杂的日常工作、临床科研、教学工作中见缝插针挤出那么多时间完成难以想象的文字工作的，也惊叹他有如此深厚的文学功底和娴熟的语言文字驾驭能力，更是惊叹他从探索疾病、人与疾病之间关系入手把治疗疾病推向了哲学层面、思想高度和美的极致！

简洁、实用是对《葡萄膜炎诊治概要》一书的直接印象。他的前三本专著从不同侧面描述了葡萄膜炎的病因、临床表现、治疗及研究的一些进展，可谓是在整体上展示了葡萄膜炎这一类疾病的庞大疾病谱系，对于葡萄膜炎专科医生而言是非常必要的，但毕竟从事此病的医生是少数，众多临床医生更需要一本简明、实用的可以放在案头的参考书，此书正是为了满足大家的需要而完成的。培增教授从浩瀚的葡萄膜炎知识海洋中，根据自己近 30 年临床经验及自幼中医临床实践的功底，结合国际上最新进展，概括、提炼和总结出各种葡萄膜炎的临床特征、诊断要点和主要治疗方案，以使临床各专科医生能迅速按图索骥、读文开方，第一时间给予患者针对性治疗。莎士比亚曾经说过"简洁是智慧的灵魂"，培增教授这本有关葡萄膜炎诊断治疗的浓缩精华版本实属难能可贵！如果说他的前三本专著反映了他研究和认识葡萄膜炎的艰辛历程，那么《葡萄膜炎诊治概要》则是他 30 余年孜孜探索所结出丰硕成果之精华。

大家则是对培增教授个人的总结、概括和印象。从其所著的《我是你的眼》一书中可以感受到，青少年时期艰辛生活为他坚毅的性格塑造起到了不可或缺的作用，父母的教诲和影响坚定了他做一名好医生的信念，硕士、博士研究生期间以及以后工作中的勤奋、执着和坚持为其成功提供了重要保证，对疾病、对人生的思考、感悟、积累和升华成就了他独特的思维方式和今天的累累硕果。

我国伟大的至圣先师孔子说过："学而不思则罔，思而不学则殆"。这是孔老夫子提出的治学的原则和要求，"学"与"思"并重，不可偏废。古今中外真正能做到学思结合，互相促进的为数并不多。我认为培增教授做到了这一点。他及时掌握和吸取世界上最新的理论成就和实践经验，包括他本人科研上的新发现和临床工作中的新例证，都用来丰富充实自己的知识宝库。而且，对这些来自四面八方千头万绪的新知识、新成果，进行综合归纳，加以逻辑分析，达到哲学高度，提高至理论水平，以不断发展完善自己的思想体系。这样学思并重，紧密结合，互相促进，经长达半个世纪的艰苦努力（培增教授自幼学习中医),才有今天这样举世瞩目的成就。

我曾在为他第三本葡萄膜炎专著写的序中对他作了一个概括,六年过去了,与培增教授接触中,在读《我是你的眼》一书时,从他发表的SCI论文和取得的成果中,我的印象有了些许改变,或许是个人之见,或许有些偏颇之处,但还是想把它写下来,以期激励后学:说他是葡萄膜炎专家,也是,也不完全是,说是,是因为他对葡萄膜炎已烂熟于心,诊断和治疗技巧已臻炉火纯青的地步,说不完全是,是因为他对葡萄膜炎的认识已超越了医学的范畴;说他是一位医学哲学家,也是,也不完全是,说是,是因为他将对疾病的认识已升华至哲学层面,读他的著作不但有助于提高葡萄膜炎诊断治疗的知识,而且有助于开启智慧之门,说不完全是,是因为他在从事疾病的诊断治疗中已形成了一完整的理论体系;说他是医学思想家,也是,也不完全是,说是,是因为他系统提出了治疗葡萄膜炎(疾病)的思想(系统思维、辩证思维、整体思维和唯美思维),说不完全是,是因为他已把治疗疾病作为一门艺术,用"心"去雕刻和塑造,用生命去浇铸,将其推向美的极致;说他是医学教育家,也是,也不完全是,说是,是因为他秉承传道授业解惑之古训,致力于培养大写的"人",说不完全是,是因为他具有国际竞争意识和能力,把我国眼科中曾是最薄弱的葡萄膜炎推向了世界,实现了在该领域中与国际接轨,并在某些领域已处领先地位;说他是作家,也是,也不完全是,说是,是因为他独自完成的著作、主编的教科书、参考书、发表的论文、文学作品已有一千二百万字之巨,说不完全是,是因为至今他仍不是中国作家协会的会员。那么,我只好用"大家"来称呼他了。

以上点滴所见、管见所及,是以为序。

张效房

二〇一五年十月七日

前　言

　　《葡萄膜炎诊治概要》是我写的第四本有关葡萄膜炎的专著,与前3本专著一起已有500余万字。这本书与2014年出版的《我是你的眼》(中国青年出版社)一样,基本上是在机场和飞机上完成的。

　　在第三本专著《葡萄膜炎诊断与治疗》的前言中,我总结了前三本专著写作的初衷,第一本专著(《葡萄膜炎》(杨培增、李绍珍主编,60余万字,仅有三位作者)是源自对知识的好奇,所以书中主要传播的是葡萄膜炎诊断和治疗的知识;第二本专著是源自对苍生的爱、对患者的爱和责任,书中传播的不仅仅是葡萄膜炎的知识,更是在深层次阐释了人与疾病之间的关系,如何透过纷繁的疾病现象把握疾病的本质和规律,将疾病的处理提升至理性层面和哲学层面;第三本专著是源自感动,患者从祖国各地、甚至从国外不远千里、万里前来就诊,家人不离不弃陪伴的一幅幅画面,曾使我感动得一塌糊涂,不少患者对我说:追你比追明星追的还要紧,这些话语更使我感动得泪流满面。这些感动使我把葡萄膜炎当成了一门艺术去敬畏,用心和生命去雕刻和塑造,将处理疾病提升至思想层面,提出葡萄膜炎治疗的指导思想、原则和策略,将其推至美的极致。

　　第四本专著《葡萄膜炎诊治概要》一书完稿时,我掩卷深思:这本专著到底源自什么呢? 如果说知识使人获得生存的本领,哲学给人以智慧,艺术使人得以教化和感动,那么还有什么使人痴迷、使人无怨无悔、为伊消得人憔悴呢? 前段时间一位前来就诊的患者告诉我一件事情使我豁然开朗。她对我说,昨天晚上一位来自山东的老太太,半夜睡不着,坐在床上双手合十,口中念念有词:杨教授为我治好了眼睛,我为杨教授祈祷祝福,祝他平安健康、长命百岁! 我们住在同一个房间的几位病友被她吵醒了,大家也都坐在床上为您祈祷和祝福呢! 我们都把您当成了我们眼睛的守护神! 望着这位患者虔诚的目光,我一下子找到了答案,原来我第四本葡萄膜炎专著源于一种信念、一种信仰！信仰可使革命先烈面对屠刀毫无惧色，信仰可使佛教信徒一步一跪磕着长头、经年累月地、锲而不舍地缓缓爬向心中的圣地！为患者解除痛苦已成为自己人生追求的目标，这一信念和信仰已经深深植入我生命的每一个细胞，深入骨髓之中和灵魂深处，已成为我生命中非常重要的一个部分，使我无怨无悔地沿着这条路走下去！

很多人对我说，杨教授你已算得上功成名就了（我从来不敢这样认为），为什么还要那样辛苦呢？为什么看病从早上看到夜里 10 点、11 点甚至凌晨两点呢？为什么坐在飞机上不能闭目养神休息呢？为什么还要那么辛苦进行科研、发表论文呢？说实在的，以前我没考虑过这些问题，只是对他们的好意和关心报以微笑和搪塞：自己喜欢这些事情，就愿意做，就不会感到痛苦！前边说的那位病友的一席话使我找到了努力工作的精神支柱——信念和信仰！

近年来随着事务性的工作增多和年龄的增大，确实在工作中经常感到体力不支和精力不济，也有累得什么都不想干的时候，甚至有时还会有以后再也不那么干了、再也不那么累了的想法，但当第二天或第三天从床上爬起来的时候，原来的想法就一扫而光，又会精神饱满地、乐此不疲地投入临床、科研和教学工作之中。有时也会埋怨自己为什么不对自己好一些？为什么那么痴心不改地拼命地去工作？为什么那么无可救药？原来都是信念和信仰"惹的祸"！

信念和信仰可以是一个主义、宗教、某人、某物或一种空灵的东西，你不一定能看到最后结果，也不一定能够完全达到设定的目标，但它能使你得到愉悦，让你很有奔头、很有激情、很有干劲！它就好像味精、调味品、蜂蜜之类的东西，能使你的生活很有滋味，把你的灵魂放在高贵的信念、信仰之处，你会感到生命之安宁、人生之丰盈！

一位无神论者说，如上帝现在把我杀掉，我就相信它的存在。当然上帝不会杀掉他，这个人说，你看，上帝根本就不存在。一位农妇对这个人说，我相信上帝存在，我每天干活很有劲头，很乐意帮助别人，我生活得很快乐、很幸福，当我死的时候，我发现上帝根本不存在，你说我损失了什么？这个无神论者说，你什么都没损失！那位农妇又问，如果那时我发现上帝确实存在，你损失了什么？这位无神论者沉默了很久，竟无以为对。这个故事也许对每个人都有触动，有信仰的人生是幸福的人生！

在书稿付印之际，我要表达对我成长、进步付出了关心、爱心、支持和帮助的所有老师、领导、同事、学生和朋友的感谢！我的硕士生导师张效房教授，今年已 96 岁高龄，他在眼外伤及其他领域取得了辉煌成就，而今仍然精神饱满地工作在临床、教学第一线,学生从他身上学到了什么叫敬业精神,从他身上知道了什么叫泰山北斗、高山仰止!博士生导师毛文书教授、李绍珍院士,还有不是导师的导师罗成仁教授、陈家祺教授,他们对工作认真负责、精益求精、严谨的治学态度永远是我学习的榜样!还要感谢家人多年来的大力支持和帮助!感谢特检室彭俊超等老师在辅助检查和图片资料收集过程中给予的大力支持和帮助!感谢周春江、曹爽以及我的其他博士生、硕士生及同事在文字、图片、编排等方面给予的帮助!更要感谢来自全国乃至其他国家的葡萄膜炎患者,你们的信任、执着的求医之路和期盼成就了我这个葡萄膜炎专科医生,使我们有机会站在了国际葡萄膜炎研究的最前沿!

在成书过程中,著者参考了我前面写的三本专著的有关章节,也使用了其中的一些图片,还参考了国际上一些参考书,由于此书属诊治概要,篇幅所限未能列出所有的参考文献,仅把主要的参考书和文献列于书后,以便读者查找。由于著者水平有限,书中难免有错漏之处,恳请眼科同道批评指正,以便再版时更正和完善。

目　录

第一篇 概　论

第一章 葡萄膜炎的概念及分类

一、葡萄膜的组成及特点

葡萄膜由虹膜、睫状体和脉络膜组成。虹膜所围成的圆孔，被称为瞳孔，主要功能是调节进入眼内的光线。

葡萄膜富含色素和血管，其血流量占整个眼内血流量的96%。葡萄膜位于巩膜和视网膜之间，其丰富的色素提供了一个暗室，以使视网膜成像清晰，其丰富的血液供应为外层视网膜提供营养，并迅速带走视网膜代谢所产生的各种物质和热量，此外，它对眼内压具有重要的调节作用。

二、有关葡萄膜炎的概念

葡萄膜炎狭义概念：指发生于虹膜、睫状体、脉络膜的炎症。

葡萄膜炎广义概念：不但指发生于葡萄膜的炎症，还包括了发生于视网膜和视网膜血管的炎症，并且这些炎症还可引起玻璃体改变。

前葡萄膜炎（anterior uveitis）：指发生于虹膜、睫状体的炎症，又分为虹膜炎（仅有前房细胞）、虹膜睫状体炎（前房和前玻璃体细胞）和前部睫状体炎（仅有前玻璃体细胞）。

中间葡萄膜炎（intermediate uveitis）：指主要累及睫状体平坦部和玻璃体基底部的炎症。主要特征是睫状体平坦部雪堤样改变和玻璃体雪球样混浊。

后葡萄膜炎（posterior uveitis）：指发生于脉络膜、视网膜或视网膜血管的炎症，包括脉络膜炎（脉络膜视网膜炎）、视网膜炎（视网膜脉络膜炎）和视网膜血管炎三大类。

全葡萄膜炎（panuveitis 或 generalized uveitis）：指累及眼前段（虹膜睫状体）

和眼后段(脉络膜、视网膜、视网膜血管)的炎症性疾病。

眼内炎(endophthalmitis):指以玻璃体炎症为主要特征并累及所有眼内组织的炎症性疾病,通常为感染所致。

全眼球炎(panophthalmitis):指累及整个眼组织并常侵犯眼眶组织的炎症性疾病。

特发性葡萄膜炎(idiopathic uvetitis):是一类既不能确定病因,又不能确定特定类型,还可排除各种原因所致的伪装综合征的一类葡萄膜炎,通常为免疫或自身免疫反应所引起。此类型占葡萄膜炎患者总数的50%左右。

三、葡萄膜炎的分类

(一) 解剖位置分类

目前在国际范围内普遍使用的是国际葡萄膜炎命名委员会制定的标准,将葡萄膜炎分为前葡萄膜炎、中间葡萄膜炎、后葡萄膜炎和全葡萄膜炎四类(表 1-1-1)。

表 1-1-1　葡萄膜炎解剖位置分类

类型	炎症发生部位	主要临床特征
前葡萄膜炎	虹膜睫状体	有或无睫状充血,尘状 KP、中等大小或羊脂状 KP,前房闪辉,炎症细胞,前房内纤维素性渗出或积脓,虹膜后粘连,虹膜前粘连,前玻璃体细胞
中间葡萄膜炎	睫状体平坦部、玻璃体基底部	睫状体平坦部、玻璃体基底部雪堤样病变,玻璃体内雪球状混浊,也可伴有 KP、前房细胞、虹膜前后粘连、房角粘连、视网膜血管炎、黄斑囊样水肿等
后葡萄膜炎	脉络膜、视网膜、视网膜血管	脉络膜或视网膜炎症或坏死病灶、视网膜血管炎或血管周围炎、玻璃体混浊或细胞、脉络膜肉芽肿
全葡萄膜炎	虹膜睫状体、脉络膜或视网膜	眼前段和眼后段炎症的体征

1. 前葡萄膜炎,包括以下类型:

虹膜炎(iriditis);

虹膜睫状体炎(iridocyclitis);

前部睫状体炎(anterior cyclitis);

角膜虹膜睫状体炎(角膜前葡萄膜炎)(keratoiridocylitis);

巩膜虹膜睫状体炎(巩膜前葡萄膜炎)(scleroiridocylitis)。

2. 中间葡萄膜炎,有以下类型:

睫状体平坦部炎(pars planitis);

玻璃体炎(vitritis)。

3. 后葡萄膜炎,包括以下类型:

脉络膜炎(choroiditis);

脉络膜视网膜炎(choroidoretinitis);

视网膜炎(retinitis);

视网膜脉络膜炎(retinochoroiditis);

视网膜血管炎(retinal vascalitis)(包括视网膜动脉炎、视网膜静脉炎、视网膜毛细血管炎);

视网膜静脉周围炎(retinal phlebitis)。

(二) 病因分类

1. 感染性葡萄膜炎(infectious uveitis),包括两大类:

病原体引起的葡萄膜炎或视网膜炎,如结核性葡萄膜炎、梅毒性葡萄膜炎、病毒性葡萄膜炎、弓形体性脉络膜视网膜炎等;

病原体引起以玻璃体炎症为主要改变,并累及葡萄膜、视网膜的炎症性疾病则被称为眼内炎。

2. 非感染性葡萄膜炎(noninfectious uveitis)

是目前最常见的类型。有以下种类:

特定类型的葡萄膜炎;

伴有全身性疾病的葡萄膜炎;

特发性葡萄膜炎(既不能确定病因,又不能确定类型)。

3. 外伤或手术后的反应性炎症(炎症性反应)(inflammatory reaction)

4. 伪装综合征(masquerade syndrome)

一些非炎症性疾病出现类似炎症性疾病的表现被称为伪装综合征。常见类型有以下几种:

眼内肿瘤或肿瘤的眼内转移所致的伪装综合征;

视网膜脱离引起的玻璃体炎症细胞或前房炎症细胞;

视网膜色素变性等引起的玻璃体或前房炎症细胞。

5. 少数药物如拉坦前列素、倍他洛尔等引起的葡萄膜炎

(三) 病程分类

急性炎症,指葡萄膜炎持续时间不到 3 个月;

慢性炎症,指葡萄膜炎持续时间大于 3 个月;

急性复发性炎症,指复发性葡萄膜炎,每次发作时炎症持续时间在 3 个月以下,两次发作间有一段时间炎症处于静止状态;

慢性复发性炎症,指复发性炎症,每次发作时炎症持续时间在 3 个月以上,两次发作期间有一段时间炎症处于静止状态。

(四) 病理性质分类

是一种根据临床特征和病理性质分类的方法,可分为肉芽肿性炎症和非肉芽肿性炎症。

感染所致的炎症通常为肉芽肿性炎症,如结核性葡萄膜炎、真菌性眼内炎;

非感染性因素也可引起肉芽肿性葡萄膜炎,如结节病性葡萄膜炎、Vogt-小柳原田综合征、肉芽肿性血管炎(Wegener 肉芽肿)性葡萄膜炎等。

肉芽肿性葡萄膜炎:主要表现为羊脂状 KP、虹膜西米状或胶冻状 Bussaca 结节、虹膜西米状或胶冻状 Koeppe 结节、虹膜肉芽肿、脉络膜肉芽肿、视网膜血管旁蜡烛斑(表 1-1-2)。

表 1-1-2 肉芽肿性与非肉芽肿性葡萄膜炎的区别
(根据杨培增著《葡萄膜炎诊断与治疗》有改动)

表现	肉芽肿性葡萄膜炎	非肉芽肿性葡萄膜炎
发病	多隐匿或缓慢发病,也可突然发病	急性发病,进展快
病程	通常较长,多迁延不愈	一般较短,常有自限性
复发	常见	较为常见
睫状充血	+,偶可有 +++	++~+++
疼痛、畏光、流泪	通常无或不明显	常见,且较为严重
KP	羊脂状、中等大小、泥块状	尘状
前房闪辉	+~+++	+~++++
前房细胞	+~+++	+~++++
前房积脓	罕见	可有
前房纤维素性渗出	罕见	常见
虹膜结节	西米状或"胶冻状"Bussaca 结节和 Koeppe 结节、虹膜肉芽肿	绒毛状 Koeppe 结节和绒毛状 Bussaca 结节
房角羊脂状 KP	可有	无

续表

表现	肉芽肿性葡萄膜炎	非肉芽肿性葡萄膜炎
玻璃体	雪球状、串珠状混浊,玻璃体后界膜羊脂状 KP 样沉着物	多为尘状混浊,有较多的炎症细胞
脉络膜	结节状损害、肉芽肿、Dalen-Fuchs 结节	弥漫性水肿、渗出
视网膜	可有视网膜血管旁蜡烛斑样改变	弥漫水肿、渗出
病理检查	类上皮细胞、巨噬细胞形成肉芽肿	淋巴细胞、浆细胞、中性粒细胞浸润
常见类型	Vogt- 小柳原田综合征 结节病性葡萄膜炎 少年儿童葡萄膜炎 交感性眼炎 真菌性眼内炎 结核性葡萄膜炎 梅毒性葡萄膜炎 病毒性葡萄膜炎	急性特发性葡萄膜炎 HLA-B27⁺ 前葡萄膜炎 强直性脊柱炎伴发葡萄膜炎 Fuchs 综合征 Behcet 病性葡萄膜炎 银屑病性关节炎伴发葡萄膜炎

非肉芽肿性炎症:主要表现为睫状充血、尘状 KP、房水细胞、视网膜弥漫水肿等,也可出现虹膜绒毛状结节。

四、葡萄膜炎的病因和发病机制

除了病原体引起的葡萄膜炎和一些特定类型(如药物引起的葡萄膜炎、外伤性葡萄膜炎、晶状体皮质引起的葡萄膜炎)之外,绝大部分的葡萄膜炎病因不清楚或病因尚不完全清楚。有关此类疾病的发病机制大致有以下几种:

(一)感染因素所引起的葡萄膜炎

病原体直接侵犯葡萄膜或视网膜引起感染性炎症;

病原体通过激活机体的天然免疫,引起一些炎症介质的释放,通过目前尚不完全清楚的机制,引起自身炎症性疾病(如 Behcet 病);

病原体侵犯眼内组织造成隐蔽抗原的暴露,并诱发随后的免疫反应,参与疾病的发生、慢性化或复发;

病原体与葡萄膜或视网膜的抗原有一定的相似性,或有较大的相似性,其所引起的免疫反应也对眼组织中的抗原发生反应,从而引起炎症的发生;

病原体刺激机体产生的抗体,可通过免疫复合物(抗原、抗体、补体形成复合物)的形式沉积于葡萄膜或视网膜血管壁,再通过补体级联反应释放活性产物,从而引起葡萄膜炎发生、复发或慢性化。

（二）免疫反应及自身免疫反应引起的葡萄膜炎

自身抗原在机体免疫功能紊乱的情况下,使 Th1 细胞、Th17 细胞过度激活,这些细胞可释放多种炎症因子和前炎症因子,如 IL-17、IL-6、IL-8、IFN-γ、肿瘤坏死因子等,从而引起葡萄膜炎发生、复发或慢性化。引起葡萄膜炎的抗原有视网膜 S 抗原、光感受器间维生素 A 类结合蛋白、葡萄膜黑色素相关抗原等 Th1、Th17 细胞激活引起细胞介导的免疫性疾病,Th2 细胞激活引起体液免疫介导的疾病。

（三）各种损伤所引起的葡萄膜炎性反应或葡萄膜炎

各种损伤通过激活花生四烯酸代谢通路,引起前列腺素、白三烯等介质的释放,从而引起葡萄膜炎性反应;

外伤可引起葡萄膜、视网膜自身抗原的暴露,在机体免疫功能紊乱的个体则引起自身免疫反应,从而造成葡萄膜炎（交感性眼炎）的发生。

第二章　葡萄膜炎病史采集

一、地域分布

- Behcet 病多发于中国、日本、土耳其、伊朗、科威特、地中海沿岸国家
- Vogt- 小柳原田综合征多发于中国、日本
- 眼弓形虫病多发于南美洲、北美洲、欧洲
- 鸟枪弹样脉络膜视网膜病变多发于美洲、欧洲
- 眼组织胞浆菌病多发于美国
- 麻风及其所致的葡萄膜炎多发于热带地区
- Lyme 病及其所致的葡萄膜炎多发于森林地区
- 结节病性葡萄膜炎多发于斯堪的纳维亚半岛
- 盘尾丝虫病及其所致的葡萄膜炎多发于非洲

二、家族史

1. 一些类型的葡萄膜炎有家族聚集现象
- 强直性脊柱炎及其伴发的葡萄膜炎
- Behcet 病性葡萄膜炎
2. 密切接触可导致的葡萄膜炎
- 结核性葡萄膜炎
- 眼弓形虫病
- 梅毒性葡萄膜炎
- 获得性免疫缺陷综合征及其伴发的葡萄膜炎
3. 先天性感染、孕期或分娩期感染可导致的葡萄膜炎

- 眼弓形虫病
- 梅毒性葡萄膜炎
- 病毒性视网膜炎

三、年龄

1. 婴幼儿易发生以下葡萄膜炎

- 眼弓形虫病
- 先天性梅毒性葡萄膜炎
- 先天性病毒性视网膜炎
- 视网膜母细胞瘤所致伪装综合征
- 幼年型慢性关节炎伴发的葡萄膜炎

2. 少年儿童易发生以下葡萄膜炎

- 幼年型慢性关节炎伴发的葡萄膜炎
- 眼弓形虫病
- 眼弓蛔虫病
- 先天性梅毒性葡萄膜炎
- 视网膜母细胞瘤所致伪装综合征
- 特发性前葡萄膜炎
- 特发性幼年型视网膜血管炎
- 肾小管间质肾炎葡萄膜炎综合征
- 霜样树枝状视网膜血管炎
- 白血病引起的伪装综合征

3. 青壮年易发生以下葡萄膜炎

- 特发性急性前葡萄膜炎
- 强直性脊柱炎伴发的前葡萄膜炎
- Vogt-小柳原田综合征
- Behcet 病性葡萄膜炎
- Eales 病
- Fuchs 综合征
- 交感性眼炎
- 中间葡萄膜炎
- 反应性关节炎伴发的葡萄膜炎

9

- 炎症性肠道疾病伴发的葡萄膜炎
- 多发性易消散性白点综合征
- 多发性硬化伴发的葡萄膜炎（多在 20 岁以上）
- 眼弓形虫病
- 特发性视网膜血管炎

4. 老年易发生以下葡萄膜炎

- 特发性中间葡萄膜炎
- 糖尿病伴发的葡萄膜炎
- 眼内淋巴瘤所致的伪装综合征
- 恶性肿瘤眼内转移所致的伪装综合征

四、性别

1. 男性易发生以下葡萄膜炎

- 交感性眼炎
- 强直性脊柱炎及伴发的葡萄膜炎
- Lyme 病及伴发的葡萄膜炎
- 反应性关节炎及伴发的葡萄膜炎
- 麻风及其所致的葡萄膜炎
- 结节性多动脉炎伴发的葡萄膜炎
- 青睫综合征
- 急性视网膜色素上皮炎
- Eales 病
- AIDS 病相关的葡萄膜炎

2. 女性易发生以下葡萄膜炎

- 幼年型慢性关节炎伴发的葡萄膜炎
- 慢性特发性前葡萄膜炎
- 特发性幼年型视网膜血管炎
- 视网膜下纤维化和葡萄膜炎综合征
- 肾小管间质性肾炎葡萄膜炎综合征
- 系统性红斑狼疮伴发的葡萄膜炎
- 多发性易消散性白点综合征
- 点状内层脉络膜病变

- 多灶性脉络膜炎和全葡萄膜炎

五、种族

1. 高加索人易发生以下葡萄膜炎：
- 强直性脊柱炎伴发的葡萄膜炎
- 反应性关节炎及其伴发的葡萄膜炎
- 鸟枪弹样脉络膜视网膜病变

2. 日本人易发生以下葡萄膜炎：
- Behcet 病性葡萄膜炎
- Vogt- 小柳原田综合征
- 结节病性葡萄膜炎
- 嗜人 T 淋巴细胞 I 型及其所致的葡萄膜炎

3. 中国人易发生以下葡萄膜炎：
- Behcet 病性葡萄膜炎
- Vogt- 小柳原田综合征
- 急性前葡萄膜炎

4. 中东及地中海人易发生 Behcet 病性葡萄膜炎。

5. 黑人易发生结节病及其所致的葡萄膜炎。

六、个人史

1. 养狗、猫易患以下葡萄膜炎：
- 眼弓形虫病
- 眼弓蛔虫病

2. 食用未煮熟的食物易患以下葡萄膜炎：
- 眼弓形虫病
- 眼弓蛔虫病

3. 不洁性交史易患以下葡萄膜炎：
- 梅毒性葡萄膜炎
- 获得性免疫缺陷综合征
- 反应性关节炎伴发的葡萄膜炎
- 疱疹病毒性葡萄膜炎

4. 同性恋易患以下葡萄膜炎：

- 获得性免疫缺陷综合征
- 梅毒性葡萄膜炎

5. 共用注射器易患以下葡萄膜炎：

- 获得性免疫缺陷综合征
- 真菌性眼内炎

6. 使用免疫抑制剂易患以下葡萄膜炎：

- 病毒感染及其所致葡萄膜炎
- 真菌性眼内炎
- 巨细胞病毒性视网膜炎

七、全身病史

1. 口腔溃疡可见于以下葡萄膜炎：

- 最常见于 Behcet 病性葡萄膜炎
- 反应性关节炎伴发的葡萄膜炎
- 疱疹病毒感染性葡萄膜炎
- 溃疡性结肠炎伴发的葡萄膜炎
- Crohn 病伴发的葡萄膜炎
- Sweet 病伴发的葡萄膜炎
- 梅毒及梅毒性葡萄膜炎

2. 皮疹可见于以下葡萄膜炎：

- Behcet 病性葡萄膜炎
- Lyme 病及其伴发的葡萄膜炎
- 梅毒性葡萄膜炎
- 系统性红斑狼疮伴发视网膜炎
- 银屑病性关节炎伴发的葡萄膜炎
- 麻风及其所致葡萄膜炎
- 疱疹病毒性葡萄膜炎或视网膜炎

3. 结节性红斑可见于以下葡萄膜炎：

- Behcet 病性葡萄膜炎
- 炎症性肠道疾病伴发的葡萄膜炎
- 结节病性葡萄膜炎
- 麻风及其所致的葡萄膜炎

- Lyme 病伴发的葡萄膜炎
- 结核性葡萄膜炎

4. 皮肤溃疡可见于以下葡萄膜炎：

- Behcet 病性葡萄膜炎
- 炎症性肠道疾病伴发的葡萄膜炎
- 麻风及其所致的葡萄膜炎
- 梅毒性葡萄膜炎
- 肉芽肿性血管炎伴发的巩膜炎或巩膜葡萄膜炎

5. 白癜风可见于以下葡萄膜炎：

- Vogt-小柳原田综合征
- 交感性眼炎
- 急性后极部多灶性鳞状色素上皮病变

6. 皮肤银色鳞片样改变可见于以下葡萄膜炎：

- 银屑病性关节炎伴发的葡萄膜炎
- 少数 Vogt-小柳原田综合征
- 极少数 Behcet 病性葡萄膜炎

7. 脱发可见于以下葡萄膜炎：

- Vogt- 小柳原田综合征
- 银屑病性关节炎伴发的葡萄膜炎
- 系统性红斑狼疮伴发的葡萄膜炎
- 梅毒性葡萄膜炎
- 交感性眼炎
- 葡萄膜炎治疗中使用环磷酰胺、苯丁酸氮芥、硫唑嘌呤等药物

8. 毛发变白可见于 Vogt- 小柳原田综合征、交感性眼炎。

9. 毛发增多可见于长期使用糖皮质激素、环孢素的患者。

10. 皮下结节可见于以下葡萄膜炎：

- 幼年型慢性关节炎伴发的葡萄膜炎
- 结节病性葡萄膜炎
- 盘尾丝虫病所致的葡萄膜炎

11. 指甲凹陷可见于以下葡萄膜炎：

- 银屑病性关节炎伴发的葡萄膜炎
- Behcet 病性葡萄膜炎

- 反应性关节炎伴发的葡萄膜炎

12. 周围关节炎可见于以下葡萄膜炎：

- Behcet 病性葡萄膜炎
- 强直性脊柱炎伴发的葡萄膜炎
- 反应性关节炎伴发的葡萄膜炎
- 银屑病性关节炎伴发的葡萄膜炎
- 结节病性葡萄膜炎
- 炎症性肠道疾病伴发的葡萄膜炎
- 梅毒性葡萄膜炎
- Lyme 病伴发的葡萄膜炎
- 复发性多软骨炎伴发的葡萄膜炎
- 幼年型特发性关节炎伴发的葡萄膜炎

13. 肠道病变可见于以下葡萄膜炎：

- Behcet 病性葡萄膜炎
- 炎症性肠道疾病伴发的葡萄膜炎
- Whipple 病伴发的葡萄膜炎
- 阿米巴感染所致的葡萄膜炎
- 结核性葡萄膜炎
- Cogan 综合征伴发的葡萄膜炎
- 反应性关节炎伴发的葡萄膜炎

14. 中枢神经系统受累可见于以下葡萄膜炎：

- Behcet 病性葡萄膜炎
- Vogt- 小柳原田综合征
- Lyme 病伴发的葡萄膜炎
- 疱疹病毒性葡萄膜炎
- 巨细胞病毒性葡萄膜炎
- 眼内淋巴瘤所致的伪装综合征
- Whipple 病伴发的葡萄膜炎
- 结节病性葡萄膜炎
- 结节性动脉炎伴发的葡萄膜炎
- 布鲁杆菌感染所致的葡萄膜炎
- 钩端螺旋体感染所致的葡萄膜炎

- 梅毒性葡萄膜炎
- Kawasaki 病伴发的葡萄膜炎
- 急性后极部多灶性鳞状色素上皮病变
- 系统性红斑狼疮伴发的葡萄膜炎
- 新型隐球菌脑炎和眼内炎
- 结核性葡萄膜炎
- 眼弓形虫病
- 多发性硬化伴发的葡萄膜炎
- 肉芽肿性血管炎伴发的巩膜炎或巩膜葡萄膜炎
- 复发性多软骨炎伴发的葡萄膜炎

15. 肺部病变可见于以下葡萄膜炎：

- 结核性葡萄膜炎
- 肉芽肿性血管炎伴发的巩膜炎或巩膜葡萄膜炎
- 结节病性葡萄膜炎
- Behcet 病性葡萄膜炎
- 球孢子菌病所致的葡萄膜炎
- Whipple 病伴发的葡萄膜炎
- 获得性免疫缺陷综合征
- 系统性红斑狼疮伴发的葡萄膜炎
- 巨细胞动脉炎伴发的葡萄膜炎

16. 听力或前庭功能改变可见于以下葡萄膜炎：

- Vogt- 小柳原田综合征
- 交感性眼炎
- 复发性软骨炎伴发的葡萄膜炎
- 肉芽肿性血管炎伴发的巩膜炎或巩膜葡萄膜炎
- 结节病性葡萄膜炎
- Behcet 病性葡萄膜炎
- 梅毒性葡萄膜炎
- Cogan 综合征伴发的葡萄膜炎

17. 泌尿生殖器病变可见于以下葡萄膜炎：

- 梅毒性葡萄膜炎
- 反应性关节炎伴发的葡萄膜炎

- Behcet 病性葡萄膜炎
- 疱疹病毒性葡萄膜炎
- 衣原体感染所致的葡萄膜炎

18. 阴部溃疡见于 Behcet 病性葡萄膜炎、Crohn 病伴发的葡萄膜炎。

19. 环状龟头炎见于反应性关节炎伴发的葡萄膜炎。

20. 尿道炎可见于以下葡萄膜炎:

- 反应性关节炎伴发的葡萄膜炎
- 梅毒性葡萄膜炎
- 疱疹病毒性葡萄膜炎
- 衣原体感染所致的葡萄膜炎

21. 附睾炎可见于以下葡萄膜炎:

- Behcet 病性葡萄膜炎
- 结核性葡萄膜炎
- 结节性多动脉炎伴发的葡萄膜炎

22. 淋巴结肿大可见于以下葡萄膜炎:

- Behcet 病性葡萄膜炎
- 结节病性葡萄膜炎
- 结核性葡萄膜炎
- 获得性免疫缺陷综合征
- 眼弓形虫病
- 麻风伴发的葡萄膜炎
- Lyme 病伴发的葡萄膜炎
- 病毒性葡萄膜炎
- 幼年型特发性关节炎及伴发的葡萄膜炎
- 系统性红斑狼疮伴发的葡萄膜炎
- 梅毒及梅毒性葡萄膜炎
- Whipple 病伴发的葡萄膜炎
- 恶性肿瘤眼内转移所致的伪装综合征
- 眼内淋巴瘤所致的伪装综合征

八、眼病史

1. 交替发作的双眼急性虹膜睫状体炎常见于以下葡萄膜炎:

- 强直性脊柱炎伴发的葡萄膜炎
- 特发性急性非肉芽肿性前葡萄膜炎

2. 单眼或双眼反复性玻璃体积血常见于以下葡萄膜炎：

- Eales 病
- 后葡萄膜炎并发视网膜新生血管
- Behcet 病性葡萄膜炎

3. 反复单侧内眼手术或眼球穿通伤史易发生交感性眼炎。

4. 单侧无充血的前葡萄膜炎主要有以下类型：

- Fuchs 综合征
- 青睫综合征
- 幼年型特发性关节炎伴发的慢性前葡萄膜炎
- 慢性特发性虹膜睫状体炎

5. 双眼突发的显著视力下降常见于以下葡萄膜炎：

- Vogt- 小柳原田综合征
- 急性后极部多灶性鳞状色素上皮病变

6. 葡萄膜炎复发频繁多见于 Behcet 病性葡萄膜炎

7. 对糖皮质激素不敏感的葡萄膜炎主要有以下类型：

- Fuchs 综合征
- 多种恶性肿瘤所致的伪装综合征
- 各种细菌性眼内炎
- 真菌性眼内炎

8. 复发性无菌性前房积脓见于以下葡萄膜炎：

- Behcet 病性葡萄膜炎
- 急性特发性前葡萄膜炎
- HLA-B27 抗原阳性的急性前葡萄膜炎

9. 双眼复发性肉芽肿性前葡萄膜炎多见于以下葡萄膜炎：

- Vogt- 小柳原田综合征
- 中间葡萄膜炎
- 交感性眼炎
- 结节病性葡萄膜炎

九、现病史

1. 前驱表现

(1) 感冒样表现见于以下葡萄膜炎：

- Vogt- 小柳原田综合征
- 病毒性葡萄膜炎
- 急性后极部多灶性鳞状色素上皮病变
- Lyme 病及其伴发的葡萄膜炎

(2) 皮疹见于以下葡萄膜炎：

- 疱疹病毒性葡萄膜炎或急性视网膜坏死综合征
- 幼年型特发性关节炎伴发的葡萄膜炎
- 梅毒性葡萄膜炎
- Lyme 病及其伴发的葡萄膜炎

(3) 尿道炎、腹泻见于反应性关节炎。

(4) 头痛、便秘、鼻出血见于 Eales 病。

(5) 脑膜炎或假性脑膜炎见于 Vogt- 小柳原田综合征、Lyme 病伴发的葡萄膜炎。

2. 典型地表现为单眼受累的葡萄膜炎：

- Fuchs 综合征
- 青睫综合征
- 带状疱疹病毒性前葡萄膜炎
- 晶状体相关的葡萄膜炎

3. 典型地表现为双侧受累的葡萄膜炎：

- Vogt- 小柳原田综合征
- 交感性眼炎
- 双侧晶状体相关性葡萄膜炎
- 急性前葡萄膜炎（非同时发病）

4. 视力下降、视物变形、眼前黑影、闪光感常见于以下葡萄膜炎：

- Vogt- 小柳原田综合征
- 后巩膜炎伴葡萄膜视网膜受累
- Behcet 病性葡萄膜炎
- 多种肿瘤所致伪装综合征

- 多种类型后葡萄膜炎

5. 色觉异常、暗适应异常常见于以下葡萄膜炎：

- Vogt- 小柳原田综合征
- Behcet 病性葡萄膜炎
- 鸟枪弹样脉络膜视网膜病变
- 神经视网膜炎
- 急性视网膜色素上皮炎
- 梅毒性视网膜脉络膜炎
- 交感性眼炎

6. 中心暗点、旁中心暗点常见于以下葡萄膜炎：

- 匐行性脉络膜视网膜炎
- 神经视网膜炎
- 急性视网膜色素上皮炎
- 点状内层脉络膜病变
- 多灶性脉络膜炎
- 视网膜下纤维化和葡萄膜炎综合征
- 梅毒性视网膜脉络膜炎

7. 眼红、眼痛、畏光、流泪常见于以下葡萄膜炎：

- 急性前葡萄膜炎
- Vogt- 小柳原田综合征
- 急性视网膜坏死综合征
- 葡萄膜炎引起的急性眼压升高
- 角膜葡萄膜炎
- 巩膜前葡萄膜炎

8. 眼痛常见于以下葡萄膜炎：

- 巩膜前葡萄膜炎
- 巩膜后葡萄膜炎
- 神经视网膜炎
- 急性虹膜睫状体炎
- Vogt- 小柳原田综合征
- 急性视网膜坏死综合征

第三章　葡萄膜炎的眼部检查

就葡萄膜炎而言,眼部检查的目的有以下三个方面:①确定有无葡萄膜炎,一些非炎症性疾病可能出现葡萄膜炎患者所具有的体征,如急性闭角性青光眼时可出现前房闪辉,裂孔源性视网膜脱离可致玻璃体混浊、细胞,因此需要确定患者所患的是葡萄膜炎还是其他眼病;②在确定葡萄膜炎后,确定有无活动性炎症,此将决定患者是否需要进行治疗;③确定出葡萄膜炎的病因和类型,此对确定治疗策略和药物选择、治疗途径和时间具有极为重要的指导价值。

一、视力

(一)视力与葡萄膜炎的关系

视力在很大程度上反映着葡萄膜炎对视功能的影响,不同类型葡萄膜炎对视功能影响有很大不同(表 1-3-1),葡萄膜炎所致不同并发症对视力的影响也有很大不同。

表 1-3-1　葡萄膜炎对视力的影响

对视力的影响	葡萄膜炎类型
视物模糊	急性前葡萄膜炎、Fuchs 综合征、青光眼睫状体炎综合征、慢性前葡萄膜炎、多发性易消散性白点综合征
视力轻度下降	急性前葡萄膜炎、慢性前葡萄膜炎、Fuchs 综合征、青睫综合征、中间葡萄膜炎(无黄斑受累的患者)、点状内层脉络膜病变
视力明显下降或显著下降	急性前葡萄膜炎伴前房大量纤维素渗出或积脓、各种类型葡萄膜炎引起的黄斑囊样水肿或伴有黄斑损害、Vogt-小柳原田综合征、Behcet 病性葡萄膜炎、巨细胞病毒性视网膜炎、神经视网膜炎、匍行性脉络膜

对视力的影响	葡萄膜炎类型
	视网膜炎、霜样树枝状视网膜血管炎、各种肿瘤所致的伪装综合征、眼弓形虫病、细菌性眼内炎、真菌性眼内炎、Eales 病、梅毒性后葡萄膜炎、幼年型慢性关节炎伴发的葡萄膜炎、各种葡萄膜炎所致并发性白内障、继发性青光眼、视神经萎缩、广泛视网膜萎缩
不可逆性视力降低或丧失	葡萄膜炎所致视神经萎缩、葡萄膜炎所致眼球萎缩、葡萄膜炎所致视网膜血管广泛闭塞、葡萄膜炎所致大范围的视网膜萎缩

二、眼睑病变与葡萄膜炎

一些葡萄膜炎类型可伴有眼睑病变或引起眼睑受累,可表现为眼睑肿胀、睑裂变小、眼睑结节等(表 1-3-2)。

表 1-3-2　葡萄膜炎与眼睑改变

葡萄膜炎类型	伴发的眼睑改变
急性前葡萄膜炎	继发性眼睑下垂、睑裂变小
前部巩膜炎或弥漫性巩膜炎	眼睑肿胀、睑裂变小
眼内炎	眼睑肿胀、睑裂变小
各种葡萄膜炎所致的眼球萎缩或眼球摘除	睑裂变小
获得性免疫缺陷综合征	眼睑 Kaposi 肉瘤
带状疱疹病毒性前葡萄膜炎	眼睑及额部疱疹
Vogt- 小柳原田综合征	眼睑白癜风、睫毛变白
交感性眼炎	眼睑白癜风、睫毛变白
银屑病伴发的葡萄膜炎	皮肤银色鳞片改变、皮肤红斑及肿胀、睑缘炎、脂溢性皮炎、睫毛脱失
结核及结核性葡萄膜炎	眼睑溃疡、眼睑脓肿、寻常狼疮
梅毒及梅毒性葡萄膜炎	眼睑梅毒性下疳
麻风及其所致葡萄膜炎	睫毛脱失、眉毛脱失、睑外翻及倒睫
结节病	眼睑及眼周皮肤红斑、皮肤溃疡性结节、丘疹、冻疮样狼疮、眼睑肿胀

三、结膜炎与葡萄膜炎

一些类型的葡萄膜炎可引起或伴有结膜受累,表现为结膜水肿、结膜炎、结膜结节、干燥性角膜结膜炎等(表 1-3-3)。

表 1-3-3 葡萄膜炎与结膜病变

葡萄膜炎类型	伴发的结膜病变
严重的巩膜葡萄膜炎	结膜水肿
Vogt- 小柳原田综合征（前驱期和后葡萄膜炎期）	结膜水肿
急性严重的前葡萄膜炎	结膜水肿
Vogt- 小柳原田综合征	非特异性自限性结膜炎
麻疹病毒所致的葡萄膜炎	非特异性结膜炎
风疹病毒所致的葡萄膜炎	滤泡性结膜炎
带状疱疹病毒性葡萄膜炎	卡他性结膜炎、滤泡性结膜炎、溃疡性结膜炎
单纯疱疹病毒性葡萄膜炎	非特异性结膜炎、滤泡性结膜炎
结核性葡萄膜炎	肉芽肿性结膜炎、急性化脓性或假膜性结膜炎
获得性免疫缺陷综合征	过敏性结膜炎或感染性结膜炎
巨细胞病毒性葡萄膜炎	非化脓性结膜炎
牛皮癣性关节炎及伴发的葡萄膜炎	非特异性结膜炎、卡他性结膜炎、肉芽肿性结膜炎
强直性脊柱炎伴发的葡萄膜炎	非特异性结膜炎
反应性关节炎伴发的葡萄膜炎	乳头状结膜炎、滤泡状结膜炎,有自限性
肉芽肿性血管炎伴发的葡萄膜炎	非特异性结膜炎、反复发作性结膜炎
复发性多软骨炎伴发的葡萄膜炎	非特异性结膜炎、干燥性角膜结膜炎
结节性多动脉炎伴发的葡萄膜炎	非特异性结膜炎、Sjögren 综合征
系统性红斑狼疮伴发的葡萄膜炎	复发性结膜炎、上皮下纤维化和结膜皱缩
Lyme 病所致的葡萄膜炎	滤泡性结膜炎
梅毒性葡萄膜炎	乳头状结膜炎
炎症性肠道疾病伴发的葡萄膜炎	非特异性结膜炎
结节病性葡萄膜炎	干燥性角膜结膜炎
结节性多动脉炎伴发的葡萄膜炎	干燥性角膜结膜炎
幼年型慢性关节炎伴发的葡萄膜炎	干燥性角膜结膜炎
复发性多软骨炎伴发的葡萄膜炎	干燥性角膜结膜炎
结核性葡萄膜炎	结膜结节、滤泡或肉芽肿
牛皮癣性关节炎及其伴发的葡萄膜炎	结膜结节、滤泡或肉芽肿
结节病性葡萄膜炎	结膜结节、滤泡或肉芽肿
梅毒性葡萄膜炎	结膜结节、滤泡或肉芽肿

四、巩膜炎、巩膜外层炎、巩膜透照异常与葡萄膜炎

(一) 葡萄膜炎与巩膜外层炎和巩膜炎的关系

● 巩膜炎、表层巩膜炎和葡萄膜炎可以是一种疾病的不同表现。

● 前巩膜炎严重时引起虹膜睫状体炎,即巩膜前葡萄膜炎。

● 后巩膜炎严重时可引起脉络膜炎,甚至是脉络膜视网膜炎,即巩膜后葡萄膜炎。

● 巩膜炎严重时还可引起巩膜角膜葡萄膜炎。

(二) 伴有巩膜炎或巩膜外层炎的葡萄膜炎

葡萄膜炎可伴有巩膜炎、巩膜外层炎、表层巩膜结节等(表 1-3-4)。

表 1-3-4　葡萄膜炎与巩膜炎或巩膜外层炎

葡萄膜炎类型	伴发的巩膜炎或巩膜外层炎
Behcet 病性葡萄膜炎	巩膜外层炎、坏死性巩膜炎
结节病性葡萄膜炎	表层巩膜结节、巩膜外层炎、巩膜炎、后巩膜炎
Lyme 病所致的葡萄膜炎	巩膜外层炎
真菌性葡萄膜炎	坏死性巩膜炎、巩膜角膜炎
麻风所致的葡萄膜炎	结节性巩膜炎、巩膜外层炎、弥漫性巩膜外层炎、弥漫性巩膜炎、坏死性巩膜炎
EB 病毒性葡萄膜炎	巩膜外层炎
水痘 - 带状疱疹病毒性葡萄膜炎	巩膜外层炎、巩膜炎
结核性葡萄膜炎	巩膜外层炎、结节性巩膜炎、坏死性巩膜炎
梅毒性葡萄膜炎	巩膜外层炎、巩膜炎
急性后极部多灶性鳞状色素上皮病变	巩膜外层炎
银屑病性关节炎伴发的葡萄膜炎	巩膜外层炎、巩膜炎、坏死性巩膜炎
强直性脊柱炎伴发的葡萄膜炎	弥漫性前巩膜炎
巨细胞动脉炎伴发的葡萄膜炎	巩膜外层炎、巩膜炎
反应性关节炎伴发的葡萄膜炎	巩膜炎、弥漫性前巩膜炎、复发性巩膜炎、结节型巩膜外层炎、单纯型巩膜外层炎
系统性红斑狼疮伴发的葡萄膜炎	前巩膜炎、结节性巩膜炎、巩膜外层炎
结节性多动脉炎伴发的葡萄膜炎	巩膜外层炎、巩膜炎、巩膜葡萄膜炎
复发性多软骨炎伴发的葡萄膜炎	前巩膜炎、弥漫性巩膜炎、坏死性巩膜炎、结节性巩膜炎
肉芽肿性血管炎伴发的葡萄膜炎	结节性巩膜炎、弥漫性巩膜炎、坏死性巩膜炎、巩膜外层炎、巩膜穿孔

续表

葡萄膜炎类型	伴发的巩膜炎或巩膜外层炎
炎症性肠道疾病伴发的葡萄膜炎	巩膜外层炎、巩膜炎、结节性巩膜炎、坏死性巩膜炎、弥漫性巩膜炎
肾小管间质性肾炎葡萄膜炎综合征	巩膜外层炎

(三) 巩膜的透照异常

一些葡萄膜炎可造成葡萄膜、视网膜色素上皮的色素脱失,在裂隙灯检查时将光带打在瞳孔区,可通过巩膜看到眼底的红光反射,如脱色素严重,将光带直接打在瞳孔区,可见整个巩膜透见眼底的红光(图1-3-1)。

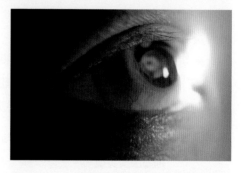

图 1-3-1　VKH 综合征患者的巩膜透光反射

五、角膜炎、角膜病变与葡萄膜炎

葡萄膜炎可伴发点状角膜炎、角膜混浊、角膜溃疡等(表 1-3-5)。

表 1-3-5　葡萄膜炎与角膜炎、角膜病变

葡萄膜炎类型	伴发的角膜病变
结核性葡萄膜炎	泡状角膜结膜炎、间质性角膜炎
获得性免疫缺陷综合征	感染性(带状疱疹病毒、单纯疱疹病毒、小孢子菌等)角膜炎,干燥性角膜炎
银屑病性关节炎及伴发的葡萄膜炎	点状角膜炎、角膜混浊、新生血管、角膜溃疡、周边角膜浸润
巨细胞动脉炎伴发的葡萄膜炎	边缘性角膜溃疡、角膜水肿
反应性关节炎伴发的葡萄膜炎	点状上皮损害、上皮糜烂、浅层浸润、混浊
幼年型特发性关节炎伴发的葡萄膜炎	干燥性角膜结膜炎、角膜溶解、角膜带状变性
病毒性前葡萄膜炎	角膜内皮细胞数量减少、角膜大泡状变性
炎症性肠道疾病伴发的葡萄膜炎	上皮下灰白色点状浸润、浅基质层片状浸润、角膜溃疡
急性严重的前葡萄膜炎	角膜内皮皱褶
肉芽肿性血管炎伴发的葡萄膜炎	基质浸润、角膜溃疡、角巩膜坏死
复发性多软骨炎伴发的葡萄膜炎	干燥性角膜结膜炎

续表

葡萄膜炎类型	伴发的角膜病变
结节性多动脉炎伴发的葡萄膜炎	Sjögren 综合征、周边角膜溃疡
Whipple 病伴发的葡萄膜炎	表层点状角膜炎、角膜血管翳
梅毒性葡萄膜炎	角膜混浊、角膜新生血管、间质性角膜炎
系统性红斑狼疮伴发的葡萄膜炎	干燥性角膜结膜炎、点状角膜损害、角膜新生血管
麻风及其所致葡萄膜炎	暴露性角膜炎、点状角膜炎、间质性角膜炎、角膜血管翳、浅表性无血管角膜炎、伴有深层新生血管的基质性角膜炎
Lyme 病所致的葡萄膜炎	间质性角膜炎、暴露性角膜炎、钱币状角膜炎、周边角膜溃疡
结节病性葡萄膜炎	干燥性角膜结膜炎,偶尔可出现角膜溃疡
Behcet 病性葡萄膜炎	点状角膜炎、环状角膜实质混浊、角膜溃疡甚至穿孔、角膜新生血管形成
盘尾丝虫病所致的葡萄膜炎	硬化性弥漫性角膜炎
反复发作的慢性前葡萄膜炎	角膜带状变性

（二）角膜炎引起的葡萄膜炎

严重的角膜炎可引起反应性的前葡萄膜炎甚至前房积脓,此外,有免疫反应参与的角膜炎,也可同时出现葡萄膜炎。

- 单纯疱疹病毒性角膜炎

主要表现为基质性角膜炎和深层的角膜溃疡、角膜内皮细胞减少、角膜大泡状变性、角膜新生血管、角膜葡萄肿,可伴有前葡萄膜炎,主要表现为有色素外观的羊脂状 KP、虹膜片状萎缩、眼压升高。

- 带状疱疹病毒性角膜炎

主要为基质性角膜炎,可伴有前葡萄膜炎,与单纯疱疹病毒引起的具有相似表现。

六、睫状充血和混合性充血

睫状充血和混合性充血是急性前葡萄膜炎、全葡萄膜炎、眼内炎的常见表现,表 1-3-6 列出了睫状充血、混合充血与葡萄膜炎的关系。

表 1-3-6 葡萄膜炎与充血

充血类型	葡萄膜炎类型
局限性睫状充血	巩膜前葡萄膜炎、角膜前葡萄膜炎、结节性角膜巩膜炎、少数急性前葡萄膜炎、病毒性前葡萄膜炎
360°睫状充血	HLA-B27 抗原阳性急性前葡萄膜炎、特发性急性前葡萄膜炎、血清阴性椎关节病变伴发的急性前葡萄膜炎、巩膜角膜前葡萄膜炎、Behcet 病性前葡萄膜炎、前葡萄膜炎所引起的急性眼压升高、视网膜母细胞瘤所致伪装综合征、带状疱疹病毒性前葡萄膜炎、单纯疱疹病毒性前葡萄膜炎
混合充血	细菌性眼内炎、真菌性眼内炎、严重的急性前葡萄膜炎、前葡萄膜炎伴显著眼压升高、疱疹病毒性前葡萄膜炎、巩膜前葡萄膜炎、严重的后巩膜炎伴发的葡萄膜炎

七、巩膜充血

1. 浅层巩膜表层血管充血

● 巩膜的浅层血管充血,呈放射状走行,点用 10% 的去氧肾上腺素可使充血消失,但深层巩膜浅层血管充血不受影响。

● 见于单纯性巩膜外层炎和结节性巩膜外层炎。

2. 深层巩膜的浅层血管充血

● 深层巩膜的浅层血管充血,点用 10% 新福林不能使其消退。

● 见于弥漫性巩膜炎、结节性巩膜炎、坏死性巩膜炎。

八、角膜后沉着物

(一) 类型

角膜后沉着物(keratic precipitates,KP)是前葡萄膜炎、全葡萄膜炎、中间葡萄膜炎的常见临床体征,其形状、大小、颜色、外观、密度、数量、分布对葡萄膜炎类型的诊断及炎症活动性的判断有重要价值(表 1-3-7)。

表 1-3-7 葡萄膜炎与 KP

KP 类型	常见葡萄膜炎类型
尘状 KP	急性前葡萄膜炎、非肉芽肿性前葡萄膜炎、非肉芽肿性全葡萄膜炎、Vogt-小柳原田综合征(前葡萄膜受累期)
羊脂状 KP	特发性肉芽肿性前葡萄膜炎、Vogt-小柳原田综合征、交感性眼炎、结节病性葡萄膜炎、Crohn 病伴发的葡萄膜炎、结核性葡萄膜炎、急性视网膜坏死综合征、病毒性前葡萄膜炎、幼年型特发性关节炎伴发的葡萄膜炎、少年儿童葡萄膜炎

续表

KP 类型	常见葡萄膜炎类型
中等大小 KP	Fuchs 综合征、带状疱疹病毒性前葡萄膜炎、单纯疱疹病毒性前葡萄膜炎、青光眼睫状体炎综合征、幼年型特发性关节炎伴发的葡萄膜炎、幼年型慢性前葡萄膜炎
色素性 KP	疱疹病毒性前葡萄膜炎、肉芽肿性前葡萄膜炎消退期、肉芽肿性全葡萄膜炎消退期
泥块状 KP	慢性活动性肉芽肿性前葡萄膜炎、肉芽肿性前葡萄膜炎、肉芽肿性全葡萄膜炎、肿瘤所致的伪装综合征、病毒性前葡萄膜炎

(二) KP 的分布

葡萄膜炎患者的 KP 呈现的下方三角形分布、瞳孔区分布和弥漫性分布（表 1-3-8）。

表 1-3-8 葡萄膜炎与 KP 分布

分布类型	葡萄膜炎类型
下方三角形分布	多种类型前葡萄膜炎、中间葡萄膜炎、各种类型全葡萄膜炎
瞳孔区分布	Fuchs 综合征、青光眼睫状体炎综合征、疱疹病毒性前葡萄膜炎、一些肉芽肿性前或全葡萄膜炎的消退期、急性视网膜坏死综合征
弥漫性分布	单纯疱疹病毒性葡萄膜炎、带状疱疹病毒性前葡萄膜炎、Fuchs 综合征、严重的 Vogt- 小柳原田综合征（复发期）、细菌或真菌性眼内炎、眼内肿瘤所致伪装综合征

九、前房闪辉、细胞和浮游物

(一) 前房闪辉（anterior chamber flare）（Tyndall 征）

1. 前房闪辉是指裂隙灯活体显微镜检查时发现的前房中发白的光束。

2. 前房闪辉是由房水中蛋白浓度升高造成的。

3. 葡萄膜炎命名标准化工作组（Standardization of Uveitis Nomenclature（SUN）Working Group）将前房闪辉分为以下 5 级：

0 级：无前房闪辉，裂隙灯光带通过区域看不到光束

1+：微弱前房闪辉，可见微弱发白的裂隙光带通过光束

2+：中等度前房闪辉，可见到前房内有显而易见的发白的裂隙灯光束，可以辨别虹膜和晶状体细节

3+：显著前房闪辉，可看到前房内明显的发白的裂隙灯光束，但虹膜和晶状体前表面细节难以辨认

4+:严重前房闪辉,房水呈凝固状态,伴有大量纤维素性渗出,虹膜和晶状体前表面的细节难以辨别

4. 前房闪辉分级的图示

为了便于临床医生掌握前房闪辉分级的方法,著者精心挑选了 5 张照片,分别显示 5 级前房闪辉(图 1-3-2)。

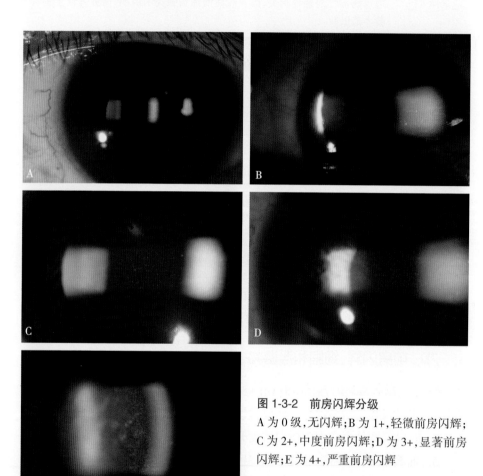

图 1-3-2　前房闪辉分级

A 为 0 级,无闪辉;B 为 1+,轻微前房闪辉;C 为 2+,中度前房闪辉;D 为 3+,显著前房闪辉;E 为 4+,严重前房闪辉

5. 前房闪辉见于以下情况:

- 累及前房的活动性葡萄膜炎。
- 前房炎症消退后的一段时间内还可能有前房闪辉存在。
- 内眼手术后,特别是眼前段手术后。

- 视网膜脱离(反应性)。
- 眼压升高或急性闭角型青光眼。
- 眼球钝挫伤。

6. 肉芽肿性炎症往往引起明显的前房闪辉,前房炎症细胞相对较少。

7. 前房闪辉不等于前房有活动性炎症。

8. 炎症消退后,前房仍有闪辉,并可持续相当长时间。

9. 仅有前房闪辉不是糖皮质激素滴眼剂点眼的指征。

(二) 前房炎症细胞(anterior chamber cells)

1. 前房炎症细胞有多种类型,如白细胞、红细胞、色素细胞、肿瘤细胞等。

2. 炎症时前房主要出现白细胞,即一般所说的前房细胞。

3. 前房炎症细胞在裂隙灯活体显微镜检查时表现为前房光带区域内有灰白色大小均匀一致的尘状颗粒。

4. 在裂隙灯显微镜检查时,将裂隙灯调至 1mm×1mm。前房炎症细胞可分为 6 级(葡萄膜炎命名标准化工作组):

0 级:每视野细胞数少于 1 个细胞。

0. 5+:每视野细胞数为 1~5 个细胞。

1+:每视野细胞数为 6~15 个细胞。

2+:每视野细胞数为 16~25 个细胞。

3+:每视野细胞数为 26~50 个细胞。

4+:每视野细胞数大于 50 个细胞。

5. 前房炎症细胞图示　前房炎症时,前房细胞往往在房水中移动,所以观察到的细胞数是一个相对数值,为了便于临床医生掌握这一分级标准,著者精心挑选了 6 张图片显示前房细胞的分级(图 1-3-3)。

6. 前房炎症细胞的存在代表前房有活动性炎症。

7. 前房炎症细胞数量大致上可以反映出前房炎症的严重程度。

8. 一般而言,活动性炎症时,前房闪辉程度与前房炎症细胞数量相匹配。

9. 一些急性前葡萄膜炎可引起大量前房炎症细胞,但前房闪辉可相对较轻。

10. 前房炎症细胞消失往往早于前房闪辉。

11. 前房炎症细胞的消失一般意味着炎症的消退。

12. 在急性前葡萄膜炎刚发病的最初的数小时内,前房炎症细胞可能不出现,此时并不能认为是前房无炎症。

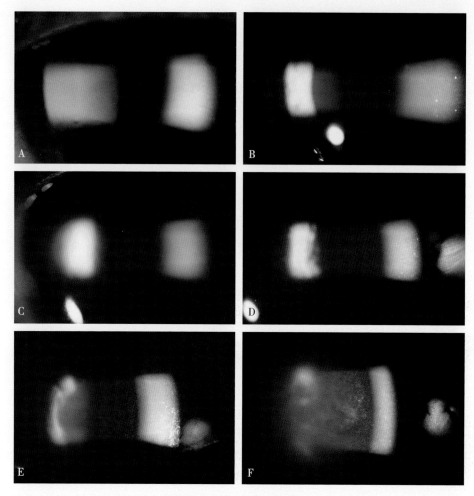

图 1-3-3　前房细胞的分级
A 为 0 级,B 为 0.5+,C 为 1+,D 为 2+,E 为 3+,F 为 4+

13. 大量的前房炎症细胞可引起前房积脓。

14. 前房炎症细胞通常在前房内快速移动,但在房水中有大量纤维素性渗出时,造成房水相对凝固,细胞游动速度明显减慢,或处于不活动状态。

（三）前房浮游物

1. 前房浮游物广义地包括了所有前房可见的游动的有形物质,包括纤维素性渗出物、蛋白凝集物、细胞和较大或尘状的色素颗粒,在临床上一般是指前房中纤维素性渗出物或蛋白凝集物,大小不一、形态各异。

2. 较多的前房纤维素性渗出物或蛋白凝集物往往提示前房有严重的炎

症反应。

3. 前房色素颗粒主要见于以下情况：

- 带状疱疹病毒性前葡萄膜炎
- 单纯疱疹病毒性前葡萄膜炎
- 虹膜激光切开术后或周边虹膜切除术后
- 反复发作的慢性前葡萄膜炎
- 色素播散综合征所致伪装综合征
- 前房出血消退期
- 伴有眼压显著升高的前葡萄膜炎

十、前房积脓和假性前房积脓

1. 前房中大量白细胞沉积于下方房角内，形成可见液平被称为前房积脓。

2. 前房中白细胞沉积于下方房角时，仅用房角镜检查可见的积脓被称为房角积脓。

3. 能够引起前房积脓的葡萄膜炎有以下类型（表 1-3-9）。

表 1-3-9 葡萄膜炎与前房积脓

前房积脓类型	葡萄膜炎类型
常见类型	HLA-B27 抗原阳性的急性前葡萄膜炎、急性特发性前葡萄膜炎、强直性脊柱炎伴发的急性前葡萄膜炎、Behcet 病性前葡萄膜炎、细菌性眼内炎、真菌性眼内炎、细菌性角膜溃疡伴发的前葡萄膜炎、真菌性角膜溃疡伴发的前葡萄膜炎、糖尿病伴发的急性前葡萄膜炎
少见类型	严重的角膜巩膜炎、炎症性肠道疾病伴发的前葡萄膜炎、反应性关节炎伴发的葡萄膜炎、银屑病性关节炎伴发的前葡萄膜炎、晶状体相关性前葡萄膜炎、结核性非肉芽肿性前葡萄膜炎、肾小管间质肾炎葡萄膜炎综合征、肿瘤所致的伪装综合征、真菌性角膜葡萄膜炎
罕见类型	带状疱疹病毒性前葡萄膜炎、巨细胞病毒性葡萄膜炎、急性视网膜坏死综合征、Vogt-小柳原田综合征

4. 不伴睫状充血或混合充血的前房积脓被称为寒性前房积脓，见于 Behcet 病性葡萄膜炎。

5. 前房积脓可具有流动性，随体位变化而变化。

6. 房水中有大量蛋白、纤维素性渗出时，前房积脓流动性差。

7. 真菌性眼内炎所致的前房积脓有时外观呈牙膏状或污秽状。

8. 一些肿瘤所致的伪装综合征可引起血性前房积脓。

9. 假性前房积脓

（1）肿瘤细胞或晶状体物质沉积于下方房角和前房内形成类似于前房积脓的液平，被称为假性前房积脓。

（2）假性前房积脓中往往混杂有炎症细胞。

（3）假性前房积脓往往呈碎屑样物或絮状物的堆积。

（4）假性前房积脓主要见于视网膜母细胞瘤所致的伪装综合征、眼内 - 中枢神经系统淋巴瘤所致的伪装综合征、白血病所致的伪装综合征、晶状体相关性葡萄膜炎、虹膜黑色素瘤所致的伪装综合征等。

十一、虹膜

前葡萄膜炎、中间葡萄膜炎和全葡萄膜炎可引起多种虹膜改变，如虹膜肿胀、虹膜结节、虹膜萎缩、虹膜脱色素、虹膜后粘连、虹膜前粘连、虹膜膨隆、虹膜新生血管、虹膜表面絮状渗出等（表 1-3-10）。

表 1-3-10　虹膜改变与葡萄膜炎

虹膜改变类型	葡萄膜炎类型
虹膜肿胀	Vogt- 小柳原田综合征（前葡萄膜炎反复发作期）、交感性眼炎、Fuchs 综合征（引起海绵状肿胀）、结节病性葡萄膜炎Crohn 病性葡萄膜炎、慢性肉芽肿性前葡萄膜炎或全葡萄膜炎
虹膜表面高低不平	见于肉芽肿性葡萄膜炎、眼内肿瘤或肿瘤眼内转移所致的伪装综合征、虹膜后粘连所致的局限性虹膜膨隆
虹膜 Koeppe 结节	结核性葡萄膜炎、梅毒伴发的葡萄膜炎、肉芽肿性葡萄膜炎、Fuchs 综合征
虹膜 Busacca 结节	结核性葡萄膜炎、梅毒伴发的葡萄膜炎、真菌性葡萄膜炎、Vogt- 小柳原田综合征、交感性眼炎、结节病性葡萄膜炎、多发性硬化伴发的葡萄膜炎、眼内 - 中枢神经系统淋巴瘤所致伪装综合征、虹膜恶性黑色素瘤所致伪装综合征、Lyme 病所致葡萄膜炎、麻风所致的葡萄膜炎（粟粒状结节或大结节）、嗜人 T 淋巴细胞病毒 Ⅰ 型感染所致的葡萄膜炎、感染性葡萄膜炎、肉芽肿性葡萄膜炎、Fuchs 综合征
虹膜前粘连	慢性前葡萄膜炎、复发性全葡萄膜炎、中间葡萄膜炎、Vogt- 小柳原田综合征（前葡萄膜炎反复发作期）、结节病性葡萄膜炎、交感性眼炎、恶性肿瘤所致的伪装综合征、急性复发性前葡萄膜炎

续表

虹膜改变类型	葡萄膜炎类型
虹膜后粘连	慢性前葡萄膜炎、肉芽肿性前或全葡萄膜炎、复发性急性前葡萄膜炎或全葡萄膜炎、幼年型特发性关节炎伴发的葡萄膜炎、Vogt- 小柳原田综合征(前葡萄膜炎反复发作期)、交感性眼炎、中间葡萄膜炎、银屑病性关节炎伴发的葡萄膜炎、炎症性肠道疾病伴发的葡萄膜炎
虹膜新生血管	各种葡萄膜炎所致的虹膜全后粘连、特发性前葡萄膜炎、Behcet 病性葡萄膜炎、Vogt- 小柳原田综合征、视网膜母细胞瘤所致的伪装综合征、虹膜恶性黑色素瘤所致的伪装综合征、Eales 病
虹膜脱色素	Fuchs 综合征、各种慢性复发性前葡萄膜炎或全葡萄膜炎、单纯疱疹病毒性虹膜睫状体炎、带状疱疹病毒性虹膜睫状体炎、虹膜睫状体炎伴严重眼压升高者、虹膜恶性黑色素瘤所致的伪装综合征、眼内 - 中枢神经系统淋巴瘤所致的伪装综合征
虹膜萎缩	单纯疱疹病毒性前葡萄膜炎、带状疱疹病毒性前葡萄膜炎、巨细胞病毒性前葡萄膜炎、多种慢性前葡萄膜炎、Fuchs 综合征

十二、瞳孔改变

葡萄膜炎引起的瞳孔改变

1. 瞳孔变形 梨形瞳孔、心形瞳孔、梅花状瞳孔及各种不规则形瞳孔。

2. 瞳孔消失,几乎消失或不能视及 此种情况少见,偶可见于慢性复发性前葡萄膜炎。

3. 瞳孔移位 见于慢性前葡萄膜炎、病毒性前葡萄膜炎。

4. 瞳孔缩小 主要见于急性虹膜睫状体炎。

5. 瞳孔开大 主要见于 Fuchs 综合征、病毒性前葡萄膜炎。

6. 瞳孔区反光异常 黄白色反光,多见于严重玻璃体混浊或感染性眼内炎;红色反光,多见于 Vogt- 小柳原田综合征、交感性眼炎。

7. 瞳孔闭锁 常见于慢性前葡萄膜炎或全葡萄膜炎,往往伴有眼压升高。

8. 瞳孔膜闭 常见于慢性前葡萄膜炎,往往伴有眼压升高,也常常伴有睫状体脱离(纤维膜对睫状体牵拉所致)。

十三、前房积血

1. 葡萄膜炎引起前房积血比较少见。

2. 前房积血通常是由于虹膜、房角新生血管破裂所致。

3. 前房积血可见于以下葡萄膜炎类型:

- 幼年型特发性关节炎伴发的葡萄膜炎
- 眼内 - 中枢神经系统淋巴瘤所致的伪装综合征
- 视网膜母细胞瘤所致伪装综合征
- 虹膜恶性黑色素瘤所致伪装综合征
- 带状疱疹病毒性前葡萄膜炎
- 单纯疱疹病毒性前葡萄膜炎
- 特发性慢性前葡萄膜炎

十四、房角改变

葡萄膜炎可引起房角粘连、房角结节、房角新生血管、线状出血和房角黑色圆形颗粒等多种房角改变(表 1-3-11)。

表 1-3-11 葡萄膜炎与房角改变

房角改变类型	葡萄膜炎类型
房角粘连	特发性慢性前葡萄膜炎、幼年型特发性关节炎伴发的葡萄膜炎、中间葡萄膜炎、Vogt- 小柳原田综合征、结节病性葡萄膜炎、肉芽肿性前葡萄膜炎
房角结节	Vogt- 小柳原田综合征、结核性葡萄膜炎、梅毒性葡萄膜炎、结节病性葡萄膜炎、幼年型特发性关节炎伴发的葡萄膜炎
房角新生血管	Fuchs 综合征、慢性前葡萄膜炎、Vogt- 小柳原田综合征、幼年型特发性关节炎伴发的葡萄膜炎
线状出血	Fuchs 综合征
房角黑色圆形颗粒	Behcet 病性前葡萄膜炎

十五、后房及睫状体改变

后房及睫状体由于位置隐蔽,一般检查难以发现这些部位的病变,组织学检查又很少进行,即使有组织学检查也多是处于眼球萎缩状态,因此在活体超声生物显微镜检查问世之前,人们对葡萄膜炎引起的后房及睫状体改变了解甚少。但随着超声活体显微镜的出现,人们发现葡萄膜炎可引起后房渗出和睫状体肿胀、脱离、增殖等多种改变。

十六、晶状体改变

1. 晶状体前囊色素沉着

● 新鲜的虹膜后粘连被拉开后,晶状体前囊可遗留环状色素沉积。

● 晶状体前囊色素点片状沉着。

2. 晶状体后囊色素附着

3. 晶状体混浊

● 晶状体后囊下混浊,最为常见。

● 晶状体皮质及核混浊相对少见。

● 晶状体全混浊。

● 晶状体前囊混浊,较为少见。

4. 晶状体前表面被纤维膜状物附覆盖

十七、玻璃体改变

1. 玻璃体炎症细胞

(1) 玻璃体内可有多种细胞,如炎症细胞、色素细胞、肿瘤细胞等,这里所指的是炎症细胞。

(2) 裂隙灯显微镜检查可对前玻璃体炎症细胞进行较为准确的判断。

(3) 对中、后部的玻璃体炎症细胞可使用 Hruby 镜在后照明的情况下观察。

(4) 玻璃体炎症细胞分级尚无一致的标准。

(5) 新鲜炎症细胞外观大小均匀一致、呈饱满、圆润白色颗粒状、分布均匀,多较密集;陈旧性炎症细胞,外观大小不一,分布不均匀,多为梭形,也可为不规则形状,可附着色素或间杂以色素,可存在相当长时间。

(6) 玻璃体新鲜炎症细胞往往提示有活动性炎症,而陈旧性炎症细胞往往提示炎症处于消退期或静止期。

(7) 新鲜的玻璃体炎症细胞常伴有点状或团状混浊。

(8) 在一些葡萄膜炎患者玻璃体炎症细胞和色素颗粒可同时存在。

(9) 玻璃体炎症细胞聚集成团状,被称为"雪球状"混浊,常见于下方玻璃体内,主要见于中间葡萄膜炎、结节病性葡萄膜炎、Behcet 病性葡萄膜炎。

2. 玻璃体闪辉

● 玻璃体蛋白浓度增高时,可引起玻璃体闪辉

- 玻璃体闪辉的程度可有很大差别

- 中间葡萄膜炎、视网膜炎、视网膜血管炎通常引起明显的玻璃体闪辉

- 炎症所致玻璃体闪辉常伴有玻璃体炎症细胞、细胞裂解碎片、蛋白凝集物、团块状混浊、膜状物等

3. 玻璃体混浊

（1）葡萄膜炎所致的蛋白渗出、炎症细胞、细胞碎片、细胞聚集而成的团块等都可引起玻璃体混浊。

（2）玻璃体混浊可有不同外观。

（3）玻璃体混浊易发生于下方玻璃体基底部，可呈雪球状、团块状或条索状。

（4）睫状体平坦部渗出和机化形成所谓的雪堤样改变。

（5）玻璃体混浊主要根据眼底的可见度来判断混浊的程度，可将其分为0-Ⅴ级（David BenEzra）

0 级（无混浊）：玻璃体无改变

Ⅰ级（轻微混浊）：后极部眼底细节清晰可见

Ⅱ级（轻度混浊）：后极部眼底细节轻度模糊

Ⅲ级（中度混浊）：后极部眼底细节模糊

Ⅳ级（显著混浊）：后极部眼底细节几乎看不到

Ⅴ级（严重混浊）：后极部眼底细节不可辨

（6）玻璃体混浊分级图示

为了使临床医生便于掌握玻璃体混浊程度，著者精心挑选了 6 张图，显示不同程度的玻璃体混浊（图 1-3-4）。

（7）引起明显和严重玻璃体混浊的葡萄膜炎类型主要有以下几种

- 细菌性眼内炎

- 真菌性眼内炎

- Behcet 病性葡萄膜炎

- 急性视网膜坏死综合征

- 中间葡萄膜炎

- 特发性视网膜炎

- 特发性视网膜血管炎

- Eales 病

- 眼内 - 中枢神经系统淋巴瘤所致伪装综合征

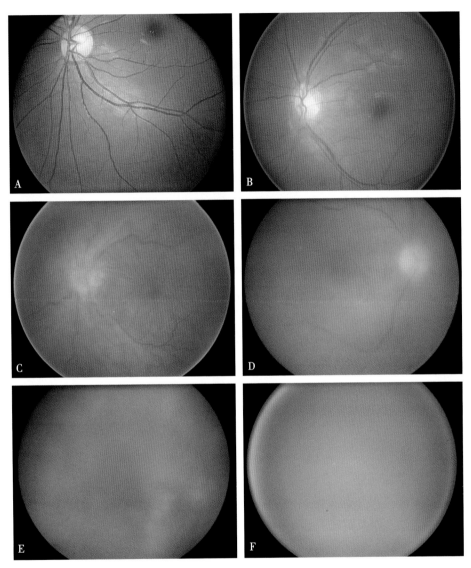

图 1-3-4　玻璃体混浊分级
A 为 0 级,B 为 Ⅰ 级,C 为 Ⅱ 级,D 为 Ⅲ 级,E 为 Ⅳ 级,F 为 Ⅴ 级

- 视网膜母细胞瘤所致伪装综合征
- 脉络膜恶性黑色素瘤所致伪装综合征
- 恶性肿瘤眼内转移所致伪装综合征
- 结节病性葡萄膜炎(少见)

4. 玻璃体积血（vitreous hemorrhage）

（1）玻璃体积血是葡萄膜炎相对少见的一个体征。

（2）积血在吸收期，玻璃体内可见大量均匀一致的细小色素性颗粒。

（3）玻璃体积血见于以下类型：

- Eales 病
- Behcet 病性葡萄膜炎
- 特发性视网膜血管炎
- 伴有增殖性玻璃体视网膜病变的葡萄膜炎

5. 增殖性玻璃体改变

- 增殖性玻璃体改变是葡萄膜炎一个相对少见的体征。
- 增殖性玻璃体改变往往伴有增殖性视网膜病变。
- 增殖性玻璃体视网膜病变可表现为多种外观的改变。
- 增殖性玻璃体病变主要见于 Behcet 病性葡萄膜炎、特发性视网膜炎、Eales 病。

6. 玻璃体后脱离

（1）是慢性玻璃体炎症和后葡萄膜炎的一个常见体征。

（2）不完全后脱离伴玻璃体牵引可导致黄斑囊样水肿。

（3）B 型超声可发现玻璃体后脱离。

十八、眼底改变

（一）黄斑病变

葡萄膜炎可引起黄斑囊样水肿、黄斑渗出、增殖及瘢痕病灶、黄斑区脱色素和色素紊乱以及黄斑洞等眼底改变（表 1-3-12）。

表 1-3-12　葡萄膜炎与眼底改变

眼底改变类型	葡萄膜炎类型
黄斑囊样水肿	中间葡萄膜炎、鸟枪弹样脉络膜视网膜病变、Behcet 病性葡萄膜炎、特发性视网膜炎、特发性视网膜血管炎、急性前葡萄膜炎（反应性）、白内障摘除和人工晶状体植入术后葡萄膜炎、Vogt- 小柳原田综合征
黄斑渗出	Behcet 病性视网膜炎或视网膜血管炎、Eales 病、急性视网膜色素上皮炎、特发性视网膜炎、特发性视网膜血管炎、鸟枪弹样脉络膜视网膜炎、急性多灶性鳞状色素上皮病变、Vogt- 小柳原田综合征、神经视网膜炎、梅毒性葡萄膜炎

续表

眼底改变类型	葡萄膜炎类型
黄斑炎症病灶、增殖及瘢痕病灶	弓形虫感染及其所致的葡萄膜炎、其他各种视网膜炎和视网膜脉络膜炎
黄斑皱褶	Vogt- 小柳原田综合征、交感性眼炎、巩膜后葡萄膜炎
黄斑区脱色素和色素紊乱	Vogt- 小柳原田综合征、交感性眼炎、Behcet 病性后性葡萄膜炎、巩膜后葡萄膜炎
黄斑洞	各种类型的视网膜炎、视网膜血管炎

（二）视盘改变

1. 视乳头水肿、视盘肿胀和炎症

- 视乳头水肿是指颅内压增高所致的视盘改变。
- 视盘肿胀则主要是由炎症或其他因素所致的视盘改变。
- 视盘肿胀和炎症是后葡萄膜炎的一个相对常见体征。
- 视盘肿胀在严重程度和外观上有很大不同，可伴有出血。
- 视盘肿胀在治愈后可不留明显痕迹，对视力可无明显影响。
- 视盘肿胀合并黄斑皱褶是神经视网膜炎的一个重要体征。
- 眼内 - 中枢神经淋巴瘤所致伪装综合征可引起视盘的肿胀、出血等改变。
- 视盘肿胀多见于 Vogt- 小柳原田综合征、交感性眼炎、Behcet 病性葡萄膜炎、中间葡萄膜炎、多发性硬化伴发的葡萄膜炎、神经视网膜炎、视网膜血管炎、结节病性葡萄膜炎。

2. 视盘新生血管及增殖膜常见于 Behcet 病性后葡萄膜炎、结节病性葡萄膜炎、中间葡萄膜炎、Eales 病、特发性视网膜血管炎、肾小管间质性肾炎葡萄膜炎综合征、各种类型的视网膜炎。

3. 视神经萎缩

- 是后或全葡萄膜炎后期的一种并发症。
- 葡萄膜炎所致的视神经萎缩为继发性萎缩，但并非出现以往教科书及其他参考书上所说的边界不清的视神经萎缩，而是表现为边界清晰的萎缩。
- 常见于特发性视网膜炎、特发性视网膜血管炎、神经视网膜炎、Vogt- 小柳原田综合征、交感性眼炎、伴有持续性眼压升高的葡萄膜炎。

4. 视神经周围视网膜脉络膜萎缩

- 此种改变是一种相对独特的改变，发生于视盘周围，是原有的视盘周围脉络膜视网膜炎造成的视网膜脉络膜萎缩。

- 此种改变主要见于 Vogt- 小柳原田综合征和交感性眼炎。

5. 视网膜水肿

- 通常由视网膜微血管渗漏或缺血引起。

- 表现为视网膜肿胀，边界不清。

- 易发生视网膜水肿的葡萄膜炎类型主要有 Behcet 病性后葡萄膜炎、Vogt- 小柳原田综合征(后葡萄膜炎期)、中间葡萄膜炎、特发性视网膜血管炎、特发性视网膜炎、巨细胞病毒性视网膜炎、眼弓形虫病、交感性眼炎、霜样树枝状视网膜血管炎。

6. 视网膜渗出

- 葡萄膜炎可引起硬性渗出和软性渗出两种类型。

- 可引起视网膜渗出的葡萄膜炎类型主要有 Behcet 病性葡萄膜炎、Eales 病、特发性视网膜炎、特发性视网膜血管炎、AIDS 所致的视网膜病变、系统性红斑狼疮伴发的视网膜炎。

7. 视网膜炎

- 视网膜炎可表现为局灶性炎症或弥漫性炎症。

- 活动性病灶消退后遗留下萎缩病灶。

- 眼内 - 中枢神经系统淋巴瘤可引起播散性视网膜病灶,类似视网膜炎。

- 易引起视网膜炎的类型主要有 Behcet 病性葡萄膜炎、中间葡萄膜炎、急性视网膜坏死综合征、进展性外层视网膜坏死综合征、梅毒性葡萄膜炎、眼弓形虫病、单纯疱疹病毒性葡萄膜炎、带状疱疹病毒性葡萄膜炎、巨细胞病毒性葡萄膜炎、结节病性葡萄膜炎、真菌性眼内炎、细菌性眼内炎、麻疹病毒、风疹病毒、立夫特山谷热病毒等感染所致的葡萄膜炎、系统性红斑狼疮伴发的葡萄膜炎、鸟枪弹样脉络膜视网膜病变、Lyme 病及其所致的葡萄膜炎、嗜人 T 淋巴细胞病毒 I 型所致的葡萄膜炎。

8. 视网膜坏死

- 视网膜坏死表现为视网膜的灶状或片状黄白色坏死病灶。

- 坏死病变区最后萎缩被纤维胶质膜取代。

- 在坏死病灶边缘易发生视网膜裂孔,并引发裂孔源性视网膜脱离。

- 易引起视网膜坏死的类型主要有急性视网膜坏死综合征、进展性外层视网膜坏死综合征、巨细胞病毒性视网膜炎、眼弓形虫病、细菌性眼内炎、真菌性眼内炎、眼内 - 中枢神经系统淋巴瘤所致的伪装综合征。

9. 视网膜血管炎和视网膜血管周围炎

● 可表现为视网膜血管迂曲扩张、视网膜血管鞘形成(可消失或永久存在)、视网膜血管变细、视网膜血管闭塞、视网膜棉絮斑(由视网膜梗死所致)、视网膜水肿、视网膜出血

● 易引起视网膜血管炎的葡萄膜炎类型有 Behcet 病性葡萄膜炎、Eales病、特发性视网膜血管炎、系统性红斑狼疮伴发的视网膜血管炎、霜样树枝状视网膜血管炎、结节病性后葡萄膜炎、幼年型特发性视网膜血管炎、中间葡萄膜炎、眼内 - 中枢神经系统淋巴瘤所致伪装综合征。

10. 视网膜前膜、视网膜新生血管及增殖改变

● 视网膜新生血管及增殖改变,是慢性和复发性视网膜炎、视网膜血管炎的一个常见并发症。

● 视网膜前膜和视网膜新生血管膜及增殖改变可表现为多种形态。

● 易引起视网膜前膜、视网膜新生血管膜及增殖改变的葡萄膜炎类型主要有 Behcet 病性葡萄膜炎、Eales 病、特发性视网膜血管炎、中间葡萄膜炎、系统性红斑狼疮伴发的葡萄膜炎、结节病性葡萄膜炎、梅毒性后葡萄膜炎、视网膜血管炎或血管周围炎。

11. 视网膜下新生血管(脉络膜新生血管)

● 是以脉络膜炎症为主要特征疾病的一个常见并发症。

● 脉络膜新生血管膜和增殖改变的范围、外观可有很大不同。

● 新鲜的脉络膜新生血管膜表现为边界模糊隆起的病变,而陈旧性者则显得干皱和僵硬。

● 脉络膜新生血管膜可伴有色素沉着。

● 新鲜的脉络膜血管膜易发生出血。

● 发生视网膜下新生血管膜的葡萄膜炎类型主要有 Vogt- 小柳原田综合征、交感性眼炎、特发性脉络膜炎、视网膜下纤维化和葡萄膜炎综合征、匐行性脉络膜炎、结核性葡萄膜炎、梅毒性葡萄膜炎、眼弓形虫病(弓形虫性视网膜脉络膜炎)、鸟枪弹样脉络膜视网膜病变、多灶性脉络膜炎和全葡萄膜炎。

12. 脉络膜色素增殖和沉着

● 脉络膜色素增殖和沉着是脉络膜炎和脉络膜视网膜炎的一个表现。

● 脉络膜色素增殖可呈点状、片状或条索状。

● 脉络膜脱色素、增殖易发生于炎症病灶部位。

13. 脉络膜炎

● 表现为视网膜下局灶性、多灶性或弥漫性病灶,活动性病变边缘模糊,可有融合,陈旧性病变边缘清晰。

● 脉络膜炎常引起视网膜受累,表现为脉络膜视网膜炎。

● 可表现为局灶性脉络膜炎、多灶性脉络膜炎、弥漫性脉络膜炎、肉芽肿性脉络膜炎,可为单个大的肉芽肿,亦可为多发性肉芽肿结节,肉芽肿消退后遗留下脉络膜视网膜萎缩病灶及伴有色素沉着、灶状或片状萎缩斑。

● 引起脉络膜炎或脉络膜视网膜炎的类型有 Vogt- 小柳原田综合征、视网膜下纤维化葡萄膜炎综合征、匐行性脉络膜视网膜炎、交感性眼炎、鸟枪弹样脉络膜视网膜病变、多灶性脉络膜炎、结核性葡萄膜炎、梅毒性葡萄膜炎、急性后极部多灶性鳞状色素上皮病变、眼内 - 中枢神经系统淋巴瘤引起的伪装综合征、白血病引起的伪装综合征、结节病性葡萄膜炎、炎症性肠道疾病伴发的葡萄膜炎、复发性多软骨炎伴发的葡萄膜炎、结节性多动脉炎伴发的葡萄膜炎、Whipple 病伴发的葡萄膜炎、Lyme 病所致的葡萄膜炎、急性视网膜色素上皮炎、EB 病毒感染所致的葡萄膜炎、风疹病毒感染所致的葡萄膜炎、点状内层脉络膜病变、念珠菌性眼内炎、新型隐球菌性眼内炎、分枝孢菌属感染所致的眼内炎、拟眼组织胞浆菌病综合征、细菌性眼内炎、眼弓形虫病、多发性易消散性白点综合征。

14. 视网膜色素上皮增殖、移行

● 视网膜色素上皮增殖、移行是脉络膜炎、视网膜色素上皮炎的一个常见表现。

● 可表现为灶状沉积、片状或带状色素沉着。

● 引起视网膜色素上皮增殖的有 Vogt- 小柳原田综合征、交感性眼炎、Behcet 病性视网膜炎(见于疾病晚期)。

15. 晚霞状眼底改变

● 晚霞状眼底改变表现为眼底红色改变,但程度上可有很大不同。

● 晚霞状眼底改变是弥漫性脉络膜炎的一个后期表现。

● 晚霞状眼底改变是由视网膜色素上皮和脉络膜实质脱色素引起的,由于脱色素的程度不同而造成不同的外观。

● 脉络膜和视网膜色素上皮脱色素可透见脉络膜血管,脱色素严重者可透见巩膜。著者将其称为意义上的晚霞状眼底改变。

● 在裂隙灯下检查时可见瞳孔区红色反光,脱色素严重时可见到整个巩膜透见红光。

- 晚霞状眼底一般于发病 2~3 个月后出现。
- 早期正确的治疗可避免晚霞状眼底的发生。
- 晚霞状眼底对视功能一般无明显影响。

16. Dalen-Fuchs 结节

- Dalen-Fuchs 结节是脉络膜和视网膜色素上皮水平的肉芽肿结节。
- 此种结节主要见于 Vogt- 小柳原田综合征和交感性眼炎。
- 此种结节的大小不等,一般为小的圆形结节,也可表现为大至 1 个视盘直径以上的结节,结节可单个存在,也可呈簇状分布。
- 结节可发生于任何部位,但多发生于中周部眼底。
- 新鲜的结节边界稍模糊,有隆起感,可融合,陈旧性结节则变为萎缩病灶,边界清晰,周边可有色素沉着,此处易发生脉络膜和视网膜萎缩,透见巩膜。

17. 视网膜神经上皮脱离

- 视网膜神经上皮脱离通常发生于后极部眼底和视盘附近。
- 视网膜神经上皮脱离的范围可有很大不同。
- OCT 对视网膜神经上皮脱离可做出很好判断,并能用于动态观察。
- 视网膜神经上皮脱离主要见于 Vogt- 小柳原田综合征、交感性眼炎、后巩膜葡萄膜炎、多灶性脉络膜炎。
- 视网膜神经上皮脱离经正确治疗后可完全复位。

18. 视网膜脱离

(1) 渗出性视网膜脱离

- 多由脉络膜和视网膜色素上皮水平的炎症引起。
- 由于重力的关系,视网膜脱离通常发生于下方。
- 脱离严重时可呈视网膜全脱离,表现为球状,并可贴近晶状体。
- 易引起渗出性视网膜脱离的葡萄膜炎类型有 Vogt- 小柳原田综合征、交感性眼炎、急性后极部多灶性鳞状色素上皮病变、巩膜后葡萄膜炎。

(2) 牵引性视网膜脱离

- 常发生于伴有增殖性玻璃体视网膜病变的葡萄膜炎。
- 多发于葡萄膜炎的晚期。
- 可引起牵引性视网膜脱离的类型有特发性视网膜炎、Eales 病、特发性视网膜血管炎、中间葡萄膜炎、急性视网膜坏死综合征。

（3）裂孔源性视网膜脱离

● 裂孔源性视网膜脱离多发生于视网膜坏死或视网膜萎缩的葡萄膜炎患者。

● 易引起裂孔源性视网膜脱离的类型有急性视网膜坏死综合征、巨细胞病毒性视网膜炎、进展性外层视网膜坏死综合征、带状疱疹病毒性视网膜炎、中间葡萄膜炎。

19. 视网膜萎缩

（1）视网膜萎缩是视网膜坏死、广泛性慢性视网膜微血管炎的后期表现。

（2）视网膜萎缩可是局灶性的、多灶性的、大片状的或弥漫性的。

（3）视网膜萎缩可伴有色素沉着。

（4）易引起视网膜萎缩的葡萄膜炎类型有 Behcet 病性葡萄膜炎、巨细胞病毒性视网膜炎、急性视网膜坏死综合征、进展性外层视网膜坏死综合征、匐行性脉络膜视网膜炎、特发性视网膜炎、弓形虫性视网膜脉络膜炎。

十九、眼压改变

（一）眼压降低

1. 炎症累及睫状体引起睫状体功能降低可导致眼压降低，睫状体功能衰竭则引起眼球萎缩。

2. 下列情况可引起不同程度眼压降低

● 急性前葡萄膜炎通常引起轻度眼压降低

● 慢性长期的虹膜睫状体炎可导致明显眼压降低

● 纤维膜对睫状体的牵拉可导致明显眼压降低

● 幼年型特发性关节炎伴发的葡萄膜炎易引起眼压降低，甚至眼球萎缩。

（二）眼压升高

1. 炎症刺激使睫状体分泌房水增加、炎症细胞及渗出物碎片堵塞小梁网、房角粘连或虹膜完全后粘连、小梁网炎症等均可使眼压升高。

2. 下列类型易引起眼压升高

● 伴有虹膜完全后粘连的葡萄膜炎

● 幼年型特发性关节炎伴发的葡萄膜炎

● 青光眼睫状体炎综合征

● Fuchs 综合征

● 急性视网膜坏死综合征

- 带状疱疹病毒性前葡萄膜炎
- 单纯疱疹病毒性前葡萄膜炎
- 巨细胞病毒性前葡萄膜炎
- 弥漫性前巩膜炎

3. Vogt- 小柳原田综合征在后葡萄膜炎期偶尔可引起双侧眼压突然升高，易被误诊为急性闭角型青光眼。

第四章　葡萄膜炎的辅助检查

一、葡萄膜炎辅助检查的种类

用于葡萄膜炎的辅助检查大致有两大类,一类是评价炎症所致的眼组织结构和功能的改变,并可对这些改变进行随访观察,也可评价药物治疗的效果;另一类是有助于寻找和确定葡萄膜炎病因和类型的检查方法。实际上,多数辅助检查具有此两方面的作用,如荧光素眼底血管造影既可用于评价眼底病变的范围、性质及其变化,其揭示的改变也有助于确定葡萄膜炎的类型。

二、荧光素眼底血管造影检查

荧光素眼底血管造影检查(fluorescein fundus angiography,FFA)是利用荧光素钠在视网膜内循环时发生的荧光来评价视网膜血管、视网膜病变的一种检查方法。

(一) FFA 在葡萄膜炎诊断中的价值

后葡萄膜炎和全葡萄膜炎可引起多种眼底改变,FFA 可发现这些病变,并能确定病变的部位及大小,还能对这些病变进行动态观察和评价治疗效果。在葡萄膜炎患者中FFA 检查可发现视网膜微血管渗漏、视网膜血管扩张、管壁染色、渗漏、视网膜血管闭塞、无灌注形成、视网膜血管变细、视网膜出血遮蔽荧光、视网膜炎症病灶、黄斑囊样水肿和黄斑扩散性水肿、视网膜新生血管、视网膜脱离、视网膜神经上皮脱离、视盘新生血管及增殖膜、视盘水肿、视网膜色素上皮病变、脉络膜视网膜炎性病灶和萎缩、Dalen-Fuchs 结节、放射状条纹状弱荧光等多种改变。

（二）FFA 的局限性

- 相对缺乏特异性,所揭示的病变虽然对病因或类型诊断有提示作用,但通常不能用于确定诊断。
- 对脉络膜病变的评价不如吲哚青绿造影检查。
- 屈光介质混浊时影响检查结果。
- 对造影剂过敏者禁行此项检查。
- 肝肾功能异常和有心血管疾病者不宜进行此项检查。
- 对药物过敏者不宜进行此项检查。

三、吲哚青绿血管造影检查

吲哚青绿血管造影（indocyanine green angiography,ICGA）检查是将吲哚青绿注射后以一定间隔时间拍摄一定数量的图像,主要用于分析和评价脉络膜血管和脉络膜病变。

ICGA 在葡萄膜炎中的意义

1. 强荧光

- 强荧光是由脉络膜毛细血管或大血管渗漏所致。
- 强荧光主要见于 Vogt- 小柳原田综合征（后葡萄膜炎期、前葡萄膜受累期）、交感性眼炎（活动性脉络膜炎）、巩膜后葡萄膜炎、Behcet 病性葡萄膜炎、鸟枪弹样脉络膜视网膜病变、弓形虫性视网膜脉络膜炎等葡萄膜炎类型。

2. 弱荧光　弱荧光暗区反映的是陈旧性脉络膜视网膜病变、脉络膜活动性炎症病灶、神经上皮脱离、脉络膜色素增殖、脉络膜肉芽肿等改变。

四、超声活体显微镜检查

超声活体显微镜检查（ultrasound biomicroscopy,UBM）是利用 40~100MHz 超声频率的一种新型的检查技术,图像分辨率为 20~70μm,探测深度为 4~8mm,是一种无创和可重复的检查方法。

（一）UBM 的适用范围

可用于评价角膜、前房、虹膜、房角、后房、睫状体、周边脉络膜视网膜、前部巩膜、前部玻璃体、玻璃体基底部等的病变。

对前葡萄膜炎、中间葡萄膜炎、全葡萄膜炎可进行此项检查。

（二）葡萄膜炎患者 UBM 检查常见改变

- 角膜水肿

- 角膜带状变性
- 前房炎症细胞和渗出物
- 虹膜前、后粘连
- 房角粘连、房角关闭
- 虹膜肿胀、萎缩结节、肉芽肿
- 睫状体水肿,附近渗出、脱离、萎缩、增殖改变
- 后房炎症细胞渗出
- 前部脉络膜水肿、脱离
- 虹膜、睫状体囊肿
- 前玻璃体渗出、增殖改变

五、超声检查

超声检查(ultrasound examination)是利用超声波在人体组织中传播时吸收和反射形成的波形和光点图像显示组织结构和病理改变的检查方法。由于它不受屈光介质混浊的影响,因此对于伴有并发性白内障和玻璃体混浊者更为适用,并且可以对病变进行随访观察。

(一) 超声检查的类型
- A 型超声
- B 型超声
- 彩色多普勒

(二) 超声检查在葡萄膜炎诊断中的作用

在葡萄膜炎患者中超声检查可发现以下病变:
- 玻璃体混浊
- 玻璃体纤维增殖性改变
- 视网膜脱离和脉络膜脱离
- 占位性病变
- 眼球壁钙化
- 筋膜囊水肿(后巩膜炎)

六、相干光断层成像技术

相干光断层成像技术(optical coherence tomography,OCT)是一种对生物组织进行光学横切面成像的诊断技术,具有高分辨率、非侵入性、可重复进行检

查等特点。在葡萄膜炎中,OCT 可发现以下改变:

- 黄斑囊样水肿、黄斑前膜、黄斑渗出及裂孔
- 视网膜神经上皮脱离
- 视网膜色素上皮病变
- 视网膜水肿、变薄
- 视网膜出血
- 视盘水肿和肿胀
- 视网膜新生血管
- 脉络膜新生血管
- 玻璃体视网膜交界区病变

七、视野检查

(一) 视野检查的种类

1. 按检查的手段分类

- 手动视野检查法
- 计算机视野检查方法

2. 按检查的范围分类

- 中心视野:检查距注视点 30° 以内的视野
- 周边视野:检查距注视点 30° 以外的视野

(二) 计算机中心视野检查在葡萄膜炎中的应用

1. 中心视野检查方法

- Humphrey 视野计检查
- Octopus 视野计检查

2. 中心视野检查的作用及特点

- 可了解视网膜特别是黄斑区的功能。
- 可定量测定视野范围内各部位的视觉敏感度。
- 可重复检查动态评价视网膜功能。
- 视野检查对葡萄膜炎诊断不具特异性,但有提示作用。

(三) 葡萄膜炎所致的视野改变

- 中心或旁中心暗点
- 中心视野全区域缺损
- 中心视野部分缺损

- 生理盲点扩大
- 视野缩窄甚至是管状视野
- 光敏度下降

八、多焦视网膜电图在葡萄膜炎诊断中的应用

(一) 多焦视网膜电图(multifocal electroretinogram,mfERG)的特点

1. mfERG 的作用及特点
- 同时记录一定范围内不同部位视网膜的电反应
- 所得结果以数字、波形曲线、三维地图形式表达
- 主要用于评价后极部视网膜和黄斑功能
- 可重复检查,动态评价视网膜和黄斑功能
- 具有客观、精确、灵敏的特点

2. mfERG 检查的禁忌证
- 视力太差或无固视能力。
- 眼球震颤;
- 明显的角膜混浊、白内障、玻璃体混浊、房水混浊;
- 明显的角膜活动性炎症。

3. mfERG 的局限性
- 一些患者由于屈光状态的影响不能进行此项检查。
- mfERG 改变缺乏特异性,难以用于病因或类型的诊断。

(二) mfERG 检查可用于以下葡萄膜炎类型

- Vogt- 小柳原田综合征
- Behcet 病性葡萄膜炎
- 交感性眼炎
- 弓形虫性视网膜脉络膜炎
- 特发性视网膜炎
- 特发性视网膜血管炎
- 地图状脉络膜视网膜炎
- 特发性脉络膜视网膜炎
- 中间葡萄膜炎
- 急性视网膜坏死综合征

九、其他检查

（一）X 线检查

X 线检查有眼部和全身检查两种,葡萄膜炎患者的眼部 X 线检查主要用于评价眼内有无磁性异物及眼球壁有无钙化,而全身性检查主要用于确定患者是否伴有肺部、纵隔、骶髂关节、脊椎改变,这些病变的确定对于葡萄膜炎病因和类型的确定有一定的意义。

1. 葡萄膜炎患者的眼部 X 线检查

（1）用于确定眼内有无磁性异物

- 对于有明确眼球穿通伤史者应进行眼部 X 线检查。
- 对于无明确穿通伤史但发现结膜、角膜有伤痕者也应进行此项检查。

（2）用于确定眼球壁有无钙化

- 视网膜母细胞瘤所致的伪装综合征用 X 线检查可发现相应病变。
- 反复发作的巩膜后葡萄膜炎可发现球壁钙化现象。

2. 葡萄膜炎患者的全身 X 线检查

（1）对怀疑结核性葡萄膜炎应进行肺部 X 线检查以确定或排除结核的诊断。

（2）对怀疑有明确的骨损伤者应进行相应部位 X 线检查。

（3）对怀疑恶性肿瘤眼内转移者应进行有关部位 X 线检查。

（4）对怀疑结节病者应进行胸部 X 线检查,发现以下病变对诊断有意义。

- 肺门淋巴结肿大。
- 肺间质出现斑块状或结节状浸润。
- 纵隔淋巴结肿大。

（5）对怀疑强直性脊柱炎伴发的葡萄膜炎应进行骶髂关节、脊椎 X 线检查。

（二）计算机体层摄影术

计算机体层摄影术（computerized tomography,CT）在葡萄膜炎诊断中有一定价值,眼部可用于评价眼球壁的增厚、眼组织的肿块、眼内异物及眼眶的改变,全身应用可用于确定骶髂关节的改变,寻找恶性肿瘤所致伪装综合征的原发部位,确定纵隔和肺门淋巴结是否肿大及肺部改变。

（三）磁共振检查

磁共振检查（magnetic resonance imaging,MRI）,具有分辨率高的特点,在葡

萄膜炎诊断中有其独特的价值,可用于以下情况:

1. 眼内-中枢神经系统淋巴瘤所致的伪装综合征。

2. 视网膜母细胞瘤所致伪装综合征。

3. 脉络膜黑素瘤所致的伪装综合征。

4. 恶性肿瘤眼内转移所致的伪装综合征。

5. 眼内异物所致的葡萄膜炎。

6. 强直性脊柱炎所伴有的葡萄膜炎(X 线检查难以确定者)。

(四) 泪腺镓扫描

泪腺枸橼酸镓扫描主要用于结节病的诊断。正常泪腺组织有微量的镓吸收,但结节病累及泪腺时则表现为吸收异常。

第五章　葡萄膜炎的实验室检查

一、葡萄膜炎实验室检查的目的

- 为病因诊断或类型确定提供线索或依据
- 确定或排除伴有的全身性疾病
- 探讨葡萄膜炎的发病机制
- 评价药物治疗的效果，监测治疗所用药物的副作用

二、实验室检查的种类

(一) 常规筛选检查

此类检查主要用于了解患者机体的基本情况及是否伴有全身性疾病(表 1-5-1)。

表 1-5-1　常规筛选检查在葡萄膜炎诊断中作用

检查方法	意义
白细胞计数及分类	有助于发现有无全身感染病灶
	可反映糖皮质激素治疗对白细胞的影响
	有助于发现白血病所致的伪装综合征
	有助于发现眼内弓蛔虫病
血沉增快	提示葡萄膜炎可能伴有全身性疾病
C 反应蛋白水平升高	提示可能伴有风湿性疾病
	提示可能伴有全身感染性疾病者

(二) 对诊断有提示作用或提供线索的实验室检查

一些检查虽然不能确定葡萄膜炎的诊断,但对病因诊断和类型确定有重

要提示作用(表 1-5-2)。

表 1-5-2　对诊断有重要提示作用的实验室检查

检查方法	意义
血管紧张素转化酶增高	提示结节病性葡萄膜炎
抗核抗体阳性	提示幼年型慢性关节炎伴发葡萄膜炎、系统性红斑狼疮伴发葡萄膜炎
类风湿因子阳性	提示类风湿关节炎伴发的巩膜炎、类风湿关节炎伴发的巩膜葡萄膜炎、幼年型特发性关节炎伴发的葡萄膜炎
类风湿因子阴性	强直性脊柱炎伴发的葡萄膜炎、反应性关节炎伴发的葡萄膜炎、银屑病性关节炎伴发的葡萄膜炎、溃疡性结肠炎伴发的葡萄膜炎、Crohn 病伴发的葡萄膜炎通常为阴性
抗中性粒细胞胞浆抗体阳性	提示肉芽肿性血管炎伴发的巩膜炎或巩膜葡萄膜炎、结节性多动脉炎伴发的葡萄膜炎、炎症性肠道疾病伴发的葡萄膜炎、全身性坏死性血管炎伴发的葡萄膜炎、Churg-Strauss 综合征伴发的葡萄膜炎、少年儿童葡萄膜炎
眼内液 IL-10 浓度升高和 IL-10/IL-6>1.0	提示眼内淋巴瘤所致的伪装综合征
结核菌素皮肤试验阳性	提示潜在性结核杆菌感染
γ- 干扰素释放实验阳性	提示潜在性结核杆菌感染
皮肤过敏反应性试验	提示 Behcet 病性葡萄膜炎
HLA-27 阳性	提示强直性脊柱炎、HLA-B27 相关葡萄膜炎、反应性关节炎伴发的葡萄膜炎、银屑病性关节炎伴发的葡萄膜炎、炎症性肠道疾病伴发的葡萄膜炎
HLA-B5、B51 阳性	提示 Behcet 病性葡萄膜炎
HLA-DR4、DRw53 阳性	提示 Vogt- 小柳原田综合征
HLA-A29 阳性	提示鸟枪弹样脉络膜视网膜病变

(三) 对葡萄膜炎诊断具有确定价值的实验室检查

一些实验室检查对葡萄膜炎有确诊作用(表 1-5-3),如眼内标本中直接观察到病原体、分离或培养出病原体、发现肿瘤细胞,可确定诊断;眼内液抗病毒抗体、抗弓形虫抗体、抗弓蛔虫抗体测定,仅在计算出 Witmer 系数大于 4 时才有确诊价值(详见葡萄膜炎诊断及有关问题一章);此外一些实验(如梅毒血清学检查)在排除假阳性结果后,才能对葡萄膜炎的诊断提供重要支持。

表 1-5-3　在葡萄膜炎诊断中有确定作用的实验室检查

检查方法	意义
血清抗 HIV 抗体阳性	确诊为 HIV 感染、获得性免疫缺陷综合征
CD4$^+$ T 细胞数量严重降低	提示获得性免疫缺陷综合征
眼内组织活检发现肿瘤细胞	确诊为肿瘤所致的伪装综合征
眼内组织标本直接观察到病原体	确诊为感染性葡萄膜炎、眼内炎
眼内液分离出病原体	确诊为感染性葡萄膜炎、眼内炎
眼内标本染色发现病原体	确诊为感染性葡萄膜炎、眼内炎
眼内标本 PCR 检测出病原体 DNA 或 RNA	提示感染性葡萄膜炎、眼内炎
眼内液标本发现病原体抗体且 Witmer 系数大于 4	确诊为感染性葡萄膜炎
梅毒血清学检查:特异性实验阳性 非特异性实验阳性	提示感染了梅毒螺旋体 提示梅毒处于活动期

(四) 监测治疗中药物副作用的实验室检查

1. 血常规检查　常用来监测治疗中所用药物的副作用,一般开始时每 1~2 周检查一次,待治疗一段时间后,根据需要可 2~4 周检查一次。易引起白细胞减少,甚至红细胞、血小板减少的药物主要有环磷酰胺、苯丁酸氮芥、硫唑嘌呤、甲氨蝶呤等。

2. 肝功能检查　常用来监测一些药物的副作用,一般开始时每 1~2 周检查一次,待治疗一段时间后,根据需要可 2~4 周检查一次。易引起肝功能异常的药物有环孢素、FK506、甲氨蝶呤等。

3. 肾功能检查　常用来监测一些药物的副作用,一般开始时每 1~2 周检查一次,待治疗一段时间后,根据需要可 2~4 周检查一次。易引起肾功能异常的药物主要有环孢素、FK506。

4. 精液检查　能够引起精子减少的药物有多种,苯丁酸氮芥和环磷酰胺影响最大。

(五) 探讨发病机制的实验室检查

1. 淋巴细胞亚群测定

- Th1 细胞
- Th2 细胞
- Th17 细胞

2. 对葡萄膜色素抗原、视网膜抗原等的免疫反应研究。

● 特异性抗体检测。

● 淋巴细胞增殖反应,阳性通常表示患者的葡萄膜炎可能与抗原引起的免疫反应有关。

● 特异性抗原对细胞因子产生的影响。

3. 调节性 T 细胞(Treg 细胞)研究

● $CD4^+CD25^+$Treg 细胞。

● $CD4^+CD25^{high}$Treg 细胞。

● $CD8^+CD25^+$Treg 细胞。

4. 细胞因子的研究

● IL-2、IL-12、IL-17、IL-23、IL-27、IL-6、IL-8 等。

● γ- 干扰素(IFN-γ)。

● α 肿瘤坏死因子(TNF-α)。

● β- 转化生长因子(TGF-β)。

三、葡萄膜炎实验室检查的选择

(一) 注意事项

1. 对实验室检查结果的意义要有清楚的认识　类风湿因子测定是确定类风湿关节炎的一种检查方法,类风湿关节炎一般不引起葡萄膜炎,与葡萄膜炎有关的关节炎(如强直性脊柱炎、反应性关节炎、炎症性肠道疾病、银屑病性关节炎)通常呈类风湿因子阴性,因此一般没必要对这些患者进行此项检查,但对于怀疑类风湿关节炎的巩膜葡萄膜炎患者和幼年型特发性关节炎伴发的葡萄膜炎则应进行此项检查。

2. 实验室检查的选择要有针对性,避免开列所谓的一整套实验室检查　在选择检查方法时,一定要选择对诊断有价值的实验方法,如对葡萄膜炎患者不加选择地进行血清弓形虫抗体测定,往往会导致错误的诊断(详见“眼弓形虫病”一章),对高度怀疑眼弓形虫病患者应同时进行眼内液和血清抗体检测。

3. 对实验室检查结果要有一合理解释,避免假阳性、假阴性结果　在判断结果时,要考虑患者基础疾病、体质、药物对实验结果的影响,如结核性葡萄膜炎患者在用大量糖皮质激素后结核菌素皮肤试验可能会呈阴性结果。

4. 实验室检查结果应结合临床表现进行综合考虑　评价实验结果时,要考虑患者的病史、临床表现等有关资料,很多时候不能仅凭一项检查结果阳性即确定诊断,如结核菌素皮肤试验阳性或γ-干扰素释放实验阳性并不一定意味着患者的葡萄膜炎是由结核杆菌所引起。

(二)不需要进行病因学检查的葡萄膜炎类型

在临床上如能根据临床表现确定出葡萄膜炎类型,一般不需进行旨在寻找病因或确定类型的实验室检查,下述类型即不需要进行此类实验室检查,Vogt-小柳原田综合征、Behcet病性葡萄膜炎、交感性眼炎、Fuchs综合征、Posner-Schlossman综合征、视网膜下纤维化和葡萄炎综合征、匐行性脉络膜视网膜炎、急性后极部多灶性鳞状色素上皮病变、急性视网膜色素上皮炎、鸟枪弹样脉络膜视网膜病变、急性视网膜色素上皮炎、带状疱疹病毒性前葡萄膜炎和伴有树枝状角膜炎的前葡萄膜炎。

(三)需要进行实验室检查的葡萄膜炎

- 急性特发性前葡萄膜炎(HLA-B27分型有助于明确诊断)。
- 对糖皮质激素不敏感且病情进行性加重者。
- 怀疑感染葡萄膜炎或眼内炎。
- 怀疑眼内肿瘤所致的伪装综合征。

第六章　葡萄膜炎诊断及有关问题

一、葡萄膜炎正确诊断的重要性

众所周知,疾病的诊断对于正确治疗及预后判断非常重要。对于葡萄膜炎这类疾病而言,正确诊断显得尤为重要,主要原因如下。

(一) 葡萄膜炎病因类型确定有利于学习和交流

葡萄膜炎不是一种疾病,而是一类疾病,这一名称就像心脏病一样,是一类疾病的总称,其名下包含了多达100余种病因和类型,形成了一个庞大的知识体系,其病因和类型的确定,可保证有关知识在统一的框架内进行交流、传播和学习。

(二) 葡萄膜炎病因类型确定对治疗有重要的指导作用

葡萄膜炎病因和类型之复杂在所有眼病中是少见的,有感染性,也有非感染性,一些引起葡萄膜炎的病原体可引起致命性的全身病变,如人类免疫缺陷病毒(HIV)感染、结核杆菌感染等;非感染性疾病中有单独表现为葡萄膜炎的,也有继发于局部疾病的,也有合并多种全身性疾病的,还有恶性肿瘤所引起的伪装综合征。如果分不清楚病因和类型,把感染性当成非感染性治疗,把肿瘤所致的当成一般葡萄膜炎治疗,将会出现重大错误或致命性错误。从此点而言,葡萄膜炎诊断的重要性不论怎么强调都不过分。

(三) 葡萄膜炎病因类型诊断对于判断预后和复发有重要价值

不同类型葡萄膜炎的治疗方法有很大不同,其临床进展规律、对治疗的反应、复发的频度和规律,以及最终转归也有很大不同,如 Fuchs 综合征虽然所谓的炎症体征(如 KP)长期存在,但患者的视力预后通常良好;Behcet 病通常显示葡萄膜炎频繁复发,治疗方法不及时和不正确,常在发病1年或数年后导致双目失明;感染性眼内炎常在短时间内即造成眼组织破坏和视功能的完全丧失。因此,早期正确诊断,可及时给我们以预警,可以引起医生和患者的高度重视,可以使医生迅速采取适当的措施,以改善患者的视力预后。

二、何谓葡萄膜炎正确诊断

前已述及葡萄膜炎病因和类型众多,在临床上经常会听到急性虹膜睫状体炎、肉芽肿性虹膜睫状体炎、视网膜血管炎、Behcet病、Vogt-小柳原田综合征等多种多样的诊断,这些诊断名称是正确诊断吗?是我们所要的最终诊断吗?

要回答这一问题,必须要弄清楚葡萄膜炎诊断应包括哪些方面,怎么样诊断可以很好地指导治疗和判断预后。根据对患者近30年的诊治体会,著者将葡萄膜炎的诊断分为以下三个层次。

(一)葡萄膜炎发生的部位

葡萄膜炎可发生于虹膜、睫状体、脉络膜、视网膜或视网膜血管,因此,最基本的诊断应包括炎症发生的部位,如虹膜炎、中间葡萄膜炎、后葡萄膜炎、脉络膜炎,视网膜血管炎,这些名称使我们一眼即能判断出炎症发生的确切部位,该层面的诊断对治疗有一定的指导作用:

- 虹膜炎或虹膜睫状体炎——通常需局部治疗
- 中间葡萄膜炎——通常需局部治疗联合全身治疗
- 后葡萄膜炎——通常需全身治疗
- 全葡萄膜炎——通常需全身治疗联合局部治疗

(二)葡萄膜炎的性质

葡萄膜炎的性质确定包括三个方面:①是急性葡萄膜炎或是慢性葡萄膜炎;②是肉芽肿性炎症或是非肉芽肿性炎症;③是真正的炎症或是伪装性炎症(伪装综合征)。该层面的诊断对治疗也有一定的指导作用。

- 急性葡萄膜炎:指炎症的自然病程小于3个月,那么治疗时间通常应短于3个月。
- 慢性葡萄膜炎:指炎症的自然病程大于3个月,那么治疗时间通常需要较长时间,一般而言对于慢性葡萄膜炎治疗时间应在半年以上,有的甚至需1年或数年以上。
- 肉芽肿性炎症:此种炎症通常是慢性炎症,也可能是病原体引起的炎症(如结核性葡萄膜炎、梅毒性葡萄膜炎),因此,遇到此类炎症需要进一步确定病因,一般而言,此种炎症治疗时间较长。

● 非肉芽肿性炎症:此种炎症通常是急性炎症,一些感染因素也可引起非肉芽肿性炎症,在治疗前应首先区别是感染还是非感染因素引起的,对于能排除感染因素所致的非肉芽肿性炎症,治疗时间通常较短。但也有例外,如Behcet病,它是一种非肉芽肿性炎症,但其所致的视网膜血管炎,则特别顽固,往往需治疗数年。

● 真正葡萄膜炎:顾名思义,此种疾病是各种原因引起的葡萄膜炎症,是真正的炎症性疾病,因此治疗上即应根据病因类型和炎症的部位给予正确的治疗。

● 伪装性炎症(伪装综合征):此种疾病本质上不是炎症,但在临床上出现类似葡萄膜炎的临床表现,如眼部肿瘤、恶性肿瘤的眼内转移所引起的类似炎症表现的伪装综合征,裂孔源性视网膜脱离所引起的玻璃体及前房炎症细胞和轻度闪辉,这些都不是真正的炎症。此类疾病的确定,对于治疗方案的确定以及患者的预后,显得更为重要。

(三) 葡萄膜炎的病因和类型确定

所谓葡萄膜炎的病因和类型的确定应包括以下三个方面。

1. 病因的确定　通常指的是确定感染性葡萄膜炎或眼内炎,如结核性葡萄膜炎、梅毒性葡萄膜炎、弓形虫性视网膜脉络膜炎、巨细胞病毒性视网膜炎、真菌性眼内炎、细菌性眼内炎等。病因的确定对治疗有针对性指导作用。

2. 类型的确定　通常是指确定出特定的葡萄膜炎类型,如Behcet病、Vogt-小柳原田综合征、Fuchs综合征、青睫综合征、强直性脊柱炎伴发的葡萄膜炎、多灶性脉络膜视网膜炎、急性后极部多灶性鳞状色素上皮病变等均属于类型诊断。对于这些类型葡萄膜炎,虽然我们尚不清楚它们的真正发病原因和发病机制,但我们知道它们具有一组特定的临床表现,有明确的临床进展规律,我们也清楚应该用哪些药物和方法进行治疗。所以确定出特定类型,虽然不像确定病因那样对治疗具有"有的放矢"的针对性,但基本上可以按照所确定的类型进行具有指向性或有效的治疗。

3. 特发性葡萄膜炎的确定　所谓特发性葡萄膜炎是指既不能确定病因又不能确定类型的那些葡萄膜炎。实际上做出此种诊断是一件非常困难的事情,因为在做出特发性葡萄膜炎诊断之前要排除各种感染原因所致的葡萄膜炎、各种特定类型的葡萄膜炎,还要排除恶性肿瘤或其他疾病所致的伪装综合征。特发性葡萄膜炎在所有葡萄膜炎患者中约占50%,因此它是一类常见的葡萄膜炎。

三、如何进行葡萄膜炎诊断

前已述及,葡萄膜炎诊断是一个复杂的体系,要做出正确诊断,需要我们对此类疾病有全面的了解,因此在进行诊断时,详细全面地询问病史,认真细致的眼部检查和有关全身疾病的排除和确定,以及科学分析和逻辑判断显得特别重要,下面对这几个方面进行简单的论述。

(一) 详细全面询问病史

1. 询问病史的重要性 葡萄膜炎病史询问除了年龄、性别、地域、种族、个人史等一般资料外,眼病史和全身病史的询问特别重要,此两方面的信息对葡萄膜炎病因、类型的诊断有重要的指向作用。

眼病史包括眼别、初发症状、视力下降程度、眼病进展规律、对治疗的反应等,这些信息中往往透露出葡萄膜炎发生的部位、类型甚至病因,从下面所举的例子可以窥见一斑。

- 单眼视物模糊、缓慢视力下降,不伴眼红、眼痛,提示 Fuchs 综合征。
- 双眼交替发作的眼红、眼痛、畏光、流泪,常提示急性特发性前葡萄膜炎或强直性脊柱炎伴发的急性前葡萄膜炎。
- 单眼红、眼前黑影、快速进展性视力下降,常提示急性视网膜坏死综合征。
- 双眼突发快速视力下降、视物变形,常提示 Vogt- 小柳原田综合征。
- 频繁发作的双眼或单眼视力下降,并在短期内自行好转,常提示 Behcet 病性葡萄膜炎。
- 单眼或双眼进行性视力下降、伴眼红痛,对糖皮质激素无反应或开始有反应,以后无反应或反应较差,常提示真菌性眼内炎。

2. 全身病史询问应注意以下事项

(1) 要知道问什么:要知道哪些全身性疾病与葡萄膜炎有关,根据有关的疾病来询问全身病史。例如:

- 强直性脊柱炎伴发的葡萄膜炎:应询问腰骶部疼痛史和其他关节炎病史。
- 炎症性肠道疾病伴发的葡萄膜炎:应询问腹痛、腹泻、脓血便等。
- Behcet 病性葡萄膜炎:应询问口腔溃疡、皮肤病变、阴部溃疡、关节炎、附睾炎、血栓性静脉炎、神经系统病变等。

- 梅毒性葡萄膜炎:应询问不洁性接触史、皮疹、生殖器硬下疳。
- Vogt-小柳原田综合征:应询问头痛、颈项强直、耳鸣、听力下降、脱发等。
- 少年儿童葡萄膜炎:应询问关节痛、关节变形等病史。
- 巨细胞病毒性视网膜炎:应询问不洁性接触史、吸毒(静脉注射)等病史。

(2) 要知道怎么问　病史询问是一个技术性特别强的工作,有时病人出于某种原因不想暴露真实的病史,有时是为了将某种原因或某一事件与葡萄膜炎有意联系在一起,有时患者并不意识到一些全身病变与葡萄膜炎相关,而有意忽略它们之间的关系。这样看来患者叙述的某些全身病变与葡萄膜炎可能没有内在联系,也可能是偶然的巧合。因此,要询问到确切有用的病史绝对不是一件简单的事情。根据近30年的临床体会,著者提出从以下几点来询问病史:

1) 有目的地询问,即根据患者葡萄膜炎的临床特点进行询问,如患者是频繁发作的葡萄膜炎应询问口腔溃疡、皮肤病变、阴部溃疡等病变,而不要去询问白发、脱发、耳鸣、听力下降、白癜风等;对于进行性加重的眼红、眼痛、视力下降,并且对糖皮质激素无反应的葡萄膜炎,应询问近期全身有无手术史(如泌尿道碎石手术、人工流产手术等易引起真菌性眼内炎)和全身结核病史,而不是去询问口腔溃疡、阴部溃疡等问题;对于少年儿童慢性前葡萄膜炎应询问关节炎病史,而不是去询问耳鸣、听力下降等病史。

2) 往细节上问:每一种疾病都有其特征性的表现,特征性表现往往表现在细节上,掌握了这些细节,即可在很大程度上确定出诊断。

口腔溃疡:在多种伴有全身性疾病的葡萄膜炎中均可出现口腔溃疡,但不同疾病出现的口腔溃疡的表现是不同的,如出现频繁发生(每年3次及以上)的有痛性口腔溃疡,并且持续时间一般不超过两周,则强烈提示 Behcet 病性葡萄膜炎;如患者的口腔溃疡是无痛性溃疡,则提示可能是反应性关节炎伴发的葡萄膜炎。

关节炎:在多种伴有全身性疾病的葡萄膜炎中均可出现关节炎,骶髂关节炎(腰骶部疼痛)则是强直性脊柱炎伴发葡萄膜炎的直接而有力的证据,也提示可能为炎症性肠道疾病或银屑病性关节炎伴发的葡萄膜炎,而发生于少年儿童的周围关节受累且伴有关节畸形则提示是幼年特发性关节炎伴发的葡萄膜炎。

皮肤病变:也是多种伴有全身性病变葡萄膜炎的常见表现,但是多形性皮肤病变如结节性红斑、疖肿、毛囊炎、痤疮样皮疹等则强烈提示 Behcet 病性葡萄膜炎,游走性大的皮肤红斑则往往提示 Lyme 病伴发的葡萄膜炎,而外围以鳞屑的深红色皮肤斑块为特征的皮肤病变则往往提示银屑病性关节炎伴发的葡萄膜炎。

3) 印证性问:有些全身病史与葡萄膜炎可能无关,二者只是一种巧合。因此,在进行临床检查发现病史与临床表现不一致的时候,即应根据眼部改变再重新询问病史,以求得病史与临床表现的统一,以期做出正确诊断。

在病史询问中发现患者有结节性红斑病史,这一病史指向 Behcet 病性葡萄膜炎的可能性,但在检查时发现患者具有肉芽肿性葡萄膜炎的表现,病史和临床表现显然不相符合,此时应进一步询问,患者有无呼吸道疾病、淋巴结肿大、骨关节病变、肾脏改变等病史,以确定或排除结节病、肉芽肿性血管炎(Wegener 肉芽肿)、结核等疾病。

在病史询问中发现有银屑病样皮肤病变,这一病史对银屑病性关节炎伴发的葡萄膜炎有重要指向作用,但在检查时发现有双眼弥漫性脉络膜炎、渗出性视网膜脱离,这一病史和临床表现明显不相符合,此时应根据临床表现再询问发病前有无感冒样表现、头痛、颈项强直、耳鸣、听力下降等病史。

4) 要综合判断:多数葡萄膜炎类型尚缺乏特征性的实验室检查方法,因此它们属于临床诊断。既然是临床诊断,收集到的证据越多,证据越真实,正确诊断的可能性即越大,同时证据的收集也会带来矛盾的结果,这就需要在收集病史时去粗存精,去伪存真,正确分析判断各种病史的细节特征及它们之间的关系,以及与葡萄膜炎本身的关系,这样才可能做出正确诊断。

例 1　患者有口腔溃疡、踝关节、膝关节肿痛及畸形病史,双眼或单眼发作的眼红痛、畏光流泪,检查发现有睫状充血,前房有大量纤维素性渗出,不易流动的前房积脓,虹膜后粘连,综合病史和临床表现,很容易使我们想到 Behcet 病的诊断,但再认真询问病史,我们发现患者的口腔溃疡虽然有 3 年病史,但每年仅发生 1 次,关节炎虽然是 Behcet 病的常见表现,但关节痛多不伴有肿胀,也不会引起畸形。虹膜睫状体炎、前房积脓是 Behcet 病性葡萄膜炎的常见表现,但是此病引起的前房纤维素性渗出较为少见,并且前房积脓多为流沙样,易随体位改变而流动。且患者在患病 5 年中葡萄膜炎仅复发 3 次,这与 Behcet 病常频繁发作的葡萄膜炎不相符,再仔细询问病史发现患者有腰背痛 8 年,这一病史并不支持 Behcet 病诊断。综合病史和临床表现,进一步询问,患者腰骶部疼痛多发生在凌晨,且伴有晨僵,在此基础上为患者进行了骶髂关节

X 线拍片和 HLA-B27 抗原检测,发现骶髂关节炎性改变和 HLA-B27 抗原阳性。至此,诊断即可以完全明确,患者患的是强直性脊柱炎伴发的急性虹膜睫状体炎,而非 Behcet 病性葡萄膜炎。

例 2　患者腹痛、全身红斑伴疼痛、视力下降 9 个月,且 9 个月前双下肢、双足背等部位出现红斑,伴有疼痛,尿道口附近有一溃疡,双眼红痛,视力下降,全身大范围的皮肤红斑持续不退,并出现鳞屑结痂、口腔溃疡、双眼睑肿胀,双前臂、小腿、足背、腕关节、踝关节浅红色斑片,深部触及多个边界欠清质韧、大小不等的压痛结节,下肢出现直径 4~5cm 的溃疡,右侧下眼睑及内眦部皮肤溃烂,表面黄白色坏死性假膜覆盖,周围组织红肿,双眼无充血,虹膜后粘连,晶状体后囊下混浊,眼底不可视及。血液检查发现白蛋白水平降低,白细胞正常,红细胞显著降低,尿蛋白 ++,双侧上颌窦、筛窦、额窦、右侧蝶窦及鼻腔内见软组织密度影。患者于 9 个月前被诊断为 Behcet 病,经治疗一个月后,视力提高,全身病变无改善。再次询问患者病史及进行详细检查发现上颚有大的坏死区,皮肤浅红色斑片长期不退,皮下多个压痛性结节,阴部出现一次小溃疡,葡萄膜炎发生后 9 个月未复发,以上症状均与典型 Behcet 病伴发的口腔溃疡、结节性红斑等皮肤病变不相符合。综合患者前述病史和临床表现不难发现:上呼吸道坏死性肉芽肿(鼻窦肉芽肿、上腭大面积坏死灶)不是 Behcet 病的表现,皮肤病变(皮疹、皮下结节、皮肤溃疡)不是 Behcet 病的典型临床表现,肾脏受累(蛋白尿、贫血、全身衰竭)也不是 Behcet 病的常见表现。由此可以排除 Behcet 病的诊断,综合考虑应诊断为肉芽肿性血管炎(Wegener 肉芽肿)。

(二) 认真细致的眼部检查

毋庸置疑所有眼病的诊断都需要进行认真细致的眼部检查,从这点上来看,我们强调对葡萄膜炎患者进行认真细致的检查似乎显得是多余的。实际上,由于葡萄膜炎类型众多,多数葡萄膜炎都有其独特的临床表现,这些表现往往体现在检查中发现的细节上,因此,对葡萄膜炎而言,不管怎样强调认真检查的重要性都不过分。要做到认真细致检查,必须做到以下几点。

1. 有目的的搜索　认真细致的眼部检查不是指在裂隙灯下或检眼镜下对患者检查 10 分钟、20 分钟或更长的时间,确切地说认真细致检查应是对葡萄膜炎可能累及的部位、引起病变的细节、特征进行全面检查,也就是医生是在有目的"搜索"诊断所需的证据,是戴着"有色眼镜"在过滤、甄别每一个体征的细节。总之,认真细致的检查是建立在对葡萄膜炎这类疾病全面了解的基础上进行的识别、判断工作。例如,患者出现单眼眼红、眼压升高、进行性玻璃体混浊的患者,遇到这样患者我们第一反应是患者可能患有急性视网膜坏死综合征,那么此时即会特别注意患者眼部充血的类型(是睫状充血、结膜充血还是混合充血)和 KP 的类型,更会千方百计确定有无中周部视网膜坏死病灶、有无视网膜动脉炎和动脉闭塞。

2. 要注意临床表现的细节和特点 多种类型葡萄膜炎可引起相同或相似的临床表现,但这些表现的细节会强烈地透露出疾病类型的信息。因此,临床检查不能仅停留在发现那种体征上,更重要的是应能清楚辨别出这种体征的细节和特点。例如:

- 羊脂状 KP 提示肉芽肿性葡萄膜炎。
- 类似羊脂状 KP,带有色素外观,提示病毒性前葡萄膜炎。
- 中等大小非致密性 KP 提示 Fuchs 综合征、青光眼 - 睫状体综合征。
- 视网膜后极部孤立的白色有突起感的点状病灶常提示梅毒性视网膜炎。
- 视网膜多发性边界清楚,无突起外观的黄白色点状病灶,常提示 Behcet 病性葡萄膜炎的中晚期改变。

3. 应进行双眼对照检查和对病变进行动态观察 细微的改变往往在比较中才能鉴别出来,因此对双眼进行对照检查有利于发现这些病变和做出正确诊断。

Fuchs 综合征是我国最易误诊的葡萄膜炎类型,在有些患者误诊可达 10 年甚至 20 年,最根本的原因是忽略了双眼对比检查。此病一个重要特征是虹膜脱色素造成虹膜异色,但国人由于虹膜色素浓集,脱色素很难达到虹膜异色的程度,因此单独检查患眼较难发现这一改变,如进行双眼对比检查,即很容易发现此种改变,并做出正确诊断。

一些类型葡萄膜炎有其临床进展规律。在疾病的初期,其特征性改变不一定都表现出来,因此动态观察患者的眼部改变对及时做出正确诊断非常重要。KP 是前葡萄膜炎、中间葡萄膜炎和全葡萄膜炎的常见改变。如早期中出现类似羊脂状 KP,随访观察发现 1 至数天出现中周部视网膜黄白色坏死病灶,并伴有视网膜动脉炎、血管闭塞等改变,再往后即出现明显的玻璃体混浊,这是典型的急性视网膜坏死的表现。再如 Vogt- 小柳原田综合征特征性改变是晚霞状眼底改变,但此种改变在发病初期并不出现,它往往出现于发病两个月后(在发病后进行有效治疗的患者晚霞状眼底也可不出现),对这些患者进行密切的动态观察则有助于诊断和鉴别诊断。

4. 检查时应注意以往治疗对疾病的影响,在蛛丝马迹中寻找疾病诊断的证据　近年来,随着人们生活水平提高及医疗卫生条件的改善,绝大多数葡萄膜炎患者在患病后都能到当地医院及时治疗。由于使用糖皮质激素的剂量及途径不同,使疾病的临床表现已没有以往那么典型,这样就给诊断带来了一定的困难,这就要求医生根据病史和治疗经过能够大致判断患者所患的葡萄膜炎类型,在进行眼部检查时寻找原有活动性病变所遗留下的蛛丝马迹,根据这些特征确定诊断,并制定科学的治疗方案。

例 1　Vogt- 小柳原田综合征在早期表现为弥漫性脉络膜视网膜炎,大剂量糖皮质激素治疗后病变可迅速消退。此时检查如不知道原有病变可能会遗留什么样的改变,即很难做出正确诊断。实际上在活动性病变消退后,黄斑区往往会遗留下轻度色素脱失的外观,也可能在检眼镜下隐约发现多发性不规则的片状色素沉着(此种改变在普通眼底照片上并不一定能被发现)。根据这些改变和以往病史,Vogt- 小柳原田综合征即不难诊断。

例 2　中间葡萄膜炎典型的改变是玻璃体内雪球状混浊和睫状体平坦部、玻璃体基底部雪堤样改变,在使用糖皮质激素等治疗后,玻璃体雪球状混浊易于消失,睫状体平坦部、玻璃体基底部的雪堤样改变由于位置特殊难以被发现,但中间葡萄膜炎所致的天幕状房角粘连则易被发现,此种体征对诊断有重要的提示作用,对患者进行三面镜检查常能发现睫状体平坦部皱缩的雪堤样改变,就有利于做出正确诊断。

(三) 进行合理的实验室检查

1. 对葡萄膜炎患者进行实验室检查的线索　前已述及,葡萄膜炎的诊断多是临床诊断,多数患者可根据病史、眼部检查及相关的全身病变即可确定诊断。但在以下情况时,应进行相关的实验检查,以帮助诊断和鉴别诊断。

- 临床表现提示感染因素引起的葡萄膜炎。
- 临床上怀疑眼内肿瘤或肿瘤所引起的伪装综合征。
- 临床上怀疑特定类型葡萄膜炎,如结节病性葡萄膜炎,需要借助实验室检查来帮助诊断和鉴别诊断的。
- 免疫抑制剂治疗前和治疗过程中应进行肝肾功能、血常规、血糖等检查,以监测药物的副作用。
- 对糖皮质激素或其他免疫抑制剂治疗无效或反应不良的葡萄膜炎患者。

2. 要了解各种实验室检查的临床意义　我曾在多地进行葡萄膜炎讲座,

经常问到"大家在遇到葡萄膜炎最常进行的实验室检查是什么?"之类的问题,得到的答案几乎是完全相同的,那就是白细胞计数、抗 O、血沉、类风湿因子。我再问"大家在过去临床工作中有没有根据这些检查确定出患者所患的葡萄膜炎类型?"得到的答案也是一致的:那就是从来没有根据这些检查确定出葡萄膜炎确切的类型。既然这样,我们为什么还要进行这些检查?这些检查到底有什么意义?这些都是我们在决定实验室检查前应该知道的。下面列出常见的实验室检查的意义。

- 抗 O、血沉异常:常提示患者可能有全身性疾病,应根据情况进行进一步的检查。
- C 反应蛋白异常:常提示有全身活动性炎症疾病,应做进一步检查。
- 中性粒细胞增高:提示糖皮质激素应用或有感染的可能。
- 嗜酸性细胞增高:提示寄生虫感染,如弓形虫感染、眼弓蛔虫病。
- 抗核抗体异常:提示幼年型持发性关节炎伴发的葡萄膜炎。
- 血清血管紧张素转化酶水平升高:提示结节病性葡萄膜炎。
- 梅毒血清学检查阳性:提示梅毒性葡萄膜炎。
- γ- 干扰素释放试验阳性:提示潜在结核杆菌感染。
- 眼内液中分离出或培养出病原体:确定为感染性眼内炎或感染性葡萄膜炎。
- 眼内液中检测的病原体 DNA:提示感染性眼内炎或感染性葡萄膜炎。
- 眼内液或眼内组织活检发现肿瘤细胞:确诊为肿瘤引起的伪装综合征。

3. 应正确选择实验室检查 对葡萄膜炎患者应该开出什么样的实验室检查?这不但是节省检查成本的问题,更主要的是避免因实验室检查而导致错误诊断的问题。

(1)有关结核菌素皮肤试验和 γ- 干扰素释放试验:结核是葡萄膜炎病因的一种,目前结核发病率不断增加,是不是对所有葡萄膜炎均应进行结核菌素皮肤试验或 γ- 干扰素释放试验,以排除活动性结核或潜在结核的可能性?答案是否定的。在为患者进行此项检查时应注意以下问题。

人群中曾经发生过结核杆菌感染或接种卡介苗的比例是相当高的,结核菌素皮肤试验很多人可能呈阳性结果,在这些人发生的疾病不一定与结核有关。

有研究表明,感染过结核分枝杆菌的人群中约 10% 发生结核,也就是说绝大多数受感染者并不发病,可见即使在受感染者中发生结核性葡萄膜炎的可能性也是很低的。如果盲目对这些患者进行结核菌素皮肤试验或 γ- 干扰素释放试验将有可能将很多非结核性葡萄膜炎误诊为结核性葡萄膜炎。结核菌素皮肤试验、γ- 干扰素释放试验仅用于那些临床表现高度提示结核性葡萄膜炎的患者。

据有关报道,结核性葡萄膜炎在整个葡萄膜炎中所占的比例为 0.2%~1.0%,根据三个结核菌素皮试的特异性(75%、85% 和 95%)进行计算,所得的概率分别为 2.9%、4.8% 和 13%,也即是该患者的葡萄膜炎由结核杆菌引起的可能性仅为 2.9%~13%,87%~97% 都不是结核引起的。由此可见,对葡萄膜炎患者不加选择地进行结核菌素皮试,可能将大多数非结核引起的葡萄膜炎误诊为结核性葡萄膜炎。

在临床上可以根据临床检查确定的类型,如 Vogt- 小柳原田综合征、Behcet 病性葡萄膜炎、Fuchs 综合征、强直性脊柱炎伴发的葡萄膜炎等,即没有必要进行此项检查。但是,如果这些患者可能有活动性结核的全身表现,在治疗前予以排除和确诊结核,对治疗用药和治疗时间的确定还是非常有必要的,但它们不应用做诊断和鉴别诊断的常规检查。

(2) 有关抗病毒抗体测定:对葡萄膜炎患者常规进行血清病毒抗体检测也同样会带来错误诊断的问题。成年人疱疹病毒的感染率很高,如果把出现病毒抗体阳性者都诊断为病毒性葡萄膜炎,则会出现不少病人需使用抗病毒治疗的严重后果。实际上在临床工作中,经常发现一些在其他医院拿来的病毒抗体检测阳性的结果,其中不少患者曾使用了抗病毒药物治疗。实际上这些治疗并无任何效果,因为所患葡萄膜炎不是病毒引起的。病毒性前葡萄膜炎有独特的临床特征,一般不需要进行抗病毒抗体的测定,病毒性视网膜炎如巨细胞病毒性视网膜炎、急性视网膜坏死综合征也有明确的特征性的眼底改变,进行病毒抗体的检测从临床角度而言,在多数情况下也不是必需的(但从研究的角度而言还是具有一定的意义),即便是要进行抗病毒抗体测定,也绝对不是检测一下血清病毒抗体即能确定诊断的(详见第三十八章)。

(3) 有关抗弓形虫抗体测定:不加选择地对患者进行血清弓形虫抗体检测同样容易引起错误的诊断,对治疗带来不利的影响。

弓形虫感染在欧洲、美洲相当常见。据报道,在成年人中弓形虫感染率达 90% 以上。其中仅有少部分患者发生弓形虫性脉络膜视网膜炎,此种病变典型地表现为黄斑区视网膜陈旧性病灶,附近往往有活动性病灶。虽然在欧美文献中还报道了弓形虫引起的视网膜坏死等病变,但这些毕竟是少见的病变。

此外,在我国弓形虫感染率远低于欧美国家,由弓形虫引起的眼弓形虫病更是少见。因此,对葡萄膜炎患者不加选择地进行血清弓形虫检测,阳性检查结果往往使我们误认为患者所患疾病是眼弓形虫病。

根据我国有关资料报道,弓形虫所致的葡萄膜炎在所有葡萄膜炎中占0.5%~2.2%,该试验的敏感性为26%~53%,特异性为67%~92%,经计算,其后验概率分别为0.4%~3.39%和1.7%~12.75%,也就是说,如果患者血清弓形虫抗体阳性,那么所患葡萄膜炎是由眼弓形虫引起的可能性仅有0.4%~3.39%或1.7%~12.75%,如此低的阳性预测值对诊断无任何价值,相反在大多数情况下所做的是错误诊断,错误诊断势必带来错误的治疗。

从上面分析可以看出,进行弓形虫抗体检测是一个非常谨慎的问题,只有当患者出现了典型的眼弓形虫病变的临床体征,或患者来自疫区且用其他原因不能解释所患葡萄膜炎时才应考虑选择抗弓形虫抗体测定,单纯血清抗体阳性不能确定眼弓形虫病的诊断,眼内液中发现弓形虫抗体也不能确定眼弓形虫病诊断(全身感染后产生的血清抗弓形虫抗体可因血管通透性增加而进入眼内液),如要确定诊断,必须进行血清抗弓形虫抗体测定、血清免疫球蛋白总量测定、眼内液中抗弓形虫抗体测定和眼内液中免疫球蛋白总量测定,并根据以下公式进行计算,如Witmer系数大于等于4才能确定诊断。

$$\text{Witmer 系数} = \frac{\text{房水中抗弓形虫抗体效价}}{\text{血清中抗弓形虫抗体效价}} \times \frac{\text{血清免疫球蛋白浓度}}{\text{房水免疫球蛋白浓度}}$$

(4) 葡萄膜炎常用的实验室检查:表1-6-1简要列出了各种葡萄膜炎应进行或可以考虑进行的实验室检查。

表1-6-1　根据葡萄膜炎表现选择的实验室检查

葡萄膜炎类型	伴随表现	进行的实验室检查和相关的辅助检查
急性葡萄膜炎	腰骶部疼痛	HLA-B27抗原测定 血沉、C反应蛋白
慢性肉芽肿性前葡萄膜炎	呼吸系统疾病	血清血管紧张素转化酶(怀疑结节病时) 结核菌素皮肤试验(怀疑结核时) γ-干扰素产生试验(怀疑无结核时) 梅毒血清学检查(怀疑梅毒时)
玻璃体混浊进行性加重	近期全身手术病史或感染的表现	玻璃体细胞学检查 玻璃体细菌、真菌涂片检查及培养和药敏试验 玻璃体病毒分离、培养及抗病毒抗体测定 PCR检测

续表

葡萄膜炎类型	伴随表现	进行的实验室检查和相关的辅助检查
	玻璃体黄白色病灶	玻璃体真菌、细菌涂片检查、培养及药敏试验
后葡萄膜炎	黄斑区陈阳性病灶伴有附近卫星病灶	血清和眼内液弓形虫抗体检测，血清和眼内液免疫球蛋白测定
	后极部多发性黄白色点状病灶	梅毒血清学检测
	脉络膜肉芽肿	血清血管紧张素转化酶测定、结核菌素皮肤试验 γ-干扰素产生试验
	视网膜血管旁蜡烛斑	血清血管紧张素转化酶测定
	视网膜周边部坏死病灶	玻璃体内病毒抗体测定、PCR 检测
	视网膜静脉周围炎	结核菌素皮肤试验、γ-干扰素产生试验
	视网膜血管炎	梅毒血清学检查
	视网膜黄白色病灶	玻璃体视网膜活检、细胞学检查、IL-6、IL-10 检测
	多灶性脉络膜炎	结核菌素皮肤试验、γ-干扰素产生试验
	匐行性脉络膜炎	γ-干扰素产生试验、结核菌素皮肤试验

（四）选择适当的辅助检查

裂隙灯显微镜和检眼镜检查可以大致上评价葡萄膜炎所致的眼组织改变，辅助检查方法的出现则为准确评价炎症累及部位、炎症的严重程度、炎症的动态变化、眼组织功能改变、炎症所致的并发症、治疗效果的跟踪与评价等，提供了非常有用的工具。此外，一些辅助检查还能对葡萄膜炎病因和类型的诊断提供重要的线索、依据和帮助，如眼底荧光素血管造影检查发现双眼有多湖状荧光积聚，高度提示 Vogt-小柳原田综合征的诊断，对患者进行随访检查尚可判断治疗效果和指导进一步用药。根据临床需要，选择适当的辅助检查，对诊断和治疗均有重要帮助。

第七章 葡萄膜炎治疗的指导
思想、原则和策略

指挥战争需要军事思想,治疗疾病同样需要指导思想。著者根据自己多年的临床实践,不断感悟和探索人与疾病之间的关系,从中提炼出葡萄膜炎治疗的基本指导思想,在此指导思想的统领下,进一步总结出葡萄膜炎治疗的三项基本原则和五个基本策略,从而构成葡萄膜炎治疗的整个框架体系。

一、葡萄膜炎治疗的指导思想

葡萄膜炎治疗的指导思想是科学认识致病因素所致的宏观和微观改变及与机体防御和修复能力之间的关系,调动机体防御、修复能力及使用必要的药物和手段,以驱除疾病,达到恢复健康之目的。

这一指导思想看起来有些笼统之感,实际上它有具体的内涵。著者提出四种思维可以很好地诠释这一指导思想,这四种思维即是系统思维、辨证思维、局部和整体思维及唯美思维。

(一) 系统思维

治疗疾病中的系统思维是指将治疗疾病作为一个系统工程,着重考虑的是序贯处理,强调的是要最终取得满意的治疗效果。所谓序贯处理,即是"按程序"来,第一步解决什么问题,第二步解决什么问题,最终达到什么样的目的,这种程序不能随意改变。

例1 在葡萄膜炎并发白内障,虽然白内障已严重影响患者视力,但我们在治疗时,首先应该控制葡萄膜炎,待炎症控制后再考虑进行白内障手术和人工晶状体植入术。这一处理顺序不得颠倒过来,在炎症没有控制的情况下进行白内障手术会使炎症更加难以控制,或使炎症更容易复发,造成不可挽回的后果,甚至使患者永久失明。

例 2 视网膜炎时易引起新生血管,新生血管如未在积极控制炎症的情况下,即进行视网膜激光光凝治疗,虽然可使视网膜新生血管消退,但由于炎症没有消除,视网膜新生血管发生的始动因素没有消除,激光治疗后视网膜新生血管还是会再次发生。对这样的患者应首先控制炎症,再行新生血管激光光凝术,这样既可消除新生血管,又消除了新生血管发生的始动因素,最终可获得较好的效果。

(二)辨证思维

治疗疾病的辨证思维是指根据患者所患疾病的严重程度、患者的年龄、体质、性别、自身的各种因素以及各种治疗方法的利弊,进行综合分析判断,以期寻找到适合患者的治疗方案,使治疗效果达到最大化和最优化。

对于葡萄膜炎而言,辨证思维应辨别以下三个方面,即辨葡萄膜炎、辨患病的人和辨治疗方法。

1. 辨葡萄膜炎

辨葡萄膜炎要从以下三个方面着手:①辨葡萄膜炎的复杂性;②辨葡萄膜炎的可变性;③辨葡萄膜炎的伪装性。

(1)辨葡萄膜炎的复杂性:从病因和类型来看,葡萄膜炎有上百种之多,有细菌、真菌、病毒、寄生虫等引起的感染性葡萄膜炎,也有自身免疫反应引起的炎症,还有反应性炎症;有真正的炎症,也有肿瘤和其他疾病所引起的伪装性炎症。

每一种葡萄膜炎都有其独特的临床特征和进展规律。从葡萄膜炎的临床表现而言,不同类型有很大差别,有些患者患病后多年无明显症状或仅有轻微的症状,而有些患者在发病后有严重的眼红、眼痛、畏光、流泪和视力下降;一些类型可无充血或仅有轻度的前房闪辉和少量的炎性细胞,而有些则出现严重的炎症反应,如混合充血、前房大量纤维素性渗出、前房积脓、视网膜水肿、出血、坏死等改变。

从治疗的角度而言,葡萄膜炎也是一类非常复杂的疾病,有些类型不需要治疗或仅需点眼治疗,或仅需随访观察,而有些类型则需大剂量糖皮质激素治疗,或需多种免疫抑制剂联合长期治疗,更有一些患者需进行玻璃体切除联合玻璃体内注射药物治疗。

从预后而言,也可看出葡萄膜炎是一类复杂的疾病。一些类型有很好的或较好的视力预后,而有些类型则易导致视功能严重损害,甚至视力完全丧失,还有些类型可致眼球萎缩,更有甚者,其伴发的全身疾病可导致畸形或死亡。

(2) 辨葡萄膜炎的可变性:葡萄膜炎在炎症部位、炎症性质及其与全身性疾病之间的关系上都具有可变性。在检查患者时往往是处在疾病的一个断面,看到的只是疾病当时的表现,因此掌握这种可变性对于正确诊断非常重要。

1) 炎症的部位具有可变性

例 3　中间葡萄膜炎是以睫状体平坦部玻璃体基底部雪堤样改变和玻璃体雪球样混浊为主要特征的疾病,但可引起羊脂状 KP、前房闪辉、前房炎症细胞、虹膜前后粘连和房角粘连等眼前段改变,也可引起黄斑囊样水肿、视网膜血管炎和增殖性玻璃体视网膜病变等眼后段改变。不了解这种可变性,即有可能把中间葡萄膜炎误诊为前葡萄膜炎、后葡萄膜炎或全葡萄膜炎。

例 4　Vogt- 小柳原田综合征是一种在疾病不同时期炎症主要部位有明显不同的葡萄膜炎,在疾病初期表现为后葡萄膜炎(弥漫性脉络膜炎),而随着疾病进展则逐渐向眼前段蔓延,最终造成以复发性前葡萄膜炎为特征的疾病。

2) 葡萄膜炎的性质具有可变性

例 5　Fuchs 综合征是一种非肉芽肿性炎症,非肉芽肿性炎症一般不会引起虹膜 Bussaca 结节,但是 Fuchs 综合征可以引起此种结节。不了解这种可变性则易引起误诊和漏诊。

例 6　Vogt 征是一种肉芽肿性炎症,但在疾病早期,仅表现为弥漫性脉络膜炎,当葡萄膜炎蔓延到眼前段时,则出现尘状 KP、前房闪辉和炎症细胞等非肉芽肿性炎症的体征,并不出现羊脂状 KP、虹膜肉芽肿性结节等改变,仅在前葡萄膜炎反复发作期才出现肉芽肿性炎症的表现,如不了解这种炎症性质变化特点即不可能做出早期正确的诊断。

3) 葡萄膜炎与全身性疾病之间的关系具有可变性:

不少类型葡萄膜炎可伴有全身性疾病,换言之,葡萄膜炎可能是全身性疾病的一个组成部分,一般认为全身性疾病往往发生在葡萄膜炎之前,如出现此种情况,疾病即容易诊断。但在不少情况下,葡萄膜炎可以作为全身疾病的首发表现,此时如能掌握各种类型葡萄膜炎的临床特征,运用辨证思维,从疾病的全程和总体上去考虑,即能及时做出正确诊断和给予正确治疗。

例 7　在强直性脊椎炎伴发的急性前葡萄膜炎患者中,80% 以上首先出现骶髂关节炎症和腰骶部疼痛,但也有部分患者首先出现急性前葡萄炎。在数年甚至 10 多年后才出现腰骶部疼痛、晨僵的表现。了解这一情况会使我们高度警惕骶髂关节的改变,并定期进行相关检查,以期早期做出正确诊断。

4) 葡萄膜炎临床表现具有可变性:

虽然一些葡萄膜炎类型有些特定的表现,但一些类型临床表现谱也非常宽广,要获得正确诊断即应对这种临床表现变化的多样性和复杂性有充分的认识。

例 8　Behcet 病虽然易于发生全葡萄膜炎、视网膜血管炎,但在一些患者则可表现为单纯的前葡萄膜炎,少数患者也可表现为中间葡萄膜炎,还可表现为角膜葡萄膜炎和巩膜葡萄膜炎。

例 9　梅毒性葡萄膜炎,传统认为它是一种肉芽肿性炎症,但实际上,它引起的非肉芽肿性炎症和后葡萄膜炎则更为常见。此外,此病被认为是最善变的模仿者,可以引起各种类型的葡萄膜炎。

(3) 辨葡萄膜炎的伪装性:一般认为,葡萄膜炎的伪装性是指非炎症性疾病出现类似葡萄膜炎的表现,也即是所谓的伪装综合征。

例 10　眼内 - 中枢神经系统淋巴瘤、视网膜母细胞瘤、葡萄膜黑色素瘤、恶性肿瘤眼内转移可引起类似葡萄膜炎临床表现,如果不加以细心甄别,极易引起误诊和漏诊。

例 11　一些非肿瘤疾病,如裂孔源性视网膜脱离、视网膜色素变性也可引起玻璃体细胞、前房闪辉和前房炎症细胞,如不认真鉴别,也可将它们误诊为葡萄膜炎。

辨别葡萄膜炎的伪装性,还应包括另外一面,即不能将葡萄膜炎误诊为其他疾病。

例 12　一些 Behcet 病患者在疾病后期可出现视网膜萎缩,视神经萎缩,视网膜血管变细,甚至出现视网膜色素沉着和管状视野,如不从全身病史、全身表现以及以往眼病发作等情况来综合考虑,可能将其误诊为视网膜色素变性。

例 13　后巩膜葡萄膜炎,可出现眼球突出、眼红、眼痛、眼睑变小等改变,在超声检查或 CT 检查时可被误认为眼内或眶内占位性病变。

2. 辨患病的人　机体无时无刻不在与致病因素作斗争,如机体有足够强的防御能力,能及时清除侵入的病原体和有毒有害物质,则无疾病发生,如不能有效地消灭这些入侵的病原体或有效地清除有毒有害物质,则导致疾病的发生。虽然病原体、有毒有害物质在一定程度上决定着疾病的严重程度,但机体的防御能力及精神、心理、社会诸多因素也在一定程度上左右着疾病的发生、发展和最终走向。因此,在处理疾病时,不但要考虑致病因素,还应该全面地考虑患者自身各种因素,以求设计出适合每位患者的治疗方案,达到最佳治疗效果。辨患者自身的因素应主要考虑以下几点。

(1) 年龄:不同年龄个体的免疫反应及对损伤的反应和修复能力有很大不同,年龄小的患者比年龄大的患者的葡萄膜炎更加难以控制,因此少年儿童葡萄膜炎治疗的时间通常较长,而且白内障术后的反应也比较重,在为这些患者进行手术时一定要在炎症得到很好控制的情况下,才给予考虑,并在术前术后给予糖皮质激素和其他免疫抑制剂治疗。

不同年龄对治疗的期望值有很大不用,这种不同对治疗决策和治疗方案的确定有着重要影响。对少年儿童患者,父母往往是倾其所有,不惜一切代价,力争将治疗效果达到最大化、最优化和获得最佳视力;老年患者因对视力要求相对较低,而往往要求医生用花费少、最简单的治疗方法,以期达到能够维持日常生活的视力即可。医生应根据患者的期望值权衡利弊,制定出"折中"的治疗方案。

不同年龄对药物副作用的耐受程度也有很大不同。儿童葡萄膜炎患者在使用糖皮质激素时最不愿出现和最不能耐受的是其对生长发育的影响,而老年葡萄膜炎患者长期使用糖皮质激素则易引起股骨头坏死、高血压、高血糖等副作用。此外,在治疗葡萄膜炎中使用的环磷酰胺和苯丁酸氮芥,可引起不育的副作用,对于少年儿童患者和尚未生育或有生育要求的患者,这一副作用多是不能承受的,但对于一些老年患者或无生育要求的葡萄膜炎患者,此种副作用则显得无关紧要。

(2) 体质:患者的体质对治疗方案的确定有重要的影响,不同体质的个体患同一种疾病,在疾病的严重程度上和预后上有很大差异,历史上鼠疫、霍乱大流行期间,不是所有患者都发生死亡,此说明在某些情况下,患者自身的因素对疾病的走向及预后起着重要作用。一般而言,平素健康、体格强壮者对药物通常有较好的耐受性,药物在治疗时可考虑用较大的药物剂量,相反,如身体羸弱,通常对药物的耐受性较差,在治疗时则宜使用较小的药物剂量。目前有关基因与疾病关系的研究也表明,某些疾病在不同基因型的个体其严重性有很大差别,有些基因决定着对药物的敏感性。

(3) 基础疾病对用药也有很大影响:患者全身疾病可能与葡萄膜炎是相关的,这些疾病的活动性从某种程度上反映着机体免疫反应的活动性,因此也可视为葡萄膜炎活动性或潜在复发风险的一个参数,因而对指导疾病治疗有一定的参考价值。另外,患者的全身疾病可能与葡萄膜炎无关,但由于这些疾病增加了某些药物副作用的风险或是某些药物使用的禁忌证,因此在用药时需权衡利弊,谨慎用药。如患者原有糖尿病、高血压此类的基础疾病,应禁用或慎用糖皮质激素和环孢素,有肝功能障碍者应禁用或慎用环孢素和甲氨蝶呤等对肝脏有毒性的药物,有肾功能障碍者则应禁用或慎用环孢素,有白细胞减少者应慎用或禁用环磷酰胺和苯丁酸氮芥。

(4) 患者经济状况:经济条件好的患者期望使用所谓的好药和贵药进行治疗,虽然医生在治疗时不会被患者的经济条件所左右,但对这些患者在使用药物时,则不必太在意治疗成本的问题,可以根据病情来决定用药和治疗方案。但对那些经济条件较差或差的患者,在选择治疗方案时不但要考虑病情,而且在可控的药物副作用范围内,尽可能要考虑降低患者的治疗费用。

3. 辨治疗方法 对同一种疾病往往有多种手术方式或多种药物可供选择,每一种手术方式都有其利弊,不同药物其作用机制、作用环节、作用强弱和副作用都有很大不同,虽然在治疗疾病中有一般规律可循,有基本的治疗原则,但每个患者本身的情况不同则要求我们在治疗疾病时应具有辨证思维,要根据前述患者所患疾病(葡萄膜炎)的类型、严重程度、自身的各种因素以及各种治疗方案、所用药物的作用及副作用来综合考虑,制订出适合每一位患者的治疗方案,此不但需要医生有丰富的医学知识,还需要医生有智慧和爱心,不但要考虑葡萄膜炎的控制,还要考虑药物和治疗方法给患者带来的长期影响,特别是应避免出现患者最不能接受的药物副作用。如对少年儿童患者,长期大剂量使用糖皮质激素可引起生长发育障碍,患者对此种副作用往往是难以接受的。再如,少年儿童患者、尚未有生育的患者对一些免疫抑制剂所致的不孕不育副作用难以接受,因此,对这些患者在用药选择上应避免使用环磷酰胺、苯丁酸氮芥等对生育有影响的药物。

(三) 局部思维和整体思维

疾病多发生在局部,针对局部病变的处理已受到广泛的重视。不少疾病虽然病变发生于局部,但所引起的病理生理改变则可能是全身性的,对于那些伴有全身性改变或以全身性改变为基本病理生理特征的疾病而言,仅考虑局部病变的处理显然是不够的。在长期的医疗实践中,人们已经形成了处理疾病的局部思维,但对疾病处理中的整体思维往往重视不够。

总体而言,葡萄膜炎(除外感染因素引起的葡萄膜炎、伪装综合征)是一类以免疫反应为发病基础的疾病,局部用药虽然可以收到一时之功,但并不能消除疾病发生的根源,因此,局部治疗并不能彻底解决炎症慢性化和复发的问题,从整体上把握疾病,运用整体思维,全身用药以降低过强的免疫反应,使紊乱的免疫功能得以平衡,才能从根本上解决葡萄膜炎慢性化和复发的问题。

为了强调整体思维的重要性,著者列举出 10 多年前曾治疗的一例来自土耳其的 Bechet 病患者,他患病已有 5 年,表现为葡萄膜炎和腿部两个溃疡,溃疡的直径达 5cm 以上。土耳其医生对腿部溃疡在局部进行了各种治疗,历时 5 年之久,溃疡未能愈合。著者诊治时首先看到的不是眼部的葡萄膜炎,也不是腿部的溃疡,而是患 Behcet 病的人和患者自身免疫应答这一发病的本质。正是根据这一判断,我们给予患者全身免疫抑制剂联合清热利湿、凉血解毒和化腐生肌的中药口服治疗,对溃疡局部未做任何处理,治疗两个月后溃疡完全愈合,整个治疗持续 1 年,葡萄膜炎及腿部溃疡完全治愈,已随访 10 余年之久,未见复发。这一例子说明,不从整体上、根本上解决问题,而仅从局部或枝节末端考虑是不可能彻底解决问题的。祖国医学有"点水止沸不如釜底抽薪"一说,可谓切中要害!

(四) 唯美思维

生命的基本特征就是和谐,心脏的规律跳动、肺部的均匀呼吸、胃肠有节律蠕动等均构成生命和谐之美。和谐被打破即出现紊乱、失调和疾病,因此疾病可被认为是机体细胞、组织、器官的功能紊乱和或结构的异常。从上述疾病概念可以看出,我们在处理疾病时最重要的是消除紊乱、恢复平衡、恢复和谐之美。此即是著者提出的处理疾病时的唯美思维(思想)。

但在临床治疗过程中,我们很多时候想到的和强调的是如何用大量的药物、手术的方法快速祛除疾病,而较少考虑从恢复平衡、恢复和谐的角度祛除疾病。从而出现过度药物治疗或出现对不该进行手术的患者进行手术的现象。

例 14　对恶性肿瘤不考虑患者的具体因素和机体的耐受能力,而一味考虑杀灭肿瘤细胞,给予大量的化疗药物,导致病人体力迅速不支而发生死亡,该后果即是未考虑唯美思维所造成的。

例 15　2003 年 SARS 流行过后,北京有一则报道:有三分之一到二分之一的患者痊愈后发生股骨头坏死,目前尚无证据表明 SARS 本身可以引起股骨头坏死,但患者所使用的大剂量激素可引起这一副作用则是不争的事实。在葡萄膜炎治疗中也经常会看到一些由于长期大剂量使用激素所造成的股骨头坏死的患者。这些都给我们提出了一个严峻的问题：难道这些患者都需要使用足可以引起股骨头坏死的激素剂量吗？事实上并非如此！药理学教科书上明确地写着，药物的作用在一定剂量范围之内与剂量成正比，超过这一范围，再增加剂量不一定增加药物的作用，但在治疗疾病时，快速祛除疾病的良好意愿却使我们有时背离了恢复平衡、恢复和谐的初衷，使病人遭受了更为严重的痛苦。2013年有一则对SARS期间使用大剂量激素患者的追踪报道，称这些患者不少成为"石膏人"，骨头一碰就碎，患者有一种痛不欲生、生不如死的感觉，此等教训不可谓不深刻。

在处理疾病时，唯美思维强调的是从平衡、和谐的角度去审视所用药物和方法，全面评价它们的作用、副作用、费用和效益之间的关系，力求投入最小化，效果最大化和最优化，以期达到美学上的极致。由此可见，唯美思维强调用最少的药物，最简便的途径，最经济的成本，给病人带来最小的痛苦和副作用，最优化治疗方案，最适宜的治疗时间，达到在不知不觉的过程中治愈疾病、恢复健康之目的。

二、葡萄膜炎治疗的基本原则

如前所述，疾病发生的因素千差万别，个体因素也各不相同，这就要求我们在总体指导思想的统领下运用适当的处理原则，以应对和处理发生于不同个体的疾病，根据著者40余年（包括自幼研习中医的经历）的体会和思考，提出治疗疾病的三项基本原则，即个体化原则、简单化原则和"永久化"原则。

(一) 个体化原则

个体化原则是指根据疾病病因的不同和患病个体自身诸多因素的不同，全面分析、综合判断，为每位患者"量体裁衣"制订出"私人定制"式的治疗方案，也就是目前提倡的精准治疗。此是辨证思维、整体思维、唯美思维在治疗中的具体体现。要做到度身定做式的个体化治疗，医生应具备以下三个基本条件：①要有很高的专业技术水平，对葡萄膜炎这类疾病有一个全面深入的认识；②要有智慧，葡萄膜炎类型如此众多，影响因素又是如此复杂，患者体质更是千变万化，如何科学地选择药物，施予合理的治疗方案，仅凭专业技术知识是不够的，还需要有大医、大家的智慧，在错综复杂的变化中把握疾病本质，"运筹帷幄"、"神机妙算"，制定出适合每一位患者的治疗方案；③要有爱心，爱心体现在对患者的责任心方面，即把为患者解除痛苦当作自己的责任，只有这样才能从各个方面为患者着想，把治疗疾病当作艺术去审视、去雕琢，以臻完美无瑕,将治疗疾病提升至艺术层面,使其达到美的极致。

(二) 简单化原则

简单化原则是指在处理疾病时,全面分析各种临床表象之间的关系,去伪存真,去粗存精,从纷杂的现象中找出葡萄膜炎发生的根源、炎症的本质和主要矛盾,并系统评价疾病和患者自身诸因素之间的关系,以解决主要矛盾作为切入点,制定出简单的、针对疾病根本性问题的治疗方案,以求在源头上、从根本上治愈疾病。

此种简单化原则很好地体现了系统思维、辨证思维和整体思维,更体现了用最少药物、最简便途径、最经济成本、给患者带来最小痛苦和副作用的唯美理念。

自然界的精妙之处在于纷杂的外表下有着简单的内核。开始研究时,我们总是感到事物错综复杂,等到把它研究透彻时才感到它的简洁和直白,疾病同样如此。

例16 在早年研究胃溃疡的病因和治疗时,我们可以列出很多原因,如饮食不当、情感因素、气温改变、植物神经功能紊乱,等等。因此,治疗中有抗酸解痉、保护胃黏膜、调节植物神经功能等一大堆的治疗方法,尽管如此,治疗效果还是不尽人意。待后来人们发现幽门螺杆菌是胃溃疡病原体,给予针对性的抗生素治疗,疾病很快得到控制,这是因为治疗解决了主要矛盾,解决了根本问题。

例17 非感染性葡萄膜炎是一大类疾病,以往研究发现,葡萄膜炎发生中有多种机制参与,在治疗中使用很多种药物,如抗炎药、抗生素、维生素、促进细胞代谢的药物、活血化瘀的中药、抗氧化剂等。十多年前,我曾治疗一例来自山东的葡萄膜炎患者,在某市一家医院每天所用西药达20种之多,不到20天时间花费4万多元,葡萄膜炎并没有得到有效控制。后来著者使用了糖皮质激素联合另外一种免疫抑制剂为其治疗,治疗一年花费不足万元,葡萄膜炎得到彻底控制。可见只要抓住葡萄膜炎免疫反应这一发病最根本的因素,即可解决问题。

(三)"永久化"原则

在20世纪八九十年代,人们普遍认为葡萄膜炎是一种难以完全治愈的疾病,此种观念本身增加了医生对此类疾病的无奈和沮丧感,也使很多病人生活在对疾病复发的恐惧之中,一些病人因某些医生告知无可医治而放弃治疗,而终生生活在黑暗之中,给病人、家庭和社会造成了不小的危害。实际上葡萄膜炎中绝大多数类型都可治愈或得到很好的控制。早期正确、规范的治疗可使绝大多数患者视力恢复至正常水平或较好的水平,追求葡萄膜炎治愈或炎症的"永久化"控制,已成为我们治疗此类疾病的一个最基本的原则。

要达到葡萄膜炎治疗中的"永久化"控制,医生必须注意以下三点:①要能够正确诊断出葡萄膜炎类型,前面多次提到葡萄膜炎类型众多,每一种类型都有其独特的临床进展规律,不能确定疾病的类型即谈不上正确治疗,更谈不上达到永久化治愈之目的;②要熟悉各种类型葡萄膜炎的临床特点、进展和变化规律,从"顶层上"、总体上设计不同类型葡萄膜炎的治疗方案;③切忌在治疗中急于求成,过于追求当下治疗效果的做法,一些葡萄膜炎类型具有慢性炎症的特点,在用药过程中应使用刚好能控制炎症的药物剂量,而不是要使用过大的剂量,过大的剂量虽然有时好像使炎症有快速消退的感觉,但疾病的最终控制还是需要治疗足够长时间才能实现,大剂量药物使用增加了体内药物的蓄积和药物副作用发生的危险性。因此,这种治疗方法是不可取的。理想的治疗,不是使明天患者保有好的视力,而是 10 年、20 年、30 年后让患者保有好的视力。

从上分析可以看出,葡萄膜炎治疗的"永久化"原则是系统思维、辨证思维、唯美思维的具体体现,也是治疗的"终极目的"。

三、葡萄膜炎治疗的策略

确定了正确的指导思想和治疗原则之后,即要考虑用什么方式方法来达到我们预期的目标,著者将这些方式方法归纳为五大策略,即速战速决策略、持久战策略、急则治标策略、联合用药策略、扶正祛邪策略。

(一) 速战速决策略

速战速决策略适用于急性葡萄膜炎,如急性前葡萄膜炎,急性视网膜坏死综合征。此类炎症通常有自限性,炎症持续时间一般在 1 至 2 个月,虽然炎症可自然消退,但如不能迅速控制炎症,则易导致并发症的发生,如急性前葡萄膜炎可引起虹膜后粘连,甚至继发性青光眼;急性视网膜坏死综合征,如在初期得不到迅速控制,则可能导致视网膜动脉闭塞,大片视网膜坏死萎缩和视网膜脱离。

速战速决策略强调的是在发病初期应迅速给予足够的药物(不是超大剂量的药物),迅速"逮住"炎症或"扑灭"炎症之火,以期减少、减轻组织损伤和避免并发症的发生及其所带来的后续结果,最大限度地保护视功能。随着炎症的消退则应尽快停药,以减少药物的副作用。

(二) 持久战策略

持久战策略适用于慢性葡萄膜炎或慢性复发性葡萄膜炎,如多种类型的视网膜血管炎、Behcet 病性葡萄膜炎、交感性眼炎、Vogt- 小柳原田综合征、中间葡萄膜炎、结节病性葡萄膜炎等。

这些慢性葡萄膜炎的一个共同的发病基础是体内存在着持续的免疫反应,如自身免疫反应性 T 细胞的持续形成,或这些细胞不能被机体迅速消除,致病因素与机体的防御能力呈现"胶着"状态,治疗的目的是使用刚好能抑制住免疫反应的药物和剂量,使其慢慢被驯服和不再滋生,以期达到彻底治愈疾病之目的。

对于持续的自身免疫反应,虽然给予大剂量药物也可使炎症迅速消退,但是此种治疗由于副作用大而不能长久使用,迅速中止治疗又会使体内的自身免疫反应"死灰复燃",因此即造成了临床上"炎症的发作—大剂量用药—炎症的控制—中止治疗—炎症复发"这一怪圈,难怪不少医生得出葡萄膜炎无法治愈的结论。实际上,炎症的复发最终将导致患者视功能下降甚至丧失。持久战策略强调用最少的药物、最小的药物剂量、给患者带来最小的痛苦和副作用、最少的花费,根据炎症的严重程度,患者自身的各种情况,以及以往用药的反应制定出最合适的治疗方案,使每位慢性葡萄膜炎患者的炎症得以彻底控制。值得提出的是,由于治疗时间长,难免在治疗中会出现药物的副作用,因此,在治疗中应密切检测肝肾功能、血常规、血糖等。此外,还应考虑联合两种或多种药物(免疫抑制剂)(详见后两种联合用药策略)以减少副作用的发生。另外还应注意,在长期用药过程中应避免间断性治疗,即未给予足够长时间治疗就停药,这样也会造成炎症的复发和慢性化。

至于这种长期治疗究竟应持续多长时间这一问题,则很难给出一个统一的模式,一般而言,应在半年或 8 个月以上,医生应根据患者葡萄膜炎的类型、以往治疗和复发情况进行确定。此外,医生用心不断体会和感悟,找出规律,将会大大提高慢性葡萄膜炎的治愈率,显著降低其复发率。

(三) 急则治标策略

急则治标策略是指针对葡萄膜炎中突发的严重事件迅速果断给予相应处置,以期迅速扭转危局,为以后从源头上消除炎症和视功能的恢复赢得时间和提供可能性。

例 18 虹膜全部后粘连时引起眼压突然急剧升高,造成睫状充血或混合性充血、剧烈眼痛,此时炎症已不是当下的主要矛盾,眼压升高成为必须立即解决的问题,否则眼压升高可能导致不可逆的视功能损害。因此,应在积极降眼压的情况下尽快施行虹膜周边切除术或虹膜激光切开术,待前后房交通、眼压下降后再图炎症控制之目的。

例 19 在交感性眼炎、Vogt 征引起渗出性视网膜脱离时,虽然它们都是慢性炎症,但此时即应考虑全身使用或局部使用大剂量的糖皮质激素,以期使渗出液迅速消退和视网膜快速复位,延迟复位有可能导致后续视网膜功能无法恢复或恢复不够理想。可见这种及时大量糖皮质激素应用将会为以后视功能恢复赢得时间和机会。

值得提出的是,急则治标将"突发"事件平息后,应根据患者的葡萄膜炎类型和具体情况,再选用相应的策略,给予合理的治疗。

(四) 联合用药策略

联合用药是指联合两种或多种药物(免疫抑制剂)进行治疗,它主要适用于以下几种情况:①患者有某种或多种基础疾病,如有糖尿病或高血压,不宜使用较大剂量的糖皮质激素,而应使用较小的激素剂量和一些对血糖、血压无明显影响的免疫抑制剂。再如,患者有潜在肝功能受损者,不宜使用较大剂量环孢素、甲氨蝶呤等药物,此时可以降低这些药物的用量并联合对肝脏无影响的药物。②患者不能耐受某种药物长期使用或较大剂量使用,如糖皮质激素使用后有引发糖尿病危险者,则应降低该药用量并适当联合有关药物。③患者对某种药物不敏感或敏感性低时,应联合其他免疫抑制剂进行治疗,这种联合有可能逆转患者对原用药物的低敏感性,也可能联合治疗会增强两种或多种药物的效果。

联合用药有以下原则:①应联合两种或多种作用机制不尽相同的药物,而不应联合使用作用机制相同的药物,如环孢素不应联合 FK506、苯丁酸氮芥不应联合环磷酰胺,不同作用机制药物的联合可以增强效果,减少药物的毒副作用;②应联合具有不同副作用的药物,这样可以把副作用相对分散开来,而不至于对某一器官造成更重的负担,此原则尤其适用于那些原有某器官损害或有潜在损害的患者;③联合用药中使用的每种药物剂量一般应小于单独使用的剂量,联合用药的目的除增强效果之外,另一个重要目的是降低药物的副作用,因此,联合用药的一个重要原则是降低每种药物的用量,以期达到无副作用或减小副作用的目的。

另外值得提出的是,联合用药尚应包括联合中药治疗。一些免疫抑制剂有明显的指向性的毒副作用,如环磷酰胺易引起骨髓抑制,一般而言,补气养血的中药可以显著抑制此种副作用,不少药物可以引起女性月经紊乱,在治疗中,根据中医辨证联合中药治疗可以减少或减轻此种副作用的发生。

(五) 扶正祛邪策略

扶正祛邪是借用中医的一种策略,主要是针对那些所谓气血阴阳不足、体质虚弱的患者,施以补气养血、滋阴补阳、调理脾胃等中药,以期达到恢复阴阳气血平衡、增强体质和激活机体的抗病能力和改善机体对药物耐受能力,从而达到治愈疾病之目的。

扶正祛邪策略适用于原有体质虚弱或药物引起的体质虚弱、机体功能紊乱和治疗中出现各种毒副作用的患者。扶正祛邪主要是施以中药治疗,当然通过食物调理也可能起到一定作用。中药使用不是一味给予中药中所谓的补药,而是应该根据中医辨证,辨别清楚是气虚、血虚、阴虚和阳虚,施以相应的药物治疗,已达到补其不足、抑之有余、恢复平衡之目的。

扶正是为了祛邪(祛病),祛病不能伤了正气(如治疗过程中使用免疫抑制剂造成肝肾功能损害、造血功能障碍),此是扶正祛邪的关键所在,其目的是要在不知不觉的过程中治愈疾病,将治病救人推向更高层次——治病活人,既不仅治愈疾病,还应让患者健康地活着,活出高质量的生活。可见扶正祛邪策略体现了系统思维、辨证思维、整体思维和唯美思维,是将中医思维与现代医学融合的一个典范。

第二篇　葡萄膜炎的治疗

第一章　葡萄膜炎治疗概述

葡萄膜炎的治疗包括其疾病本身的治疗及并发症治疗两大类。

葡萄膜炎本身治疗主要根据其病因和发病机制进行治疗。常用的有免疫抑制剂、抗感染药物、非甾体类抗炎药、睫状肌麻痹剂和中药治疗（图 2-1-1）。

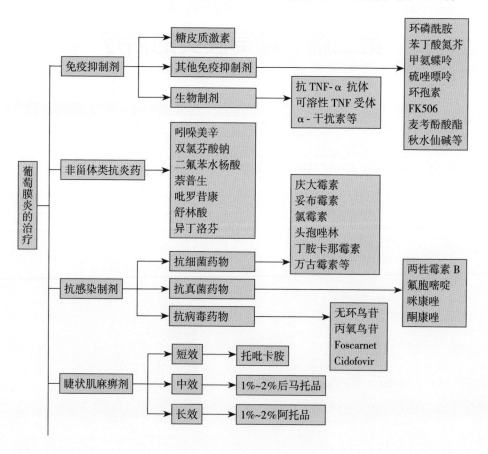

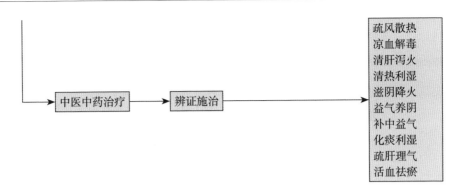

图 2-1-1　葡萄膜炎药物治疗流程图

葡萄膜炎并发症的治疗主要是针对其并发症给予药物和(或)手术治疗(图 2-1-2)。

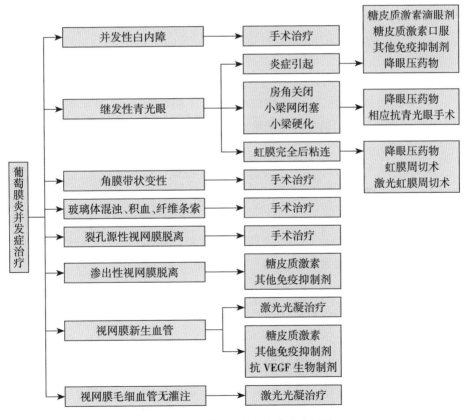

图 2-1-2　葡萄膜炎并发症治疗流程图

第二章 糖皮质激素在葡萄膜炎
治疗中的应用

糖皮质激素是治疗葡萄膜炎中最常用的药物,它具有抗炎和免疫抑制两大作用。

一、糖皮质激素的种类

1. 短效制剂

- 半衰期90分钟,抗炎作用较小,对糖代谢影响较小,对水钠代谢影响大,常用药物有氢化可的松和可的松。

2. 中效制剂

- 半衰期大于200分钟,抗炎作用较强,对糖代谢影响较大,对水钠代谢影响较小,常用药物有泼尼松和曲安西龙(去炎松)。

3. 长效制剂

- 半衰期大于300分钟,抗炎作用强,对糖代谢影响大,对水钠代谢影响较小,常用药物有地塞米松。

二、糖皮质激素在葡萄膜炎治疗中的给药方法

(一) 点眼

1. 糖皮质激素点眼制剂

- 2.5%醋酸氢化可的松悬液
- 1.5%醋酸氢化可的松眼膏
- 0.125%、1%醋酸泼尼松龙悬液
- 0.5%磷酸泼尼松滴眼液

- 0.12%、0.125%、0.5%、1% 泼尼松磷酸钠溶液
- 0.1% 磷酸地塞米松溶液
- 0.1% 磷酸地塞米松悬液
- 0.1% 氟甲松龙悬液（氟米龙）
- 1.0% Remexolone
- 0.5% 氯替泼诺

2. 影响药物效果的一些因素
- 醋酸盐比磷酸盐更易于穿透角膜，在房水中达到更高浓度。
- 抗炎作用强的制剂也容易引起白内障、眼压升高。
- 高频度点眼，抗炎作用强，但易引起白内障和眼压升高。

3. 糖皮质激素滴眼剂的适应证和禁忌证

（1）适应证
- 巩膜前葡萄膜炎
- 角膜葡萄膜炎
- 各种葡萄膜炎的前房炎症
- 眼前段手术引起的前房炎症反应

（2）禁忌证
- 急性浅表性单纯疱疹病毒性角膜炎（树枝状角膜炎、溃疡性角膜炎）
- 水痘 - 带状疱疹病毒性角膜浅层感染
- 真菌性角膜炎、角膜溃疡
- 细菌性角膜炎、角膜溃疡
- 角膜上皮损伤

4. 糖皮质激素滴眼剂的选择及点眼频度

（1）急性严重的前房炎症
- 0.1% 地塞米松滴眼液或 1% 醋酸泼尼松龙滴眼液
- 最初 1 小时内每 15 分钟点眼一次
- 以后改为每小时点眼一次，每次 1 滴

（2）中度炎症
- 0.1% 地塞米松滴眼液或 0.5% 泼尼松龙滴眼液
- 每 2~4 小时点眼一次，每次 1 滴

（3）轻度炎症
- 0.1% 氟甲松龙滴眼液

- 每 4~6 小时点眼一次,每次 1 滴

5. 糖皮质激素滴眼剂点眼的不良反应和副作用

- 眼压升高(激素性青光眼)
- 晶状体后囊下混浊
- 暂时性假性上睑下垂
- 单纯疱疹病毒角膜感染复发
- 角膜上皮毒性
- 眼周皮炎
- 角膜伤口愈合延迟

6. 糖皮质激素点眼治疗的注意事项

- 要掌握糖皮质激素的适应证,排除禁忌证。
- 应根据前房炎症程度确定合适的点眼频度,对严重炎症,点眼频度过低达不到治疗效果,对轻度炎症,则不宜频繁点眼。
- 治疗过程中应根据前房炎症变化而调整滴眼剂的种类和点眼频度。
- 对中间葡萄膜炎、全葡萄膜炎患者,仅用点眼制剂是不够的,应联合糖皮质激素或其他免疫抑制剂全身治疗。
- 点眼后不能在玻璃体内达到有效浓度,因此对眼后段炎症点眼治疗无效。
- 使用糖皮质激素悬液滴眼剂时应充分摇匀再点眼。
- 一滴药点眼已足够,超过一滴则会增加刺激,引起反射性泪液分泌,降低治疗效果。
- 仅有前房闪辉不是糖皮质激素滴眼剂点眼的适应证,在伴有前房细胞时才需要使用。
- 在治疗眼前段手术后的前房反应时,可联合非甾体抗炎药滴眼剂点眼。
- 抗生素与糖皮质激素的联合对非感染性葡萄膜炎是没有必要的,对大多数感染性葡萄膜炎也难以达到治疗效果。

(二) 糖皮质激素眼周注射

1. 糖皮质激素眼周注射的种类

- 结膜下注射
- 前 Tenon 囊下注射
- 后 Tenon 囊下注射
- 球后注射

2. 糖皮质激素眼周注射常用制剂

- 地塞米松磷酸钠（氟美松），4mg/ml
- 醋酸甲基泼尼松龙混悬液，20mg/ml、40mg/ml、80mg/ml
- 甲基泼尼松琥珀酸钠，40mg/ml、125mg/ml
- 醋酸泼尼松龙混悬液，25mg/ml、50mg/ml、100mg/ml
- 泼尼松龙（磷酸盐及醋酸盐混合制剂），100mg/ml
- 泼尼松龙磷酸钠，20mg/ml
- 曲安西龙（醋酸去炎松，氟羟强的松），10mg/ml、25mg/ml、40mg/ml
- 曲安西龙混悬液，40mg/ml

3. 糖皮质激素眼周注射的适应证

（1）结膜下注射

- 急性严重的前葡萄膜炎特别是伴有大量前房内纤维素性渗出和前房积脓者，经点眼治疗效果不佳时可考虑进行结膜下注射，但一般不宜反复注射
- 急性严重的前葡萄膜炎并有角膜上皮损伤不宜进行点眼治疗者，可考虑行结膜下注射
- 细菌性眼内炎可结膜下注射糖皮质激素和相应抗生素

（2）前 Tenon 囊下注射

- 单侧中间葡萄膜炎伴前房反应者
- 顽固性前葡萄膜炎（此仅为相对适应证）

（3）后 Tenon 囊下注射

- 单侧中间葡萄膜炎
- 单侧后葡萄膜炎
- 伴有囊样黄斑水肿的单侧前葡萄膜炎
- 伴有顽固性囊样黄斑水肿的后葡萄膜炎
- 伴有显著渗出性视网膜脱离或神经上皮脱离的后葡萄膜炎
- 顽固性非感染性视网膜血管炎、视网膜炎

（4）球后注射

- 单侧后葡萄膜炎（为相对适应证）
- 单侧视神经炎（为相对适应证）

4. 眼周注射的方法和注射剂量

（1）结膜下注射

- 用 30 号注射针头

- 将浸有局部麻醉药的棉片放在要注射的球结膜处 4 次
- 嘱患者向注射部位相反方向注视
- 用显微有齿镊夹起结膜,将针头斜行穿过镊子夹起的结膜至结膜下进行注射
- 注射剂量:0.3~1.0ml

(2) 前 Tenon 囊下注射

- 注射针头同结膜下注射
- 麻醉方法同上
- 按结膜下注射方法进针,紧贴眼球壁,将药物注射至前 Tenon 囊下
- 注射剂量:0.5ml

(3) 后 Tenon 囊下注射

- 注射针头:25 号(1.6cm)
- 注射部位:颞上象限或颞下象限
- 麻醉:2% 利多卡因棉片置于注射部位数次
- 一手提起眼睑,另一手将注射针头从穹窿部结膜斜行刺入结膜下
- 贴紧眼球壁缓慢进针,上下或左右摆动,避免刺入眼球内
- 注射剂量:0.5~1.0ml

(4) 球后注射

- 注射针头:22 号(3.81cm)
- 注射部位:注射长效制剂选穹隆部结膜囊进针,注射其他制剂选择经眼睑皮肤进针
- 麻醉:宜先注射麻醉剂
- 注射剂量:1.0ml

5. 眼周注射的并发症

(1) 注射的药物引起的并发症

- Cushing 综合征(长期反复注射所致)
- 晶状体后囊下混浊
- 眼压升高
- 过敏反应
- 结膜和眼球之间瘢痕形成
- 皮下脂肪萎缩
- 上睑下垂及其他眼外肌麻痹

- 单纯疱疹病毒感染和真菌感染加重
- 感染性葡萄膜炎加重

(2) 注射本身引起的并发症

- 严重的视网膜损伤
- 视网膜动脉闭塞
- 眼睑皮下出血、结膜下出血
- 球后出血
- 结膜及结膜下组织的瘢痕化
- 视神经的损伤、不可逆的视神经萎缩
- 局部白斑
- 眼球突出
- 眼外肌的纤维化
- 筋膜炎、巩膜坏死及穿孔

6. 眼周注射的注意事项

- 应严格掌握糖皮质激素眼周注射的适应证。
- 应严格排除眼周注射的禁忌证。
- 能用点眼方法治疗时不要选择眼周注射。
- 眼睑皮肤感染或感染性结膜炎不宜行眼周注射。对于顽固性中间或后葡萄膜炎,可每 2~4 周注射一次曲安西龙。
- 眼周注射应避免将药物注射至眼内。
- 虽然眼周注射可反复进行,但应慎重,不宜在短期内频繁注射。
- 对于伴有全身自身免疫性疾病者,或由全身免疫反应所致者,仅用眼周注射是不够的,通常需联合全身糖皮质激素和(或)其他免疫抑制剂。
- 巩膜葡萄膜炎,特别是坏死性巩膜葡萄膜炎时应避免眼周注射。
- 应注意观察注射所致并发症,特别是反复注射可导致眼压升高,一经发现即应停药并给予相应处理。

(三) 糖皮质激素玻璃体内注射或放置缓释装置

为了提高眼内药物和浓度,使药物在局部发挥更大的治疗作用,人们发明了两种玻璃体内给药方式,即玻璃体内注射和玻璃体内植入缓释装置。

1. 适应证

- 顽固性非感染性视网膜炎、视网膜血管炎
- 顽固性中间葡萄膜炎

- 非感染性葡萄膜炎伴发的顽固性囊样黄斑水肿

- 全身用药治疗效果不佳的各种非感染性后葡萄膜炎

- 伴有显著渗出性视网膜脱离的脉络膜炎、视网膜炎

2. 玻璃体内注射制剂

（1）目前使用的制剂

- 常用制剂为曲安西龙，注射剂量为 2~4mg/0.1ml

- 一次注射作用时间 8~16 周

- 根据需要可每 2~3 个月再次注射

- 对反复注射者应注意引起的多种副作用和并发症

（2）并发症

- 玻璃体积血、增殖性玻璃体视网膜病变

- 眼内感染

- 眼压升高、晶状体后囊下浑浊

3. 玻璃体内植入缓释装置

- 目前国际上常用的有 Retisert（作用时间约为 30 个月）、Ozurdex（作用时间约为 6 个月）两种缓释装置

- 通过睫状体平坦部植入玻璃体内

- 应注意副作用有激素性青光眼和晶状体后囊下浑浊

- 勿用于感染性葡萄膜炎

4. 对糖皮质激素玻璃体内注射或植入缓解装置的评价

- 玻璃体内注射后药物在局部发挥作用，因此具有用药量小、作用强，一般不引起全身性副作用的特点

- 是治疗慢性顽固性眼后段炎症的一种有效方法

- 对炎症所致的顽固性黄斑囊样水肿有较好的效果，但药物作用消失后黄斑囊样水肿可再次发生

- 糖皮质激素玻璃体内注射不足之处：一是易引起并发症，二是只是暂时抑制了局部的炎症，待药物作用消失后，可能出现炎症的再复发

- 应开展严格的大样本对照研究，以确定玻璃体内注射的适应证和禁忌证以及远期效果

（四）糖皮质激素全身应用

1. 全身用药的适应证

（1）单纯葡萄膜炎

- 双侧严重的中间葡萄膜炎
- 严重的后葡萄膜炎
- 严重的全葡萄膜炎
- 前房有大量纤维素性渗出或积脓的前葡萄膜炎
- 伴有黄斑囊样水肿的双侧严重的前葡萄膜炎
- 特发性视网膜炎、视网膜血管炎

(2) 合并有全身疾病的葡萄膜炎

- 幼年型慢性关节炎伴有的葡萄膜炎
- 炎症性肠道疾病伴发的葡萄膜炎
- 结节病性葡萄膜炎
- 反应性关节炎伴发的葡萄膜炎
- 复发性多软骨炎伴发的葡萄膜炎
- Vogt- 小柳原田综合征
- Behcet 病性葡萄膜炎
- 各种全身性血管炎伴发的葡萄膜炎

(3) 不能耐受局部用药的葡萄膜炎

- 患者对眼周注射制剂过敏
- 眼周注射引起严重疼痛
- 眼周注射引起持续的眼压升高
- 点眼后角膜上皮严重受损

(4) 一些感染因素所致的葡萄膜炎(应在使用抗感染药物或杀虫药物的同时应用)

- 结核性葡萄膜炎
- 梅毒性葡萄膜炎
- 病毒性后葡萄膜炎
- 内源性真菌性眼内炎
- 细菌性眼内炎
- Lyme 病伴发的葡萄膜炎
- 急性视网膜坏死综合征
- 弓形虫性视网膜脉络膜炎
- 眼弓蛔虫病

2. 糖皮质激素全身用药治疗葡萄膜炎的基本方法

（1）一般选用口服方法治疗

（2）治疗的基本方法

● 初始用量：醋酸泼尼松片 1~1.2mg/（kg·d）（也可选用曲安西龙），早晨顿服，连续 1~2 周。

● 对于短期使用的患者或有高血压、高血糖等患者，可考虑将剂量分成数次给予。

● 减量：大剂量时应每周减量 5~10mg。

● 减量至 30mg/d 时，再减量时宜缓慢，每 1~2 周减 2.5~5mg。

● 维持剂量：15~20mg/d，顿服，维持剂量使用时间依患者具体情况而定。

● 维持剂量后再减量：宜逐渐减量，以逐渐恢复肾上腺皮质功能。

（3）治疗过程中出现的问题及对策

● 减量过快致葡萄膜炎复发：重新加大剂量，然后缓慢减量。

● 感染原因：联合有效抗感染药物治疗。

● 恶性肿瘤所致伪装综合征：请有关专科治疗。

● 不敏感：联合其他免疫抑制剂或改用其他免疫抑制剂。

● 不能耐受副作用：停药或减量，并加用其他免疫抑制剂。

3. 糖皮质激素全身大量用药的副作用

● Cushing 综合征（见于长期大量使用者），表现为满月脸（图 2-2-1）、水牛肩、四肢变细等。

● 胃、十二指肠溃疡甚至穿孔。

● 高血钠、低血钾、水钠潴留、高渗性昏迷。

● 头痛、烦躁、失眠、心理障碍、精神异常。

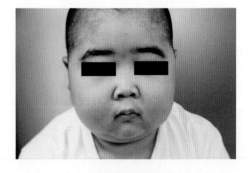

图 2-2-1　糖皮质激素引起的满月脸

● 骨质疏松、骨折、股骨头坏死。

● 儿童生长发育迟缓。

● 高脂血症、高血压、糖耐量降低、糖尿病、体重增加、肥胖。

● 痤疮样皮疹（图 2-2-2）、毛发及皮肤条纹（图 2-2-3）。

● 易发生感染，尤其应注意病毒感染和真菌感染。

● 发生肿瘤的概率可能增加。

● 伤口愈合延迟或不能愈合。

● 眼压升高（激素性青光眼）和晶状体后囊下混浊。

4. 糖皮激素应用的注意事项

● 要掌握好全身用药的适应证和禁忌证。

● 用量应适当，不同类型可能有很大差别，不应使用格式化的所谓大剂量糖皮质激素治疗。

● 由于国人体质与西方人体质可能存在一些差别，所以在确定治疗剂量时，不要照搬西方人所使用的剂量。

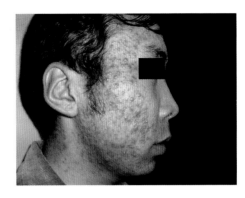

图 2-2-2　糖皮质激素引起的痤疮样皮疹改变

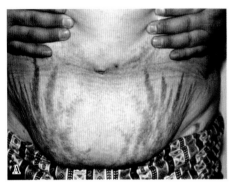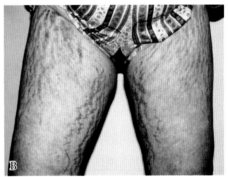

图 2-2-3　糖皮质激素引起的皮肤条纹状改变

● 葡萄膜炎维持剂量一般为 15~20mg/d（成人剂量），维持剂量仅适用于那些慢性葡萄膜炎或慢性复发性葡萄膜炎患者。

● 不管是初始剂量还是维持剂量，一般宜采用早晨顿服的方式，为了减少对血糖和血压的影响，可考虑分次服用。

● 儿童葡萄膜炎患者应尽量避免长期大剂量使用糖皮质激素，以免影响生长发育。

● 老年患者全身应用易发生骨质疏松、骨折、股骨头坏死，应慎重使用或联合有关药物治疗。

● 吸烟、饮酒、绝经期均可加重糖皮质激素所致骨质疏松。

● 糖皮质激素所致的股骨头坏死可发生于用药期间，也可发生于停药 2 年后或更长时间。

- 对患者有糖尿病、高血压、精神异常等病史者,应慎重使用。
- 在治疗中无须联合使用抗病毒药物和抗生素来预防感染。
- 长期应用后应逐渐减药,以使肾上腺皮质功能逐渐恢复,避免出现"疲乏、关节疼痛、肌肉疼痛、发热"等撤退综合征。
- 单独应用效果不佳时,或副作用较大时,应采取小剂量联合其他免疫抑制剂的方法进行治疗。

(五) 糖皮质激素治疗葡萄膜炎的基本原则

1. 个体化原则
- 葡萄膜炎的治疗没有统一的、固定不变的、格式化的方案。
- 应根据葡萄膜炎类型、患者自身的因素制定适合患者的治疗方案。

2. 简单化原则
- 能点眼治疗的不要用眼周注射。
- 能眼周注射的不要用全身治疗。
- 全身治疗一般应采用口服的治疗方法。
- 使用能够刚好控制炎症的最小剂量。

3. 适量和足量原则
- 适量:给予的剂量刚好能够控制炎症。
- 足量:一是指每天用量要足够,二是总剂量要足够。

4. 联合用药原则
- 单独治疗无效时或引起较大副作用时宜联合其他药物。
- 可与一种或两种以上的免疫抑制剂联合。
- 可根据中医辨证联合中药治疗。

(六) 葡萄膜炎治疗中糖皮质激素应用的误区

1. 反复进行大剂量糖皮质激素静脉滴注
- 大剂量静脉滴注主要适用于感染性休克、过敏性休克及不方便口服者。
- 对于急性严重的后葡萄膜炎、全葡萄膜炎患者可短期给予适量的静脉滴注。
- 口服能很好地被吸收并发挥治疗作用,对葡萄膜炎之类的疾病没有必要长期给予静脉滴注。
- 目前国外仍有用所谓冲击式的糖皮质激素用药方式治疗葡萄膜炎的报道,但这些基本上都是无严格对照的研究,不能证明静脉滴注在控制葡萄膜炎方面一定优于口服治疗。

- 住院病人给予短期小剂量糖皮质激素静脉滴注,对患者有安慰作用。

2. 地塞米松结膜下注射

- 糖皮质激素滴眼剂点眼可以在前房中达到有效浓度,因此一般没必要进行结膜下注射。

- 结膜下注射主要适用于感染性眼内炎(与抗生素联合结膜下注射)和因角膜病变不宜用糖皮质激素点眼患者。

- 对有前房积脓或大量前房渗出的患者可行 1~2 次结膜下注射,多次反复注射是没有必要的。

- 结膜下注射增加了治疗成本和患者的痛苦。

- 反复结膜下注射易引起眼压升高和晶状体后囊下浑浊。

3. 糖皮质激素球后注射

- 此种治疗方法与后 Tenon 囊下注射的效果一样,可用后 Tenon 囊下注射代替球后注射。

- 球后注射比后 Tenon 囊下注射更易引起视神经损伤、球后出血、视网膜动脉闭塞等副作用。

4. 糖皮质激素大剂量滥用

- 大剂量糖皮质激素[最初剂量一般为 $1~1.2mg/(kg·d)$]仅适用于 Vogt-小柳原田综合征、交感性眼炎、伴明显后极部视网膜病变和黄斑病变的中间葡萄膜炎、特发性视网膜炎、特发性视网膜血管炎和结节病性后葡萄膜炎。

- 虽然过大的剂量可能使炎症有迅速消退的趋势,但并不能改变病程,也易引起严重的副作用。

5. 对前房闪辉的意义不清楚所造成的误用和滥用

- 前房闪辉代表的是房水中蛋白浓度的升高,炎症恢复后或高眼压时均可引起前房闪辉,因此前房闪辉不是活动性炎症的指标

- 前房闪辉不是糖皮质激素点眼或局部应用的指征

- 前房闪辉伴有前房炎症细胞才是糖皮质激素点眼的适应证

6. 对 Behcet 病性葡萄膜炎给予长期大剂量糖皮质激素治疗

(1) Behcet 病性葡萄膜炎,特别是视网膜血管炎是一种慢性、顽固性炎症。大剂量应用难以在数月甚至数年内使炎症完全消退,也难以有效预防葡萄膜炎的复发和改变病程,但易造成患者难以承受的副作用,因此不宜大剂量长期应用。

(2) 对于 Behcet 病性葡萄膜炎,以下三种情况可给予糖皮质激素治疗:

● 出现严重的视网膜炎、出血、水肿,短期即可造成视功能严重破坏者,宜短期给予大剂量[1~1.2mg/(kg·d)]糖皮质激素治疗

● 有前房炎症时,宜给予滴眼剂点眼治疗用糖皮质激素点眼的方法治疗

● 通常用小剂量糖皮质激素联合其他免疫抑制剂的方法治疗此种葡萄膜炎。

7. 对 Fuchs 综合征反复给予糖皮质激素治疗

● Fuchs 综合征是葡萄膜炎中最为特殊的类型,有人甚至认为它不是炎症性疾病。

● Fuchs 综合征不需要全身应用糖皮质激素。

● Fuchs 综合征不需要结膜下或前 Tenon 囊下注射糖皮质激素,更不宜后 Tenon 囊下或球后注射糖皮质激素。

● Fuchs 综合征出现前房较多细胞时可短期给予糖皮质激素点眼治疗。

第三章　糖皮质激素以外的免疫抑制剂在葡萄膜炎治疗中的应用

免疫抑制剂是一大类药物,糖皮质激素是其中常用的一种,也是治疗葡萄膜炎最常用的药物之一。除此之外还有多种类型,常用的有环磷酰胺、环孢素、苯丁酸氮芥、甲氨蝶呤、硫唑嘌呤等,近年来又研制出一些生物制剂,这些药物或生物制剂为顽固性葡萄膜炎的治疗提供了有效的治疗手段,挽救了大批患者的视力。下面将分别讨论这些药物和生物制剂在治疗葡萄膜炎中的适应证副作用、注意事项等。

一、环磷酰胺(Cyclophosphamide)

(一) 作用及其机制
- 通过与 DNA 鸟嘌呤的第 7 位氮共价结合,影响 DNA 合成,导致细胞死亡
- 对 B、T 淋巴细胞均有抑制作用
- 对增殖活跃的细胞有杀伤作用,还可诱导细胞凋亡

(二) 药物动力学及代谢
1. 吸收和分布
- 口服和静脉注射达到相似的血浆浓度
- 口服后 1 小时达到血浆峰值浓度
2. 代谢和排泄
- 进入肝脏,在微粒体酶中转化为有活性的磷酰胺芥
- 环磷酰胺的半衰期为 2~8 小时
- 大部分以无活性形式从尿中排出,10%~20% 以原形从尿中排出

- 西咪替丁(甲氰咪胍)、别嘌呤醇可通过抑制肝脏酶活性,而延长其作用时间

(三) 适应证

- 肉芽肿性血管炎伴发的巩膜炎或巩膜葡萄膜炎
- 顽固性 Behcet 病性后葡萄膜炎
- 顽固性 Vogt- 小柳原田综合征
- 顽固性交感性眼炎
- 复发性软骨炎伴发的葡萄膜炎
- 结节性动脉炎伴发的葡萄膜炎
- 顽固性中间葡萄膜炎(黄斑囊样水肿和视网膜炎者)
- 顽固性特发性视网膜炎或视网膜脉络膜炎
- 顽固性特发性视网膜血管炎
- 顽固性特发性脉络膜炎或脉络膜视网膜炎
- 坏死性巩膜炎

(四) 剂量及给药方式

1. 一般用量:1~2mg/(kg·d)

2. 口服,宜空腹时服用

3. 静脉注射方式

- 每日注射:适用于严重威胁视力的葡萄膜炎
- 每 3~4 周静脉冲击给药:适用于一些伴有全身性胶原性疾病的患者

(五) 毒副作用

1. 骨髓抑制

- 主要引起白细胞减少,也可引起血小板减少
- 骨髓抑制作用通常与剂量相关
- 骨髓抑制作用有明显个体差异
- 用药时间越长越易发生骨髓抑制
- 骨髓抑制通常是可逆的,迅速停药和给予升白细胞药物往往使白细胞和血小板增加

2. 继发性感染

- 治疗葡萄膜炎所用的剂量一般不引起继发性感染
- 带状疱疹病毒感染
- 大剂量长期使用可引起多系统感染

3. 泌尿系统毒性

- 治疗葡萄膜炎所用剂量一般不引起泌尿系统毒性
- 泌尿系统毒性表现为两种

  出血性膀胱炎:镜下血尿或肉眼血尿

  膀胱肿瘤
- 出现明显血尿者应减药或停药

4. 继发性恶性肿瘤

- 治疗葡萄膜炎所用剂量一般不引起继发性恶性肿瘤
- 治疗过程中发现的恶性肿瘤不一定均与所用环磷酰胺有关

5. 对生殖系统的影响

- 男性:精子减少、无精子甚至不育
- 女性:月经紊乱、闭经、不孕
- 患者年龄越大影响越明显
- 与剂量有关,剂量越大,影响越大
- 在精子减少时停药可能会恢复生育功能

6. 肝脏损害

- 一般对肝脏无影响或少有影响
- 一些患者用药后可出现转氨酶升高
- 减药和停药一般可使转氨酶恢复至正常水平

7. 肾脏损害

- 一般对肾脏无影响或少有影响
- 少数患者使用后可引起血清肌酐和非蛋白氮水平增高
- 减药或停药通常可使肾功能恢复正常

8. 可引起肺毒性、肺炎、肺纤维化、干眼、视物模糊、眼压升高、过敏、荨麻疹、脱发等

(六) 禁忌证

各种感染性葡萄膜炎;体内存在有明确的活动性感染病灶(如肺结核、化脓性感染病灶等)者;获得性免疫缺陷综合征;具有致畸作用和影响中枢神经系统和骨骼发育,所以孕期禁用;哺乳期(可能影响婴儿发育和诱发肿瘤)禁用;原有白细胞减少或血小板减少者应禁用。

(七) 注意事项

要掌握好适应证和禁忌证;用药期间应每 1~3 周进行肝肾功能血常规

检查；用药前应告知患者对生育可能的影响，在用药期间应避免怀孕；在治疗中通常使白细胞数保持在 3000/ml 以上，血小板应保持在 70 000/ml 以上；大量饮水（2~3L/日）可以减少或预防泌尿系统毒性；在治疗期应避免怀孕。

二、苯丁酸氮芥（nitrogen mustard）

（一）作用及其机制

- 苯丁酸氮芥又称为瘤可然、瘤可宁，是一种烷化剂
- 作用机制与前述的环磷酰胺相同
- 与环磷酰胺相比具有作用缓慢、温和、持久的特点

（二）药物动力学及代谢

- 口服易吸收（约 70% 以上被吸收）
- 口服后 1~2 小时达血浆峰值浓度
- 可与血浆和组织中的蛋白结合
- 血浆半衰期 1~5 小时
- 在肝脏代谢为具有细胞毒性的苯乙酸氮芥
- 代谢产物绝大部分从肾脏排出，不足 1% 以未变形式从尿中排出

（三）适应证

- 顽固性 Behcet 病性后葡萄膜炎
- 顽固性 Vogt- 小柳原田综合征
- 交感性眼炎（适用于反复发作的患者）
- 肉芽肿性血管炎（Wegener 肉芽肿）伴发的巩膜炎或巩膜葡萄膜炎
- 幼年型慢性关节炎伴发的葡萄膜炎
- 中间葡萄膜炎（有后极部视网膜和黄斑受累者）
- Eales 病
- 匐行性脉络膜视网膜炎
- 多灶性脉络膜炎和全葡萄膜炎
- 视网膜下纤维化和葡萄膜炎综合征
- 结节病性葡萄膜炎（脉络膜炎或脉络膜视网膜炎）
- 特发性视网膜炎
- 特发性视网膜血管炎
- 伴有全身血管炎的视网膜血管炎或葡萄膜炎

（四）剂量及给药方式

1. 著者推荐的使用方法：

● 初始剂量 0.1mg/（kg·d），连续治疗 3~6 个月（根据患者对药物耐受和效果而定）

● 以后根据情况减少用量

2. 治疗时间应根据病情和副作用而定

（五）毒副作用

1. 骨髓抑制

（1）白细胞减少。

（2）相对少见，发生于用药后数周至数月不等。

（3）白细胞减少严重者可致死亡。

（4）体质虚弱者或以往曾有白细胞降低病史者易出现白细胞减少。

（5）女性患者通常较男性更易出现白细胞减少。

（6）年龄较大者比中青年患者更易出现白细胞减少。

（7）及时减药或停药可使白细胞恢复至正常水平。

（8）中医辨证施治对纠正白细胞减少有较好的作用。

（9）血小板、红细胞减少和血红蛋白降低

● 长期用药可引起此种副作用

● 红细胞减少和血红蛋白降低通常晚于白细胞、血小板减少

● 减药或停药并加用相应的药物，可使血小板、血红蛋白恢复至正常水平

2. 对生育的影响

● 对男、女生育均可影响

● 一般而言，对男性生育影响大于女性

● 在使用正常剂量［0.1mg/（kg·d）］4 个月后，精液中一般测不到精子

● 对女性的影响最初表现为月经紊乱、经量改变、停经，最后闭经

● 年龄越大，越易受影响

● 停药及给予中医辨证施治可使生育功能恢复

3. 胃肠道反应

● 发生率较低

● 可出现恶心、呕吐、食欲不振、消瘦等改变

● 减药、停药或加用相关药物后可使这些表现消失

4. 对肝、肾功能影响

- 一般对肝、肾无明显影响
- 少数患者出现肝肾功能损害

5. 继发感染

- 继发性感染在用药后并不多见
- 少数患者出现带状疱疹病毒感染
- 一般不引起细菌、真菌感染

6. 继发恶性肿瘤

- 治疗葡萄膜炎的剂量一般不引起继发性恶性肿瘤
- 在引起的恶性肿瘤中主要为白血病

7. 其他少见的副作用

- 消瘦
- 体位性低血压(尤其易发生于原有血压较低的患者)
- 皮肤过敏(荨麻疹)
- 脱发(与环磷酰胺相比,此药不易引起脱发)

(六) 禁忌证

- 各种感染性葡萄膜炎、细菌性眼内炎或真菌性眼内炎
- 获得性免疫缺陷综合征
- 有明确全身性感染病灶者
- 有生育要求的男性患者
- 少年儿童患者应禁用或慎用
- 孕期和哺乳期

(七) 注意事项

- 治疗前应排除感染性葡萄膜炎
- 治疗前应排除全身性感染病灶,尤其是应该排除肺结核、其他部位化脓性感染
- 治疗前应全面评价肝、肾功能、血常规
- 治疗中应每 1~3 周进行肝、肾功能检查、血常规及其他监测和观察
- 要特别注意对生育的影响,尤其是对有生育要求的男性患者应慎用或禁用
- 原有白细胞减少和血小板减少者,应禁用或慎用此药
- 孕期和哺乳期禁用此药,在用药期间应避免怀孕

三、环孢素（Cyclosporine）

环孢素是一种脂溶性真菌代谢产物，1972年发现其具有免疫抑制作用，后来用于器官移植免疫排斥反应的预防和治疗，1983年开始用于葡萄膜炎的治疗。现已用于多种非感染性葡萄膜炎的治疗。

（一）作用及其机制

目前发现环孢素可能通过多种机制实现其免疫抑制作用。

- 影响多种免疫相关蛋白的合成
- 抑制 T 细胞聚集
- 通过干扰 T 细胞识别抗原提呈细胞表面的 HLA-DR 受体，抑制 T 细胞
- 通过封闭淋巴细胞表面的催乳激素受体，抑制催乳激素对淋巴细胞的刺激作用
- 抑制 IL-2 的产生及 IL-2 受体的表达
- 抑制 IL-23/IL-17 的产生

（二）药物动力学及代谢

1. 环孢素是一种含有 11 个氨基酸的环状多肽，分子量为1203，溶于乙醇，不溶于水，60℃下溶于橄榄油和芝麻油，并在室温下保持溶解状态。

2. 吸收，微乳剂，吸收好，口服牛奶或果汁可增加吸收。

3. 口服后 2~5 小时达血浆峰值浓度。

4. 环孢素在血中大部分与红细胞结合。

5. 环孢素主要分布于脂肪、乳腺、胰腺、肝脏、肾脏和淋巴细胞。

6. 环孢素难以通过正常的血 - 房水屏障，但在葡萄膜炎时则易于通过。

7. 1% 或 2% 环孢素点眼后，难以透过正常角膜在房水中达到有效浓度。

8. 环孢素在肝脏的细胞色素 P450 微粒体酶作用下发生氧化改变。代谢产物主要通过胆汁和肠道排出，6% 从肾脏排出。

9. 对环孢素有影响的药物有以下几类

（1）增加环孢素血浓度药物

- 尼卡地平、硫氮䓬酮，维拉帕米、酮康唑、氟康唑、伊曲康唑、红霉素、多西环素、口服避孕药

（2）降低环孢素血浓度的药物

- 巴比妥类、卡马西平、磺胺增效剂、苯妥英、安乃近、利福平、新青霉素Ⅲ、异烟肼

（3）增加环孢素肾毒性的药物

· 二氯苯胺苯乙酸、氨基糖苷类、二性霉素 B、酮康唑、万古霉素、西咪替丁、苯丙酸氮芥、雷尼替丁、环丙沙星、非甾体抗炎药、甲氧卡氨嘧啶、增效磺胺甲基异噁唑

（4）促进环孢素引起齿龈增生的药物

· 硝苯地平、苯妥英钠

10. 环孢素对其他药物的影响

· 可以降低强的松的清除率

· 可以增加洛伐他汀和抑制素引起横纹肌溶解和肌病发生的危险性

· 可以增加秋水仙碱引起神经肌病和毒性的发生率

· 可以增加地高辛的浓度

· 可以增加补钾药物所致的高钾血症

（三）环孢素在治疗葡萄膜炎中的适应证

· Behcet 病性葡萄膜炎（尤其适用于 Behcet 病性视网膜炎、视网膜血管炎）

· Vogt- 小柳原田综合征

· 交感性眼炎

· 结节病性葡萄膜炎

· 类风湿关节按伴发的巩膜炎或巩膜葡萄膜炎

· 银屑病性关节炎伴发的葡萄膜炎

· 幼年型慢性关节炎伴发的葡萄膜炎

· 鸟枪弹样脉络膜视网膜病变

· 匐行性脉络膜视网膜炎

· 多灶性脉络膜炎、特发性脉络膜炎

· 中间葡萄膜炎（尤其适用于后极部视网膜和黄斑区受累者）

· 特发性视网膜炎

· 特发性视网膜血管炎

· 肉芽肿性血管炎（Wegener 肉芽肿）伴发的巩膜炎或巩膜葡萄膜炎

· 对糖皮质激素无反应的非感染性葡萄膜炎

（四）剂量及给药方式

1. 此药治疗葡萄膜炎宜采用口服方法

2. 宜开始用较大剂量，以后逐渐减量的方法进行治疗

3. 著者推荐的使用方案

- 初始治疗剂量 3~5mg/(kg·d)
- 如有效,数月后可根据情况逐渐减量至维持剂量[2mg/(kg·d)]
- 治疗无效时,联合糖皮质激素或其他免疫抑制剂(如苯丁酸氮芥、秋水仙碱、甲氨蝶呤、硫唑嘌呤等)
- 治疗时间一般较长,通常在 10 个月以上,甚至数年

(五)毒副作用

1. 肾毒性
- 肾毒性是最常见最重要的副作用
- 表现为肾小球滤过率降低,肌酐清除率降低、血清肌酐、尿素氮水平增高
- 与剂量密切相关,大于 5mg/(kg·d)时,易发生肾毒性
- 原有肾功能损害者,易发生肾毒性
- 早期的肾功能损害在减药或停药后可恢复
- 长期大剂量应用可致不可逆的肾小球纤维化、萎缩和肾功能衰竭
- 肾毒性可能与每日用药剂量有关,与累积剂量关系不大

2. 肝毒性
- 肝毒性是常见的副作用之一
- 肝毒性表现为谷丙转氨酶、谷草转氨酶、血清胆红素水平上升
- 转氨酶可呈缓慢性升高,也可突然升高
- 减量或停药及使用降酶药物通常可使肝功能逐渐恢复

3. 心血管毒性
- 15%~25% 的患者发生血压升高或使原有高血压加重
- 联合糖皮质激素治疗葡萄膜炎易出现血压升高
- 肾功能障碍者易发生血压升高
- 长期治疗的患者突然血压升高,预示出现了急剧的肾脏毒性,应立即进行肾功能检查,并做出相应处理
- 血压升高在减药或停药后多能恢复至正常水平

4. 神经毒性
- 神经毒性也是环孢素常见的副作用之一
- 环孢素神经毒性表现为震颤、可逆性肌病、情绪改变,严重者可诱发精神分裂症、癫痫
- 原有精神病史或有家族史者、原有癫痫病史者易发生神经毒性

- 减药或停药后神经毒性通常可消失

5. 其他副作用

- 血沉加快
- 正细胞正色素性贫血，偶可致白细胞减少
- 大剂量长期使用可能导致皮肤癌和淋巴癌
- 男性女性化乳房，女性出现良性乳腺增生
- 牙龈增生（图 2-3-1）
- 毛发增多（图 2-3-2）、皮肤点状或斑状色素沉着（图 2-3-3）

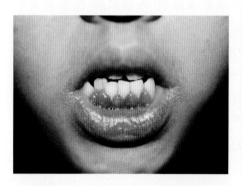

图 2-3-1　环孢素引起的牙龈增生

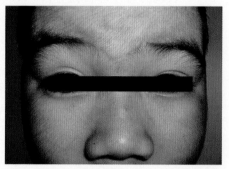

图 2-3-2　环孢素引起的多毛

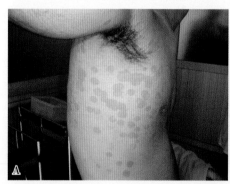

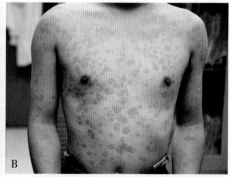

图 2-3-3　环孢素引起的皮肤色素沉着

- 高尿酸血症
- 高胆固醇血症
- 继发性感染（病毒、肺孢子虫病、白色念珠菌或其他真菌感染）
- 四肢感觉异常、温度过敏

- 恶心、呕吐、乏力、虚弱
- 血糖升高或诱发糖尿病
- 胰腺炎

6. 环孢素点眼引起的副作用

- 眼红、痒、流泪、眼痛、烧灼感

（六）禁忌证

- 细菌、真菌、病毒、寄生虫等所致的感染性葡萄膜炎
- 恶性肿瘤所致的伪装综合征
- 有严重高血压或用药物难以控制的高血压
- 有肝、肾功能显著异常者
- 有精神病病史或家族史者应禁用或慎用
- 孕妇或哺乳期禁用或慎用
- 高钾血症

（七）环孢素使用的注意事项

1. 使用前应排除感染性葡萄膜炎

2. 使用前应排除体内感染病灶

3. 使用前应全面评价肝、肾功能、血压、血糖等指标

4. 应定期监测副作用

- 治疗初期应每 1~2 周检查肝、肾功能
- 待病情稳定后可根据情况 2~4 周检查一次

5. 点眼治疗环孢素无效

- 环孢素点眼难以穿透正常角膜
- 不宜用点眼的方法治疗葡萄膜炎

6. 对特殊年龄患者应注意调整剂量

- 儿童患者由于对此药的清除率高,宜加大剂量
- 老年患者的药物清除率低,宜用较小剂量

7. 要注意药物之间的相互作用及其对机体的影响

- 由于具有保钾作用,与糖皮质激素合用时,一般不需要补钾
- 避免同时使用含钾药物或引起钾潴留的利尿药
- 应注意多种药物对环孢素的影响和环孢素对其他药物的影响(详见前面)
- 与非甾体抗炎药合用,可增加肾功能损害的危险性

● 与其他免疫抑制剂合用可能会增加继发感染和淋巴增生性疾病发生的可能性

四、FK506

FK506 又被称为他罗利姆(tacrolimus 或普乐可复),是从 Tsukubaensis 链霉素的肉汤培养基中分离出来的大环内酯类抗生素,具有较强的免疫抑制作用,已用于治疗器官移植免疫排斥反应、自身免疫性疾病,也有散在报道治疗葡萄膜炎。

(一) 作用及其机制

● 具有抑制多种免疫活性细胞(Th1 细胞、Th17 细胞、细胞毒性 T 细胞)的作用。

● 抑制 IL-1、IL-17、γ- 干扰素的产生和 IL-2 受体表达。

● 其作用是环孢素作用的 10~100 倍。

(二) 药物动力学及代谢

● 分子量为 822

● 溶于甲醛、乙醇、乙基乙酸、丙酮和乙醚,不溶于水

● 口服吸收差且变异大

● 生物利用度 5%~67%

● 半衰期变异大,为 3.5~40.5 小时

● 在体内分布广泛,在血液中 FK506 主要与红细胞结合,在血浆中 88% 与血浆蛋白结合

● 绝大部分在肝脏发生 N- 脱甲基和羟基化

● 不足 1% 以原形从胆汁、粪便和尿中排出

(三) 适应证

1. 器官移植后免疫排斥反应(尤其适用于高风险的患者和发生了顽固性排斥反应的患者)。

2. 角膜移植后免疫排斥反应(可局部应用)。

3. 自身免疫性疾病。

4. 顽固性非感染性葡萄膜炎

● Behcet 病性葡萄膜炎(可用于 Behcet 病性视网膜炎或视网膜血管炎患者)

● 结节病性全葡萄膜炎或脉络膜视网膜炎

- 顽固性 Vogt- 小柳原田综合征

- 顽固性交感性眼炎(适用于反复发作并且难以用其他免疫抑制剂控制的患者)

- 其他顽固性非感染性葡萄膜炎

(四) 剂量及给药方式

- 治疗葡萄膜炎采用口服给药方式。

- 口服常用剂量为 0.1~0.15mg/(kg.d),分两次服用。

- 在治疗过程中应根据临床效果及副作用来调整剂量。

(五) 毒副作用

1. 肾毒性

- 常见表现为血肌酐、尿素氮水平升高,尿量减少,偶可致溶血性尿毒症综合征、肾小管坏死。

- 与治疗时间和剂量有关,治疗时间越长、剂量越大越易出现肾毒性。

- 出现肾毒性严重时应立即减药或停药,并让患者就诊于肾内科。

2. 神经系统毒性

- 较为常见,可引起程度不等的神经系统副作用。

- 副作用有头痛、失眠、感觉过敏、眩晕、偏头痛、震颤、麻刺感、不安、焦虑、抑郁、情绪不稳、失语、癫痫发作、惊厥、运动失调、肌痉挛,偶可引起脑梗死、昏迷、幻觉、脑病、脑膜炎、麻痹、精神异常和语言障碍。

3. 血糖升高

- 可出现短暂性或持久血糖升高。

- 严重者可出现酮症酸中毒。

4. 心血管毒性

- 常表现为高血压。

- 偶可引起肥厚性心肌病、心脏扩大症、心功能衰竭、心肌梗死、多种心律失常等。

5. 其他

- 恶心、呕吐、腹痛、腹泻、食欲不振、消化不良、胃肠道出血等。

- 高血钾、低血镁、胸痛等。

- 哮喘、呼吸困难和胸膜渗出。

- 弱视、白内障、青光眼、复视、眼球震颤。

- 多毛、脱发、出汗、皮疹。

- 关节痛、肌痛、肌肉张力增高、肌痉挛。
- 男性乳房增生及局部疼痛。
- 长期较大剂量应用后继发感染、恶性肿瘤的发生概率增加。

（六）注意事项

1. 注意适应证的研究

- FK506 治疗葡萄膜炎的报道尚为数不多，其适应证、治疗剂量和时间尚有待于研究始能确定。

2. 注意联合用药的药物相互作用

- FK506 由细胞色素 P450 微粒体酶代谢

- 增强或抑制此种微粒体酶的活性均可影响 FK506 的代谢（详见环孢素部分）

3. 注意患者原有疾病对药物的影响

- 肝脏疾病特别是肝功能不全可引起 FK506 清除率降低和血浆药物浓度升高

- 肾脏疾病可影响 FK506 的排泄
- 在高血糖患者，FK506 易诱发酮症酸中毒，因此对高血糖患者应慎用
- 对原有高血压特别是顽固性高血压的患者应慎用或禁用

4. 注意此药的致畸作用

- FK506 有致畸作用
- FK506 孕期使用可使新生儿发生肾功能障碍和血钾升高
- 孕期禁用 FK506

5. 对 FK506 过敏者应禁用

五、甲氨蝶呤（methotrexate）

甲氨蝶呤是一种叶酸的类似物，它对自身免疫性疾病特别是关节炎、伴有关节炎的葡萄膜炎有治疗作用。

（一）作用及其机制

1. 作用

- 抑制 T、B 淋巴细胞的功能
- 抑制中性粒细胞合成白三烯
- 抑制血管内皮细胞的增殖
- 抑制组织胺释放

- 降低关节滑膜液中 IL-1 的浓度

2. 机制

- 通过抑制二氢叶酸还原酶的活性而抑制四氢叶酸的形成,进而影响胸腺嘧啶和 DNA 的合成
- 通过抑制四氢叶酸的合成影响嘌呤核苷酸的合成,并进而影响 RNA 的合成

（二）药物动力学及代谢

- 口服易吸收,1~4 小时达血浆峰值浓度
- 肌肉注射后 0.5~2 小时达血浆峰值浓度
- 约 50% 的甲氨蝶呤与血浆蛋白结合,未结合部分发挥其细胞毒性作用
- 50%~90% 以原形从尿中排出
- 大剂量或长期应用可在肝脏和肾脏发生累积,引起毒副作用

（三）适应证

1. 多种全身性自身免疫性疾病

- 类风湿关节炎
- 幼年型特发性关节炎
- 强直性脊柱炎
- 银屑病及银屑病性关节炎
- 反应性关节炎
- 多发性肌炎
- 结节病

2. 顽固性非感染性葡萄膜炎

- 上述关节炎伴发的葡萄膜炎或巩膜炎、周边角膜炎
- Vogt- 小柳原田综合征（尤其适用于前葡萄膜炎反复发作期的患者）
- Behcet 病性葡萄膜炎（视网膜炎或视网膜血管炎）
- 其他顽固性对糖皮质激素不敏感的非感染性葡萄膜炎

3. 眼内 - 中枢神经系统淋巴瘤所致伪装综合征（通常给予玻璃体内注射）

（四）剂量及给药方式

1. 给药方式

- 治疗葡萄膜炎采用口服方法进行治疗
- 对于眼内淋巴瘤所致伪装综合征可给予玻璃体内注射

2. 剂量

（1）每周 7.5~15mg，1 次，口服

（2）玻璃体内注射

- 每次 400μg（0.1ml），每周 2 次，共 4 周

- 每次 400μg（0.1ml），每周 1 次，共 8 周

- 每次 400μg（0.1ml），每月 1 次，共 9 个月

（五）毒副作用

1. 骨髓抑制

- 常见，主要表现为白细胞减少和血小板减少

- 与剂量有相关性，剂量越大越易引起此种副作用

- 原有骨髓抑制者、肝、肾功能障碍者易发生

2. 肝毒性

- 常见，可致肝纤维化、肝硬化甚至肝坏死

- 原有酒精中毒、糖尿病、肥胖者、年龄大者、应用时间长者易出现肝毒性

- 急性肝硬化多出现在大剂量使用后

- 慢性肝毒性多发生于低剂量长期应用者

- 检测肝毒性最可靠方法是行肝组织活检，有人建议在用药前和用药后应行肝活组织检查

3. 肺毒性

- 少见，表现为急性肺炎或肺纤维化

- 小剂量和大剂量使用均可导致肺毒性

4. 其他

- 恶心、呕吐、腹泻等胃肠道反应

- 脱发、皮炎

- 急性肾功能衰竭

- 畏光、刺激感、脂溢性睑缘炎、泪溢等眼部改变

- 可致精子减少，月经紊乱

（六）注意事项

- 据著者观察甲氨蝶呤治疗葡萄膜炎的作用不如环磷酰胺、苯丁酸氮芥和环孢素。

- 此药有较大的副作用，在用药前应排除原有肝脏疾病、肾脏疾病、骨髓抑制等疾病。

- 要注意对生育的影响,此药具有致畸作用,使用期间不宜怀孕,它可导致精子减少,对有生育要求者应慎用,一般于停药 3 个月后才可考虑受孕。
- 哺乳期应慎用或禁用此药
- 此药口服作用缓慢,3~6 周才能充分发挥作用

六、硫唑嘌呤 (azathioprine)

硫唑嘌呤是 6- 巯基嘌呤的衍生物,为细胞周期特异性抗代谢药。

(一) 作用及其机制

- 对 T、B 淋巴细胞均有抑制作用,通过掺入 DNA 和 RNA,导致编码错误,进而影响细胞的功能。

(二) 药物动力学及代谢

- 口服后约 50% 在 2 小时内吸收
- 约 30% 与血浆蛋白结合
- 此药在肝脏和红细胞内代谢
- 不足 2% 的药物从肾脏排出

(三) 适应证

- 慢性类风湿关节炎及其伴发的巩膜炎或葡萄膜炎
- 炎症性肠道疾病及其伴发的葡萄膜炎
- 肉芽肿性血管炎及其伴发的巩膜炎或巩膜葡萄膜炎
- Behcet 病性葡萄膜炎(尤其适用于视网膜炎或视网膜血管炎的患者)
- 交感性眼炎
- 中间葡萄膜炎
- 幼年型慢性关节炎伴发的葡萄膜炎
- 复发性多软骨炎伴发的葡萄膜炎
- 多灶性脉络膜炎和全葡萄膜炎
- Vogt- 小柳原田综合征(尤其适用于前葡萄膜炎反复发作期的患者)
- 其他顽固性非感染性葡萄膜炎

(四) 剂量及给药方式

- 口服剂量为 1~3mg/(kg·d),1 次或分数次口服
- 如同时应用别嘌呤醇,则需至少减少 25% 以上的剂量

(五) 毒副作用

1. 骨髓抑制

- 常见,表现为白细胞减少和血小板减少
- 骨髓抑制通常出现于治疗后 1~2 周

2. 胃肠道反应

- 胃肠道反应是常见的副作用
- 表现为恶心、呕吐和腹泻

3. 肝脏损害

- 肝功能损害
- 肝细胞坏死

4. 继发性恶性肿瘤

5. 高敏感性综合征

- 通常发生于开始治疗后的 2 周内
- 表现为休克、发热、皮疹、胰腺炎、肾功能衰竭、肝炎等

6. 继发性感染

- 继发性感染少见
- 可继发带状疱疹病毒感染和巨细胞病毒感染

7. 其他:脱发、间质性肺炎、胃炎、皮疹,偶可致肌肉萎缩

(六) 注意事项

- 治疗前应排除感染性葡萄膜炎
- 肝功能不良者应慎用或禁用
- 别嘌呤醇可抑制巯基嘌呤的降解,从而增加其毒性作用,因此二者合用时应减少硫唑嘌呤的用量(通常减量 25%)
- 孕期禁止服用此药

七、秋水仙碱(colchicine)

秋水仙碱是一种抗炎药和抗有丝分裂制剂,用于治疗痛风性关节炎和 Behcet 病。

(一) 作用及其机制

1. 作用

- 抑制白细胞移动、黏附及趋化
- 抑制细胞分裂
- 抑制溶酶体酶的释放

2. 机制

- 影响纺锤体功能,抑制细胞分裂
- 抑制胶原纤维微管的生成,抑制白细胞移动

(二) 药物动力学及代谢

- 口服易吸收
- 口服后 30~120 分钟达血浆峰值浓度
- 此药主要在肝脏代谢
- 多数从粪便排泄,10%~20% 从尿中排泄

(三) 适应证

- 痛风性关节炎
- Behcet 病及 Behcet 病性视网膜血管炎

(四) 剂量及给药方式

- 口服用药
- 剂量为 0.5mg,每日 1~3 次

(五) 毒副作用

- 恶心、呕吐、腹痛、腹泻、出血性胃肠炎等消化道反应
- 白细胞减少、血小板减少、偶可引起再生障碍性贫血
- 血肌酐和非蛋白氮水平增高
- 转氨酶增高
- 中枢神经上行性麻痹、周围神经轴突性多神经病变
- 精子减少,甚至无精和不育
- 疲乏、虚弱、脱发等
- 偶可引起休克,表现为少尿、血尿、抽搐、意识障碍,甚至死亡

(六) 注意事项

- 此药单独治疗 Behcet 病性葡萄膜炎效果通常不明显,常需联合其他免疫抑制剂
- 对其他类型葡萄膜炎有无治疗作用尚未见报道
- 肝肾功能不全者禁用
- 严重心脏病、胃肠道功能障碍、骨髓造血功能低下者慎用
- 孕妇、哺乳期禁用
- 用药期间及停药后数周内不要受孕
- 此药毒副作用大,且缺乏有效的解救措施,一旦引起副作用即应减量或停药

八、麦考酚酸酯（mycophenolate mofetil）

麦考酚酸酯也被称为霉酚酸酯，是麦考酚酸的衍生物，可用于治疗自身免疫性疾病和葡萄膜炎。

（一）作用及机制

1. 作用

- 抑制 T 和 B 淋巴细胞的功能
- 抑制淋巴细胞与血管内皮细胞相互作用

2. 机制

- 抑制次黄嘌呤单核苷酸脱氢酶的活化
- 抑制核酸和蛋白质的合成

（二）药物动力学及代谢

- 口服后吸收迅速
- 在血浆中 97% 与白蛋白结合
- 半衰期为 16 小时
- 代谢产物主要由肾脏排出

（三）适应证

- Behcet 病性葡萄膜炎（视网膜炎或视网膜血管炎）
- Vogt- 小柳原田综合征（适用于前葡萄膜炎反复发作期患者）
- 顽固性非感染性后葡萄膜炎
- 特发性中间葡萄膜炎
- 对糖皮质激素或其他免疫抑制剂不敏感的各种非感染性葡萄膜炎

（四）剂量及给药方式

- 口服用药
- 常用剂量 0.5~2g/d 或 10~30mg/（kg·d）

（五）毒副作用

1. 对骨髓抑制作用

- 一般认为对骨髓抑制作用较小
- 可引起白细胞减少、血小板减少等副作用

2. 消化道反应

- 常见的副作用
- 可出现恶心、呕吐、腹泻等不良反应

3. 肝功能异常,主要表现为转氨酶升高

4. 其他副作用

- 头痛、疲乏、虚弱

- 腿部抽筋或疼痛

- 高血压、高胆固醇血症、高血糖

- 低钾血症

- 继发肿瘤、继发感染

（六）注意事项

- 此药治疗葡萄膜炎的报道尚为数不多,有关其适应证、剂量、副作用、治疗时间尚需进一步研究始能确定

- 可与环孢素等免疫抑制剂联合应用,但不宜与硫唑嘌呤同用

- 治疗期间不宜受孕,孕期不宜应用

九、生物制剂

生物制剂是一类利用生物工程技术制备的针对某种因子、某种特定细胞类型或某种特定的细胞表面受体因子,可通过抑制它们而发挥治疗作用。在免疫学领域已有数十种生物制剂用于免疫调节,在葡萄膜炎治疗中主要有 α-干扰素、针对肿瘤坏死因子的抗体或可溶性受体,下面简要介绍它们的作用及在葡萄膜炎中的应用。

（一）人基因重组 α- 干扰素

人基因重组 α- 干扰素是一种生物制剂,近年来发现它对 Behcet 病及 Behcet 病性葡萄膜炎有治疗作用。

1. 作用及机制

（1）有助于清除外来抗原

- 增强 HLA-I 类抗原的表达

- 增强自然杀伤细胞（NK 细胞）的毒性和 T 淋巴细胞的功能

- 促进 Th1 细胞反应

（2）抑制 γδ T 细胞的增殖

（3）抑制 T 细胞黏附于血管壁,进而抑制它们向炎症部位游走和聚集

（4）直接抑制血管炎

2. 适应证

- 用于治疗 Behcet 病性葡萄膜炎,对其他葡萄膜炎的作用目前尚未见

报道

3. 剂量及给药方式

- 用药途径为皮下注射或肌肉注射
- 开始剂量每天 $3\sim6\times10^{6}$ IU
- 治疗 $2\sim8$ 周后可减为 3×10^{6} IU
- 治疗 $3\sim4$ 个月后减为 3×10^{6} IU，隔日一次，可维持治疗 6 个月
- 在治疗中如有复发或加重，可增大剂量，但每日剂量不要超过 9×10^{6} IU

4. 毒副作用

（1）副作用类型

- 感冒样症状，可有发热、疲乏、头痛、关节痛等
- 注射部位红、肿，发生率达 100%
- 骨髓抑制，出现白细胞、血小板减少
- 脱发
- 皮肤瘙痒
- 其他副作用有虚弱、乏力、纤维性肌痛、抑郁、甲状腺炎、甲状腺功能低下、银屑病、癫痫加重、自身抗体形成等

（2）其所致副作用与治疗剂量有关，剂量越大、治疗时间越长越易出现副作用

（3）除甲状腺功能低下外，其他副作用在停药后都是可逆的

5. 注意事项

- 通常用于治疗 Behcet 病性视网膜炎或血管炎，对其他葡萄膜炎的作用尚需进一步研究
- 妊娠、骨髓抑制者应禁用

（二）针对肿瘤坏死因子的生物制剂

针对肿瘤坏死因子的生物制剂主要有两种，一种是抗肿瘤坏死因子的抗体（来源于小鼠的抗肿瘤坏死因子的嵌合单克隆抗体），被称为英夫利昔单抗（Infliximab），另一种为可溶性肿瘤坏死因子受体，被称为依那西普（Etanercept）（它是基因重组的人类肿瘤坏死因子的可溶性受体）。它们可通过与肿瘤坏死因子结合而发挥作用。

1. 英夫利昔单抗

（1）适应证

- Behcet 病性葡萄膜炎（视网膜炎或视网膜血管炎）

- 血清阴性关节炎伴发的顽固性葡萄膜炎（如强直性脊椎炎、银屑病性关节炎等伴发的葡萄膜炎）
- 对常规免疫抑制剂治疗无反应的顽固性非感染性葡萄膜炎

（2）应用途径和剂量

- 静脉途径用药（静脉滴注，3 小时内滴完）
- 给药剂量和使用方法有很大不同，下面介绍一些基本的给药方法
- ➢ 初次剂量 3~10mg/kg（通常为 5mg/kg）
- ➢ 于第 2、6 周再给予相同剂量
- ➢ 以后每 6~8 周用药一次

（3）副作用

由于此种生物制剂在葡萄膜炎治疗中应用报道较少，有关治疗的副作用尚有待进一步确定，下面是目前已报道的一些副作用：

- 输液反应
- 血小板减少
- 肝炎
- 继发性肿瘤、继发性感染

2. 依那西普

（1）适应证

- Behcet 病性葡萄膜炎（视网膜炎或视网膜血管炎）
- 血清阴性关节炎伴发的顽固性葡萄膜炎（如强直性脊柱炎、炎症性肠道疾病伴发的葡萄膜炎）
- 对常规免疫抑制剂治疗无反应的顽固性非感染性葡萄膜炎

（2）用药途径及剂量

- 皮下注射给药
- 使用剂量和治疗方法
- ➢ 依那西普 25mg，皮下注射
- ➢ 每周注射 2 次

（3）副作用

- 注射处反应，红、肿、痒、痛、溃烂、出血等
- 继发性感染
- ➢ 呼吸系统感染
- ➢ 泌尿生殖系统感染

- ➤ 皮肤感染

- ➤ 败血症

- 骨髓抑制

- ➤ 血小板减少、红细胞减少、白细胞减少

- ➤ 偶尔可引起再生障碍性贫血

- 免疫系统和皮肤改变

- ➤ 皮肤过敏性疾病

- ➤ 亚急性狼疮或盘状狼疮皮疹

- ➤ 哮喘

- 恶心、呕吐、腹泻、口腔溃疡、胃痛等消化系统改变

- 血压升高、原有充血性心力衰竭加重

- 头晕、头痛、癫痫、脱髓鞘改变、下肢无力等神经系统异常

- 发热、咽痛、头发脱落

3. 注意事项

- 由于此种治疗应用尚为数不多,其治疗葡萄膜炎的适应证、所用剂量及治疗时间、副作用均有待于进一步确定

- 据有限报道和著者的经验,其在用药期间往往有效,但停药后葡萄膜炎易于复发,因此从某种意义上而言,它仍是一种"对症"治疗

- 有全身或局部感染者应禁用

- 孕期和哺乳期应禁用

- 有糖尿病、高血压、心脏病者应慎用或禁用

- 用药后出现过敏反应者应禁用

- 在用药期间不要口服脊髓灰质炎疫苗

- 在治疗期间出现副作用者应权衡利弊,减药或停药

- 两种生物制剂是否对肝、肾功能有影响尚需进一步观察始能确定

- 与其他免疫抑制剂联合应用应谨慎,并应密切随访观察

- 由于它们均是生物制剂,因此放置在 2~8℃ 条件下保存,配好药物后应立即使用

第四章 非甾体抗炎药及其在葡萄膜炎治疗中的应用

一、概念

- 非甾体抗炎药(nonsteroidal anti-inflammatory drugs,NSAIDs)是一类不含糖皮质激素甾核结构而具有解热镇痛、抗炎等作用的药物。
- 滴眼剂主要用于治疗外伤或内眼手术所致的前房炎症,还可用于治疗白内障术后黄斑囊样水肿和预防手术中瞳孔缩小。
- 对于巩膜炎、伴有关节炎的葡萄膜炎可给予口服治疗。

二、药物动力学及代谢

1. 全身应用
- 口服易吸收,1~3 小时血浆中达峰值浓度
- 90%~99% 与血浆蛋白结合
- 主要在肝脏代谢,通过尿液和胆汁排泄
2. 点眼
- 点眼后药物分布于角膜、结膜、巩膜、虹膜、脉络膜、视网膜、睫状体、房水等组织或部位
- 在无晶状体眼,药物在玻璃体、脉络膜、视网膜中的分布浓度较高

三、作用及其机制

1. 作用
- 抑制血管扩张,降低血管通透性

- 抑制瞳孔缩小
- 抑制血 - 房水屏障的破坏

2. 机制

- 可抑制环加氧酶的活性,阻止花生四烯酸的代谢,从而抑制多种生物活性物质的形成,实现其抗炎作用

四、应用途径

- 治疗前葡萄膜炎或术后前房炎症反应通常选用点眼的方法
- 少数医生用口服方法治疗葡萄膜炎,其临床效果有待于进一步研究
- 点眼的频度每日 3~6 次

五、常用非甾体抗炎药滴眼制剂

- 0.1% 双氯芬酸钠滴眼剂
- 普拉洛芬滴眼剂
- 0.5% 酮咯酸氨丁三醇滴眼剂
- 0.03% 氟比洛芬钠滴眼液

六、适应证

1. 非甾体抗炎药滴眼剂点眼的适应证

- 白内障术后前房炎症反应及各种眼前段手术后出现的前房炎症反应
- 预防白内障手术中的瞳孔缩小
- 钝挫伤所致的前房炎症反应
- 各种活动性前葡萄膜炎或伴有前房炎症的各类葡萄膜炎
- 巩膜外层炎和巩膜炎
- 过敏性结膜炎、春季卡他性结膜炎、周边炎症性角膜疾病和其他各种眼表非感染性炎症

2. 非甾体抗炎药全身应用的适应证

- 巩膜炎、巩膜葡萄膜炎
- 有学者将其用于幼年型慢性关节或其他关节炎伴发的葡萄膜炎
- 还有人用口服的方法治疗后葡萄膜炎,但效果尚需进一步研究证实

七、毒副作用

1. 非甾体抗炎药全身应用的副作用
（1）消化系统

- 恶心、呕吐、腹痛
- 消化道溃疡
- 消化道出血

（2）神经系统

- 头痛、头晕、乏力
- 意识模糊、幻觉
- 抑郁、焦虑或精神病发作

（3）血液系统

- 粒细胞减少
- 出血时间延长
- 再生障碍性贫血（少见）

（4）肾功能损害

- 血清肌酐、非蛋白氮水平升高
- 严重者可引起肾功能衰竭

（5）肝炎、肝功能异常

（6）皮疹、荨麻疹、皮肤过敏、瘙痒

（7）体液潴留、水肿

（8）哮喘、血管运动性鼻炎

2. 非甾体抗炎药滴眼剂点眼的副作用

- 可引起烧灼感、刺痛、结膜充血、水肿、眼痒等副作用

八、注意事项

- NSAIDs 主要通过抑制花生四烯酸代谢产物而抑制炎症，所以它对外伤后或眼前段手术后所致炎症有较好的治疗作用，对其他类型的前房炎症作用较弱。

- 糖皮质激素点眼联合 NSAIDs 点眼在控制眼前段炎症中可能有协同效果。

- 与糖皮质激素或抗凝剂合用、吸烟、喝酒等可加重 NSAIDs 全身应用所

致的消化道副作用。

- 充血性心力衰竭、肝硬化腹水、慢性肾功能衰竭、低血容量等易增加 NSAIDs 的肾毒性。
- 肾功能障碍、病毒感染、老年人等更易出现 NSAIDs 所致的肝脏毒性。

第五章　睫状肌麻痹剂和扩瞳剂及其 在葡萄膜炎治疗中的应用

睫状肌麻痹剂具有两大作用,即解除睫状肌痉挛和扩大瞳孔,是治疗前葡萄膜炎、全葡萄膜炎和中间葡萄膜炎(有前房炎症)的常用而又重要的药物。

一、药理学

(一) 睫状肌麻痹剂

1. 睫状肌麻痹剂主要通过与毒蕈碱受体竞争性结合,发挥抑制乙酰胆碱的作用,因此又被称为抗胆碱药物。

2. 全身作用,可引起血管收缩,心动过速,支气管、泪腺和胃液分泌减少,肠道和膀胱平滑肌松弛。

3. 眼部作用

● 睫状肌麻痹作用,可解除睫状肌痉挛所致的疼痛,改善局部血液循环,减轻炎症反应

● 扩瞳作用,通过抑制瞳孔括约肌而实现扩瞳作用,可预防虹膜后粘连,也有助于验光和眼底检查

● 升高眼压作用

(二) α$_1$- 肾上腺素能受体激动剂

● 此类药物通过兴奋瞳孔开大肌而使瞳孔开大,还可通过血管收缩使睫状突血流减少,从而使房水生成减少,降低眼压。

二、常用睫状肌麻痹剂和扩瞳剂

(一) 阿托品

1. 剂型　有眼膏和滴眼液两种制剂

2. 浓度　有 0.5%、1.0%、2% 和 3% 四种浓度

3. 作用特点

- 有睫状肌麻痹和扩瞳两种作用,作用强大

- 易于穿透角膜,作用快速

- 点眼 12 分钟出现扩瞳作用,26 分钟达到最大

- 点眼 12~18 分钟出现睫状肌麻痹作用,2~3 个小时作用最强

- 药物作用持续时间长,可达 10~14 天

4. 临床应用

(1) 适应证

- 用于严重的急性前葡萄膜炎(如前房积脓、前房内有大量纤维素性渗出)

- 有严重前房反应的全葡萄膜炎,如交感性眼炎、Vogt- 小柳原田综合征、Behcet 病等

- 有明显前房反应的中间葡萄膜炎

- 伴有新鲜虹膜后粘连的葡萄膜炎

(2) 点眼频度

- 急性严重的前葡萄膜炎和有严重前房反应的全葡萄膜炎可每日点眼 1~3 次

- 中等度炎症或慢性炎症可每日点眼 1 次,也可隔 1~2 日点眼 1 次

5. 毒副作用

- 可引起口干、面部潮红、心率加快、发热、皮肤干燥、排尿困难和便秘等改变

- 剂量过大可致高热、惊厥、呼吸加快、烦躁、谵妄,甚至死亡,1% 阿托品 200 滴可致成人死亡,20 滴可致儿童死亡

- 在有闭角型青光眼解剖因素者可诱发急性闭角型青光眼,因此应禁用

6. 注意事项

- 对于轻度和中度前葡萄膜炎不宜给予阿托品眼膏或滴眼剂,以免发生瞳孔开大状态下的虹膜后粘连

- 阿托品点眼后可能会消除新鲜的虹膜后粘连,但对陈旧性虹膜后粘连

并无治疗作用

- 对于白内障超声乳化及人工晶状体植入者,不宜用阿托品眼膏或滴眼剂,以免引起持久性瞳孔开大,造成一些并发症,但对于人工晶状体植入后发生的虹膜大部分后粘连并伴有明显炎症反应者可给予阿托品点眼治疗
- 对于儿童或老年患者不宜双眼同时应用,以免引起全身副作用
- 滴眼剂点眼后应压迫泪囊数分钟,以免药物经鼻咽部吸收后引起全身副作用

（二）后马托品

1. 剂型　有滴眼剂和眼膏两种剂型

2. 浓度　有 1%、2%、4% 和 5% 四种浓度

3. 作用特点

- 有睫状肌麻痹和扩瞳两种作用
- 睫状肌麻痹作用较强,但扩瞳作用较弱（仅为阿托品的 1/10）
- 作用持续时间 1~2 天,可使瞳孔处于运动、变化之中,可有效预防虹膜后粘连

4. 在葡萄膜炎治疗中的应用

- 中度前葡萄膜炎或前房炎症反应
- 慢性前葡萄膜炎
- 伴有前房炎症反应的中间葡萄膜炎
- 伴有中度前房反应的全葡萄膜炎
- 点眼频度可根据炎症情况可每天点眼 1~3 次或隔日一次

5. 毒副作用

- 毒副作用小,仅为阿托品毒性的 1/15,一般可被患者所耐受

6. 注意事项

- 对于有严重前房反应者应首先选用阿托品滴眼剂或眼膏点眼,在炎症得到控制后改为后马托品眼膏或滴眼液点眼
- 后马托品点眼治疗前葡萄膜炎的一个主要优点是它可使瞳孔处于运动和变化之中,可避免使用阿托品后瞳孔开大状态下的虹膜后粘连的发生
- 对老年人在点眼后应压迫泪囊,避免因药物吸收所致的全身性副作用

（三）托吡卡胺（托品酰胺）

1. 剂型　为滴眼剂

2. 浓度　有 0.5%、1% 和 2% 三种浓度

3. 作用特点

- 易于穿透角膜,作用快、维持时间短

- 扩瞳作用较强,点眼后数分钟起作用,20~40 分钟达最大效果,持续 6 小时至 1 天

- 睫状肌麻痹作用较弱,点眼后数分钟起作用,约 30 分钟达到最大效果,持续时间约 6 小时

4. 在治疗葡萄膜炎中的应用

(1) 适应证

- 轻度或中度前葡萄膜炎

- 全葡萄膜炎、中间葡萄膜炎有轻度或中度前房炎症者

- 眼前段手术后有轻、中度前房反应者

(2) 点眼频度:每日 1~2 次

(四) 去氧肾上腺素(新福林)

1. 剂型　为滴眼剂

2. 浓度　有 2.5%、10% 两种

3. 作用特点

- 易于穿透角膜,作用迅速

- 仅有扩瞳作用,无睫状肌麻痹作用

- 扩瞳作用强,持续时间 4~10 小时

- 有降低眼压作用

4. 临床应用

- 消除新鲜的虹膜后粘连

- 用于轻度、中度前葡萄膜炎或前房炎症反应,预防虹膜后粘连的发生

- 用于鉴别是浅层巩膜表层血管充血还是深层巩膜表层血管充血

5. 副作用及注意事项

- 局部烧灼感、畏光不适等

- 可使开角型青光眼患者的眼压升高

- 对于有青光眼、高血压、冠状动脉硬化、心力衰竭等基础疾病的患者禁用此药

- 对于有糖尿病、甲状腺功能亢进者应慎用此种药物

(五) 强力散瞳合剂

- 强力散瞳合剂通常是由 1% 阿托品、1% 可卡因和 0.1% 肾上腺素等量

混合而成

- 它主要用于治疗新鲜的虹膜后粘连
- 取 0.1ml 结膜下注射
- 注射应选在虹膜粘连和不粘连交界处的结膜下
- 应注意注射后出现阿托品、肾上腺素的副作用

三、睫状肌麻痹剂和扩瞳剂在治疗葡萄膜炎中的应用

前葡萄膜炎的严重程度和患者有无虹膜后粘连，以及虹膜后粘连的新旧不同，要求使用不同的睫状肌麻痹剂和扩瞳剂，表 2-5-1 总结了睫状肌麻痹剂和扩瞳剂的选择及使用方法。

表 2-5-1　睫状肌麻痹剂和扩瞳剂在葡萄膜炎治疗中的应用

炎症类型及严重程度	药物选择及应用方法
前房积脓或大量纤维素性渗出	1% 或 2% 阿托品滴眼剂或眼膏点眼，每日 1~3 次 ※
中度前房炎症	2% 后马托品眼膏点眼，每日 1 次； 1% 托吡卡胺点眼，每日 1~2 次
轻度前房炎症	1% 托吡卡胺点眼，每日 1 次
新鲜虹膜后黏连	① 1% 或 2% 阿托品滴眼剂或眼膏点眼，每日 1~2 次，必要时联合 2.5% 去氧肾上腺素点眼，每日 3~4 次； ② 1% 托品酰胺滴眼剂，每日 1~3 次
新鲜但难以用点眼方法拉开的虹膜后粘连	① 1% 阿托品滴眼剂，每 10 分钟一次，连续 3~4 次 ② 结膜下注射强力散瞳合剂

※ 应注意药物的副作用，对儿童、年龄大的患者应注意使用后压迫泪囊

第六章　葡萄膜炎的中医中药治疗

　　祖国医学是我国劳动人民在与疾病斗争中总结出的宝贵经验和财富，千百年来对中华民族的繁衍生息起到了重要的作用。祖国医学有丰富的内涵，包括阴阳学说、五行学说、八纲辨证、六经辨证、脏腑辨证等学说，形成了一套完整的理论体系，在疾病治疗方面有其独到之处，但由于历史的局限性，其中有些理论有谬误之处或带有封建迷信色彩。因此我们对此要有清醒的认识，扬长避短，使其能更好地为患者治疗。

一、中医的基本思维方式

　　中医有两大基本思维模式，即整体观和辨证施治。

　　整体观包括两大方面，一是指人与自然是一个有机的整体，此即是所谓的"天人合一"。气候环境的改变可以影响人类健康和疾病的发生、发展，反过来人类的活动也在一定程度上能够影响和改变自然。因此在不同季节，要调整饮食起居，以使机体能够适应自然的改变，同时又要求人们要保护自然、关心自然，以免对自然产生破坏。整体观的另一方面是指人体内部是一有机的整体，此即所谓的"形神合一"观。认为人体各系统、各器官（脏腑）通过表里关系相连，通过五行相生相克，通过脏腑互相影响。人的健康取决于人与自然的平衡和人体内部的平衡，平衡一旦被打破，即出现紊乱、失调和疾病。脏病可以及腑，腑病也可以及脏，局部病变可以影响全身，全身疾病也可表现在局部。因此在处理疾病时应从脏腑之间的关系入手，遵循相生相克之理，着重于纠正紊乱、恢复平衡，达到祛除疾病、恢复健康之目的。

　　辨证施治是中医的精髓和灵魂，说得简单一点儿即是现在所说的"治疗疾病的个体化"。有点儿类似目前流行的"精准治疗"。它有着非常丰富的内涵:首先,就病因而言,不同的病因和致病因素在不同个体可导致相同的症和疾病,同一病因或致病因素在不同个体可引起不同的症和疾病,此即形成了中医治病中同病异治、异病同治的理论基础;从机体对病因或致病因素的反应而言,不同个体有很大不同,所引起疾病的临床表现也有很大不同,此种不同决定了治疗方法的不同;再从病因或致病因素侵犯人体的时间、季节和地域而言,所引起的疾病及其变化也有很大不同,此种不同也在某种程度上左右着疾病的走向,也就有了中医治疗中因地、因时而异的治疗方法。

数千年前,我们的祖先在没有现代科学研究手段的情况下,将人与自然统一在一起,将人体内部各脏腑联系在一起,用发展、变化、联系的观点认识和处理疾病,确是一种大智慧。并且在数千年的不断实践过程中,人们不断总结、丰富和完善中医理论体系,由此可见它无疑是一座医学宝库,又是一座哲学思想宝库。

二、中医中药在葡萄膜炎治疗中的作用

著者自 10 岁起开始研习中医,博士毕业后在从事葡萄膜炎诊断、治疗工作中孜孜探索、用心感悟,反复比较患者的用药效果,发现中医中药有以下作用:①缓解和消除葡萄膜炎患者的全身表现,如患者表现出面红目赤、口舌生疮、皮肤疖肿或脓肿、咽干舌燥、大便秘结、小便短赤等一系列毒火内炽的临床表现时,给予泻火、解毒、凉血、通便的中药治疗,可使患者的这些表现在短期内即有明显的改善或消除。再如,患者伴有阴部溃疡、皮肤病变、周围性关节炎、强直性脊柱炎,根据中医辨证也多能奏效。②可能具有抑制葡萄膜炎的作用,临床治疗和实验表明,雷公藤对免疫反应有抑制作用,直接对葡萄膜炎有治疗作用,盐酸小檗碱在体内外实验发现,对视网膜色素上皮细胞产生炎症因子有抑制作用,对 Th17 细胞及其 IL-17 的分化也有抑制作用。③可抑制、减轻或减少免疫抑制剂的副作用,糖皮质激素可导致患者失眠多梦、烦躁不安等一系列精神亢奋的状态,根据中医辨证施以相应中药治疗可大大改善或消除这些副作用。又如,免疫抑制剂可引起骨髓抑制、女性月经不调等多种副作用,辅以中医辨证施治将会显著减轻甚至避免这些副作用的发生。

三、中医中药治疗葡萄膜炎中的一些误区

1. 认为中医中药可以包治葡萄膜炎　如上所述,中医中药多是作为葡萄膜炎治疗的一种辅助手段,中药治疗虽然有改善症状和减轻药物副作用等功

效,但对绝大多数患者而言,仅用中药不能完全治愈葡萄膜炎。在一些中医文献或中西医结合杂志经常可以看到用某一中药方剂加减治疗葡萄膜炎的报道,这些报道治愈率可以达到70%或80%,那么这么高的治愈率是否代表这些患者是用中药治愈的呢? 通过对这些资料的仔细分析,你会发现以下两个主要问题:①所治疗的葡萄膜炎多未分清楚类型,也就是把多种类型混杂在一起。葡萄膜炎中急性前葡萄膜炎是一种常见的类型,其自然病程一般不超过3个月,很多时候在1个月之内,如果在治疗的患者中包括有大量急性前葡萄膜炎患者,那么报道的结果即无法判断炎症的消退到底是自然恢复还是药物的治疗作用;②在治疗中基本上联合了使用糖皮质激素和睫状肌麻痹剂,这两类药物通常可以使急性前葡萄膜炎迅速减轻和痊愈,所看到的中药治疗效果可能是这两种药物的效果。

2. 认为中医中药在治疗葡萄膜炎中无任何价值　目前,持此种观点的人不在少数,认为中医理论缺乏科学依据,根根草草不可能治病,甚至还有人提出废除中医的观点。中医作为发展数千年的一个学科,如果无医疗价值即不可能被主流人群所认同和广泛应用。废除中医虽然是一种偏见,但也从某种程度上说明中医目前所处的窘境。笔者认为,之所以出现此种局面有以下三种主要原因:①教中医的老师多已"西化",这些老师绝大多数有西医背景,特别是不少老师是在中、西医同时学习或者是先学西医后学中医的过程中成长起来的,真正中医出身、或先学中医再学西医的人是很少的,不少老师从骨子里面都是对西医笃信不疑,而对中医理论则存怀疑态度,在教学生时往往会拿西医对比,加上现代科学对学生的影响,教出来的学生很难系统掌握中医的理论体系,也在很大程度上影响对中医的传承和创新;②现有中成药的影响,中药的膏丹丸散给人们使用提供了便捷的途径,现在科学技术为中药成药的制备提供了重要帮助,问题是现在的成药已被简单地标注为治疗某种疾病的药物,如某些活血祛瘀的中成药被视为是治疗冠心病的药物,实际上冠心病按中医理论至少可分为五六种类型,此类中成药对其中的气滞血瘀型有效,即不可能痰气郁结型、阴虚火旺型等型有效,如果冠心病患者不加分型地使用了此种药物,可能其中不少患者在用药后无效,这种无效即可能被错误地放大为中医中药无效;③"江湖郎中"的影响,目前在电视、报纸、杂志等媒体上经常连篇累牍地刊登一些宣传治疗某些疾病的灵丹妙药的广告,这些广告披着中医中药与现代科技结合的外衣,信口雌黄,可以包治百病,上当者并不在少数,当这些人发现被骗之后,更多的是将怨气怒气错误地归结为中医中药治疗的无效上。

3. 把中成药当作西药用

中药治疗的一个特点和优势在于调理,促使机体功能恢复平衡,西药治疗往往具有明确的靶细胞、靶分子,作用的部位、受体、机制都非常清楚。但不少医生把中药、中成药等同为西药,将某种中成药当成了治疗某种疾病的西药,如前所述,只有所用中药与病人的症相符合时才可能有效,否则不可能有效,甚至可能使病情加重。此种错误观念所引起的误用每年造成的药物浪费是相当惊人的。也可能目前有人在研究某种中成药中某种药物的有效成分,发现其中有某种抗某物质,即认为此种中成药可能通过此种物质(分子)发挥治病作用。实际上此也是靠不住的。我们不否认某些中药中有某些药物成分,但在中成药中此种成分所占的比例有多少,中成药中可能有数以百计的物质,这些物质之间的相互作用如何,机体吸收和代谢等问题均不清楚,因此不能仅根据中成药中有某种物质就夸大药物的作用。

四、中医中药治疗葡萄膜炎

著者根据辨证施治原则将葡萄膜炎大致分为以下 9 型,并对每型的临床特点、所用药物作以下简述。

1. **风热型**　患者症见眼红、眼痛、畏光、流泪、视物模糊或视力下降,口干、咽痛或伴有发热、舌淡红、苔薄白或薄黄、脉浮数。此型多见于葡萄膜炎发病的初期(如急性前葡萄膜炎发病初期、Vogt- 小柳原田病的前驱期和 Behcet 病性葡萄膜炎复发时)。

治则:疏风散热

方药:银翘散加减

银花 18g,连翘 15g,竹叶 15g,菊花 15g,赤芍 12g,防风 12g,板蓝根 18g,甘草 3g。

大便秘结者加大黄 9g(后下),小便短赤者加泽泻 12g、车前子 12g、竹叶 15g。

2. **毒火内炽型**　患者面红目赤、烦躁口渴、口舌生疮、恶寒发热、皮肤疮疖或脓肿、小便短赤、大便秘结、舌质红、苔黄燥,脉洪数。此型多见于葡萄膜炎的急性发作期,尤其见于 Behcet 病性葡萄膜炎患者,易合并眼内出血和前房积脓。

治则:泻火解毒,凉血通便

方药:生地 15g,丹皮 12g,金银花 20g,公英 20g,石膏 25g,知母 12g,黄连 10g,紫草 15g,大黄 10g 后下。

3. 肝火上炎型　患者症见头晕目眩、唇红目赤、口苦咽干、舌边溃烂、耳鸣耳聋、烦躁易怒、胁肋胀满、小便短黄、大便秘结,舌质红、苔黄厚、脉弦或弦数。此型多见于葡萄膜炎的急性发作期,也易合并眼内出血和前房积脓。

治则:清肝泻火

方药:龙胆草 15g,柴胡 12g,黄芩 12g,栀子 12g,生地 15g,丹皮 12g,菊花 15g,夏枯草 12g,川楝子 12g。

大便秘结者加大黄 10g(后下)　草决明 12g;头痛头晕者加石决明 20g(先煎)　磁石 20g(先煎)。

4. 肝胆湿热型　患者症见头晕目眩、口苦咽干、不欲饮食、烦躁易怒、胁肋胀满、小便短少、大便不爽,阴囊溃烂或睾丸肿胀热痛,或下肢疖肿、溃烂、带下黄臭、舌质红、苔厚腻、脉弦或弦数。此型多见于伴有阴部溃疡和下肢皮肤结节红斑的 Behcet 病及其伴发的葡萄膜炎患者。

治则:清热利湿

方药:柴胡 12g,黄芩 12g,黄柏 12g,木通 10g,车前子 15g,泽泻 12g,苦参 10g,栀子 10g,苍术 12g,知母 12g。

5. 阴虚火旺型　患者症见眩晕目涩、头痛耳鸣、口干咽燥、腰膝酸软、五心烦热、健忘失眠、遗精盗汗、舌质红、苔少、脉弦细或细数。此型主要见于葡萄膜炎反复发作或炎症持续存在或处于恢复期等患者。

治则:滋阴降火

方药:生地 12g,熟地 15g,杞子 12g,白芍 15g,女贞子 15g,寸冬 12g,山萸肉 12g,生龙骨 30g,生牡蛎 30g,泽泻 12g,知母 10g,地骨皮 12g。

6. 气阴两虚型　患者症见心悸易惊、气短懒言、倦怠乏力、颧红口干、目涩无华、午后潮热、腰膝酸软、失眠梦遗、舌质红、苔少、脉细弱,此型多见于葡萄膜炎复发患者或炎症持续存在的患者。

治则:益气养阴

方药:太子参 15g,黄精 12g,山药 15g,熟地 12g,女贞子 12g,杞子 12g,白芍 12g,甘草 6g。

7. 脾虚湿泛型　此为脾虚气弱,运化无力致痰湿上泛所引起。患者症见纳呆食少、气短懒言、体倦乏力、痰多清稀、大便溏泻、舌质淡、苔薄白或腻、脉缓弱。眼部检查可见玻璃体内雪球状混浊、视网膜渗出或水肿、黄斑囊样水肿、视网膜血管鞘、蜡烛泪样改变等,属于此型的多为肉芽肿性前葡萄膜炎或肉芽肿性全葡萄膜炎。

治则:健脾益气、利湿化痰

方药:党参 15g,黄芪 15g,白术 15g,云苓 15g,山药 15g,泽泻 15g,陈皮 18g,半夏 10g。

伴阳虚者加附子 8g、干姜 6g;湿重者加薏仁 15g、藿香 12g。

有湿热者加黄芩 15g 滑石 20g。此种类型往往有较好的治疗效果,长期用中药治疗对葡萄膜炎的复发也有一定的预防作用。

8. 痰气郁结型 患者症见情志抑郁、急躁易怒、胸脘满闷、咳痰不爽、咽喉如有核堵塞感、舌苔薄腻、脉弦细或滑。眼部检查或见眼睑肿胀和结节,或见虹膜、视网膜脉络膜结节、蜡烛泪样改变和视网膜血管鞘,或见玻璃体雪球样混浊和睫状体平坦部雪堤样改变,此型也多见于肉芽肿性葡萄膜炎。

治则:解郁祛痰,软坚散结

方药:陈皮 20g,半夏 10g,胆南星 10g,白茯苓 15g,昆布 15g,牡蛎 30g,瓦楞子 15g。

气郁明显者加柴胡 15g,青皮 15g,川楝子 10g;伴郁热者加浙贝母 10g,丹皮 15g;伴气虚者加黄芪 15g,白术 12g。

9. 气郁血结型 患者症见胸胁胀满、烦躁易怒、面色黛黑、舌质紫暗、苔薄少、脉弦涩,此症多有视网膜血管周围炎、眼底出血、玻璃体混浊。

治则:疏肝理气、活血祛瘀

方药:当归 15g,柴胡 15g,香附 15g,赤芍 15g,郁金 12g,青皮 10g,川楝子 15g,桃仁 12g,红花 12g。

伴气虚者加黄芪 15g,党参 12g;气郁化火者加丹皮 15g,生地 15g,栀子 12g,黄芩 12g。

第三篇　葡萄膜炎各论

第一章 前葡萄膜炎

第一节 概 述

1. 前葡萄膜炎包括虹膜炎、虹膜睫状体炎和前部睫状体炎三种。
- 虹膜炎指仅前房内有炎症细胞,前玻璃体内无炎症细胞
- 虹膜睫状体炎则指前房和前玻璃体内均有炎症细胞
- 前部睫状体炎仅有前玻璃体内炎症细胞
- 三种类型中以虹膜睫状体炎最为常见。

2. 病因分类前葡萄膜炎分为感染性和非感染性两大类,其中以非感染性占绝大多数。
- 非感染性炎症中常见的类型有特发性前葡萄膜炎、HLA-B27 相关(阳性)前葡萄膜炎、血清阴性椎关节病变伴发的前葡萄膜炎、Fuchs 综合征、青睫综合征、幼年型特发性关节炎伴发的葡萄膜炎。
- 感染性前葡萄膜炎中较为常见的类型有单纯疱疹病毒性前葡萄膜炎、带状疱疹病毒性前葡萄膜炎、结核性前葡萄膜炎、梅毒性前葡萄膜炎等。

3. 病程分类前葡萄膜炎可分为急性前葡萄膜炎和慢性前葡萄膜炎两种。
- 急性前葡萄膜炎多为非肉芽肿性炎症,炎症持续时间在 3 个月以内。
- 慢性前葡萄膜炎多为肉芽肿性炎症,炎症持续时间在 3 个月以上。

4. 前房炎症或炎症反应
- 前房炎症不但见于前葡萄膜炎,也见于中间葡萄膜炎和全葡萄膜炎,所以看到前房有炎症时,还应根据其他表现综合判断才能确定临床类型。
- 前房炎症反应通常指在外伤后或眼前段手术后出现前房闪辉和炎症细

胞,此种反应往往是一过性的和自限性的。

5. 前葡萄膜炎是最常见的葡萄膜炎类型

- 在西方国家的报道中前葡萄膜炎占葡萄膜炎患者总数的 50% 以上。
- 在其他国家报道中,前葡萄膜炎占 30%~50%。

第二节　急性前葡萄膜炎

一、流行病学

- 急性前葡萄膜炎多发生于 HLA-B27 阳性个体,且有遗传倾向
- 男性多见,多发于 20~50 岁的成年人
- 多双眼受累,但在发病时多为单眼受累,且常表现为双眼交替复发

二、常见类型

1. 急性特发性前葡萄膜炎
2. HLA-B27 相关的急性前葡萄膜炎
3. 血清阴性椎关节病变相关的葡萄膜炎
- 强直性脊柱炎伴发的急性前葡萄膜炎
- 银屑病性关节炎伴发的急性前葡萄膜炎
- 炎症性肠道病伴发的急性前葡萄膜炎
- 反应性关节炎伴发的急性前葡萄膜炎
- 未分化脊柱关节病伴发的葡萄膜炎
4. Behcet 病性前葡萄膜炎

三、症状

- 突发性眼红、眼痛、畏光、流泪
- 视物模糊或视力下降
- 少数患者因前房大量纤维素性渗出、屈光介质混浊可出现显著视力下降

四、体征

1. 睫状充血(图 3-1-1),在不同患者、不同时期睫状充血程度可有明显不同
2. 混合充血(图 3-1-2),在严重急性炎症时可看到,偶尔可见结膜水肿

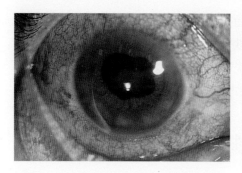

图 3-1-1 急性前葡萄炎患者的睫状充血

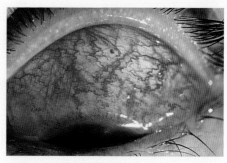

图 3-1-2 急性前葡萄膜炎患者的混合充血

3. 角膜内皮皱褶

4. 尘状 KP,+~++++

5. 前房炎症细胞,+~++++(图 3-1-3)

6. 前房闪辉,+~+++

7. 部分患者有前房积脓(图 3-1-4)

● 特发性急性前葡萄膜炎、HLA-B27 阳性前葡萄膜炎和血清阴性椎关节病变伴发葡萄膜炎的前房积脓,多呈黏稠状,不易流动。

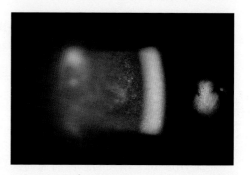

图 3-1-3 急性前葡萄膜炎患者的前房炎症细胞和渗出物

● Behcet 病所致前房积脓则多呈泥沙状,易于流动。

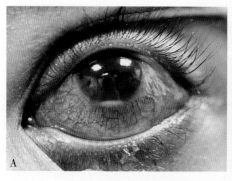

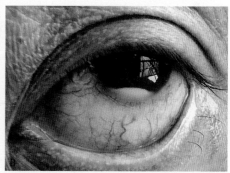

图 3-1-4 急性前葡萄膜炎患者的前房积脓(A、B)

8. 部分患者前房内可出现蛋白凝聚物或纤维素性渗出物(图 3-1-5、图 3-1-6)

● 渗出物通常出现于瞳孔区。

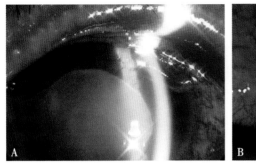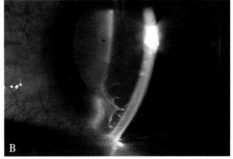

图 3-1-5 急性前葡萄膜炎患者的前房内出现蛋白凝聚物或纤维素性渗出物

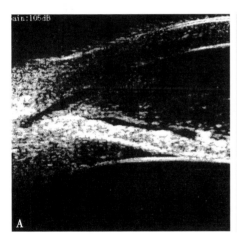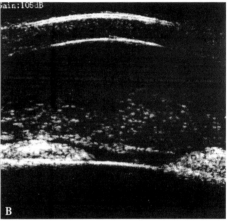

图 3-1-6 急性前葡萄膜炎患者 UBM 检查，发现前房内有膜状物及大量炎症细胞

- 渗出物覆盖整个瞳孔区形成瞳孔膜闭（occlusion of pupil）。

9. 虹膜后粘连

- 可发生虹膜部分后粘连或全部后粘连，后者被称为瞳孔闭锁（seclusion of pupil）。

- 虹膜后粘连可出现不规则形状瞳孔、梨形瞳孔、梅花状瞳孔（图 3-1-7）等。

- 虹膜全后粘连易引起虹膜膨隆，也可出现虹膜周边前粘连、新生血管、眼压升高等改变。

- 一些患者在炎症发作期可出现视网膜血管渗漏（图 3-1-8）、血管壁染色（图 3-1-9）黄斑囊样水肿、视盘染色等反应性改变。

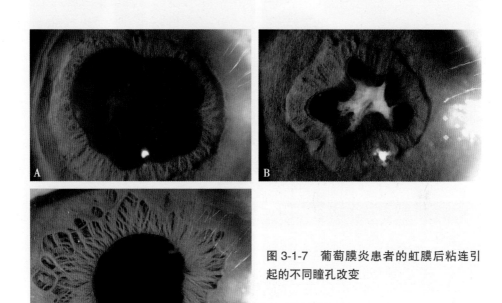

图 3-1-7　葡萄膜炎患者的虹膜后粘连引起的不同瞳孔改变

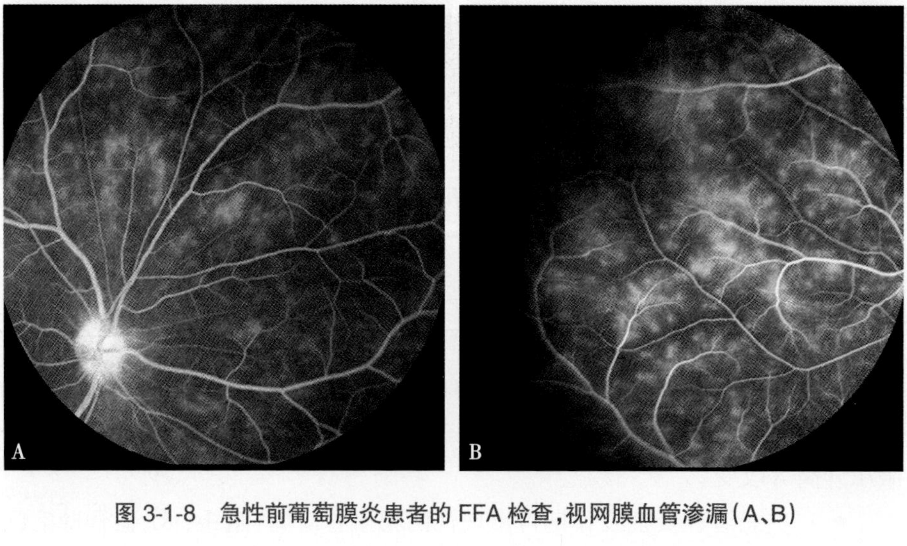

图 3-1-8　急性前葡萄膜炎患者的 FFA 检查,视网膜血管渗漏(A、B)

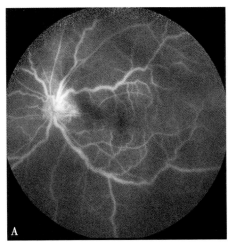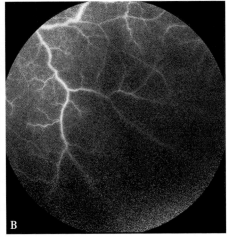

图 3-1-9　急性前葡萄膜炎患者的 FFA 检查,出现血管壁染色

五、并发症

- 并发性白内障,出现于反复发作的患者。
- 继发性青光眼,多发于虹膜完全后粘连或广泛虹膜周边前粘连的患者,偶见于前房有大量纤维素性渗出的患者。
- 眼球萎缩,见于反复发作的患者。

六、诊断要点

1. 根据典型的症状和体征,常可做出诊断。

2. UBM 检查有助于判断炎症的部位、严重程度及评价治疗效果。

3. 进行以下检查有助于确定病因和类型:

- HLA-B27 抗原检测。
- 骶髂关节 X 线检查或 MRI 检查。
- 血沉、C 反应蛋白检查有助于判断疾病的活动性及有无全身性疾病。
- 一般不需进行其他实验室检查,如有指征怀疑感染时,可进行相应检查。

七、治疗要点

1. 如能找到病因者应针对病因治疗,如结核性葡萄膜炎、梅毒性葡萄膜炎应给予相应的抗感染治疗

2. 糖皮质激素点眼剂点眼治疗

● 炎症严重时可选用 0.1% 地塞米松或 1% 醋酸泼尼松龙等滴眼剂频繁点眼,15 分钟至 1 小时 1 次。

● 中度炎症时每天点眼 3~4 次。

● 炎症轻微时应使用作用温和的糖皮质激素滴眼剂点眼,点眼频度宜低。

3. 睫状肌麻痹剂点眼治疗

● 急性严重的炎症应使用 2% 阿托品滴眼剂或眼膏,每天 1~2 次中等程度或轻度炎症可使用后马托品或托品卡胺点眼,每天或隔天 1 次。

4. 结膜下注射强力散瞳合剂

● 适应证:新鲜的虹膜后粘连、用睫状肌麻痹剂不能拉开虹膜后粘连者。

● 散瞳合剂组成:1% 阿托品、1% 可卡因、0.1% 肾上腺素等量混合。

● 注射量:取 0.1~0.2ml 结膜下注射。

● 注射部位:宜注射在虹膜粘连和不粘连交界处的结膜下。

八、特别提示

1. 糖皮质激素全身应用

● 伴有全身性疾病如强直性脊柱炎、炎症性肠道疾病等全身性疾病时,可考虑全身使用。

● 出现前房大量纤维素性渗出或前房积脓时可考虑短期全身应用,待炎症消退时即可减药或停药。一般使用剂量:泼尼松 20~30mg/ 日。

2. 糖皮质激素结膜下注射

● 一般不需结膜下注射,更不宜多次反复结膜下注射。

● 对于有角膜病变不宜频繁使用糖皮质激素点眼者可考虑行结膜下注射,如给予地塞米松注射,剂量为 2.5mg/0.1ml。

● 对于有前房积脓或大量纤维素性渗出者,可结膜下注射糖皮质激素,但一般不宜重复注射。

3. 其他免疫抑制剂使用

● 单纯的急性前葡萄膜炎一般不需要糖皮质激素以外的免疫抑制剂。

● 合并有全身性疾病,如强直性脊柱炎、炎症性肠道疾病、银屑病性关节炎等可考虑使用其他免疫抑制剂。

● 全身免疫抑制剂使用前应注意进行肝肾功能、血常规、血糖等检查,在使用中应定期进行随访观察。

4. 糖皮质激素、睫状肌麻痹剂使用指征

● 前房细胞存在提示有活动性炎症,应给予糖皮质激素和睫状肌麻痹剂点眼治疗。

● 前房闪辉提示血 - 房水屏障功能破坏,如无前房炎症细胞,不需要考虑使用糖皮质激素点眼剂(图 3-1-10)。

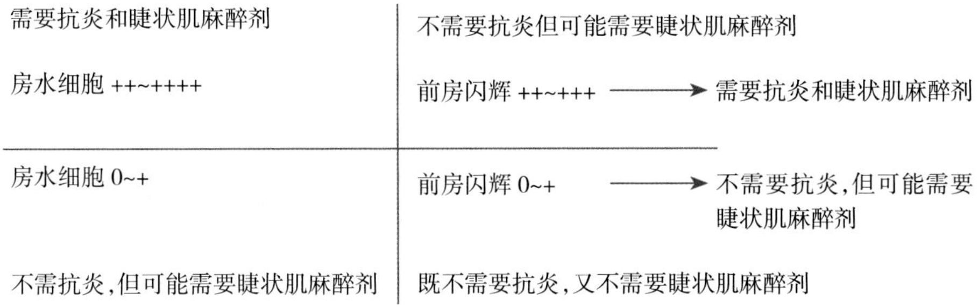

需要抗炎和睫状肌麻醉剂	不需要抗炎但可能需要睫状肌麻醉剂
房水细胞 ++~++++	前房闪辉 ++~+++ ——➤ 需要抗炎和睫状肌麻醉剂
房水细胞 0~+	前房闪辉 0~+ ——➤ 不需要抗炎,但可能需要睫状肌麻醉剂
不需抗炎,但可能需要睫状肌麻醉剂	既不需要抗炎,又不需要睫状肌麻醉剂

图 3-1-10　抗炎症剂及睫状肌麻醉剂使用的指征

5. 并发性白内障手术治疗

● 宜在急性炎症消退后进行手术

● 宜在两次发作间歇期内进行手术

● 超声乳化及人工晶状体植入术在多数患者可获较好的治疗效果

● 术中分离虹膜后粘连宜轻柔,避免牵拉,尽量减轻对组织的损伤

● 手术前后应给予糖皮质激素、非甾体抗炎药点眼治疗,也可考虑短期给予糖皮质激素口服治疗

6. 眼压升高或继发性青光眼治疗

● 对于渗出物堵塞房角引起的眼压升高,应联合使用糖皮质激素、睫状肌麻痹剂、降眼压药物治疗

● 对于房角广泛粘连、关闭引起者应在积极抗炎和降眼压治疗情况下,考虑行相应抗青光眼手术治疗

● 对于虹膜完全后粘连引起者,应在积极降眼压和使用糖皮质激素的同时,尽快施行周边虹膜切除术或激光周边虹膜切除术

九、预后

● 多数患者及时正确治疗后视力预后良好。

● 虹膜完全后粘连可导致前房变浅消失,房角广泛粘连、周边虹膜广泛前

149

粘连易引起眼压高和不可逆的视功能损害。

- 少数反复发作的患者可出现眼球萎缩。

第三节　慢性前葡萄膜炎

慢性前葡萄膜炎多是肉芽肿性炎症,但也有一些可表现为非肉芽肿性炎症。

一、常见病因和类型

- 特发性慢性前葡萄膜炎
- 幼年型特发性关节炎伴发的前葡萄膜炎
- Fuchs 综合征
- 疱疹病毒引起的前葡萄膜炎
- 炎症性肠道炎症疾病伴发的慢性前葡萄膜炎
- Vogt- 小柳原田综合征(肉芽肿性前葡萄膜炎反复发作期)
- 结节病性肉芽肿性前葡萄膜炎

二、症状

- 起病通常缓慢,症状一般较轻
- 视物模糊或视力下降
- 可有轻微眼痛、眼胀、不适,也可有明显眼红、眼痛等症状

三、体征

1. 无睫状充血或有轻度睫状充血,少数患者可有明显睫状出血。

2. 羊脂状 KP(羊脂状 KP,有时伴有色素沉着)(图 3-1-11)、中等大小 KP 或尘状 KP。

3. 前房闪辉 +~+++。

4. 前房细胞 +~+++,前房积脓罕见。

5. 虹膜可有以下多种改变。

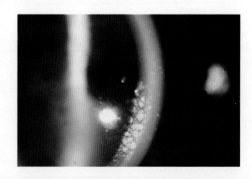

图 3-1-11　慢性前葡萄膜炎患者的羊脂状 KP,伴有色素沉着

- 部分或完全虹膜后粘连(图 3-1-12)
- 西米状虹膜 Koeppe 结节(图 3-1-13)和(或)Bussaca 结节(图 3-1-14)
- 虹膜大的肉芽肿
- 虹膜膨隆,局限性或大范围膨隆(图 3-1-15)

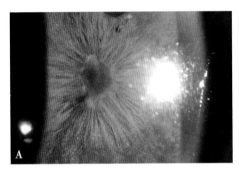
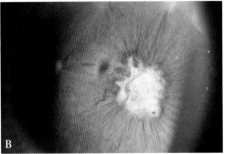

图 3-1-12　慢性前葡萄膜炎患者的完全虹膜后粘连(A)和虹膜新生血管(B)

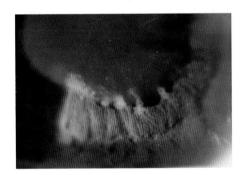
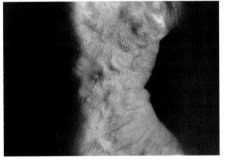

图 3-1-13　慢性前葡萄膜炎患者的西米状
虹膜 Koeppe 结节

图 3-1-14　慢性前葡萄膜炎患者的多发性
西米状虹膜 Bussaca 结节

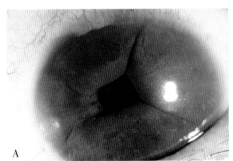
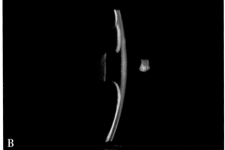

图 3-1-15　慢性前葡萄膜炎患者的虹膜膨隆

● 虹膜局灶性萎缩或大片状萎缩(图 3-1-16)

● 虹膜局灶性、大片状或弥漫性脱色素

● 部分的或广泛的虹膜周边前粘连

● 房角局限性粘连或全粘连

6. 易出现多种类型瞳孔异常,如小瞳孔、大瞳孔、梨形瞳孔、心形瞳孔、梅花状瞳孔、不规则形瞳孔等(图3-1-17)

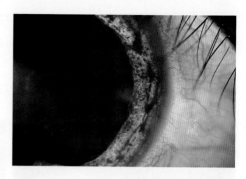

图 3-1-16 单纯疱疹病毒引起的慢性前葡萄膜炎,显示大片状虹膜萎缩和脱色素

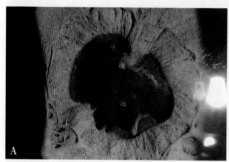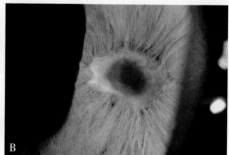

图 3-1-17 慢性虹膜睫状体炎患者的瞳孔改变

四、并发症

1. 易出现并发性白内障

2. 易出现眼压升高或继发性青光眼

3. 部分患者可出现虹膜新生血管

4. 病程长和反复发作者易引起角膜带状变性

● 早期常出现在 3、9 点角膜缘附近(图 3-1-18)

● 时间久者形成横跨性角膜带状变性(图 3-1-19)

● 角膜带状变性区域可出现片状脱钙现象

5. 反复发作的炎症偶尔可引起眼球萎缩

五、诊断及鉴别诊断

1. 根据典型的羊脂状 KP、前房反应及虹膜改变通常可以确定诊断。

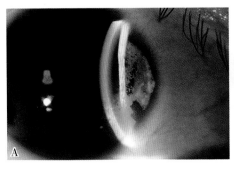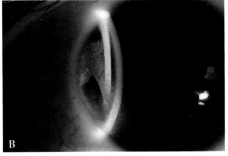

图 3-1-18 慢性前葡萄膜炎患者在 3、9 点角膜缘附近的角膜带状变性

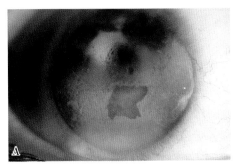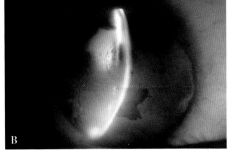

图 3-1-19 慢性前葡萄膜炎患者的横跨性角膜带状变性

2. 少年儿童患者应询问有无关节炎病史,并进行抗核抗体测定,以确定或排除幼年型特发性关节炎。

3. 对高度怀疑结核者应行胸片、结核菌素皮试、γ- 干扰素释放试验等,以确定或排除结核。

4. 梅毒血清学检查可确定或排除梅毒性葡萄膜炎。

5. 胸部 CT 拍片、血清血管紧张素转化酶测定对结节病性葡萄膜炎的诊断有重要帮助。

6. 血清及房水病毒抗体测定、房水病毒 DNA 测定有助于病毒性前葡萄膜炎诊断。

7. FFA 检查可评估是否伴有视网膜血管炎。

8. UBM 检查对确定炎症部位及严重程度有重要价值。

9. 角膜内皮计数可发现葡萄膜炎所致角膜内皮细胞改变,病毒性前葡萄膜炎常引起角膜内皮细胞数目减少。

六、治疗

1. 对于能够确定病因者应针对病因治疗,如结核性葡萄膜炎的抗结核治疗、梅毒性葡萄膜炎的抗梅毒治疗、病毒性前葡萄膜炎的抗病毒治疗。

2. 前房有炎症者应给予糖皮质激素和睫状肌麻痹剂治疗。

(1) 重度前房炎症

- 0.1% 地塞米松或 1% 醋酸泼尼松龙点眼剂点眼,每日 4~6 次

- 2% 后马托品眼膏点眼,每日 1 次

(2) 轻、中度前房炎症

- 0.05% 地塞米松或 0.125% 醋酸泼尼松龙滴眼液点眼,每日 3~4 次

- 托品卡胺点眼剂点眼,每晚 1 次

(3) 轻微前房炎症

- 氟米龙等作用较弱的糖皮质激素点眼剂点眼,每日 1~4 次

- 托品卡胺点眼剂,每晚 1 次

3. 对顽固的慢性前葡萄膜炎以及合并全身自身免疫性疾病者或伴有视网膜血管炎者,应联合糖皮质激素和其他免疫抑制剂治疗。

- 糖皮质激素初始剂量 0.5~1.0mg/(kg·d)

- 环孢素初始剂量 3~5mg/(kg·d)

- 环磷酰胺初始剂量 50~100mg/(kg·d)

- 甲氨蝶呤初始剂量 7.5~15mg/ 周

- 硫唑嘌呤初始剂量 50~100mg/d

4. 并发性白内障手术治疗

- 一般宜在炎症完全控制后进行白内障手术治疗。

- 对于 Fuchs 综合征患者只要白内障影响患者生活质量时,不管有无 KP 和前房炎症细胞,都可进行白内障手术治疗,在术前和术后可给予糖皮质激素滴眼剂、非甾体抗炎药滴眼剂点眼治疗。

- 宜在手术前后给予糖皮质激素、非甾体抗炎药点眼治疗,可根据情况全身给予糖皮质激素和(或)其他免疫抑制剂治疗。

- 多数患者在炎症完全控制后可行白内障超声乳化及人工晶状体植入术。

5. 继发性青光眼治疗

- 对于炎症渗出、小梁网炎症引起的眼压升高,应给予糖皮质激素、睫状肌麻痹剂点眼治疗,并应联合降眼压药物点眼治疗。

- 对于房角粘连或关闭引起的继发性青光眼,应在积极抗炎和降眼压治疗下行小梁切除,或根据情况给予相应的抗青光眼手术治疗。
- 对于虹膜完全后粘连引起虹膜膨隆和眼压升高者,应在使用抗炎和降眼压药物的情况下,尽快进行虹膜周切术或虹膜激光周边切除术。
- 对于可能是由糖皮质激素引起的眼压升高,应停用此类药物并给予降眼压药物治疗。

6. 角膜带状变性

- 3、9 点角膜带状变性因不影响视力,通常不需手术治疗。
- 影响视力的角膜带状变性应行手术治疗。

七、特别提示

- Fuchs 综合征是一种特殊类型的前葡萄膜炎,一般不需糖皮质激素点眼治疗,更不需要全身用药,仅在前房炎症细胞较多时,可给予糖皮质激素短期点眼治疗。
- 仅有前房闪辉不是糖皮质激素点眼的适应证,应避免在无前房炎症情况下使用糖皮质激素点眼治疗。
- 对于前房炎症不是特别严重者,应注意尽量使用短效或中效的睫状肌麻痹剂,以避免在瞳孔扩大的情况下出现虹膜后粘连。
- 对于长期使用糖皮质激素和其他免疫抑制剂的患者,应注意在治疗前进行肝肾功能、血常规、血糖等检查,治疗中应定期进行随访观察,以及时发现药物的副作用和采取必要的措施。
- 对于少年儿童葡萄膜炎患者所出现的白内障,尤其是幼年型特发性关节炎伴发葡萄膜炎所致的并发性白内障,切忌匆忙进行白内障手术治疗,应在很好控制炎症的情况下进行手术,在术前术后尚需全身使用糖皮质激素和其他免疫抑制剂。

八、预后

- 大多数患者经过及时治疗可获得较好的视力预后。
- 炎症未控制的情况下进行白内障摘除及人工晶状体植入术常引起炎症复发和慢性化,并且炎症更难控制,视力预后差甚或导致失明。
- 少年儿童慢性前葡萄膜炎患者的视力预后总体而言要较成人为差。
- 顽固性眼压升高或继发性青光眼导致视神经损害,易引起视功能降低或丧失。

第二章　中间葡萄膜炎

一、概念

● 中间葡萄膜炎（intermediate uveitis）是指以睫状体平坦部和玻璃体其底部雪堤样改变和玻璃体雪球状混浊为特征的炎症性疾病

● 在早年文献中，中间葡萄膜炎还被称为：睫状体平坦部炎（pars planitis）、慢性睫状体炎（chronic cyclitis）、周边葡萄膜炎（peripheral uveitis）、玻璃体炎（hyalitis）、周边渗出性视网膜炎（peripheral exudative retinitis）等

二、流行病学

● 世界各地均有发生，无种族差异。

● 多发于青壮年，男女发病比例相同。

● 中间葡萄膜炎在整个葡萄膜炎中占 0.1%~15.3%。

● 在我国中间葡萄膜炎患者占葡萄膜炎患者总数的 6.1%。

三、病因和发病机制

尚不完全清楚，可能与多种感染引起的免疫反应有关；也可能与花粉、异种蛋白、尘螨等多种物质的过敏反应有关；近年研究发现，机体免疫功能紊乱所致的免疫反应在其发病中有着重要作用；还发现多种全身性疾病和眼部疾病如多发性硬化、结节病、肉芽肿性血管炎（Wegener 肉芽肿）、Behcet病、梅毒性葡萄膜炎、Lyme 病性葡萄膜炎等，也可引起或表现为中间葡萄膜炎。

四、临床表现

1. 双眼受累多见，达 60%~93%。

2. 多发病隐匿

● 一些患者可有眼红痛、轻度畏光和流泪、眼前黑影、视物模糊或视力下降，一些患者可无任何症状。

3. 典型改变

● 睫状体平坦部和玻璃体基底部雪堤样改变（图 3-2-1）和玻璃体内雪球状混浊（图 3-2-2），以前者为主要表现者被称为睫状体平坦部炎，以后者为主要表现者被称为玻璃体炎。二者均常伴有玻璃体炎症细胞。

4. 眼前段改变

● 一些患者可有轻微睫状充血、羊脂状 KP、轻度前房闪辉和少量或中等量房水炎症细胞、虹膜后粘连、房角粘连（柱状或天幕状粘连）（图 3-2-3）。

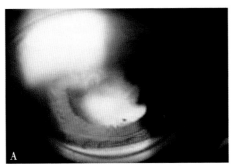
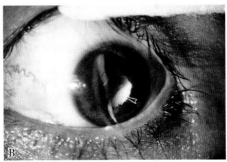

图 3-2-1 中间葡萄膜炎患者的睫状体平坦部和玻璃体基底部雪堤样改变

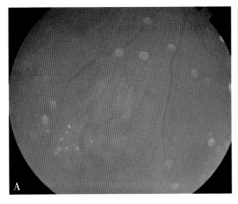
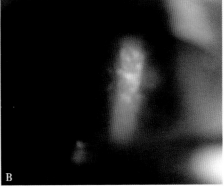

图 3-2-2 中间葡萄膜炎患者的玻璃体内雪球状混浊

5. 眼后段改变

● 眼后段改变相当常见,主要表现为黄斑囊样水肿、视网膜血管炎和血管周围炎。

五、并发症

● 黄斑囊样水肿、假性黄斑裂孔、黄斑裂孔

● 周边视网膜新生血管形成、增殖性改变(图 3-2-4)

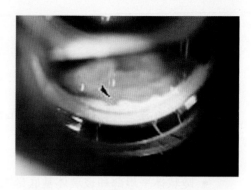

图 3-2-3 中间葡萄膜炎患者的房角粘连

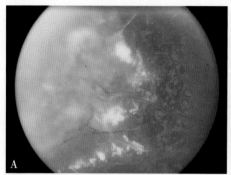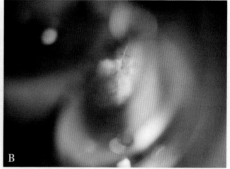

图 3-2-4 中间葡萄膜炎周边视网膜新生血管形成、增殖性改变

● 视盘肿胀、视盘新生血管
● 并发性白内障,是最常见的并发症
● 牵引性、裂孔源性或渗出性视网膜脱离
● 玻璃体积血、增殖改变
● 继发性青光眼、视神经萎缩
● 眼球萎缩

六、诊断和鉴别诊断

1. 典型的临床表现

● 典型的睫状体平坦部、玻璃体基底部雪堤样改变,或玻璃体雪球状混浊,伴有或不伴有眼前段或眼后段炎症改变及其并发症。

2. 辅助检查

● OCT 可发现黄斑囊样水肿、黄斑区及视盘附近视网膜增值改变等。

● B 超可以判定玻璃体混浊增殖改变、睫状体平坦部雪堤样改变和增殖以及是否伴有视网膜脱离。

● UBM 可以帮助确定睫状体附近渗出改变和雪堤样改变。

● 荧光素眼底血管造影可发现多种改变,如视网膜毛细血管渗漏、血管壁染色、视盘强荧光、黄斑囊样水肿、视网膜新生血管等。

3. 实验室检查

● 虽然大多数患者不需要实验室检查,但在怀疑结核、结节病、Lyme 病、梅毒等所引起的中间葡萄膜炎时,则应做相应的实验室检查。

4. 应注意确定和排除以下一些感染性或全身性疾病:

● Lyme 病:疫区接触史、伯氏疏螺旋体特异性抗体测定、游走性红斑、关节炎、神经系统受累、心肌炎等对诊断有重要帮助。

● 梅毒性葡萄膜炎:不洁性接触史、硬下疳、皮疹以及心血管和中枢神经系统受累的表现,梅毒血清学检查有助于诊断和鉴别诊断。

● 结核性葡萄膜炎:眼内液中发现结核分枝杆菌或活检标本发现干酪样坏死性肉芽肿可确定诊断,对可疑的患者进行结核菌素皮肤试验,γ- 干扰素释放试验、胸部 X 线或 CT 检查、眼内液 PCR 检测等对诊断有重要帮助。

● 结节病:病人常有典型的眼底"蜡烛斑"样改变和肉芽肿性葡萄膜炎其他改变、周围淋巴结肿大、结节性红斑、冻疮样狼疮、骨关节炎、中枢神经系统受累,肺门及纵隔淋巴结肿大及多种肺部改变有助于诊断。

● 多发性硬化:女性多见,常有疲乏、虚弱和多种感觉异常和疼痛,易出现视神经炎,磁共振发生脑与脊髓白质区有散在的脱髓鞘斑块,脑脊液蛋白浓度升高,白细胞增多和抗病毒抗体阳性。

● Behcet 病:典型地表现为口腔溃疡、反复发作的葡萄膜炎、多形性皮肤改变、阴部溃疡等,玻璃体可出现雪球状混浊,一般不出现雪堤样改变。

七、治疗

(一) 治疗的建议

● 有关特发性中间葡萄膜炎的治疗目前有两种观点:一种观点认为,在视力等于或好于 0.5 的患者,不应进行治疗;另一种观点则是不管视力是否降至 0.5 以下,只要有活动性炎症,即应给予治疗。

● 著者倾向于第二种观点,因为活动性炎症不治疗很有可能导致黄斑囊样水肿及其他并发症,也可能使炎症的范围和严重程度进一步扩大和加重。

（二）治疗流程

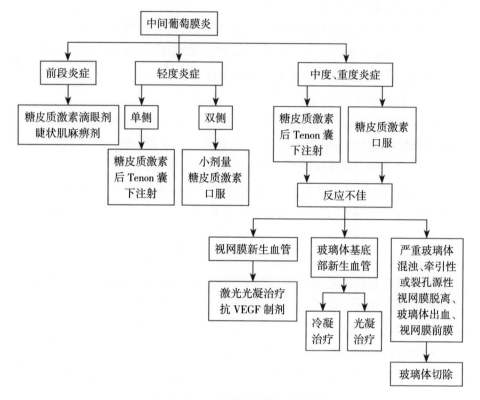

图 3-2-5　中间葡萄膜炎治疗流程图

（三）治疗方法

1. 抗感染治疗

● 对于确定病因者应根据感染的类型给予相应的抗感染治疗。

2. 免疫抑制剂治疗

（1）糖皮质激素

● 常选用口服方法治疗,初始剂量 0.5~1mg/（kg·d）,以后根据情况逐渐减量。

● 眼前段有炎症者应给予点眼治疗。

● 对单侧病变,特别是伴有顽固性黄斑囊样水肿者,可给予糖皮质激素后 Tenon 囊下注射,通常选用醋酸曲安西龙 20~40mg,3~4 周可重复一次,一般注射 2~4 次即有明显效果。

- 对伴有顽固性黄斑水肿者,可行玻璃体注射,醋酸曲安西龙,通常需反复注射,但不宜频繁注射,特别是要注意注射所引起的感染等并发症。

（2）苯丁酸氮芥

- 适用于顽固性炎症患者。

- 初始剂量 0.05~0.1mg/（kg·d）,维持剂量 2mg/d。

- 应注意此药引起的男性永久性不育、骨髓抑制、肝肾功能异常、女性患者月经紊乱、闭经等副作用。

（3）环磷酰胺

- 适用于顽固性炎症患者。

- 初始剂量 2mg/（kg·d）。

- 应注意骨髓抑制、引起不育、出血性膀胱炎、月经不调、紊乱等副作用。

（4）环孢素

- 适用于顽固性炎症患者。

- 初始剂量 3~5mg/（kg·d）,维持剂量 2mg/（kg·d）。

- 应注意其肝、肾毒性、神经毒性和引起高血压等副作用。

（5）硫唑嘌呤

- 适用于顽固性炎症患者。

- 初始剂量 100mg/d（成人）,维持剂量 50mg/d。

- 应注意骨髓抑制、继发恶性肿瘤、高敏感性综合征、脱发、肝肾毒性等副作用。

（6）甲氨蝶呤

- 适用于顽固性炎症患者。

- 初始剂量一般为 7.5~15mg/ 周,维持剂量 5~7.5mg/ 周。

- 应注意其肝毒性、骨髓抑制、肺毒性、急性肾功能衰竭等副作用。

3. 睫状肌麻痹剂

- 适用于前房有炎症的患者。

- 宜选用中效（后马托品）和短效制剂。

4. 手术治疗

（1）玻璃体切除术

- 多种免疫抑制剂长期治疗无效者。

- 持久浓集的玻璃体混浊和大量玻璃体积血。

- 增殖性玻璃体视网膜病变。
- 对顽固性黄斑囊样水肿也可能有治疗作用。

（2）冷凝术

- 适用于免疫抑制剂治疗无效和周边视网膜出现新生血管的患者。
- 实施部位和方法：病变相应部位做巩膜外冷凝。

（3）透热

- 适用于周边视网膜有大量新生血管者。
- 实施部位和方法：病变区先做一巩膜瓣，于巩膜床上透热。

（4）激光光凝

- 适用于有周边视网膜新生血管者。
- 根据情况可进行反复激光光凝治疗。

5. 并发症的治疗

（1）并发性白内障

- 宜在炎症完全控制后进行白内障手术治疗，可行白内障超声乳化及人工晶状体植入术。
- 术前及术后应注意局部和全身使用糖皮质激素和（或）其他免疫抑制剂。

（2）继发性青光眼

- 有炎症者宜用糖皮质激素点眼剂、睫状肌麻痹剂和降眼压药物。
- 由虹膜后粘连和房角粘连所引起者，宜在降眼压治疗、全身应用糖皮质激素和（或）其他免疫抑制剂治疗的前提下给予相应的抗青光眼手术治疗。

八、预后

- 多数患者经长期治疗可控制炎症，恢复一定视力或较好视力。
- 有严重并发症者如顽固性眼压升高所致的视神经萎缩、黄斑裂孔、顽固性黄斑囊样水肿、视网膜脱离者，视力预后不良。

第三章　后葡萄膜炎

一、概念

1. 后葡萄膜炎(posterior uveitis)是一组累及脉络膜、视网膜、视网膜血管和玻璃体的炎症性疾病,有人将视盘炎也归类于后葡萄膜炎之列。

2. 后葡萄膜炎主要包括以下类型:

- 脉络膜炎
- 脉络膜视网膜炎(脉络膜炎症累及视网膜)
- 视网膜炎
- 视网膜脉络膜炎(视网膜炎症累及脉络膜)
- 视网膜色素上皮炎(视网膜色素上皮为炎症的原发部位)
- 神经视网膜炎(视神经及附近视网膜和黄斑区的炎症性疾病)
- 视网膜血管炎及血管周围炎
- 巩膜后葡萄膜炎(后巩膜炎继发脉络膜炎或脉络膜视网膜炎)

二、分类

(一) 根据病因和伴有相关疾病的分类

1. 感染性后葡萄膜炎

- 病毒感染性后葡萄膜炎包括:单纯疱疹病毒、水痘 - 带状疱疹病毒、巨细胞病毒、人类免疫缺陷病毒、嗜人 T 淋巴病毒等引起的葡萄膜炎
- 寄生虫感染所致后葡萄膜炎,常见的有弓形虫性视网膜脉络膜炎、弓蛔虫性后葡萄膜炎
- 细菌性或螺旋体感染所致后葡萄膜炎,常见的有结核性后葡萄膜炎、梅

毒性后葡萄膜炎

- 真菌感染所致的后葡萄膜炎（眼内炎），有如念珠菌属、曲霉属、芽生菌属、球孢子菌属、新型隐球菌、组织胞浆菌属、分枝孢菌属等引起的眼内炎

2. 非感染性后葡萄膜炎

（1）原发于眼部疾病

- 视网膜血管炎
- 视网膜静脉周围炎（Eales 病）
- 匐行性脉络膜视网膜炎
- 急性后极部多灶性鳞状色素上皮病变
- 急性视网膜色素上皮炎
- 多发性易消散性白点综合征
- 多灶性脉络膜炎和全葡萄膜炎
- 视网膜下纤维化和葡萄膜炎综合征
- 急性黄斑部神经视网膜病变
- 点状内层视网膜炎
- 单侧急性特发性黄斑病变
- 弥漫性单侧亚急性神经视网膜炎

（2）伴有全身性疾病的后葡萄膜炎

- Behcet 病性葡萄膜炎
- Vogt- 小柳原田综合征
- 结节性多动脉炎伴发的葡萄膜炎
- Wegener 肉芽肿伴发的后葡萄膜炎或巩膜后葡萄膜炎
- 系统性红斑狼疮伴发的葡萄膜炎（视网膜炎或视网膜病变）
- 皮肌炎伴发的葡萄膜炎
- Whipple 病所致的葡萄膜炎
- Crohn 病伴发的葡萄膜炎
- 溃疡性结肠炎伴发的后葡萄膜炎
- 结节病性葡萄膜炎
- 多发性硬化伴发的葡萄膜炎
- Takayasu 病伴发的葡萄膜炎
- Cogan 综合征伴发的葡萄膜炎

（3）继发性炎症

- 继发于后巩膜炎的后葡萄膜炎
- 继发于眼球穿通伤或内眼手术的交感性眼炎

（4）伪装综合征

- 眼内 - 中枢神经系统淋巴瘤所致的伪装综合征
- 白血病所致的伪装综合征
- 各种转移癌所致的伪装综合征
- 视网膜母细胞瘤所致的伪装综合征
- 脉络膜黑色素瘤所致的伪装综合征
- 视网膜色素变性所致的伪装综合征
- 视网膜脱离所致的伪装综合征

（二）根据炎症所在组织的分类

1. 脉络膜炎和视网膜色素上皮炎，主要有以下类型：

- 交感性眼炎
- Vogt- 小柳原田综合征（后葡萄膜炎期和前葡萄膜炎受累期）
- 急性后极部多灶性鳞状色素上皮病变
- 鸟枪弹样脉络膜视网膜病变（炎）
- 匐行性脉络膜视网膜炎
- 多灶性脉络膜炎和全葡萄膜炎
- 视网膜下纤维化和葡萄膜炎综合征
- 急性视网膜色素上皮炎

2. 视网膜炎，主要有以下类型：

- Behcet 病性视网膜炎
- 特发性视网膜炎
- 弓形虫性视网膜（脉络膜）炎
- 巨细胞病毒性视网膜炎
- 急性视网膜坏死综合征
- 病毒性视网膜炎
- 梅毒性视网膜炎

3. 视网膜血管炎，主要有以下类型：

- Eales 病（视网膜静脉周围炎）
- 霜样树枝状视网膜血管炎

- Behcet 病性视网膜血管炎
- 特发性视网膜血管炎
- 系统性红斑狼疮伴发的视网膜血管炎
- 结节病性视网膜血管炎

三、白点综合征

白点综合征是一组出现多发性局灶性脉络膜、视网膜色素上皮或视网膜白色病灶为特征的一类疾病的总称。白色病变的大小、范围及外观可能有很大不同，常见的有以下类型：

急性后极部多灶性鳞状色素上皮病变、急性视网膜色素上皮、AIDS 相关的视网膜微血管病变(棉絮斑)、细菌性脉络膜视网膜炎(早期)、Behcet 病性视网膜炎、真菌性眼内炎(早期)、鸟枪弹样脉络膜视网膜病变、多灶性脉络膜炎和全葡萄膜炎、多发性易消散性白点综合征、点状内层脉络膜病变、结节病性后葡萄膜炎、交感性眼炎、中间葡萄膜炎、梅毒性视网膜炎、眼弓形虫病、眼弓蛔虫病、结核性后葡萄膜炎、急性视网膜坏死综合征、多种病毒性视网膜炎、Vogt- 小柳原田综合征。

四、临床表现

(一) 症状

- 视物模糊、视力下降，甚至严重下降
- 闪光、眼前黑影、暗点、波纹状感等
- 视物变形、色觉异常
- 眼痛，甚至剧烈眼痛(后巩膜炎)
- 伴有全身疾病的一些临床表现

(二) 眼底改变

1. 视网膜病变

(1) 局灶性或弥漫性视网膜水肿

(2) 视网膜渗出

- 视网膜深层渗出形成边界清楚的白色或黄白色渗出，被称为硬性渗出
- 视网膜浅层渗出形成边界模糊的白色或黄白色病变，被称为软性渗出或棉絮状白斑(图 3-3-1)

（3）视网膜出血

- 可发生于视盘及视网膜
- 可呈点状、片状、多灶性（图 3-3-2）

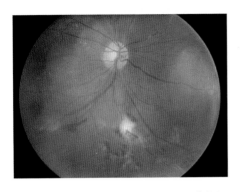

图 3-3-1　后葡萄膜炎患者的视网膜软性渗出

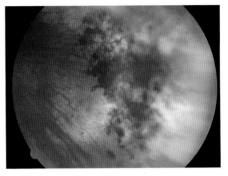

图 3-3-2　巨细胞病毒性视网膜炎患者的大片状视网膜出血

- 可伴有视网膜血管鞘和视网膜坏死

（4）视网膜坏死

- 可为局灶性、大片状或广泛性坏死（图 3-3-3）
- 可为全层或外层视网膜坏死
- 常伴有视网膜血管炎、视网膜出血（图 3-3-4）

（5）血管炎和血管周围炎

- 视网膜血管迂曲扩张、血管鞘形成（图 3-3-5）
- 视网膜血管闭塞，甚至出现幻影血管

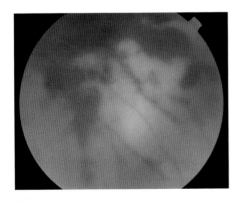

图 3-3-3　急性视网膜坏死综合征患者的广泛性视网膜坏死病灶,伴多灶性出血

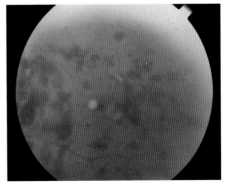

图 3-3-4　视网膜血管炎伴多发的视网膜出血

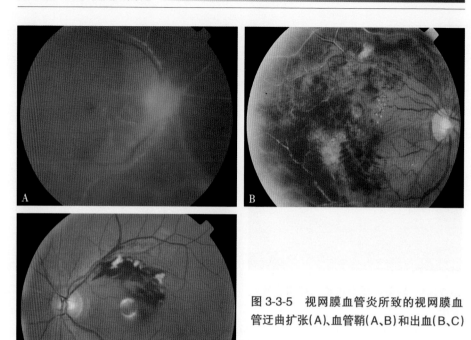

图 3-3-5　视网膜血管炎所致的视网膜血管迂曲扩张(A)、血管鞘(A、B)和出血(B、C)

- 视网膜水肿、出血、坏死
- 视网膜新生血管
- 视网膜萎缩,可呈局灶性萎缩、片状萎缩或广泛性萎缩

(6) 视网膜增殖改变

- 可发生于任何部位(图 3-3-6)
- 发生于黄斑区的增殖病变(图 3-3-7)对视力有很大影响

(7) 渗出性视网膜脱离

- 多见于脉络膜和视网膜色素上皮水平的炎症
- 多发生于下方眼底(图 3-3-8)

(8) 视网膜色素上皮改变

- 视网膜色素上皮活动性炎症病灶,呈鳞状、片状黄白色改变

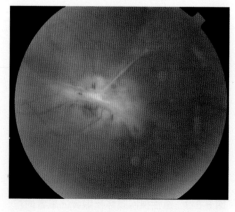

图 3-3-6　后葡萄膜炎患者的视网膜增殖改变

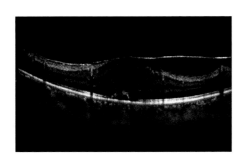

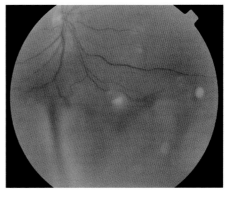

图 3-3-7　后葡萄膜炎患者的黄斑区视网膜前膜和黄斑水肿

图 3-3-8　后葡萄膜炎所致的下方渗出性视网膜脱离

- 视网膜色素上皮色素脱失
- 渗出液在视网膜色素上皮下积聚导致视网膜脱离
- 视网膜色素上皮移行和增殖,造成色素堆积

2. 脉络膜改变

- 脉络膜炎症病灶,可为单一病灶,也可为多发性病灶
- 脉络膜水肿增厚
- 脉络膜脱离
- 弥漫性脉络膜炎形成凹凸不平的苍白外观(图 3-3-9)
- 脉络膜肉芽肿
- Dalen-Fuchs 结节或多灶性脉络膜视网膜萎缩病变(图 3-3-10)

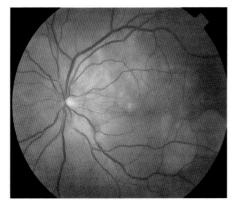

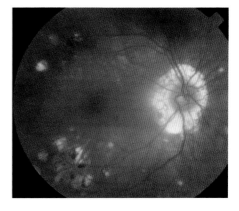

图 3-3-9　VKH 综合征所致的弥漫性脉络膜炎,出现凹凸不平的眼底外观

图 3-3-10　VKH 综合征所致的多灶性脉络膜视网膜萎缩病变

169

- 脉络膜新生血管膜（视网膜下新生血管）
- 脉络膜视网膜萎缩
- 视网膜下增殖改变（图 3-3-11）
- 脉络膜和视网膜色素上皮脱失所致晚霞状眼底改变

3. 玻璃体改变

- 玻璃体炎症细胞
- 玻璃体呈点状、团块状或雪球状混浊
- 玻璃体积血
- 玻璃体增殖性改变
- 玻璃体后脱离

4. 黄斑病变

- 黄斑囊样水肿（图 3-3-12）

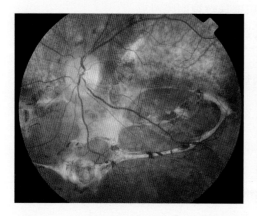

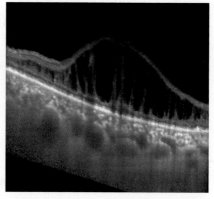

图 3-3-11　后葡萄膜炎引起广泛的视网膜下增殖改变

图 3-3-12　后葡萄膜炎所致的黄斑囊样水肿

- 黄斑区星芒状渗出
- 黄斑区增殖性改变（图 3-3-13）
- 黄斑神经视网膜上皮脱离（图 3-3-14）
- 黄斑区色素沉着及紊乱
- 黄斑洞（图 3-3-15）

5. 视神经改变

- 视盘水肿、肿胀（图 3-3-16）
- 视盘及附近视网膜出血
- 视神经萎缩

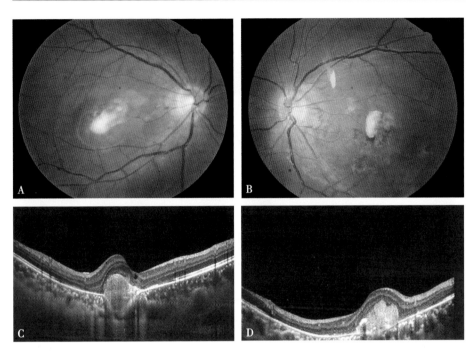

图 3-3-13　黄斑区增殖性改变

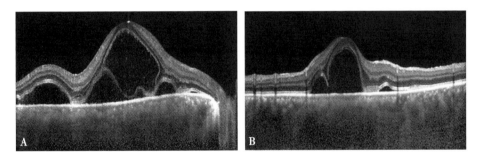

图 3-3-14　黄斑神经视网膜上皮脱离

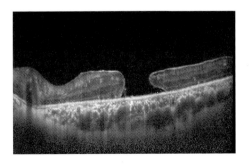

图 3-3-15　后葡萄膜炎所致的黄斑洞

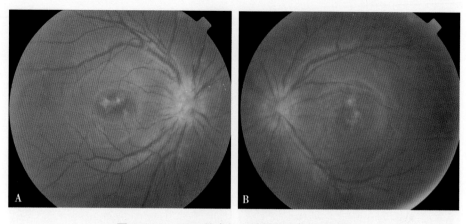

图 3-3-16　VKH 综合征所致的视盘水肿、肿胀

(三) 三种后葡萄膜炎的典型改变

后葡萄膜炎虽然有多种类型,但大致上分为三类,即视网膜炎、视网膜血管炎、脉络膜和视网膜色素上皮水平的炎症,三种类型具有不同的临床特征,掌握这些特征不仅有助于它们的诊断,还有助于确定疾病的原因和类型(表 3-3-1)。

表 3-3-1　三种类型后葡萄膜炎的比较
(摘自杨培增著《临床葡萄膜炎》,有改动)

	视网膜炎 (视网膜坏死)	视网膜血管炎 (视网膜血管周围炎)	脉络膜炎和视网膜色素上皮炎
睫状充血	偶尔出现	无	无
前房炎症反应	常见	少见	少见
玻璃体炎症反应	通常明显	轻~重	轻或无
病变特点	视网膜水肿、渗出、坏死、出血、"雾中头灯"现象,后玻璃体内细胞团状积聚	血管狭窄、血管鞘、血管闭塞,伴有视网膜水肿、渗出、出血,不出现视网膜坏死	视网膜下黄白色炎性病灶或鳞状病灶,单个或多发性,或出现脉络膜弥漫性水肿、增厚,呈"丘陵状"外观,视网膜血管一般不受累及,静止期出现色素上皮增殖、瘢痕形成,色素沉着
渗出性视网膜脱离	少见	罕见	常见

续表

	视网膜炎 (视网膜坏死)	视网膜血管炎 (视网膜血管周围炎)	脉络膜炎和视网膜色素上皮炎
裂孔源性视网膜脱离	少见,坏死时则常见	少见	罕见
牵引性视网膜脱离	可有	可有	罕见
视网膜新生血管膜	较为常见	较为常见	罕见
视网膜下新生血管膜	少见	少见	常见
黄斑囊样水肿	常见	较为常见	少见
荧光素眼底血管造影	早期呈遮蔽荧光,后期荧光素渗漏	早期视网膜血管扩张,后期血管壁染色或渗漏,出血则见遮蔽荧光	①早期遮蔽荧光,后期染色;②早期多发性强荧光点,逐渐融合成片状
吲哚青绿血管造影	较少改变或出现弱荧光黑斑	一般无改变	弱荧光黑斑,局灶性强荧光、脉络膜血管扩张、血管壁染色等
常见病因和类型	急性视网膜坏死综合征、Behcet病性视网膜炎、CMV性视网膜炎、弓形虫性视网膜(脉络膜)炎等	Behcet病性视网膜血管炎、急性视网膜坏死综合征、Eales病、结节病性视网膜血管炎、特发性视网膜血管炎等	Vogt-小柳原田综合征、交感性眼炎、急性后极部多灶性鳞状色素上皮病变、匐行性脉络膜视网膜炎等

1. 视网膜炎

- 视网膜水肿,往往呈大片状水肿或弥漫性水肿

- 视网膜渗出,多为软性渗出

- 视网膜坏死(边界清晰)

- 伴有玻璃体混浊的眼底病灶,在用间接显微镜检查时可看到"雾中头灯"的现象

- 可伴有视网膜血管鞘、视网膜出血

- 常伴有不同程度的玻璃体混浊

2. 脉络膜炎和视网膜色素上皮炎

- 视网膜下黄白色或白色病灶,大小不等

- 脉络膜水肿、增厚,呈现凹凸不平外观

- 渗出性视网膜脱离
- 玻璃体无反应或有轻度反应
- 前房反应缺如或轻微
- 脉络膜瘢痕病变（后期）
- 视网膜色素上皮增殖移行，可见各种形状的色素沉着
- 视网膜下新生血管膜

3. 视网膜血管炎

- 视网膜血管鞘
- 视网膜血管管腔狭窄，甚或出现闭塞（幻影血管）
- 视网膜出血
- 视网膜棉絮状斑
- 视网膜水肿
- 黄斑囊样水肿
- 视网膜新生血管
- 轻至重度的玻璃体反应
- 部分患者有轻度前房反应

五、诊断

诊断主要根据患者的眼部及全身临床表现、辅助检查和实验室检查结果，患者的年龄、性别和种族对诊断也有一定帮助。

（一）眼部改变对诊断的提示作用

1. 出现视网膜水肿常提示以下类型：

- 视网膜炎
- 视网膜微血管炎
- 视网膜血管栓塞

2. 视网膜棉絮状斑常提示以下类型：

- 人类免疫缺陷病毒所致视网膜炎（病变）
- 系统性红斑狼疮伴发的葡萄膜炎
- Behcet 病性视网膜炎、视网膜血管炎

3. 视网膜坏死常提示以下类型：

- 急性视网膜坏死综合征
- 弓形虫性视网膜炎（发生于 AIDS 的患者）

- 急性进展性外层视网膜病变
- 真菌性视网膜炎（眼内炎）
- 细菌性视网膜炎（眼内炎）

4. 视网膜肉芽肿常提示以下类型：

- 结核性葡萄膜炎
- 眼弓蛔虫病
- 结节病性视网膜炎
- 眼弓蛔虫病变

5. 视网膜出血常提示以下类型：

- 特发性视网膜血管炎或血管周围炎
- Behcet 病性视网膜炎或视网膜血管炎
- Eales 病
- 各种原因视网膜炎引起的视网膜新生血管
- 结节病性视网膜血管炎
- 急性视网膜坏死综合征

6. 视网膜血管炎性改变常提示以下类型：

- Eales 病
- 特发性视网膜血管炎或血管周围炎
- 结节病性后葡萄膜炎
- Behcet 病性后葡萄膜炎
- 急性视网膜坏死综合征
- 梅毒性后葡萄膜炎
- 结核性后葡萄膜炎
- Wegener 肉芽肿伴发的葡萄膜炎

7. 视网膜脱离常见于以下类型：

- Vogt- 小柳原田综合征
- 急性视网膜坏死综合征
- 急性进展性外层视网膜病变
- 交感性眼炎
- 鸟枪弹样脉络膜视网膜病变
- 多种肿瘤所致的伪装综合征
- 巩膜后葡萄膜炎

- Crohn 病伴发的后葡萄膜炎
- 弓形虫性视网膜脉络膜炎
- 急性后极部多灶性鳞状色素上皮病变
- 视网膜下纤维化和葡萄膜炎综合征

8. 黄斑囊样水肿常提示以下类型：

- Behcet 病性后葡萄膜炎
- 特发性视网膜炎或特发性视网膜血管炎
- 各种原因所致的视网膜炎和视网膜血管炎

9. 视网膜脉络膜瘢痕主要提示以下类型：

- 弓形虫性视网膜脉络膜炎
- 多灶性脉络膜视网膜炎
- Vogt- 小柳原田综合征
- 交感性眼炎
- 结节病性后葡萄膜炎
- 拟眼组织胞浆菌病

10. 弥漫性脉络膜炎主要提示以下类型：

- Vogt- 小柳原田综合征
- 交感性眼炎
- 结节病性葡萄膜炎

11. 片状脉络膜炎主要提示以下类型：

- 匐行性脉络膜视网膜炎
- 结核性葡萄膜炎

12. 多灶性脉络膜炎常提示以下类型：

- Vogt- 小柳原田综合征
- 鸟枪弹样脉络膜视网膜病变
- 急性后极部多灶性鳞状色素上皮病变
- 交感性眼炎
- 结核性后葡萄膜炎

13. 脉络膜肉芽肿主要提示以下类型：

- 结节病性后葡萄膜炎
- Vogt- 小柳原田综合征
- 交感性眼炎

- 弓形虫性视网膜脉络膜炎
- 结核性后葡萄膜炎

14. 玻璃体雪球状混浊主要见于以下类型：

- 结节病性葡萄膜炎
- Behcet 病性葡萄膜炎
- 梅毒性后葡萄膜炎

15. 玻璃体串珠样混浊主要见于以下类型：

- 结节病性葡萄膜炎
- 念珠菌性视网膜炎(眼内炎)
- 梅毒性后葡萄膜炎

16. 玻璃体积血主要见于以下类型：

- Eales 病
- Bchcet 病性视网膜炎或视网膜血管炎
- 特发性视网膜血管炎

（二）全身病变对诊断的提示作用

1. 口腔溃疡主要提示以下类型：

- Behcet 病性后葡萄膜炎
- 炎症性肠道疾病伴发的后葡萄膜炎
- 梅毒性视网膜炎
- 反应性关节炎伴发的葡萄膜炎

2. 结节红斑主要提示以下类型：

- Behcet 病性后葡萄膜炎
- 结节病性后葡萄膜炎
- 炎症性肠道疾病伴发的后葡萄膜炎
- Lyme 病伴发的后葡萄膜炎

3. 皮疹主要提示以下类型：

- Behcet 病性后葡萄膜炎
- Lyme 病伴发的后葡萄膜炎
- 系统性红斑狼疮性视网膜炎(病变)
- 梅毒性后葡萄膜炎

4. 皮肤疱疹主要提示以下类型：

- 单纯疱疹病毒性视网膜炎

- 带状疱疹病毒性视网膜炎（视网膜坏死）

5. 白癜风主要提示以下类型：

- Vogt- 小柳原田综合征
- 交感性眼炎

6. 皮肤溃疡主要提示以下类型：

- 梅毒性后葡萄膜炎
- Behcet 病性后葡萄膜炎
- 炎症性肠道疾病伴发的葡萄膜炎

7. 脱发主要提示以下类型：

- Vogt- 小柳原田综合征
- 系统性红斑狼疮性视网膜炎（病变）
- 梅毒性后葡萄膜炎
- 交感性眼炎

8. 皮下结节主要提示以下类型：

- 结节病性后葡萄膜炎
- 幼年型慢性关节炎伴发的葡萄膜炎（后葡萄膜炎少见）

9. 关节炎主要提示以下类型：

- Behcet 病性视网膜炎
- 反应性关节炎伴发的后葡萄膜炎
- 结节病性后葡萄膜炎
- 炎症性肠道疾病伴发的后葡萄膜炎
- 梅毒性后葡萄膜炎

10. 肺部病变主要提示以下类型：

- 结核性后葡萄膜炎
- 肉芽肿性血管炎（Wegener 肉芽肿）性葡萄膜炎
- 结节病性后葡萄膜炎
- Behcet 病性葡萄膜炎
- 人类免疫缺陷病毒性视网膜炎（病变）
- 系统性红斑狼疮伴发的视网膜炎（病变）
- 肺癌所致伪装综合征

11. 肠道病变主要提示以下类型：

- Behcet 病性后葡萄膜炎

- Crohn 病伴发的后葡萄膜炎
- 溃疡性结肠炎伴发的后葡萄膜炎
- 结核性葡萄膜炎

12. 耳、听力及前庭功能障碍主要提示以下类型：

- Vogt- 小柳原田综合征
- 交感性眼炎
- 肉芽肿性血管炎（Wegener 肉芽肿）伴发的后葡萄膜炎
- Behcet 病性后葡萄膜炎
- 梅毒性后葡萄膜炎
- 结节病性后葡萄膜炎

13. 脑膜炎、脑膜脑炎主要提示以下类型：

- Behcet 病性后葡萄膜炎
- Vogt- 小柳原田综合征
- 交感性眼炎
- 眼内—中枢神经系统淋巴瘤所致伪装综合征
- 结节病性后葡萄膜炎
- 梅毒性后葡萄膜炎
- 急性后极部多灶性鳞状色素上皮病变
- 结核性后葡萄膜炎
- 弓形虫性后葡萄膜炎
- 肉芽肿性血管炎（Wegener 肉芽肿）性后葡萄膜炎
- 巨细胞病毒性视网膜炎
- 疱疹病毒性视网膜炎（坏死）

14. 神经炎主要提示以下类型：

- Lyme 病性葡萄膜炎
- 结节病性后葡萄膜炎
- 梅毒性后葡萄膜炎
- Behcet 病性后葡萄膜炎
- 疱疹病毒性视网膜炎（坏死）
- Vogt- 小柳原田综合征
- 多发性硬化伴发的葡萄膜炎
- Wegener 肉芽肿性后葡萄膜炎

（三）年龄

1. 少年儿童的后葡萄膜炎应考虑以下类型

- 幼年特发性视网膜血管炎
- 弓形虫性视网膜脉络膜炎
- 弓蛔虫病
- Lyme 病所致的葡萄膜炎
- 巨细胞病毒性视网膜炎
- 视网膜母细胞瘤所致的伪装综合征
- 白血病所致伪装综合征
- 幼年型慢性关节炎伴发的后葡萄膜炎

2. 中青年发生的后葡萄膜炎应考虑以下类型

- Behcet 病
- Vogt- 小柳原田综合征
- 交感性眼炎
- 真菌性眼内炎
- 弓形虫性视网膜脉络膜炎
- 炎症性肠道疾病伴发的后葡萄膜炎

3. 发生于年龄较大者的后葡萄膜炎应考虑以下类型

- 疱疹病毒性视网膜炎（视网膜坏死）
- 结核性后葡萄膜炎
- 真菌性眼内炎
- 眼内 - 中枢神经系统淋巴瘤所致伪装综合征

（四）种族和地区

1. 发生于我国的后（全）葡萄膜炎主要考虑以下类型

- Behcet 病
- Vogt- 小柳原田综合征

2. 发生于黑人的后葡萄膜炎主要考虑以下类型

- 结节病性葡萄膜炎

3. 发生于欧洲、美洲的后葡萄膜炎主要考虑以下类型

- 弓形虫性视网膜脉络膜炎
- 拟眼组织胞浆菌病

（五）辅助检查

1. 荧光素眼底血管造影

● 此种检查对评价视网膜炎、视网膜血管炎的活动性、范围、动态变化及鉴别诊断有重要意义

2. 吲哚青绿血管造影

● 主要用于评价后葡萄膜炎引起的脉络膜炎症及其他病变

3. 光学相干断层成像技术

● 主要用于评价葡萄膜炎引起的视盘水肿、黄斑囊样水肿、黄斑前膜、黄斑洞、黄斑下新生血管膜形成、视网膜神经上皮脱离等

4. 超声检查

● 主要用于评价葡萄膜炎引起的玻璃体混浊、增殖、后脱离、视网膜脱离、脉络膜增厚、球壁增厚等改变

5. 全身性辅助检查

● 胸部 X 线、CT 检查用于结核性后葡萄膜炎、结节病性后葡萄膜炎的诊断和鉴别诊断

● 头颅磁共振检查用于眼内—中枢神经系统淋巴瘤的诊断和鉴别诊断

（六）实验室检查

1. 不需行实验室检查的类型

● 交感性眼炎

● 多发性易消散白点综合征

● 多灶性脉络膜炎和全葡萄膜炎

● 急性视网膜色素上皮炎

● 急性后极部多灶性鳞状色素上皮病变

● 视网膜下纤维化和葡萄膜炎综合征

● 匐行性脉络膜视网膜炎

2. 结核菌素皮肤试验和 γ- 干扰素产生试验，主要用于结核性后葡萄膜炎的诊断。

3. 梅毒血清学试验用于梅毒性葡萄膜炎的诊断。

4. 血清血管紧张素转换酶、血清溶菌素酶主要用于结节病性后葡萄膜炎的诊断。

5. 眼内活组织检查主要用于感染性葡萄膜炎和肿瘤所致伪装综合征的诊断。

6. 血、尿和眼内液培养主要用于感染性葡萄膜炎(眼内炎)的诊断和鉴别诊断。

7. 眼内液抗体和血清抗体测定主要用于眼弓形虫病、眼弓蛔虫病、病毒性葡萄膜炎的诊断。

六、鉴别诊断

因后葡萄膜炎是一类疾病,不仅要诊断出后葡萄膜炎(视网膜炎、视网膜血管炎、脉络膜炎等),还应鉴别诊断出患者所患的到底是何种类型的后葡萄膜炎,如急性后极部多灶性鳞状色素上皮病变、Vogt-小柳原田综合征、弓形虫性视网膜脉络膜炎等,还应与其他眼底疾病相鉴别。下面概括了常见后葡萄膜炎的临床特征,以备诊断和鉴别诊断时快速查找。

(1) Vogt-小柳原田综合征

● 多发于中青年,男女发病比例相似

● 双眼同时发病或先后发病,但间隔一般不超过两周

● 最早的眼底改变是弥漫性脉络膜炎、神经视网膜炎,常伴浆液性视网膜脱离和多灶性神经上皮脱离

● 疾病后期表现为反复发作的肉芽肿性前葡萄膜炎,并出现晚霞状眼底改变

● 葡萄膜炎发生前、后或同时可有头痛、颈项强直、恶心呕吐等症状

● 一些患者可有多种眼外表现,如耳鸣、听力下降、头皮过敏、脱发、白发、白癜风等

● 荧光素眼底血管造影在葡萄膜炎初发时显示早期多灶性点状荧光素渗漏,后期荧光素融合形成多湖状强荧光,在疾病后期显示广泛视网膜色素上皮损害

● 超声检查,在疾病初期显示脉络膜增厚、视网膜脱离等

● OCT 检查常发现双眼视网膜神经上皮脱离

(2) Behcet 病

● 多发于青壮年,男女发病相似

● 可表现为后葡萄膜炎、全葡萄膜炎,少数情况下为前葡萄膜炎

● 引起的后葡萄膜炎主要为视网膜血管炎(弥漫性毛细血管渗漏),后期引起视网膜血管闭塞

● 少数患者可出现视网膜炎

- 葡萄膜炎复发频繁
- 患者常有多种眼外改变,如多发性、有痛性口腔溃疡、多形性皮肤病变、有痛性阴部溃疡、关节肿胀疼痛、神经系统受累、附睾炎等
- 皮肤过敏反应性试验阳性

(3) 交感性眼炎

- 男性多见,常发生于中青年
- 患者有眼球穿通伤史或内眼手术史
- 双眼患病,潜伏期长短不等,但通常在两周以上
- 交感性眼炎多表现为全葡萄膜炎,但在某一个阶段可能表现为后葡萄膜炎或前葡萄膜炎
- 表现为肉芽肿性葡萄膜炎,但在某个阶段可表现为非肉芽肿性炎症
- 疾病后期可出现晚霞状眼底、Dalen-Fuchs 结节和脉络膜视网膜萎缩病灶
- 眼外表现相对少见,可出现与 Vogt- 小柳原田综合征相似的全身改变
- 活动性脉络膜炎 FFA 检查时显示造影早期多发性强荧光,后期多湖状强荧光,在疾病恢复期出现广泛视网膜色素上皮损害

(4) 匐行性脉络膜视网膜炎

- 多发于中年以上的患者,男女发病比例相似
- 多为双侧受累
- 眼底出现典型的不规则形的大片状青灰色或奶油状的病变,边缘不整,病变通常呈离心状或螺旋状向周围进展,萎缩病灶边缘往往出现新的活动性病变
- 活动期病变:FFA 显示早期遮蔽荧光,后期呈强荧光,静止期病变:早期显示强荧光,后期边缘染色

(5) 急性视网膜坏死综合征

- 可发生于任何年龄,男女发病比例相似
- 多单侧受累
- 具有以下典型的眼部改变:出现于中周部并向后极部推进的视网膜坏死病灶,以视网膜动脉炎为主的视网膜血管炎,中等度以上的玻璃体混浊,尤其在发病 2 周后玻璃体混浊更为明显,疾病后期(疾病发生 2 个月后)易发生裂孔源性视网膜脱离
- 发病初期可有轻度至中度的前房反应,出现羊脂状 KP、前房闪辉、前房

炎症细胞,并且易出现中等度眼压升高

- FFA 显示视网膜血管闭塞、渗漏、血管壁染色、视网膜毛细血管无灌注、黄斑囊样水肿等多种改变

(6) Eales 病

- 多发于青壮年,男性多于女性
- 典型眼底改变为视网膜静脉周围炎
- 出现反复的视网膜出血、玻璃体积血
- 易发生视网膜新生血管和增殖性玻璃体视网膜病变
- FFA 可发现视网膜血管渗漏、血管壁染色、毛细血管无灌注、新生血管形成等疾病往往反复进展,预后通常较差

(7) 急性后极部多灶性鳞状色素上皮病变

- 多发于 20~30 岁的青壮年,男女发病比例相似,通常双眼受累
- 视网膜色素上皮水平的多发性、圆形或扁平的黄白色病变,多发于后极部,病变数天或数周后消退。
- 可伴有轻至中度玻璃体炎症反应
- 可有轻度前房闪辉和少量前房炎症细胞
- 荧光素眼底血管造影检查,发现活动性病变早期弱荧光,晚期出现强荧光和荧光染色
- 是一种自限性疾病,多数患者视力预后良好

(8) 急性视网膜色素上皮炎

- 多发于青壮年,男性多见
- 多为单眼受累
- 典型的眼底改变为黄斑区视网膜色素上皮水平散在的成簇的点状病变,病变周围可见黄白色晕环状改变
- 荧光素眼底血管造影检查,病灶中央弱荧光,外围强荧光
- 一般不伴有玻璃体或前房反应
- 是一种自限性疾病,预后良好

(9) 多灶性脉络膜炎和全葡萄膜炎综合征

- 多发于青壮年,女性多见
- 多为双眼受累,患者多有近视
- 典型表现为脉络膜和视网膜色素上皮水平的多发性圆形或椭圆形黄白色病灶,病变位于后极部和中周部,呈散在或簇状分布

- 1/3~1/2 的患者有前房反应

- 2/3 患者有轻度至中度玻璃体炎症反应

- 易发生视网膜下新生血管

- FFA 显示,急性期病变早期遮蔽荧光,晚期染色,消退期呈视网膜色素上皮损害

- 易于复发和慢性化,一般预后较差

(10) 鸟枪弹样脉络膜视网膜病变

- 多发于成年人,男女发病比例相似

- 多为双侧受累

- 多见于欧洲、北美洲的白种人

- 典型的眼底改变是视网膜下多发性圆形或卵圆形奶油色的病变,呈散在孤立性分布,主要分布于赤道部以后的视网膜,炎症消退后可出现脉络膜视网膜萎缩病灶

- 易伴有玻璃体炎症反应、视网膜血管炎、视神经炎、黄斑囊样水肿等

- 前房反应轻微或缺如

- 此病与 HLA-A29 密切相关

- FFA 显示,病灶于造影早期弱荧光,后期呈强荧光

- ICGA 发现造影中期有大量的弱荧光脉络膜病灶

- 持续的黄斑囊样水肿和视神经萎缩可导致视力严重下降

(11) 视网膜下纤维化和葡萄膜炎综合征

- 多发于青年健康女性

- 患者多有 −3.5~−10.0D 的近视

- 多为双侧受累,双眼发病可不同步

- 典型的眼底改变为早期出现视网膜色素上皮和内层脉络膜水平的多发性小的圆形黄白色病变,散在、簇状或线状排列,后期出现视网膜下带状或不规则片状视网膜下胶质膜

- 可伴有轻度至中度的玻璃体炎症反应

- 可伴有轻度至中度的前房反应

- FFA 显示强荧光、多灶性遮蔽荧光、视盘荧光素渗漏、黄斑囊样水肿等改变

- 疾病呈复发和慢性经过,多数患者预后较差

(12) 多发性易消散性白点综合征

- 多发于 20~40 岁的青壮年,女性多见

- 多为单眼受累
- 典型眼底改变为外层视网膜、视网膜色素上皮水平多发性白色或黄白色小圆形病灶,散在分布或融合,位于血管弓及视乳头周围,黄斑区白色或浅橘黄色颗粒状改变
- 一般患者有轻度的玻璃体反应
- 前房反应轻微或缺如
- FFA 显示多灶性点状或斑状强荧光
- 病变为自限性,于数周至数月内消退,预后良好

（13）结核性后葡萄膜炎

- 可发生于任何年龄,男女发病比例相似
- 多为双侧受累
- 结核可引起前葡萄膜炎、后葡萄膜炎和全葡萄膜炎
- 患者可出现视网膜炎、视网膜血管炎、脉络膜肉芽肿、粟粒状脉络膜结核
- 视网膜炎常伴有轻度至中度的玻璃体混浊和玻璃体炎症细胞
- FFA 可发现视网膜血管渗漏、血管壁染色,脉络膜结节在动脉期表现为弥漫性荧光,后期呈强荧光、视网膜脱离者可有荧光素渗漏和染料积存等改变
- 炎症对糖皮质激素反应不佳
- 同时有眼外结核的症状和体征
- 结核菌素皮肤试验和 γ- 干扰素释放试验有助于诊断和鉴别
- 痰液、尿及淋巴结标本抗酸染色、结核分枝杆菌培养、PCR 检测、组织学检查等对诊断有帮助
- 胸部 X 线检查发现活动性结核病灶对诊断有帮助

（14）结节病性后葡萄膜炎

- 可发生于任何年龄,女性多于男性
- 多为双侧受累
- 可引起前葡萄膜炎、中间葡萄膜炎、后葡萄膜炎和全葡萄膜炎
- 可出现视网膜静脉周围炎、视网膜血管旁"蜡状斑"样改变、视网膜肉芽肿结节、脉络膜肉芽肿(单个或多发性肉芽肿)
- 常伴有多种全身性改变,如肺门淋巴结病和肺实质病变、周围淋巴结病、多发性和复发性结节红斑、关节炎、多种神经系统病变等
- 血清血管紧张素转化酶和血清溶菌酶水平增高
- 活组织检查发现非干酪样坏死性肉芽肿

- 肺泡灌洗液发现淋巴细胞增多、CD4$^+$/CD8$^+$T 细胞比值增高

- 胸部 X 线检查、镓扫描、头颅 CT 和磁共振检查有助于诊断

- FFA 可发现视网膜血管渗漏、血管壁染色、出血、遮蔽荧光,脉络膜肉芽肿早期遮蔽荧光,后期染色

- Kveim 试验阳性可确定诊断

- 此病呈慢性复发性,及时正确治疗可使多数患者获得较好的视力预后

(15) 梅毒性葡萄膜炎

- 可发生于任何年龄,男女发病比例相似

- 可表现为后葡萄膜炎、前葡萄膜炎、中间葡萄膜炎和全葡萄膜炎

- 梅毒可分为先天性梅毒和获得性梅毒两种

- 先天性梅毒典型地表现为"椒盐"样眼底改变,眼底出现视网膜色素变性样改变,可出现基质角膜炎和角膜葡萄膜炎,可有多种全身性改变,如皮疹、皮炎、骨膜炎、软骨炎、淋巴结肿大、树胶肿、鼻中隔穿孔、马鞍状鼻、马刁径、楔状齿等

- 后天性梅毒(获得性梅毒)患者可出现后葡萄膜炎、前葡萄膜炎、全葡萄膜炎、中间葡萄膜炎。患者可有发生于生殖器、口腔、皮肤、结膜和眼睑的硬下疳。葡萄膜炎发病前常有躯干、四肢、手掌、脚掌的皮疹

- 梅毒血清学检查阳性可确定诊断

- 脑脊液的梅毒血清学检查可确定神经梅毒

- 早期确诊和正确治疗可使葡萄膜炎治愈

(16) 系统性红斑狼疮伴发的葡萄膜炎

- 多发于青壮年,女性多见

- 多为双侧受累

- 典型的眼底改变为视网膜棉絮斑、视网膜血管闭塞和视网膜血管炎

- 玻璃体反应轻微或缺如

- 患者可有典型的皮肤红斑(蝶形红斑),疼痛性、游走性关节炎,无关节变形,可出现肾病综合征、多种神经系统病变、心包炎、心肌炎、淋巴结肿大、肝脾肿大

- FFA 可见视网膜血管渗漏、血管壁染色、微动脉瘤、毛细血管无灌注、黄斑囊样水肿

- 抗 dsDNA 抗体和抗 Sm 抗原抗体阳性

- 视力预后取决于视网膜血管炎和血管闭塞发生部位及并发症

（17）内源性细菌性眼内炎

- 内源性细菌性眼内炎多见于儿童及老年人

- 多单眼或双侧受累

- 起病急、进展快、症状重,对糖皮质激素无反应,或早期有反应,后期则无反应

- 睫状充血、混合充血、结膜水肿

- 玻璃体黄白色或团块状混浊

- 典型的表现为视网膜坏死、脉络膜黄白色病灶

- 易发生视网膜脱离、眼球萎缩

- 视力预后通常较差

（18）内源性真菌性眼内炎

- 可发生于任何年龄,但多见于老年人、体质虚弱者及免疫功能低下者

- 单侧或双侧受累

- 发病前可有全身手术史,如输尿管结石碎石术、清宫术、胆管手术等

- 眼后段可表现为脉络膜视网膜炎、视网膜坏死、玻璃体黄白色混浊或脓肿、视网膜血管炎、脉络膜脓肿等

- 用糖皮质激素治疗可使炎症暂时减轻,但以后使用则无效果,病变持续进展

- 可伴有全身真菌感染的表现

- 易发生视网膜脱离、出血和眼球萎缩

- FFA 显示疾病早期视网膜血管渗漏、血管壁染色、囊样黄斑水肿

- 预后一般较差

（19）Lyme 病所致的葡萄膜炎

- 可发生于任何年龄,男性多见,患者多来自森林地区,有蜱咬伤史

- 单侧或双侧发病

- 可表现为前葡萄膜炎、中间葡萄膜炎、后葡萄膜炎、全葡萄膜炎和眼内炎

- 眼后段可表现为视网膜炎、视网膜血管炎、脉络膜炎、神经视网膜炎等

- 易出现视神经炎、视盘水肿、视神经萎缩等并发症

- 患者常有大的游走性红斑、发热、头痛、疲乏、关节肌肉疼痛、咽炎、淋巴结肿大、睾丸炎、单关节炎或少关节炎、脑膜炎、颅神经麻痹等多种改变、心肌炎、心包炎等

- FFA 可见视网膜血管渗漏、血管壁染色、视盘染色等

- 血清学检查阳性对诊断有重要帮助(注意与梅毒相鉴别)
- 伯氏螺旋体培养、组织学检查发现螺旋体对诊断有重要价值
- 早期使用敏感的抗生素可获较好的治疗效果

(20) 霜样树枝状视网膜血管炎

- 多发于少年儿童,男女发病比例相似
- 多为双侧受累
- 眼底出现典型的广泛性视网膜血管鞘,可发生于中周部和后极部
- 可伴有视网膜点状或片状出血、囊样黄斑水肿、渗出性视网膜脱离
- 年龄大的患者可有巨细胞病毒性视网膜炎、视网膜棉絮斑
- 霜样视网膜血管炎可以是 AIDS 的一种表现
- FFA 可见广泛的视网膜血管渗漏、黄斑囊样水肿、视盘染色、毛细血管无灌注等改变
- 诊断时应注意排除 AIDS 及其他全身性疾病
- 不伴有全身性疾病者预后良好

(21) 巨细胞病毒性视网膜炎

- 可为先天性感染或获得性感染
- 先天性感染常导致视网膜炎、中枢神经系统异常、小头畸形、无眼球、肝脾肿大等
- 获得性感染常见于 AIDS 和免疫功能受抑制的患者,眼底出现沿视网膜大血管分布的外观致密的白色混浊,伴出血和血管鞘,或出现轻度至中度颗粒状视网膜混浊斑块,可有轻度至中度玻璃体反应,视网膜病变消退后遗留下片状视网膜萎缩病灶,FFA 发现视网膜血管闭塞、渗漏、血管壁染色、出血遮蔽荧光、视盘染色等改变,血清学检查、病毒分离培养、PCR 检测有助于诊断
- 患者视力预后一般较差或很差

(22) 眼内淋巴瘤所致的伪装综合征

- 多发于老年人,男女发病比例相似
- 早期多单侧受累,晚期多双侧受累
- 典型眼底改变为视网膜内或视网膜下黄白色隆起病灶,可伴有视网膜血管鞘、出血等改变
- 常伴有轻度至重度的玻璃体混浊和细胞反应
- 前房反应轻或缺如
- 荧光素眼底血管造影检查可见多种改变,如肿瘤遮蔽性弱荧光、点状强

荧光、窗样缺损、视网膜血管渗漏、视盘染色、囊样黄斑水肿等

- 头颅和眼部磁共振检查有助于诊断

- 眼部 B 超、彩色多普勒检查有助于诊断

- 玻璃体、视网膜、脉络膜活组织检查可确定诊断

- 预后一般不良

（23）弓形虫性视网膜脉络膜炎

- 弓形虫感染有先天性和获得性两种类型

- 先天性感染可表现为新生儿的视网膜脉络膜瘢痕、脑积水、小脑畸形、癫痫、精神发育迟缓、发热、肝脾肿大、淋巴结病、心肌炎、肺炎、小眼球、斜视、眼球震颤、视神经萎缩等

- 获得性感染则典型地表现为后极部视网膜脉络膜新旧病灶,新病灶位于陈旧病灶的附近,形成所谓"卫星病灶",可伴有轻至重度的玻璃体反应,可有轻至中度前房反应,偶可出现严重的前房反应

- 涂片染色、动物接种分离培养和血清学检查(血清和眼内液同时检测抗体)、PCR 检测等有助于诊断和鉴别诊断

- 视力预后通常较差

（24）点状内层脉络膜炎（病变）

- 多发于 20~30 岁的成人,女性多于男性

- 双侧受累多见

- 多有不同程度的近视

- 典型的眼底改变为双侧眼底出现位于视网膜色素上皮和内层脉络膜水平散在黄白色圆形病变,主要分布于后极部

- 可伴有浆液性视网膜脱离

- 偶尔可引起视网膜下新生血管

- 为自限性疾病,绝大多数患者视力预后良好

七、治疗

（一）治疗常用药物

1. 抗感染制剂

- 对病因明确者应给予相应的抗感染制剂(详见有关章节)

2. 免疫抑制剂

- 对于免疫反应引起者则应根据患者情况给予不同的免疫抑制剂

糖皮质激素是常用而重要的药物,通常给予口服,初始剂量 0.5~1mg/(kg·d),在炎症控制后应逐渐减少用量。对顽固性后葡萄膜炎,可给予糖皮质激素后 Tenon 囊下注射

- 环磷酰胺、苯丁酸氮芥、环孢素是常用而有效药物
- 甲氨蝶呤、秋水仙碱、硫唑嘌呤、麦考酚酸酯可根据情况选用
- 一些生物制剂如抗肿瘤坏死因子抗体、肿瘤坏死因子可溶性受体等有暂时效果,待药物作用消失后,通常需重复给予。这些生物制剂长期应用的副作用值得进一步研究

3. 中医中药

- 单独应用中药一般不足以控制葡萄膜炎
- 中药通常作为治疗的辅助用药
- 中药有助于减轻患者的自觉症状,如改善患者的烦躁、失眠、大便秘结、胃肠功能紊乱,等
- 中药可能有助于炎症的消退
- 中药对免疫抑制剂的一些副作用如骨髓抑制、月经紊乱、虚弱等有抑制作用

（二）治疗方案

- 后葡萄膜炎类型众多,每种类型都有其自身的特点,因此难以用一种模式、一种固定的方案来治疗所有类型的后葡萄膜炎,具体治疗方法和治疗方案详见有关章节。

第四章 少年儿童葡萄膜炎

一、概念

少年儿童葡萄膜炎通常是指发生于 16 周岁以下人群中的葡萄膜炎,实际上它不是一种类型,而是包括了这个年龄段的所有类型葡萄膜炎。

二、流行病学

少年儿童葡萄膜炎发生率低于成年人;少年儿童葡萄膜炎在葡萄膜炎中所占比例为 5%~10%;总体而言,女性多于男性。

三、病因和类型

1. 几乎所有类型的葡萄膜炎均可发生于少年儿童。

2. 少年儿童易发生以下葡萄膜炎类型:幼年型特发性关节炎伴发的葡萄膜炎;特发性慢性前葡萄膜炎;弓形虫性视网膜脉络膜炎;眼弓蛔虫病;视网膜母细胞瘤所致的伪装综合征;巨细胞病毒、风疹病毒或疱疹病毒等先天感染所致的视网膜炎;梅毒性葡萄膜炎(先天性感染);白血病所致的伪装综合征;Kawasaki 病毒所致的葡萄膜炎;幼年型特发性视网膜炎。

四、临床特点

1. 一些少年儿童葡萄膜炎在发病早期不易被发现:少年儿童表述能力不完善,常难以说出葡萄膜炎发病的确切时间,不少类型不会引起眼红、眼痛、畏光、流泪等症状。

2. 常表现为一些特定的葡萄膜炎类型:常表现为慢性前葡萄膜炎,少年儿童易发生的类型与成人不同,对少年儿童葡萄膜炎应首先考虑常见的葡萄膜炎类型,一些患者以"白瞳症"前去医院就诊。

3. 少年儿童葡萄膜炎易发生下列并发症:并发性白内障(图3-4-1),角膜带状变性(图3-4-2),常因虹膜广泛周边前粘连(图3-4-3)和虹膜完全后粘连引起继发性青光眼,斜视和弱视,一些患者以斜视前去医院就诊,相对容易发生眼球萎缩。

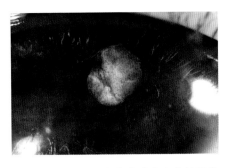

图3-4-1　少年儿童葡萄膜炎患者的并发性白内障

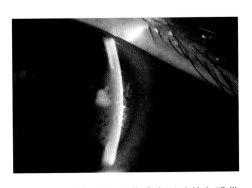

图3-4-2　少年儿童葡萄膜炎所致的角膜带状变性

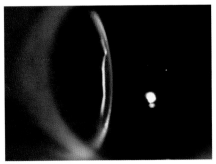

图3-4-3　少年儿童葡萄膜炎所致的大范围虹膜周边前粘连

4. 对手术的反应强烈:少年儿童本身对伤性刺激反应较强,少年儿童葡萄膜炎本身多是慢性炎症,少年儿童葡萄膜炎并发的白内障宜在炎症完全控制的情况下进行,一般而言,少年儿童葡萄膜炎并发症的手术治疗效果不如成年人。

5. 治疗棘手

(1) 治疗的禁忌证多:糖皮质激素因影响生长发育而不宜长期大剂量使用,环磷酰胺、苯丁酸氮芥、秋水仙碱等因影响生育,因而应用受到限制。

(2) 配合程度较成人差:用药的规范性受到一定程度影响,难以确切表述用药后的反应。

6. 对治疗的期望值远高于成人和老年人:在确定治疗方案和策略时造成一定压力,治疗效果未达到预期值时易引起医患矛盾。

五、葡萄膜炎类型

1. 前葡萄膜炎：前葡萄膜炎是儿童葡萄膜炎中最常见的类型，特发性最为常见，其次为幼年型特发性关节炎伴发的葡萄膜炎，儿童的前房积脓少见，如出现即应注意确定有无外伤后感染性眼内炎、白血病或视网膜母细胞瘤所致的伪装综合征；

2. 后葡萄膜炎：在西方报道的患者中多为弓形虫性视网膜炎，在印度结核性后葡萄膜炎常见；

3. 全葡萄膜炎：全葡萄膜炎少见，印度报道结核性后葡萄膜炎常见，在我国应注意 Vogt- 小柳原田综合征、Behcet 病。

六、诊断

少年儿童葡萄膜炎的诊断程序和方法与成人相似，但由于病因类型、临床表现、所引起的后果等方面的差异，所以提出如下注意事项：

对于少年儿童葡萄膜炎一定要取得家长的配合，详细询问全身病史特别是关节炎病史。

少年儿童患者易发生前葡萄膜炎，但不少患者伴有视网膜血管炎，对于出现轻至中度前房闪辉和炎症细胞的患者应进行荧光素眼底血管造影以确定是否有视网膜血管炎。

对出现斜视、白瞳症、视力低下不能矫正的患者应进行详细眼部检查，以确定有无葡萄膜炎。

对于少年儿童的角膜带状变性一定要进行详细检查，此体征通常是由慢性前葡萄膜炎所引起。

对于出现絮状前房积脓和大的虹膜结节，并对糖皮质激素治疗无反应的一定要考虑到肿瘤所致的伪装综合征。

抗核抗体检查、血沉、抗"O"、C 反应蛋白等检查对寻找全身性疾病有一定的帮助。

选择抗病毒抗体、抗弓形虫抗体、抗弓蛔抗体检测应慎重，只有在临床上有体征提示这些疾病时才给予相应的检查，并应注意血清和眼内液抗体效价和免疫球蛋白的测定(详见眼弓形虫病一章)，以免造成错误诊断。

与儿科和有关科室合作，以期确定全身性疾病。

七、治疗

(一) 葡萄膜炎的治疗

1. 睫状肌麻痹剂：对于活动性前房炎症，宜给予 2% 后马托品眼膏或 2% 阿托品眼膏涂眼，前房炎症较轻者，可给予托吡卡胺点眼治疗，不宜长期点用阿托品之类的长效制剂，以免引起瞳孔开大下的虹膜后粘连、弱视和远视；

2. 糖皮质激素滴眼剂：严重炎症时可选用 0.1% 地塞米松或 1% 的醋酸泼尼松龙，频繁点眼，炎症减轻后宜选用作用温和的滴眼剂，并降低点眼频度，对于有明显前房闪辉而无前房炎症细胞者，一般不宜给予糖皮质激素滴眼剂。

3. 非甾体抗炎药：炎症活动期和消退期可使用非甾体抗炎药滴眼剂，一般不需非甾体抗炎药口服治疗，对伴有关节炎的患者，可全身使用非甾体抗炎药；

4. 糖皮质激素和其他免疫抑制剂全身应用

(1) 适应证：合并全身性自身免疫性疾病者，对于局部应用不能控制炎症者，有顽固性视网膜血管炎(临床发现或荧光素眼底血管造影检查发现)和黄斑囊样水肿者；

(2) 常用药物：泼尼松 0.3~0.5mg/(kg·d)，炎症控制后减量；环孢素 3~5mg/(kg·d)，炎症控制后减量；甲氨蝶呤，5~15mg/周；环磷酰胺，应注意对生育的影响；苯丁酸氮芥，应注意对生育的影响。

(二) 并发症的治疗

1. 并发性白内障：少年儿童葡萄膜炎多为慢性和顽固性炎症，未控制炎症情况下匆忙手术将导致炎症复发或加剧，将使患者失去复明的机会，在炎症完全控制后可进行白内障手术联合人工晶体植入术，手术前 1 周应使用糖皮质激素和(或)联合其他免疫抑制剂，手术后根据患者眼部炎症情况决定用药时间和调整药物剂量。

2. 继发性青光眼：继发性青光眼多是由于虹膜完全后粘连或房角粘连所引起，首先可选用降眼压药物等点眼治疗和(或)给予乙酰唑胺口服治疗，对于虹膜完全后粘连者，宜在抗炎、降眼压治疗同时尽快给予激光虹膜周边切开术或虹膜周切术，术前、术后应频繁点用糖皮质激素滴眼剂和非甾体抗炎药滴眼剂，对于房角粘连所致的青光眼，应在药物治疗同时，尽快给予相应抗青光眼手术治疗。

3. 角膜带状变性：少年儿童葡萄膜炎常引起带状角膜变性，但仅在引起横跨性角膜带状变性时才影响视力，对于横跨性带状角膜变性可进行乙二胺四乙酸螯合后表层角膜切削术,也可考虑行光学治疗性角膜切除术。

八、预后

顽固性炎症常致视力预后不良;晶状体黄褐色混浊或瓷白色混浊往往提示眼底有严重损害,视力预后不良;视力预后与白内障手术治疗后炎症是否复发有着密切的关系;联合多种免疫抑制剂治疗比单一免疫抑制剂治疗易于控制炎症、保存或提高视力。

第五章　视网膜血管炎

一、概念

视网膜血管炎(retinal vasulitis)是一组累及视网膜血管的炎症性疾病。视网膜血管炎包括三种类型:原发性视网膜血管炎,单独存在,不伴有全身改变或全身性自身免疫性疾病;视网膜血管炎作为全身性血管炎的一部分;视网膜血管炎继发于其他眼组织炎症或恶性肿瘤。

二、病因和发病机制

视网膜血管炎的病因和发病机制尚不完全清楚,可能与免疫复合物沉积于视网膜血管壁有关,也可能与视网膜抗原或其他抗原的细胞免疫反应、Th1细胞、Th17细胞激活等有相关。

三、分类

(一) 根据血管炎累及血管管径的分类(Chapel Hill 分类法)

- 大血管血管炎
- 中等大小血管血管炎
- 小血管血管炎

(二) 根据病因、伴随的疾病等的分类

1. 感染性疾病

- 包括巨细胞病毒、单纯疱疹病毒、水痘-带状疱疹病毒、人类免疫缺陷病毒、结核杆菌、梅毒螺旋体、弓形虫、立克次体、多种真菌引起的血管炎。

2. 伴有全身疾病的血管炎

● 包括 Behcet 病、类风湿性疾病、Crohn 病、溃疡性结肠炎、肉芽肿性血管炎（Wegener 肉芽肿）、结节病、结节性动脉炎、复发性多软骨炎、多肌炎等伴发的视网膜血管炎，视网膜血管炎可是它们的唯一表现或主要组成部分。

3. 原发于眼部疾病的血管炎

● 主要有特发性视网膜血管炎、幼年型特发性视网膜血管炎、Eales 病等。

4. 继发于恶性肿瘤的视网膜血管炎

● 主要包括眼内 - 中枢神经系统淋巴瘤所致的伪装综合征、白血病所致的伪装综合征和恶性肿瘤的眼内转移所致的伪装综合征。

5. 药物性视网膜血管炎

（三）根据受累血管的性质分类

1. 影响视网膜动脉的血管炎

● 主要有急性视网膜坏死综合征、系统性红斑狼疮伴发的视网膜血管炎、结节性多动脉炎伴发的视网膜血管炎、Behcet 病性视网膜血管炎和梅毒性视网膜血管炎。

2. 累及视网膜毛细血管的血管炎

● 主要有 Behcet 病性视网膜血管炎、幼年型特发性视网膜血管炎和肾小管间质性肾炎葡萄膜炎综合征。

3. 累及视网膜静脉的血管炎

● 主要有鸟枪弹样脉络膜视网膜病变、Eales 病、结节病性视网膜血管炎、Behcet 病性视网膜血管炎、霜样树枝状视网膜血管炎、霜样树枝状视网膜血管炎、鸟枪弹样脉络膜视网膜病变、特发性复发性分枝动脉阻塞、结核性葡萄膜炎、多发性硬化。

（四）根据临床表现和荧光素眼底血管造影改变分类

1. 非阻塞性水肿型视网膜血管炎

● 典型表现有视网膜静脉和毛细血管渗漏、黄斑囊样水肿和玻璃体炎症细胞和混浊。

2. 阻塞性缺血型视网膜血管炎

● 典型表现包括视网膜出血、新生血管、血管鞘（图 3-5-1）、血管闭塞，玻璃体反应轻微或缺如，FFA 检查发现周边视网膜出血、毛细血管无灌注等。

3. 伴有脉络膜炎的视网膜血管炎

● 如视网膜血管炎、脉络膜炎（如交感性眼炎）。

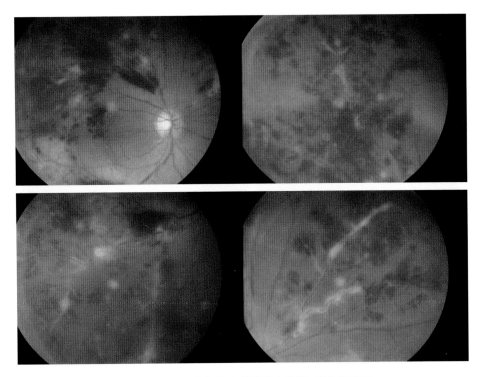

图 3-5-1 视网膜血管炎所致的血管鞘、出血等改变

四、临床表现

(一) 视网膜静脉炎和静脉周围炎

- 患者可有眼前黑影、视物模糊或视力下降。
- 出现包绕视网膜静脉的血管鞘或衬于血管内壁的内套。
- 视网膜静脉节段性或全程受累。
- 一些患者出现广泛的视网膜静脉鞘或霜样树枝状的血管鞘。
- 通常出现视网膜出血、水肿、渗出、微动脉瘤、新生血管等改变。
- 常伴有玻璃体炎症细胞及混浊。
- 可出现增殖性玻璃体视网膜病变甚或牵引性视网膜脱离。

(二) 视网膜动脉炎

- 患者可有眼前黑影、视物模糊或视力下降。
- 视网膜小动脉微梗死通常引起视网膜棉絮状斑。
- 视网膜动脉血管鞘(图 3-5-2)。
- 视网膜动脉完全闭塞,血管变为白线。
- 围绕血管壁的结节性白斑。

199

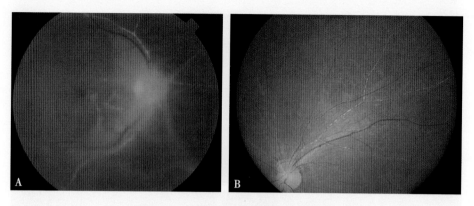

图 3-5-2　视网膜动脉炎所致的血管鞘

（三）视网膜毛细血管炎

- 患者可有眼前黑影、闪光、视物变形、视物模糊、视力下降等症状。
- 视网膜在检眼镜下无明显异常改变，也可表现为大范围的水肿。
- 常伴有黄斑囊样水肿。
- 常伴有明显的玻璃体混浊和玻璃体炎症细胞。
- 视网膜毛细血管炎症长期存在可致视网膜新生血管及增殖改变。
- 荧光素眼底血管造影检查见广泛的视网膜血管渗漏（图 3-5-3）。

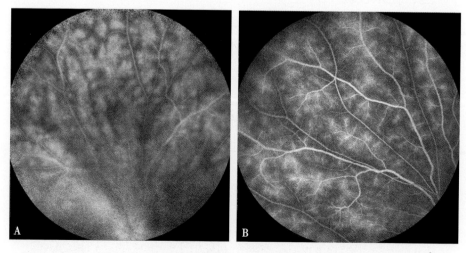

图 3-5-3　视网膜毛细血管炎患者 FFA 检查，显示广泛的视网膜血管渗漏

五、不同类型视网膜血管炎的临床表现

(一)特发性幼年型视网膜血管炎

* 多见于 16 岁以下。

* 女性多见,多为双侧受累。

* 表现为眼前黑影、视物模糊或视力下降。

* 可出现轻微视网膜水肿、增殖改变、黄斑渗出、视盘水肿,也可无明确的眼底改变。

* 可并发视网膜或视盘新生血管。

* 常伴有轻度前房闪辉、少量至中等量前房炎症细胞。

* FFA 发现有广泛视网膜微血管渗漏(图 3-5-4),可伴有黄斑囊样水肿(图 3-5-5)。

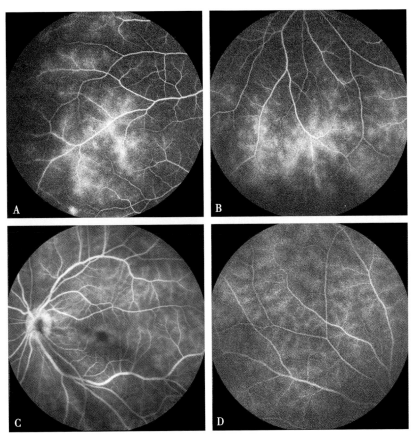

图 3-5-4　幼年型特发性视网膜血管炎患者的 FFA 检查,显示广泛视网膜微血管渗漏

201

（二）Eales 病（视网膜静脉周围炎）

1. 多发于 20~30 岁男性。

2. 多为双侧受累。

3. 典型眼底改变包括：

● 视网膜出血、视网膜静脉血管鞘。

● 局灶性或大片状视网膜毛细血管无灌注。

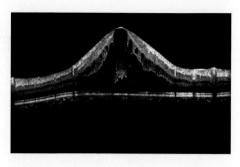

图 3-5-5　特发性幼年型视网膜血管炎患者的黄斑囊样水肿

● 常出现视网膜或视盘新生血管。

● 反复发生玻璃体积血。

● 后期易发生增殖性玻璃体视网膜病变和牵引性视网膜脱离。

4. 可伴有头痛、便秘、鼻出血、烦躁、失眠、咽痛等全身表现。

（三）Behcet 病性视网膜血管炎

● 多发于中青年，多为双侧受累。

● 视网膜毛细血管通常最早受累，继之静脉和动脉受累。

● 早期多表现为视网膜水肿、黄斑囊样水肿、视网膜梗死、出血等改变，后期则往往见视网膜血管变细、闭塞和幻影血管（图 3-5-6）。

● 常伴有玻璃体混浊和眼前段炎症改变。

● 常有复发性口腔溃疡、多形性皮肤病变、复发性阴部溃疡等多种全身改变。

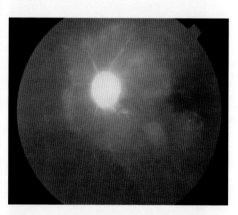

图 3-5-6　Behcet 病所致的视网膜血管闭塞（幻影血管）、视神经萎缩和视网膜萎缩

（四）急性视网膜坏死综合征

● 是由水痘 - 带状疱疹病毒或单纯疱疹病毒所引起。

● 可见于任何年龄，男性多见，多为单侧受累。

● 典型改变为早期出现周边部视网膜坏死病灶（图 3-5-7），视网膜动脉血管鞘、血管闭塞，视网膜坏死区沿血管分布，可伴有片状视网膜出血，后期易发生裂孔源性视网膜脱离，常伴有明显的玻璃体混浊和炎症反应。

● 早期常有羊脂状 KP 和眼压升高。

● 一些患者可有眼带状疱疹、单纯疱疹病毒性皮肤改变,病毒性脑炎等全身改变。

（五）鸟枪弹样脉络膜视网膜病变

1. 见于白种成年人,男女发病比例相似,双侧受累多见。

2. 典型的眼底改变为:

● 赤道部以后的位于视网膜色素上皮水平的多发性奶油状病变。

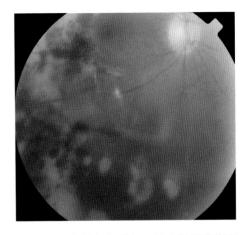

图 3-5-7　急性视网膜坏死综合征所致的周边部多灶性视网膜坏死病灶

● 视网膜静脉炎和静脉周围炎,表现为视网膜血管变细、血管迂曲,血管鞘,视网膜出血,视网膜新生血管,常发生黄斑囊样水肿。

3. HLA-A29 抗原阳性。

（六）结节性动脉炎伴发的视网膜血管炎（葡萄膜炎）

1. 多发于成年人,男性多见。

2. 患者可出现以下多种眼部病变:

● 巩膜炎、巩膜外层炎、巩膜角膜炎。

● 视网膜血管炎表现为血管闭塞、视网膜出血、棉絮斑。

● 非肉芽肿性虹膜睫状体炎。

● 玻璃体混浊和细胞。

● 全葡萄膜炎。

3. 常伴有紫癜、皮下结节,可出现肾脏损害如高血压、蛋白尿、血尿,也可能出现心血管、神经系统、胃肠道、骨骼、肌肉等损害。

（七）肉芽肿性血管炎（Wegener 肉芽肿）伴发的视网膜血管炎

1. 是一种坏死肉芽肿性血管炎,主要累及上呼吸道和肾脏。

2. 多发于 30~50 岁成年人,男性稍多见。

3. 患者可出现以下多种眼部病变:

● 巩膜炎、巩膜外层炎、角膜炎、结膜炎、视神经血管炎、视网膜动脉或静脉闭塞、脉络膜动脉闭塞等。

● 前葡萄膜炎、后葡萄膜炎、视网膜血管炎、全葡萄膜炎。

4. 视网膜血管炎改变

- 视网膜水肿、出血。

- 视网膜中央动脉血栓形成和静脉阻塞。

- 视网膜新生血管形成。

5. 伴有多系统受累

- 上下呼吸道肉芽肿、鼻窦炎、鼻溃疡、鼻出血、肺部浸润和结节等。

- 肾小球肾炎,出现蛋白尿、血尿、红细胞管型,甚至肾衰竭。

- 也可出现皮肤紫癜、结节、关节肌肉疼痛、神经系统受累、心肌炎等。

6. 诊断

- 典型的临床表现。

- 组织学检查对诊断有重要帮助。

- 抗中性粒细胞胞浆抗体检测对诊断有帮助。

(八) 结节病性视网膜血管炎

1. 多发于 20~50 岁的成年人,女性多见,多为双侧受累。

2. 眼部可出现以下多种病变:

- 结膜结节、泪腺炎、巩膜炎、巩膜葡萄膜炎。

- 可出现前、中间、后和全葡萄膜炎。

3. 视网膜血管炎,典型地表现为血管周围黄白色渗出斑(蜡烛斑)、视网膜血管鞘、视网膜水肿、出血、血管闭塞。

4. 伴有多系统受累

- 肺门淋巴结和纵隔淋巴结肿大,多种肺野改变。

- 周围淋巴结肿大。

- 结节性红斑、冻疮样狼疮、斑丘疹、肉芽肿结节。

- 其他:关节炎、中枢神经系统受累、肝脏肿大、心脏病变、肾脏损害等。

(九) 急性后极部多灶性磷状色素上皮病变

1. 多发于 20~30 岁的成年人,男女发病比例相似。

2. 出现以下典型眼部改变:

- 位于视网膜色素上皮水平的后极部多发性圆形、卵圆形黄白色病变。

- 病变散在分布或融合。

- 可伴有浆液性视网膜脱离。

- 病变通常自行消退,可遗留瘢痕和色素沉着。

- 少数患者可出现巩膜外层炎、角膜炎。

- 黄斑囊样水肿、视盘炎、视网膜下新生血管等。

3. 可出现视网膜血管炎改变,如血管迂曲扩张、视网膜血管鞘、视网膜静脉阻塞。

（十）Crohn 病伴发的视网膜血管炎（葡萄膜炎）

1. Crohn 病多发于青壮年,女性多见。

2. 可出现以下多种眼部病变:

- 巩膜外层炎、巩膜炎、巩膜葡萄膜炎、结膜炎、角膜炎、视神经炎、眼眶和眼外肌病变。

- 易发生急性非肉芽肿性或慢性肉芽肿性前葡萄膜炎,也可发生其他类型的葡萄膜炎。

3. 可出现视网膜动脉栓塞、视网膜动脉闭塞、视网膜水肿、出血、棉絮斑、血管鞘、玻璃体积血、玻璃体混浊及炎症细胞。

4. 全身病变典型地出现右下腹疼痛、腹泻、便秘、右下腹肿块、体重减轻、腹腔内脓肿、肛周瘘管及脓肿、有痛性口腔溃疡、各种关节炎等。

（十一）霜样树枝状视网膜血管炎

1. 发生于儿童及成年人,男女发病相似、多为双侧受累。

2. 视网膜血管炎有以下典型改变:

- 视网膜血管迂曲、扩张,动静脉均可受累,但以静脉受累为常见。

- 广泛的视网膜血管鞘,形似挂满冰霜的树枝,中周部视网膜血管受累多见（图 3-5-8）。

- 视网膜水肿、渗出、点状或片状出血,偶尔引起玻璃体积血,黄斑囊样水肿、渗出性视网膜脱离等。

3. 可伴有免疫功能受抑制的表现或获得性免疫缺陷综合征的表现。

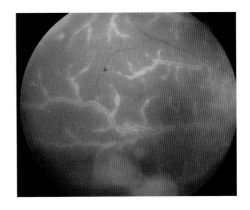

图 3-5-8　霜样树枝状视网膜血管炎患者的眼底改变

（十二）眼内 - 中枢神经系统淋巴瘤所致的视网膜血管炎（伪装综合征）

- 多发于 60 岁以上者,男女发病比例相似。

- 眼部改变有眼底黄白色奶油状病变,多隐匿,呈持续性进展,对糖皮质激素治疗无反应或不敏感,也可出现视网膜血管鞘、视网膜出血、视网膜血管闭塞、视网膜水肿、持续加重的玻璃体混浊,FFA 检查可见视网膜血管渗漏、血管壁染色等改变。

- 可伴有中枢神经系统损害,颅压增高等改变。
- 头颅和眼部 CT、磁共振检查有助于诊断。

(十三) 梅毒性视网膜血管炎(葡萄膜炎)

1. 可发生于任何年龄。

2. 临床改变多种多样,可表现为前、中间、后和全葡萄膜炎,但以后葡萄膜炎为常见。

3. 视网膜血管炎通常引起以下改变。

- 视网膜血管鞘。
- 视网膜水肿、渗出、神经视网膜上皮脱离。
- 多发性视网膜黄白色点状变、视网膜点片状出血、视网膜坏死(图 3-5-9)等。
- 视网膜血管闭塞。

4. 可伴有多种全身性改变:

- 常有皮疹(多见于手掌、足掌及四肢)、皮肤溃疡、淋巴结病等损害。

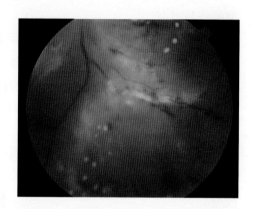

图 3-5-9　梅毒性后葡萄膜炎患者的多发性视网膜黄白色点状变、视网膜点片状出血、视网膜坏死

- 可有发热、头痛、恶心、厌食、头发脱落、口腔溃疡、关节疼痛等改变。
- 可有主动脉炎、主动脉瘤、主动脉瓣和冠状动脉瓣异常等。
- 可有脑膜炎、脑膜脑炎的各种临床表现。

5. 梅毒血清学检查通常可以确定诊断

(十四) 结核性视网膜血管炎

- 眼部病变可是由结核杆菌直接感染所致,也可能是由过敏反应所致。
- 常表现为视网膜血管闭塞。
- 易发生周边毛细血管闭塞和视网膜新生血管形成。
- 印度资料显示,Eales 病可能是由结核杆菌引起的过敏反应所致。
- 胸部 X 线或 CT 检查、结核菌素皮试或 γ- 干扰素释放实验对诊断有一定帮助。

（十五）弓形虫引起的视网膜血管炎、视网膜炎

- 眼弓形虫病在我国少见。
- 眼弓形虫病最特征性的改变是局灶性坏死性视网膜炎,后期则引起视网膜萎缩病灶。
- 典型的眼底改变为黄斑区视网膜病灶,新的病灶往往出现在陈旧性病变周围,形成所谓的卫星病灶。
- 可出现视网膜病灶旁或远离视网膜病灶的血管炎。
- 也可出现霜样树枝状视网膜血管炎的表现。
- 眼内液和血清特异性抗体和免疫球蛋白检查有助于诊断和鉴别诊断。

（十六）多发性硬化

- 是一种病因和发病机制尚不完全清楚的中枢神经系统脱髓鞘和硬化性疾病。
- 多发于 20~40 岁的女性。
- 可引起肉芽肿性和非肉芽肿性前葡萄膜炎、中间葡萄膜炎、视网膜炎、视网膜静脉炎和视神经炎。
- 视网膜静脉周围炎是该病的常见表现,它可进展为闭塞性周边部的视网膜血管炎,最终导致视网膜新生血管形成,甚至是裂孔源性视网膜脱离。
- 磁共振检查发现脑内脱髓鞘斑对诊断有重要帮助。

六、并发症

- 视网膜新生血管是常见的并发症。
- 视网膜出血和玻璃体积血。
- 虹膜红变和新生血管性青光眼。
- 增殖性玻璃体视网膜病变,后期可引起牵引性视网膜脱离。

七、诊断

（一）根据以下典型的临床改变确定视网膜血管炎的诊断

- 视网膜血管迂曲扩张。
- 视网膜血管鞘。
- 视网膜血管闭塞或视网膜梗死(棉絮斑)。
- 视网膜水肿,呈局限性水肿或弥漫性水肿。
- 视网膜出血,可伴有玻璃体积血。

- 视网膜新生血管、视网膜毛细血管无灌注。
- 玻璃体混浊和炎症细胞。

（二）应仔细询问全身病史和进行全身检查以确定是特发性抑或是伴有其他疾病

1. 皮肤病变

- 根据皮肤病变的类型注意以下疾病：Behcet 病性视网膜血管炎、炎症性肠道疾病、Lyme 病、结节病、梅毒性葡萄膜炎、交感性眼炎、幼年型特发性关节炎伴发的葡萄膜炎、结节性多动脉炎等。

2. 关节和肌肉病变

- 应注意以下疾病：幼年型特发性关节炎、炎症性肠道疾病、结节病、Lyme 病等。

3. 中枢神经系统

- 应注意以下疾病：Behcet 病、梅毒、结节病、结节性动脉炎、肉芽肿性血管炎（Wegener 肉芽肿）、多发性硬化等。

4. 胃肠道损害

- 应注意以下疾病：炎症性肠道疾病、Behcet 病性葡萄膜炎、Crohn 病伴有的视网膜血管炎、结核、恶性肿瘤所致伪装综合征等。

5. 呼吸系统改变

- 根据呼吸系统疾病的特征应注意肉芽肿性血管炎（Wegener 肉芽肿）伴发的视网膜血管炎、梅毒性视网膜血管炎、结节病性视网膜炎、结核性视网膜血管炎等的诊断。

6. 心肌炎、心包炎症

- 应注意类结节病、幼年型慢性关节炎、炎症性肠道疾病等。

7. 肾脏损害

- 应注意肉芽肿性血管炎（Wegener 肉芽肿）、结节病炎症性肠道疾病。

8. 肝脾肿大、淋巴结肿大

- 应注意结节病、病毒感染、幼年型特发性关节炎等疾病伴发的葡萄膜炎。

（三）辅助检查

1. 荧光素眼底血管造影检查可发现以下改变：

- 视网膜血管变细、血管闭塞。
- 视网膜微血管（毛细血管）渗漏、视网膜血管壁染色。
- 黄斑囊样水肿。

- 视网膜毛细血管无灌注。
- 视网膜动脉瘤。
- 视网膜动脉和静脉阻塞。
- 视网膜出血(遮蔽荧光)。
- 视网膜新生血管。

2. 超声检查可发现以下改变:

- 玻璃体混浊。
- 增殖性玻璃体视网膜病变。

3. OCT 检查可发现以下改变:

- 黄斑囊样水肿、黄斑增厚。
- 视盘水肿。
- 视网膜神经上皮脱离、黄斑及附近视网膜前膜等改变。

4. X 线检查及意义:

- 肺门及纵隔淋巴结肿大提示结节病性视网膜血管炎。
- 肺实质浸润提示结核性视网膜炎、结节病性视网膜血管炎。
- 肺空洞形成,纤维化病灶提示结核性视网膜炎。
- 眼内钙化灶提示视网膜母细胞瘤所致的伪装综合征。

5. CT、磁共振检查及意义:

- 发现视网膜内或视网膜下占位性病变。
- 发现视网膜内和视网膜下肉芽肿。
- 发现颅内占位性病变。
- 可发现全身其他部位的肿瘤,对恶性肿瘤所致伪装综合征有重要诊断价值。

(四) 实验室检查

1. 白细胞、血沉和 C 反应蛋白

- 如有异常,常提示伴有全身性疾病。
- 在治疗中监测可了解疾病的活动性或药物的副作用。

2. 特异性抗体测定

- 有助于确定是否为感染所致的视网膜血管炎。
- 应注意抗体的类型(IgM、IgG)及测定的时间(感染早期抗体可能为阴性)。
- 应注意进行血清和眼内液抗体的同时检测,如进行血清和眼内液抗弓形虫抗体测定,通过计算确定 Witmer 系数,可做出确定性诊断。

- 应注意假阳性和假阴性结果。

3. 眼内液和眼内活组织检查

- 可进行细胞学检查。
- 可用于病原体的分离、培养。
- PCR 扩增病原体的 DNA。
- 进行抗体测定。
- 免疫组织化学或免疫荧光检查。

4. 皮肤试验

- Kveim 试验可确定类肉瘤病。
- 结核菌素皮肤试验有助于结核性视网膜炎的诊断。
- 皮肤过敏反应性试验(用生理盐水)有助于 Behcet 病的诊断。

5. HLA 抗原分型

- HLA-B5、B51 抗原阳性提示 Behcet 病。
- HLA-A29 抗原阳性提示鸟枪弹样脉络膜视网膜病变。
- HLA-DR2 抗原阳性提示肉芽肿性血管炎(Wegener 肉芽肿)。
- HLA-A11 抗原阳性提示交感性眼炎。

6. 其他

- 血清血管紧张素转化酶、溶菌酶、腺苷脱氨酶、胶原酶水平升高提示结节病性葡萄膜炎。
- γ- 干扰素释放试验阳性提示潜在结核可能性。

八、治疗

(一) 治疗选择

- 感染性视网膜血管炎,应给予针对性的抗感染治疗。
- 特发性和自身免疫性视网膜血管炎,应给予糖皮质激素和(或)其他免疫抑制剂。
- 伴有全身性疾病的视网膜血管炎,应从整体入手考虑治疗全身性疾病和视网膜血管炎。
- 视网膜毛细血管无灌注、缺血,治疗炎症的同时可进行激光治疗,以消除无血管区。
- 视网膜新生血管,积极治疗炎症情况下进行激光治疗或给予针对

VEGF 的生物制剂治疗。

- 持久的玻璃体积血和增殖性玻璃体视网膜病变,积极治疗炎症的情况下可考虑进行玻璃体切除治疗。

(二) 糖皮质激素

1. 全身糖皮质激素治疗

- 通常选用泼尼松,初始剂量一般为 0.5~1mg/(kg·d)。
- 口服治疗 1~2 周后,待炎症减轻则可减去 5~10mg/d。
- 在治疗过程中应根据炎症消退情况、药物的副作用等调整剂量治疗。
- 注意对生长发育的影响,消化道溃疡、中枢神经系统异常、股骨头坏死、内分泌紊乱等副作用。

2. 玻璃体内注射糖皮质激素

- 主要适用于顽固性视网膜血管炎,特别是伴有黄斑囊样水肿的患者。
- 玻璃体内注射可重复进行,但不宜频繁注射。
- 应注意糖皮质激素注射引起的眼压升高、晶状体后囊下混浊、眼内感染等副作用。

(三) 其他免疫抑制剂

1. 苯丁酸氮芥

- 初始剂量通常为 0.1mg/(kg·d)。
- 治疗 3~6 个月后逐渐减量,维持剂量一般为 2mg/d。
- 在治疗过程中应根据炎症消退情况和毒副作用调整剂量。
- 应注意此药的骨髓抑制、不育、肝肾损害、胃肠道反应等副作用。

2. 环磷酰胺

- 初始剂量一般为 2mg/(kg·d)。
- 治疗 3~5 个月后逐渐减量,维持剂量通常为 1mg/(kg·d)。
- 应注意此药的骨髓抑制、膀胱毒性、不育、继发恶性肿瘤等副作用。

3. 环孢素

- 治疗初始剂量为 3~5mg/(kg·d)。
- 治疗数月逐渐减量,维持剂量一般为 2mg/(kg·d)。
- 应注意此药的肾毒性、肝毒性、心血管毒性及中枢神经系统损害等副作用。

4. 甲氨蝶呤

- 主要用于伴有关节炎的视网膜血管炎。

- 治疗初始剂量为 7.5~15mg / 周（成人剂量）。
- 治疗 3~5 个月逐渐减量。
- 应注意此药的肝毒性、骨髓抑制等副作用。

5. 硫唑嘌呤

- 在上述免疫抑制剂无效时可联合或单独使用此药。
- 治疗初始剂量为 2mg/（kg·d）。
- 治疗 3~5 个月逐渐减量。
- 应注意此药的骨髓抑制、继发恶性肿瘤、肝肾损害等方面的副作用。

6. 秋水仙碱

- 主要用于 Behcet 病性视网膜血管炎。
- 治疗初始剂量通常为 0.5mg，每日 2 次。
- 治疗 3~5 个月后逐渐减量。
- 应注意此药引起的胃肠道反应、骨髓抑制、不育、肾毒性和神经系统毒性等副作用。

7. 抗肿瘤坏死因子抗体

- 适用于顽固性非感染性视网膜血管炎（如 Behcet 病性视网膜血管炎）和葡萄膜炎。
- 初次静脉注射剂量为 3~10mg/kg，以后 2、6、14、22 周等分别注射相同剂量。
- 治疗中应注意药物的副作用。

8. 肿瘤坏死因子可溶性受体

- 适用于顽固性非感染性视网膜血管炎和葡萄膜炎，特别是 Behcet 病性视网膜血管炎。
- 皮下注射，每次 25mg，每周注射 2 次。
- 治疗方案尚无统一认识，可根据患者情况而定。
- 应注意注射部位反应、继发性感染、骨髓抑制、神经系统毒性等副作用。

（四）抗感染治疗

- 对于确定为感染性视网膜血管炎（葡萄膜炎、眼内炎），应根据感染的类型给予相应的抗感染治疗（详见有关章节）

（五）抗 VEGF 的生物制剂

- 对于有顽固性黄斑囊样水肿或视网膜新生血管的患者可考虑玻璃体内注射抗 VEGF 生物制剂

（六）手术治疗

1. 激光治疗

● 主要用于视网膜毛细血管无灌注和视网膜新生血管。

● 最好在免疫抑制剂治疗将炎症控制或基本控制的情况下进行激光治疗

● 激光治疗不能消除新生血管形成的原因，因此宜用免疫抑制剂从根本上治疗视网膜血管炎。

2. 玻璃体切除术

● 适用于顽固性玻璃体积血、增殖性玻璃体视网膜病变和确定为感染性眼内炎的患者(结核性及梅毒性视网膜血管炎则宜用药物治疗)。

● 手术应尽可能在炎症得到控制的情况下进行。

● 手术前后宜使用糖皮质激素、其他免疫抑制(免疫性炎症)或抗感染制剂(感染性者)。

九、预后

● 合并的全身性血管炎可能导致患者死亡。

● 患者的视力预后与视网膜血管炎的类型、炎症的严重程度及治疗是否及时和正确有关。

● 有增殖性玻璃体视网膜病变者预后通常较差。

● 有持久性黄斑囊样水肿者预后通常较差。

第六章 Eales 病

一、概念

Eales 病（Eales' disease）是一种主要累及视网膜静脉的血管周围炎。也有人把它称作特发性视网膜静脉周围炎（idiopathic retinal periphlebitis），在印度通常被认为是与结核相关的一种视网膜血管炎。

二、病因和发病机制

有关此病的病因和发病机制目前尚不完全清楚，目前有以下两种观点：①结核杆菌引起的免疫反应可能引发或参与此病的发生；②对机体抗原的免疫反应或免疫复合物诱发此病。

三、临床表现

1. 此病多发于 20~40 岁，男性居多。

2. 患者诉有眼前黑影、视物模糊、视力下降甚或严重下降。

3. 活动性视网膜静脉周围炎。

● 多发生于多个象限的周边视网膜，随着病情进展可累及后极部。

● 视网膜血管鞘（图 3-6-1）、血管闭塞。

4. 视网膜出血、渗出（图 3-6-2）。

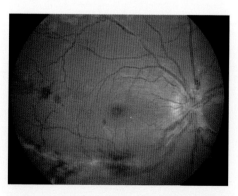

图 3-6-1 Eales 病患者的视网膜血管鞘、视网膜出血和视乳头肿胀等改变

214

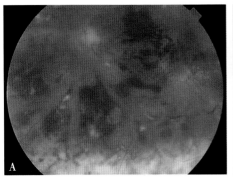
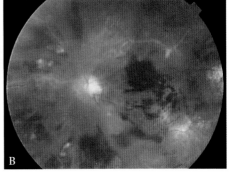

图 3-6-2　Eales 病患者的眼底出血、渗出等改变

- 视网膜毛细血管无灌注。
- 视网膜毛细血管无灌注发生于几乎所有患者。
- 典型地发生于中周部,也可发生于后极部,可融合成大片状(图 3-6-3)。

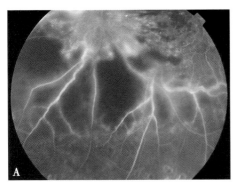
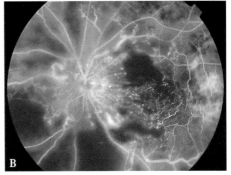

图 3-6-3　Eales 病患者 FFA 显示大片状毛细血管无灌注

5. 视网膜新生血管形成。

- 是常见的改变。
- 视网膜新生血管发生于视网膜无灌注区的边缘,也可出现视盘及视盘旁。
- 可伴发虹膜红变和青光眼。

6. 反复性玻璃体积血是典型的临床表现。

7. 反复出血者可引起增殖性玻璃体视网膜病变,甚至引起牵引性视网膜脱离其他眼部改变。

- 少量玻璃体炎症细胞。

- 玻璃体后脱离。
- 轻度前房闪辉和少量前房细胞。
- 黄斑渗出、前膜、裂孔等。

8. 全身表现。

- 可出现鼻出血、便秘、头痛、烦躁、失眠等。

四、诊断

1. 典型的临床表现

- 青壮年复发性视网膜静脉周围炎。
- 反复视网膜出血、玻璃体积血。

2. 视网膜新生血管形成

3. FFA 检查

- 视网膜静脉渗漏管壁着色。
- 视网膜血管弥漫渗漏。
- 毛细血管无灌注。
- 视网膜、视乳头或视乳头旁新生血管。

五、鉴别诊断

1. 结节病性视网膜血管炎

- 常有典型的血管旁"蜡烛斑"样改变。
- 常有肉芽肿性葡萄膜炎的改变。
- 常有肺门淋巴结、纵隔淋巴结肿大。
- 常有血清血管紧张素转化酶升高。
- 还可伴有结节性红斑、周围淋巴结肿大、骨关节病变等全身改变。

2. Behcet 病性视网膜血管炎

- 典型地表现为葡萄膜炎、口腔溃疡、阴部溃疡、皮肤病变等改变。
- 早期多是视网膜微血管炎,晚期动静脉受累,出现视网膜血管闭塞(幻影血管)。
- 晚期出现广泛视网膜萎缩和视神经萎缩。

3. 急性视网膜坏死综合征

- 早期出现视网膜中周部多发性坏死病灶,并迅速向后极部推进。
- 出现视网膜动脉炎、动脉闭塞。

- 进行性玻璃体混浊。
- 后期易发生裂孔源性视网膜脱离。
- 常合并有羊脂状 KP、前房闪辉、前房炎症细胞和眼压升高。

六、治疗

1. 抗结核治疗
- 能够确定有活动性结核者应积极抗结核治疗。

2. 糖皮质激素
- 初始剂量一般为 1mg/（kg·d），早晨顿服。
- 治疗中 1~2 周减量一次，每次减 5~10mg/ 日。
- 减至 20mg/ 日时，应根据炎症情况和药物的副作用调整剂量，通常需要维持相当长治疗时间。

3. 其他免疫抑制剂
- 苯丁酸氮芥，初始剂量 0.1mg/（kg·d），维持剂量 2mg/（kg·d）。
- 环磷酰胺，初始剂量 50~100mg/d，维持剂量 50mg/d。
- 环孢素，初始剂量 3~5mg/（kg·d），维持剂量 2mg/（kg·d）。
- 硫唑嘌呤 2mg/（kg·d）。

4. 中医中药治疗
- 根据中医辨证，此病多属血热妄行、阴虚火旺、气滞血瘀型。
- 属血热妄行者宜凉血止血。药用：生地 15g，丹皮 15g，赤芍 12g，紫草 15g，三七参 3g，元参 15g，知母 10g，黄芩 12g，丹参 10g，甘草 3g。
- 属阴虚火旺者宜滋阴明目、凉血止血。药用：生地 12g，熟地 12g，杞子 12g，女贞子 12g，黄柏 12g，知母 10g，丹皮 12g，三七参 3g，泽泻 10g，元参 12g，甘草 3g。
- 属气滞血瘀者宜疏肝理气、活血祛瘀。药用：柴胡 12g，当归 10g，白芍 10g，熟地 10g，川芎 10g，桃仁 10g，红花 10g，丹参 12g，香附 12g，川楝子 10g，甘草 3g。

第七章　风湿性疾病与葡萄膜炎

一、概念

风湿性疾病是一类病因尚不完全清楚,主要累及关节、血管等结缔组织的疾病,也有人将其称为结缔组织病。

二、分类

有关风湿性疾病目前尚无满意的分类方法,Jabs 将风湿病分为以下四类:

1. 关节炎

(1) 类风湿性关节炎(患者血清类风湿因子阳性)

(2) 血清阴性(血清类风湿因子阴性)的椎关节病变,主要有以下四种类型:

- 强直性脊柱炎
- 反应性关节炎(Reiter 综合征)
- 炎症性肠道疾病
- 银屑病性关节炎

(3) 幼年型特发性关节炎

2. 结缔组织病

- 系统性红斑狼疮
- 硬皮病
- 全身性硬皮病
- CREST 综合征
- 混合性结缔组织病
- 多肌炎和皮肌炎

- Sjögren 综合征
- 复发性多软骨炎

3. 血管炎〔包括坏死性血管炎、过敏性血管炎、巨细胞动脉炎、肉芽肿性血管炎（Wegener 肉芽肿等）〕

4. Behcet 病

三、风湿性疾病与眼部疾病

1. 类风湿性关节炎　主要引起巩膜炎（弥漫性巩膜炎、结节性巩膜炎或坏死性巩膜炎）、巩膜外层炎、巩膜角膜炎、巩膜葡萄膜炎。

2. 幼年型特发性关节炎　常伴发慢性前葡萄膜炎、急性前葡萄膜炎（少见）、视网膜血管炎（尤其易引起视网膜微血管炎）。少关节型幼年型特发性关节炎易伴发慢性前葡萄膜炎，角膜带状变性和并发性白内障也可出现。膝关节和踝关节易于受累，易出现抗核抗体阳性。

3. 强直性脊柱炎　常伴发急性非肉芽肿性前葡萄膜炎，单眼发病，多为双侧受累，易于复发，多数患者 HLA-B27 阳性。还会伴发慢性非肉芽肿性前葡萄膜炎、视网膜血管炎（少见）。

4. 银屑病性关节炎　银屑病性关节炎最易伴发葡萄膜炎。可伴发急性复发性前葡萄膜炎、慢性复发性非肉芽肿性前葡萄膜炎、巩膜炎、巩膜虹膜睫状体炎、非特异性结膜炎。

5. 炎症性肠道疾病　可伴发急性复发性非肉芽肿性前葡萄膜炎、慢性非肉芽肿性前葡萄膜炎、慢性肉芽肿性前葡萄膜炎、视网膜血管炎、中间葡萄膜炎。

6. 反应性关节炎（Reiter综合征）　可伴发非特异性结膜炎、急性非肉芽肿性前葡萄膜炎、点状角膜上皮损害、上皮糜烂和上皮下和前实质层浸润、结节性巩膜炎、巩膜外层炎、视网膜血管炎。

7. Behcet 病　常出现非肉芽肿性前葡萄膜炎、全葡萄膜炎、视网膜血管炎（早期多是微血管受累，后期动静脉均受累）、视网膜炎、巩膜炎、巩膜角膜炎、巩膜葡萄膜炎。

8. 结节病　可出现泪腺肿大、结膜炎、结膜结节、慢性肉芽肿性虹膜睫状体炎（常见）、中间葡萄膜炎、全葡萄膜炎、后葡萄膜炎、视网膜血管炎、巩膜炎、巩膜外层炎。

9. 系统性红斑狼疮　可引起视网膜血管炎（表现为闭塞性视网膜血管炎，

出现典型的棉絮斑)、脉络膜血管炎、脉络膜炎、前葡萄膜炎、巩膜葡萄膜炎、结膜炎、眼睑红斑、盘状红斑、鳞屑性丘疹、角膜炎、继发性 Sjögren 综合征或干燥性角膜结膜炎、视神经炎、球后视神经炎、缺血型视神经病变、视神经萎缩、巩膜炎、巩膜外层炎。

10. 巨细胞动脉炎 可引起前部缺血性视神经病变,常遗留扇形视神经萎缩、后部缺血性视神经病变,常遗留视乳头苍白、前葡萄膜炎、巩膜炎和巩膜外层炎、边缘性角膜溃疡、角膜水肿、眼眶炎症或假瘤、视网膜动脉阻塞、新生血管性青光眼。

11. 肉芽肿性血管炎(Wegener 肉芽肿) 可引起结膜炎、巩膜外层炎、巩膜炎、巩膜角膜炎、巩膜葡萄膜炎、肉芽肿性或非肉芽肿性虹膜睫状体炎、中间葡萄膜炎、后葡萄膜炎、视网膜炎或视网膜血管炎、视网膜中央动脉和静脉阻塞、眼眶炎症、炎症假瘤、上睑下垂、眼球运动受限、眼眶脓肿、眶蜂窝织炎等。

12. 复发性多软骨炎 可伴发非特异性结膜炎、干燥性结膜角膜炎、眼睑水肿、巩膜炎、巩膜外层炎、周边角膜溃疡、干燥性角膜炎、虹膜睫状体炎、中间葡萄膜炎、后葡萄膜炎、视神经炎、缺血性视神经病变、眼球突出。

13. 川崎病 它是一种常见的儿童血管炎,典型特征包括发热(5 天以上)、多形性皮疹、掌跖红斑、结膜充血、单侧颈淋巴结肿大、口腔黏膜充血、手足硬性水肿,可伴发非化脓性结膜和葡萄膜炎,葡萄膜炎多表现轻度的非肉芽肿性前葡萄膜炎。

14. 多肌炎和皮肌炎 可引起视网膜血管炎、眼睑受累。

四、风湿性疾病及其伴随葡萄膜炎的治疗

(一)眼科病变治疗的原则

1. 尽可能迅速控制炎症。

2. 减少或预防并发症的发生。

3. 预防炎症的复发。

(二)治疗方法

1. 巩膜炎、巩膜角膜炎

● 糖皮质激素滴眼剂点眼,点眼频度根据炎症程度而定。

● 非甾体抗炎药滴眼剂点眼,点眼频度根据炎症的程度而定。

● 糖皮质激素口服,通常选用泼尼松,初始剂量为 0.5~1mg/(kg·d)。

- 必要时联合其他免疫抑制剂全身治疗。

2. 急性前葡萄膜炎

- 糖皮质激素滴眼剂点眼,严重炎症应使用作用强的药物,点眼频度高,炎症减轻后宜调整药物和点眼频度。
- 睫状肌麻痹剂点眼,炎症严重者宜选用 1% 阿托品眼膏或滴眼剂,炎症减轻后给予 2% 后马托品眼膏或托吡卡胺。
- 糖皮质激素短期口服治疗,适用于出现反应性视盘水肿或黄斑水肿及伴发的全身性疾病。

3. 慢性前葡萄膜炎

- 糖皮质激素滴眼剂点眼,点眼频度视炎症严重程度而定。
- 睫状肌麻痹剂点眼。
- 非甾体抗炎药滴眼剂点眼。
- 糖皮质激素口服,通常选用泼尼松,初始剂量一般为 $0.5\sim1\text{mg}/(\text{kg}\cdot\text{d})$。
- 糖皮质激素联合其他免疫抑制剂治疗。

4. 中间、后和全葡萄膜炎

- 糖皮质激素滴眼剂点眼(适用于有前房反应者)。
- 睫状肌麻痹剂点眼(适用于有前房反应者)。
- 糖皮质激素后 Tenon 囊下注射(适用于单侧病变)。
- 糖皮质激素口服,通常选用泼尼松,初始剂量一般为 $1\text{mg}/(\text{kg}\cdot\text{d})$。
- 糖皮质激素联合一种或数种其他免疫抑制剂。

(三) 全身病变的治疗

1. 建议就诊风湿病科和相关疾病专科。

2. 应遵循先简单后复杂、先常规后"尖端"的原则。

- 风湿性疾病通常是一种慢性疾病,在治疗中应尽可能考虑长期效果和长期副作用。
- 应给予尽可能少的药物控制疾病,如难以控制再考虑联合多种药物。
- 先给予小的剂量控制疾病,如难以控制再考虑大剂量用药。
- 先用一般药物治疗,如效果不佳时才考虑生物制剂,而不是一开始即考虑使用生物制剂的应用。

第八章　强直性脊柱炎伴发的葡萄膜炎

一、概念

强直性脊柱炎(ankylosing spondylitis,AS)是一种轴关节炎症性疾病,男性发病率是女性的 2.5~3 倍,HLA-B27(+)个体发生 AS 的危险性是 HLA-B27(-)个体的 100 倍,其中约 25% 的患者伴发葡萄膜炎,并且绝大多数为急性非肉芽肿性前葡萄膜炎。在急性前葡萄膜炎患者中,强直性脊柱炎是最常见伴发的全身性疾病。

二、病因和发病机制

目前尚不清楚,已发现与 HLA-B27 抗原有密切相关性,一些资料显示一些肠道细菌感染(如克雷伯菌属、沙门菌、志贺菌、耶尔森菌、沙眼衣原体等感染)可能引起自身免疫反应,从而导致脊柱炎和葡萄膜炎发生。

三、临床表现

(一) 全身表现

- 腰骶部疼痛、背痛,多在凌晨加重,有时影响翻身和活动,不少患者有晨僵。
- 一些患者可有胸痛、颈部疼痛,腰椎、胸椎、颈椎强直或活动受限,生理弯曲消失(图 3-8-1)。
- 一些患者可有其他关节受累,如膝关节、肘关节、踝关节、肩关节等。

(二) 眼部表现

1. 强直性脊柱炎伴发多种眼病

- 最常见的为急性前葡萄膜炎。

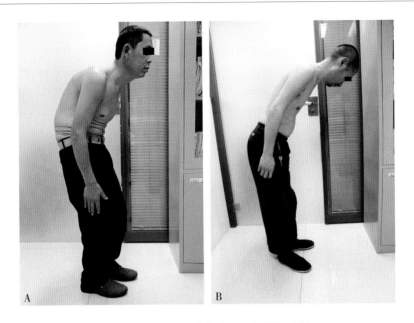

图 3-8-1　强直性脊柱炎患者的脊柱畸形

- 偶可引起慢性前葡萄膜炎。
- 还可引起巩膜炎、结膜炎、玻璃体炎、黄斑囊样水肿、视盘肿胀、视网膜血管炎（图 3-8-2）。

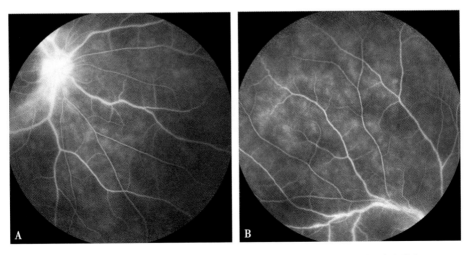

图 3-8-2　强直性脊柱炎引起的视网膜血管渗漏、血管壁染色和视乳头染色

2. 急性前葡萄膜炎的症状

● 突发眼红、眼痛、畏光、流泪。

● 视物模糊,屈光介质混浊者或伴有反应性黄斑水肿、视盘水肿者可有明显视力下降。

3. 急性前葡萄膜炎的体征

● 睫状充血 +~+++,甚至出现混合性充血(图 3-8-3)。

● 可有角膜内皮皱褶,大量尘状 KP。

● 前房闪辉 +~+++(图 3-8-4),前房细胞 +~++++。

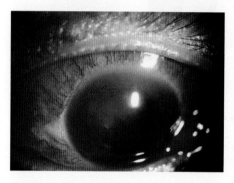 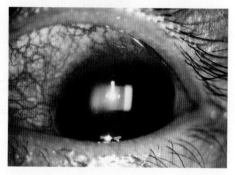

图 3-8-3　强直性脊柱炎伴发的急性前葡萄炎,显示混合性充血

图 3-8-4　强直性脊柱炎患者伴发的急性前葡萄炎,出现明显的前房闪辉

● 可出现前房大量纤维素性渗出(图 3-8-5)、蛋白凝聚物,甚至前房积脓(图 3-8-6),此种积脓通常黏稠,不易流动。

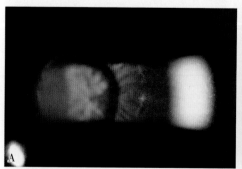 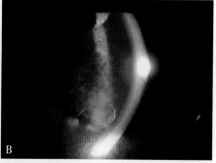

图 3-8-5　强直性脊柱炎伴发急性前葡萄膜炎患者的前房纤维素性渗出

● 虹膜后粘连,反复发作者可有虹膜前粘连。

● 可有前玻璃体细胞、反应性黄斑水肿、视盘肿胀。

4. 急性前葡萄膜炎的临床特点

● 通常双眼受累,但多为单侧发病、复发时多为双眼交替发病。

● 男性患者多于女性患者。

● 通常表现为急性复发性非肉芽肿性前葡萄膜炎。

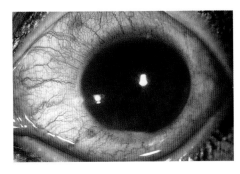

图 3-8-6　强直性脊柱炎伴发急性前葡萄膜炎患者的前房积脓

● 易发生前房积脓和前房纤维素性渗出。

● 葡萄膜炎通常发生于强直性脊柱炎之后。

● 葡萄膜炎的严重程度与 AS 的严重程度无关。

四、诊断要点

1. 急性前葡萄膜炎的典型症状及体征。

2. 典型的炎症性腰骶部疼痛和晨僵病史。

3. HLA-B27 抗原检测有助于诊断,患者绝大多数阳性。

4. 血沉和 C 反应蛋白异常提示脊柱活动性炎症。

5. 骶髂关节 X 线检查或 CT 检查发现骶髂关节炎改变,对诊断有重要价值。

强直性脊柱炎的诊断标准:目前使用的较多的是美国风湿病学会于 1984 年发布的强直性脊柱炎的诊断标准(表 3-8-1):

表 3-8-1　修订的强直性脊柱炎诊断标准(1984 年,纽约)

A:诊断

　1. 临床标准

　　a. 腰痛、晨僵 3 个月以上,活动后改善,休息无改善

　　b. 腰椎额状面和矢状面活动受限

　　c. 胸廓活动度低于相应年龄、性别的正常人

　2. 放射学标准

　　双侧骶髂关节炎≥2 级或单侧骶髂关节炎 3~4 级

B:判定

　1. 确定型强直性脊柱炎:符合放射学标准和 1 项以上临床标准

2. 疑似强直性脊柱炎（a、b 任何一项即可诊断）

　　a. 符合 3 项临床标准

　　b. 符合放射学标准而不具备任何临床标准

（应除外其他原因所致骶髂关节炎）

引自：Van der Linden S，Valkenburg HA，Cats A，Arthritis Rheum，1984；27：361-368.

五、鉴别诊断

1. 银屑病伴发的葡萄膜炎

2. 反应性关节炎伴发的葡萄膜炎

3. 炎症性肠道疾病伴发的葡萄膜炎

4. 其他各种非肉芽肿性前葡萄膜炎

六、治疗

（一）强直性脊柱炎的治疗

1. 请风湿科医生诊治

2. 糖皮质激素

● 泼尼松 20~30mg/d。

3. 非甾体类抗炎药口服

4. 其他免疫抑制剂

● 根据患者情况可选用甲氨蝶呤、环孢素、苯丁酸氮芥、环磷酰胺。

5. 生物制剂

● 目前使用的是肿瘤坏死因子抗体或可溶性受体，包括依那西普、英孚利西单抗和阿达木单抗。

6. 根据中医辨证可给予相应中药治疗（见第二篇第六章）。

（二）急性前葡萄膜炎的治疗（参见前葡萄膜炎一章）

1. 糖皮质激素点眼剂

● 0.1% 地塞米松或 1% 醋酸泼尼松龙点眼，严重炎症者每 15 分钟至 1 小时 1 次。

● 炎症减轻后即应降低点眼频度和改用作用温和的糖皮质激素滴眼剂点眼。

2. 睫状肌麻痹剂

● 重度炎症者用 2% 阿托品眼膏或滴眼剂。

- 中度或轻度炎症用后马托品或托品卡胺点眼。
- 新鲜虹膜后粘连用睫状肌麻痹剂点眼治疗后,虹膜后粘连仍未拉开者,可行强力散瞳剂结膜下注射。

3. 手术治疗并发性白内障
- 宜在急性炎症消退后进行手术治疗。
- 根据以往复发情况,手术最好选择两次复发的中间时段进行手术。
- 超声乳化联合人工晶状体植入术是常用的手术方式。

4. 继发性青光眼的治疗
- 活动性炎症所致的眼压升高,宜给予糖皮质激素滴眼剂、睫状肌麻痹剂、降眼压滴眼剂点眼或全身治疗。
- 虹膜完全后粘连所致者应在降眼压治疗的情况下,尽快行虹膜激光切开术或周边虹膜切开术,同时应给予糖皮质激素滴眼剂、非甾体类抗炎药滴眼剂和睫状肌麻痹剂点眼治疗。
- 房角粘连、Schlemm 管硬化等所致者,应在降眼压和抗炎治疗的情况下进行相应的抗青光眼手术治疗。

七、特别提示

- 强直性脊柱炎的治疗宜从基本治疗方法开始,效果不理想时可考虑给予生物制剂治疗。
- 生物制剂对炎症和缓解脊柱疼痛有较好的作用,但往往需长期治疗,长期用药的副作用尚有待于进一步观察。
- 就葡萄膜炎而言,不宜长期或大剂量使用糖皮质激素。
- 前房炎症细胞消失即可停用糖皮质激素滴眼剂。
- 所伴发的急性前葡萄膜炎易于控制,但目前对其复发尚无有效的预防方法。

八、预后

- 体育锻炼特别是增加脊柱活动的锻炼有助于延缓脊柱强直的进展。
- 多数患者视力预后良好。
- 未能及时治疗,虹膜全后粘连常导致眼压升高、视神经损伤和严重视功能损害,甚至导致眼球萎缩。

第九章 反应性关节炎及其伴发的葡萄膜炎

一、概念

反应性关节炎(原称 Reiter 综合征)是一种发生于肠道和泌尿生殖道感染后的以结膜炎(一些患者有葡萄膜炎)、尿道炎、关节炎为特征的疾病,一些患者可发生葡萄膜炎。

二、病因和发病机制

反应性关节炎的病因和发病机制目前尚不完全清楚,可能与福氏痢疾杆菌、鼠伤寒杆菌、肠炎沙门菌、猪霍乱菌、耶尔森菌、肺炎克雷白杆菌、沙眼衣原体感染等有关。HLA-B27 抗原与病原体分子模拟所引起的免疫反应可能在此病发生中起着一定作用。

三、临床表现

1. 此病多发生于青壮年,男性多见。

2. 泌尿生殖道改变

- 发生于葡萄膜炎前 1~4 周。
- 尿道炎,表现为尿频、尿急、尿痛、黏液性或黏液脓性分泌物。
- 前列腺炎。
- 附睾炎、睾丸炎、精囊炎。
- 阴道炎、宫颈炎。

3. 消化道改变

- 多发生于葡萄膜炎之前 1~4 周。

- 可有腹痛、腹泻、脓血便等。

4. 关节炎

- 多发于尿道或肠道感染之后一个月内。
- 可表现为周围关节炎或脊柱炎(骶髂关节炎)(图 3-9-1)。
- 可表现为单关节炎、少关节炎或多关节炎,但多为 2~4 个关节受累。
- 可表现为急性、慢性或复发性关节炎。
- 周围关节炎易累及膝、踝、趾关节。
- 脊柱炎发生率约为 30%,患者多呈 HLA-B27 阳性。
- "腊肠状脚趾"(图 3-9-2)、指、趾炎是此病的典型改变。

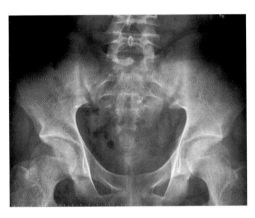

图 3-9-1　反应性关节炎伴发葡萄膜炎患者的 X 线检查显示骶髂关节炎

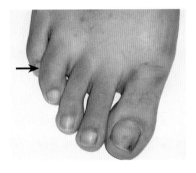

图 3-9-2　反应性关节炎伴发葡萄膜炎患者的"腊肠状脚趾"

- 可伴发趾筋膜炎,跟肌腱炎。

5. 结膜炎

- 是常见改变,发生率近 50%。
- 多为双眼受累。
- 为特发性、自限性炎症,持续 7~10 天。
- 表现为乳头状或滤泡状结膜炎。

6. 葡萄膜炎

- 是较为少见的一种表现,发生率为 3%~12%。
- 多发生于腹泻和尿道炎后 2~4 周。
- 绝大多数为急性前葡萄膜炎,可出现前房纤维素性渗出(图 3-9-3),甚至可有前房积脓。

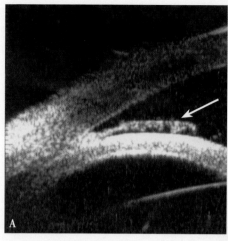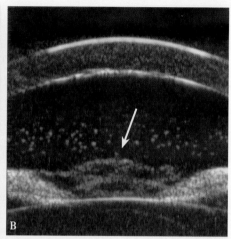

图 3-9-3 反应性关节炎伴发急性前葡萄膜炎患者的 UBM 检查,显示前房渗出,瞳孔区和前房内纤维素性渗出(A、B 箭头示)

- 双眼常先后发病,常单眼复发。
- 少数可出现中间葡萄膜炎、视网膜炎、血管炎和全葡萄膜炎。

7. 角膜炎
- 点状角膜上皮损害、点状上皮下角膜炎。
- 边缘整齐的上皮糜烂。
- 上皮下和前实质层的多形性浸润和混浊。

8. 巩膜改变
- 结节性巩膜炎
- 巩膜外层炎

9. 生殖系黏膜病变
- 环形龟头炎
- 尿道旁糜烂
- 非特异性腺体和阴茎包皮糜烂

10. 口腔黏膜病变
- 口腔黏膜轻度隆起的无痛性斑点。
- 口腔黏膜浅表性无痛性溃疡。
- 偶尔出现地图状舌。

11. 皮肤改变
- 黏液性皮肤角化,出现针尖大小的斑点、丘疹、水疱或脓疱。

12. 指(趾)甲下脓肿,甲松解和脱落

13. 其他

- 系统性淀粉样变性

- 主动脉炎、心肌炎、胸膜炎

- 血栓性静脉炎

- 颅神经麻痹、周围神经病变

四、诊断

1. 典型的发生于肠道感染、泌尿生殖系统感染后的关节炎、结膜炎、葡萄膜炎和多种皮肤黏膜病,对诊断有重要帮助。

2. HLA-B27 阳性对诊断有一定的帮助。

3. 诊断标准(1986 年 Lee 等提出的标准):

表 3-9-1　Lee 等提出的反应性关节炎(Reiter 综合征)诊断标准(1986)

主征:多关节炎
　　　结膜炎或虹膜睫状体炎
　　　尿道炎
　　　黏液性皮肤角化病或环状龟头炎
次征:关节病变:跖筋膜炎、跟腱炎、下背疼痛、骶髂关节炎、脊柱炎
　　　眼部病变:角膜炎
　　　泌尿生殖系改变:前列腺炎、膀胱炎
　　　皮肤黏膜病变:无痛性口腔黏膜病变、银屑病皮疹、指(趾)甲病变
　　　胃肠道病变:腹泻
　　　实验室检查:HLA-B27 阳性、白细胞增多、血清蛋白电泳显示 α_1、α_2 和 γ 球蛋白增多,滑膜液分析显示炎症性改变。
判定:
　　确定型
　　(1) 3 个或 4 个主征
　　(2) 2 个主征和 3 个或 3 个以上次征
　　疑似型
　　2 个主征和 2 个次征
　　拟 Reiter 综合征
　　2 个主征和 1 个次征

五、鉴别诊断

(一)强直性脊柱炎伴发的葡萄膜炎

1. 绝大多数为急性前葡萄膜炎。

2. 骶髂关节炎 绝大多数为 HLA-B27 阳性,也可有其他关节受累,但一般不出现皮肤黏膜病变。

(二) 炎症性肠道疾病伴发的葡萄膜炎

1. 溃疡性结肠炎 典型地表现为腹痛、腹泻、黏液脓血便、贫血、体重减轻,可伴有关节炎等全身改变,但不会出现反应性关节炎那样的皮肤黏膜病变。

2. Crohn 病 主要表现为右下腹痛、肿块、腹泻,肠道内窥镜检查有助于诊断和鉴别诊断。

(三) 银屑病性关节炎伴发的葡萄膜炎

1. 有典型的银屑病的皮肤改变或病史。

2. 所伴发的葡萄膜炎反复发作,常发生虹膜后粘连,继发性青光眼和并发性白内障。

(四) Behcet 病性葡萄膜炎

1. 频繁发作的葡萄膜炎,易发生前房积脓、视网膜微血管炎,后期易发生视网膜血管闭塞。

2. 频繁发作的口腔溃疡、多形性皮肤病变、阴部溃疡等全身改变。

六、治疗

(一) 急性前葡萄膜炎

1. 糖皮质激素滴眼剂点眼

● 急性严重炎症应选用 0.1% 地塞米松或 1% 醋酸泼尼松龙滴眼剂,宜每小时点眼一次。

● 炎症减轻后宜降低点眼频度及使用作用温和的糖皮质激素滴眼剂。

2. 糖皮质激素全身应用

● 适用于有明显全身病变和眼病变不宜局部使用糖皮质激素患者。

● 常选用泼尼松,每日 0.5~0.8mg/kg,早晨顿服,待全身病变和眼病变消退后可迅速减药。

3. 睫状肌麻痹剂

● 急性严重的炎症宜选用 1% 阿托品眼膏,1~2 次 /d。

● 炎症减轻后宜改为 2% 后马托品眼膏或托吡卡胺滴眼剂。

4. 非甾体类抗炎药

● 可通过抑制花生四烯酸代谢产物抑制炎症反应。

- 一般选用点眼的方法进行治疗。

（二）慢性前葡萄膜炎，中间葡萄膜炎，后葡萄膜炎

1. 糖皮质激素

（1）前房有炎症者宜给予滴眼剂点眼治疗。

（2）对单侧中间和后葡萄膜炎，特别是伴有黄斑囊样水肿、视网膜炎和视网膜血管炎者。可行后 Tenon 囊下注射，可多次注射，但应注意其副作用，不宜频繁注射。

（3）全身应用

- 一般选用泼尼松，初始剂量为 0.5~1mg/（kg·d），早晨顿服。
- 治疗 1~2 周后应根据炎症消退情况逐渐减量。

2. 甲氨蝶呤

- 初始剂量为 7.5~15mg/ 周。
- 炎症控制后宜减少剂量。
- 应注意此药肝毒性等副作用。

3. 硫唑嘌呤

- 初始剂量为 50~100mg/d（成人剂量）。
- 炎症减轻后宜调整剂量。
- 应注意此药骨髓抑制等副作用。

4. 环孢素

- 初始剂量一般为 3~5mg/（kg·d）。
- 炎症减轻后减为维持剂量 2mg/（kg·d）。
- 应注意肾毒性、肝毒性、心血管毒性和神经毒性等副作用。

5. 苯丁酸氮芥

- 初始剂量为 0.1mg/（kg·d）。
- 炎症减轻后减为维持剂量 2mg/d（成人剂量）。
- 注意骨髓抑制和不育等副作用。

七、预后

- 前葡萄膜炎预后良好。
- 慢性后葡萄膜炎、全葡萄膜炎、中间葡萄膜炎可因并发症而引起视力下降或严重下降。
- 角膜病变、巩膜病变通常易于控制，一般不影响视力。

第十章 炎症性肠道疾病伴发的葡萄膜炎

一、概念

炎症性肠道疾病(inflammatory bowel disease)包括溃疡性结肠炎(ulcerative colitis)和 Crohn 病(Crohn's disease)两种类型。

溃疡性结肠炎是一种特发性、慢性、复发性的炎症疾病,主要累及直肠和大肠,典型表现为黏膜表面浅表性溃疡。

Crohn 病是一种特发性、慢性、复发性炎症疾病,特征性表现为小肠壁多发性全层的非干酪样坏死性肉芽肿炎症。两种疾病都可伴发多种类型葡萄膜炎。

二、病因和发病机制

其病因和发病机制尚不完全清楚,可能与耶尔森菌、胚胎弯曲杆菌空肠亚科和病毒感染有关;也可能与对某些食物过敏有关;可伴有强直性脊柱炎,这些患者中超过一半呈 HLA-B27 阳性,并可见家庭聚集现象,这些都提示遗传因素在其发病中起一定作用。

三、临床表现

(一)胃肠道病变

1. 溃疡性结肠炎

- 左下腹部痉挛性疼痛。
- 腹泻、水样便、黏液便、脓血便。
- 一些患者可出现中毒性巨结肠。
- 食欲减退、发热、消瘦、贫血、脱水、电解质紊乱等。

- 易发生结肠癌。

2. Crohn 病

- 右下腹绞痛和肿块。

- 恶心、呕吐、腹泻、便秘或大便不规律。

- 一些患者可出现腹腔内脓肿、腰大肌脓肿、肛周瘘管、肛周脓肿、肛瘘。

- 发热、体重减轻、贫血等。

（二）眼部改变

1. 葡萄膜炎

- 发生率 8%~17%。

- 常发生于肠道疾病之后。

- 多发生前葡萄膜炎，也可出现中间葡萄膜炎、后葡萄膜炎（图 3-10-1）、（图 3-10-2）和全葡萄膜炎。

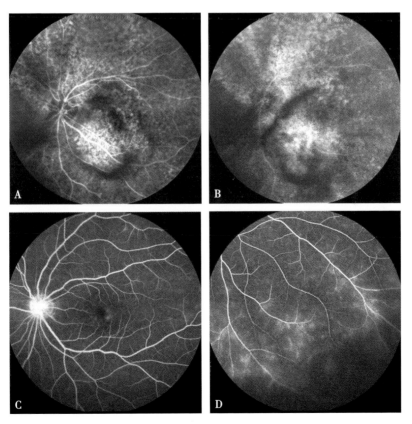

图 3-10-1　炎症性肠道疾病伴发葡萄膜炎患者的 FFA 检查，显示视网膜血管渗漏、视乳头染色、遮蔽荧光等改变

- 多为急性炎症,也可为慢性炎症。

- 多为非肉芽肿性炎症,也可出现肉芽肿性炎症,Crohn 病患者易发生肉芽肿性炎症。

2. 巩膜炎和巩膜外层炎

- 可发生结节性、坏死性或弥漫性巩膜炎。

- 巩膜炎和巩膜外层炎易发生于有关节炎的患者。

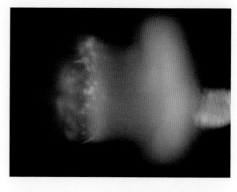

图 3-10-2　Crohn 病患者的玻璃体混浊

3. 其他眼部病变

- 非特异性结膜炎。

- 角膜上皮病变、上皮下或浅基质层浸润,偶见角膜溃疡。

- 眼眶炎、眼眶炎性假瘤、眶蜂窝织炎、眼外肌麻痹等。

（三）关节炎

- 可表现为骶髂关节炎（图 3-10-3）、脊柱炎（图 3-10-4）或周围型关节炎。

- 伴有骶髂关节炎和强直性脊柱炎的患者多为 HLA-B27 阳性。

- 受累关节红肿疼痛,可呈游走性,持续 1~2 个月,一般不引起关节变形。

（四）其他全身表现

- 皮肤病变,可出现结节性红斑、多形性红斑和坏疽性脓皮病。

- 有痛性口腔溃疡。

- 偶尔出现肝胆疾病、肺血管炎、胰腺炎、纤维化性肺泡炎、心肌炎、心包炎、前列腺炎等。

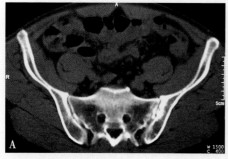
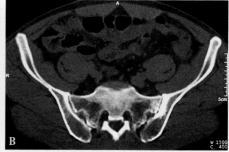

图 3-10-3　炎症性肠道疾病伴发葡萄膜炎患者的骶髂关节炎（CT 检查结果）（A、B）

（五）葡萄膜炎并发症

- 并发性白内障
- 继发性青光眼
- 增殖性玻璃体视网膜病变
- 视网膜脱离

四、诊断

1. 典型的肠道病变：腹痛、腹泻、黏液便、脓血便、腹部肿块。

2. 多种类型葡萄膜炎。

3. 肠道内镜检查发现多发性浅表溃疡、纵向深层的溃疡、鹅卵石样肉芽肿。

4. X线检查对诊断有重要帮助。在溃疡性结肠炎可发现多发性浅表黏液溃疡、假性息肉、黏液不规则增厚、结肠袋消失等；在Crohn病可见鹅卵石样肉芽肿、穿透黏液的溃疡、肠道狭窄、激惹性溃疡征等。

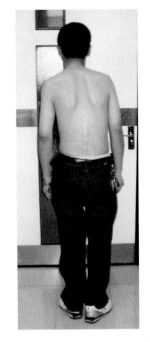

图 3-10-4 炎症性肠道疾病伴发葡萄膜炎患者的脊柱畸形

五、鉴别诊断

1. 肠型 Behcet 病

- 是 Behcet 病中一种少见的亚型，以肠道多发性浅表溃疡为临床特征。
- 患者也可表现为腹痛、腹泻、脓血便或大便不规律。
- 常有 Behcet 病的其他典型改变，如复发性口腔溃疡、多形性皮肤病变、阴部溃疡、频繁发作的葡萄膜炎、视网膜血管炎。

2. 肠结核伴发的葡萄膜炎

- 患者可出现类似炎症肠道疾病的表现，如腹痛、腹泻、便血等。
- 多有消瘦、乏力、午后潮热等表现。
- 肠道活组织检查发现干酪样坏死性肉芽肿对鉴别诊断有重要价值。
- 肺部发现活动性病灶、结核菌素皮试、γ-干扰素释放试验等有助于诊断和鉴别诊断。

3. Whipple 症

- 此病是由一种革兰阳性放线菌感染引起的疾病，表现为腹痛、腹泻、发热、消瘦、关节炎、葡萄膜炎。

● 肠道活组织检查发现含有 PAS 阳性染色巨噬细胞的肉芽肿,对诊断有重要帮助。

六、治疗

(一) 全身病变的治疗

1. 全身病变应就诊消化科或风湿科。

2. 糖皮质激素口服治疗。

3. 柳氮磺胺吡啶。

4. 可联合其他免疫抑制剂。

5. 如出现水、电解质紊乱、贫血、肠道狭窄等则应做相应的治疗。

(二) 葡萄膜炎

1. 前葡萄膜炎

● 糖皮质激素点眼应根据炎症严重程度选择药物和点眼频度。

● 睫状肌麻痹剂和扩瞳药,严重者可选用 1% 阿托品眼膏,中等度炎症选用 2% 后马托品,轻度炎症可选用托吡卡胺。

2. 中间葡萄膜炎、后葡萄膜炎和全葡萄膜炎

(1) 前房有炎症者选用糖皮质激素滴眼剂和睫状肌麻痹剂。

(2) 糖皮质激素

● 初始剂量 $0.5 \sim 1mg/(kg \cdot d)$,以后根据炎症控制情况和副作用调整剂量。

(3) 其他免疫抑制剂

● 苯丁酸氮芥 $0.05 \sim 0.1mg/(kg \cdot d)$

● 甲氨蝶呤 $7.5 \sim 15mg/$ 周

● 环孢素 $3 \sim 5mg/(kg \cdot d)$

● 硫唑嘌呤 $1 \sim 2mg/(kg \cdot d)$

● 环磷酰胺 $1 \sim 2mg/(kg \cdot d)$

3. 葡萄膜炎并发症的治疗

(1) 并发性白内障

● 宜在炎症控制后进行白内障手术治疗,可联合人工晶状体植入术。

(2) 继发性青光眼

● 虹膜全后粘连宜在抗炎、降眼压治疗情况下进行虹膜周切术或虹膜激光周切术。

- 由炎症渗出物引起者宜给予糖皮质激素点眼剂、睫状肌麻痹剂和降眼压药物。

- 由房角粘连、关闭引起者宜在控制炎症和眼压的情况下尽快行相应手术治疗。

（3）视网膜脱离

- 可根据患者情况行玻璃体切除术、硅油充填术等。

- 应使用糖皮质激素或联合其他免疫抑制剂治疗。

4. 其他眼部病变的治疗

（1）巩膜炎

- 糖皮质激素滴眼剂点眼（适用于前巩膜炎）。

- 非甾体抗炎药点眼治疗（前巩膜炎）。

- 糖皮质激素和（或）其他免疫抑制剂。

（2）角膜病变

- 应给予糖皮质激素点眼治疗。

（3）眼眶炎症假瘤

- 糖皮质激素口服治疗。

- 必要时应联合其他免疫抑制剂治疗,如环孢素、甲氨蝶呤、硫唑嘌呤、环磷酰胺等。

七、预后

- 全身病变预后取决于治疗的有效性和有无并发症发生。

- 葡萄膜炎、巩膜炎、眼眶炎性假瘤,通过规范治疗,可获得较好的效果。

- 难以控制的葡萄膜炎及出现一些严重的并发症可导致视力严重下降或丧失。

第十一章　银屑病伴发的葡萄膜炎

一、概念

银屑病(psoriasis)是一种典型表现为慢性、复发性、良性丘疹鳞屑样皮肤病变,其中约 7% 的患者发生血清阴性的关节炎。

银屑病分为 4 种类型,即寻常型(90% 以上)、关节炎型、红皮病型和脓疱型,4 种类型均可伴发葡萄膜炎,但在关节炎型最容易伴发葡萄膜炎。

寻常型银屑病伴发葡萄膜炎的比例虽然不及关节炎型,但由于前者占绝大多数,因此,在银屑病伴发的葡萄膜炎患者中,寻常型伴发的葡萄膜炎最为常见,在我们最近统计的患者中,此种类型占了患者总数的 60% 左右。

二、流行病学

- 银屑病患病率为 1%~3%。
- 多发于 30~40 岁。
- 男性多于女性。

三、病因和发病机制

病因和发病机制尚不完全清楚,可能与链球菌和葡萄球菌属感染有关,在伴有脊柱炎和骶髂关节炎的患者中约 50% 呈 HLA-B27 阳性。

四、临床表现

(一)皮肤、指(趾)甲病变

1. 皮肤病变具有特征性,典型地表现为边缘清楚的深红色皮肤斑块,外

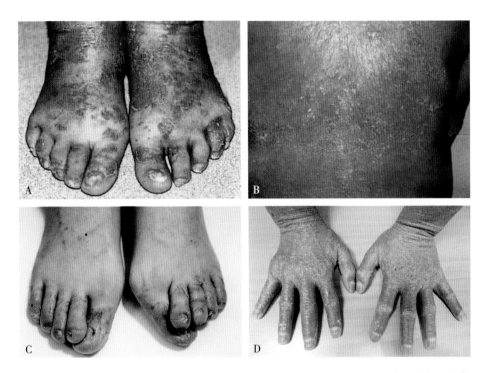

图 3-11-1　银屑病伴发葡萄膜炎患者的寻常型皮肤改变（A）、红皮病型皮肤改变（B）、关节炎型脚趾关节变形（C）、脓疱型皮肤改变（D）

围以"银色"鳞片（鳞屑）（图 3-11-1）。

2. 偶可出现皮肤脓疱和红斑。

3. 可有甲褪色、裂解、松解、甲下黄白色泡状病变（油滴状改变）（图 3-11-2），这些疾病多发生于伴有血清阴性关节炎的患者。

（二）关节炎

1. 多为周围关节炎，可表现为单关节炎、少关节炎和多关节炎。

2. 也可表现为脊柱炎、骶髂关节炎，这些患者多呈 HLA-B27 阳性。

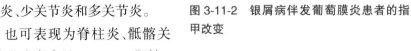

图 3-11-2　银屑病伴发葡萄膜炎患者的指甲改变

3. 还可出现坏死性关节炎，发生骨溶解、关节畸形、关节强直等。

（三）眼部病变

1. 葡萄膜炎

● 伴有脊柱炎和骶髂关节炎的患者中约 30% 发生葡萄膜炎，且多为急性炎症。

● 伴有周围关节炎患者中，约 5% 发生葡萄膜炎，多是急性复发性前葡萄膜炎（图 3-11-3），可发生前房积脓（图 3-11-4），也可是慢性炎症。

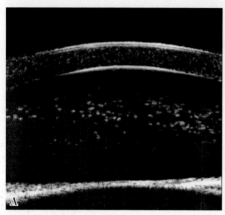
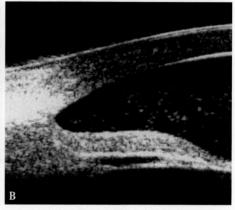

图 3-11-3 银屑病患者伴发急性前葡萄膜炎患者的 UBM 检查，发现前房有大量的炎症细胞

● 患者也可引起眼后段受累，可发生视网膜血管炎（图 3-11-5）、多灶性脉络膜炎、视网膜神经上皮脱离（图 3-11-6）和视网膜脱离（图 3-11-7）。

● 前葡萄膜炎易引起虹膜后粘连（图 3-11-8）、继发性青光眼和并发性白内障。

● 银屑病患者易于伴发 Vogt-小柳原田综合征，在我们最近统计的伴有葡萄膜炎的银屑病患者中，Vogt- 小柳原田综合征占了将近 20%。

图 3-11-4 银屑病伴发急性前葡萄膜炎患者的前房积脓

2. 前巩膜炎、后巩膜炎和巩膜外层炎

3. 点状角膜炎、浅层或深层角膜混浊、角膜溃疡、周边角膜浸润、角膜新生血管

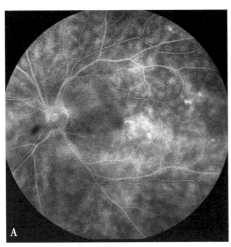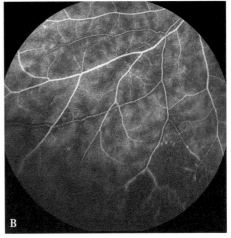

图 3-11-5 银屑病伴发葡萄膜炎患者 FFA 检查,发现广泛视网膜微血管渗漏

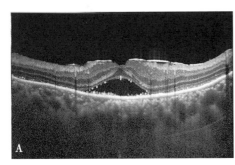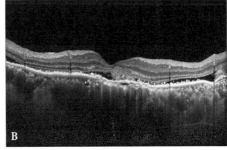

图 3-11-6 银屑病伴发葡萄膜炎患者的视网膜神经上皮脱离(OCT 检查结果)

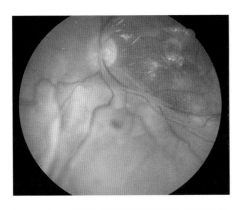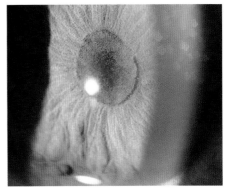

图 3-11-7 银屑病伴发葡萄膜炎患者的渗出性视网膜脱离

图 3-11-8 银屑病伴发葡萄膜炎患者的虹膜广泛后粘连和晶状体前表面色素沉着

4. 非特异性结膜炎、睑球粘连、干燥性角膜结膜炎

5. 眼睑鳞屑样改变、眼睑红斑、睑缘炎、脂溢性皮炎、睑外翻等

五、诊断要点

1. 典型的复发性丘疹、鳞屑样皮肤病变和指(趾)甲改变。

2. 急性或慢性、复发性前葡萄膜炎。

3. X 线检查对伴有的关节病变、骶髂关节炎、脊柱炎的诊断有重要价值。

4. HLA-B27 抗原阳性提示脊柱炎和骶髂关节炎的诊断。

六、鉴别诊断

1. 强直性脊柱炎伴发的葡萄膜炎

● 典型地表现为急性复发性非肉芽肿性前葡萄膜炎。

● 骶髂关节炎和脊柱炎。

● 无鳞屑样皮肤改变。

● 绝大多数患者 HLA-B27 阳性。

2. 反应性关节炎(Reiter 综合征)

● 早期肠道感染或泌尿生殖道感染的表现和病史。

● 非特异性自限性结膜炎。

● 可有前葡萄膜炎,也可出现中间葡萄膜炎、后葡萄膜炎。

● 常有环状龟头炎、尿道旁糜烂、无痛性口腔溃疡等改变。

3. 炎症性肠道疾病

● 典型地出现腹痛、腹泻、黏液脓血便、消瘦、贫血等全身改变。

● 葡萄膜炎可是急性、慢性、非肉芽肿性和肉芽肿性。

● 可出现皮肤结节性红斑和坏疽脓皮病,但不出现鳞屑样皮肤改变。

● 肠道 X 线检查、内窥镜检查及肠活组织检查有助于诊断和鉴别诊断。

七、治疗

(一) 银屑病

1. 建议就诊皮肤科医生或风湿病科医生。

2. 中医辩证施治对减轻皮肤病变及症状有一定作用。

（二）葡萄膜炎的治疗

1. 急性前葡萄膜炎

（1）糖皮质激素滴眼剂点眼

- 应根据炎症的严重程度选择药物及点眼频度。

- 前房炎症细胞消失后不宜再点眼治疗。

（2）睫状肌麻痹剂及扩瞳剂点眼

- 急性严重的炎症可选用 1% 阿托品眼膏或滴眼剂，每日 1~2 次，应注意避免在瞳孔开大时发生虹膜后粘连。

- 中等度炎症，可选用 2% 后马托品眼膏点眼，每日或隔日 1 次。

- 轻度炎症可选用托吡卡胺点眼治疗。

2. 慢性前葡萄膜炎或视网膜血管炎

（1）糖皮质激素滴眼剂和睫状肌麻痹剂滴眼剂（详见有关章节）

- 适用于眼前段有炎症的患者。

- 应注意糖皮质激素滴眼剂长期使用所致的副作用。

- 睫状肌麻痹剂点眼时间通常长于糖皮素激素点眼。

（2）糖皮质激素口服

- 初始剂量 0.5mg/(kg·d)，随着病情减轻逐渐减量，一般不推荐长期应用。

- 应注意药物所致的副作用。

（3）其他免疫抑制剂

- 适用于顽固性葡萄膜炎。

- 对皮肤病变的减轻也有一定作用。

- 可选用环孢素、甲氨蝶呤、环磷酰胺、苯丁酸氮芥等药物。

- 生物制剂，对于一些顽固性皮肤病变和顽固性葡萄膜炎可考虑使用肿瘤坏死因子、可溶性受体或单克隆抗体。

- 长期应用者应定期进行肝肾功能、血常规、血糖等方面的检测，以监测药物的副作用。

（三）并发症治疗

1. 继发性青光眼

- 大多数为虹膜完全后粘连所致。

- 应使用降眼压药物点眼或全身用药迅速控制眼压。

- 对虹膜完全后粘连所致者，应尽快进行激光虹膜周切术或虹膜周切术。

- 手术前应频繁使用糖皮质激素和非甾体抗炎药滴眼剂，术后根据炎症反应调整点眼频度。

● 对炎症所引起的,宜给予糖皮质激素滴眼剂、睫状肌麻痹剂和降眼压药物点眼。

2. 并发性白内障

● 一定要在炎症彻底控制后(建议前房无炎症 3~6 个月后)进行白内障手术,可考虑人工晶状体植入术。

● 术前及术后应考虑给予糖皮质激素和非甾体抗炎药点眼治疗和糖皮质激素及免疫抑制剂全身治疗。

八、预后

● 葡萄膜炎经过早期正确规范治疗,多数患者可恢复或保留较好的视力。

● 严重的并发症可致视力严重下降或丧失。

● 并发性白内障在炎症未很好控制的情况下进行手术治疗,常导致视力预后不良。

第十二章 幼年型特发性关节炎及伴发的葡萄膜炎

一、概念

幼年型特发性关节炎（juvenile idiopathic arthritis，JIA）是发生于 16 岁以下的一种以关节炎为主要表现的特发性疾病。在文献中此病也被称为幼年型类风湿性关节炎（juvenile rheumatoid arthritis，JRA）和幼年型慢性关节炎（juvenile chronic arthritis，JCA）。

JIA 通常被分为少关节型、多关节型和系统型三种类型。三种类型都可伴发葡萄膜炎，但少关节型最易伴发葡萄膜炎（约 20% 的患者伴发葡萄膜炎），其次是多关节型（约 5% 伴发葡萄膜炎）。

二、病因和发病机制

此病的病因和发病机制尚不完全清楚，可能与胶原引起的自身免疫反应有关，也可能与感染有关，遗传因素在其发病中可能起着一定作用。还有研究认为，外来蛋白或感染因子与视网膜 S 抗原的交叉反应可能与这些患者的葡萄膜炎发生有关。

三、临床表现

（一）关节炎及全身表现

1. 少关节型

● 在关节炎发生的最初 3 个月内（也有人认为在 6 个月内）受累关节在 4 个或 4 个以下。

● 占患者总数的 35%~50%。

● 全身病变少见，偶可出现发热、皮疹、结节性红斑等。

● 膝、踝、肘、骶髂关节易受累，可致关节畸形（图 3-12-1）。

● 患者多为抗核抗体阳性，但类风湿因子多为阴性。

2. 多关节型

● 在关节炎发生的最初 3 个月内（也有人认为在 6 个月内）受累关节达 5 个或 5 个以上。

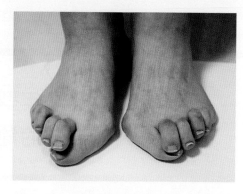

图 3-12-1　幼年型特发性关节炎伴发葡萄膜炎患者的脚趾关节畸形

● 占患者总数的 40% 左右。

● 全身病变少见，但也可出现低热、乏力、消瘦、贫血、皮下结节、肝脾肿大、淋巴腺病、血管炎、干燥综合征。

● 25%~50% 的患者抗核抗体阳性，少部分患者类风湿因子阳性。

● 活动期可有白细胞计数升高、血沉加快、C 反应蛋白水平增高。

● 30%~50% 的患者发生破坏性关节炎，引起关节畸形。

3. 系统型，又被称为 Still 病

● 占患者总数的 10% 左右。

● 易出现发热、皮疹、肝脾肿大、淋巴结炎、心包炎、胸膜炎等全身表现。

● 绝大多数患者类风湿因子阴性，6%~10% 患者抗核抗体阳性。

● 疾病活动期有白细胞计数增高、血沉加快、C 反应蛋白水平增高。

（二）葡萄膜炎

1. 葡萄膜炎发生的危险性

● 关节发病早（<7 岁）。

● 少关节型。

● 抗核抗体阳性。

● 类风湿因子阴性。

2. 葡萄膜炎类型

（1）少关节型常伴发慢性前葡萄膜炎

● 大多数发病隐匿，典型地表现为三联征：慢性虹膜睫状体炎、角膜带状变性（图 3-12-2）和并发性白内障。

- 尘状、中等大小或羊脂状 KP。
- 前房闪辉 +~++，前房细胞 +~++。
- 易发生虹膜后粘连（图 3-12-3）、虹膜周边前粘连（图 3-12-4）。
- 虹膜 Koeppe 结节或 Bussaca 结节（图 3-12-5），偶尔可出现虹膜肉芽肿（图 3-12-6）。
- 患者虽无可见的眼底病变，但一些患者 FA 检查可见视网膜血管渗漏、视盘染色（图 3-12-7）。
- 偶可发生急性前葡萄膜炎。

（2）多关节型伴发葡萄膜炎

- 多为慢性或慢性复发性虹膜睫状体炎，与少关节型引起的相似。
- 偶可见急性虹膜睫状体炎（图 3-12-8）和视网膜血管炎。

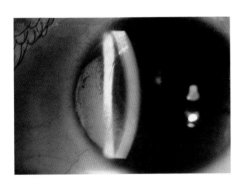

图 3-12-2　幼年型特发性关节炎伴发葡萄膜炎患者的带状角膜变性

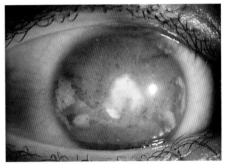

图 3-12-3　幼年型特发性关节炎伴发葡萄膜炎患者的完全性虹膜后粘连、并发性白内障和带状角膜变性

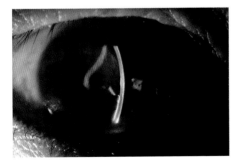

图 3-12-4　幼年型特发性关节炎伴发葡萄膜炎患者的虹膜前粘连

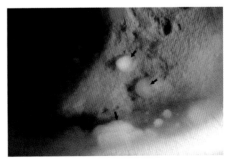

图 3-12-5　幼年型特发性关节炎伴发慢性前葡萄膜炎患者的虹膜 Busacca 结节和肉芽肿改变

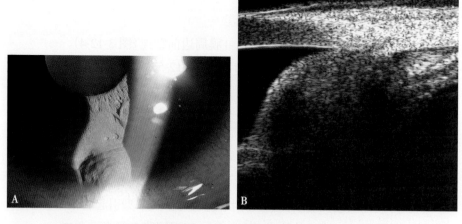

图 3-12-6　幼年型特发性关节炎伴发前葡萄膜炎患者的虹膜肉芽肿
A:眼前段照相;B:UBM 结果

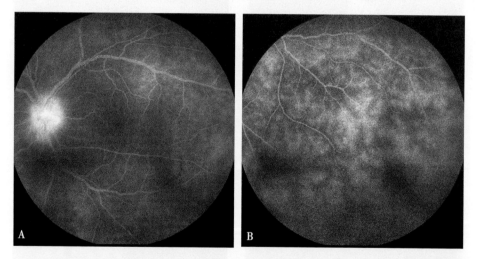

图 3-12-7　幼年型特发性关节炎伴发葡萄膜炎患者 FFA 检查,显示视盘染色和视网膜微血管广泛渗漏

(3) 系统型

- 多为慢性或慢性复发性虹膜睫状体炎。
- 可伴发全葡萄膜炎。
- 偶可出现脉络膜炎。

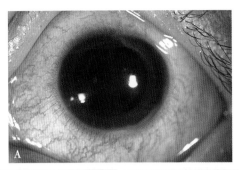

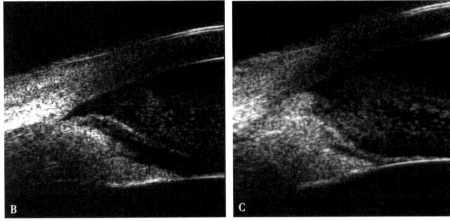

图 3-12-8　幼年型特发性关节炎伴发的急性虹膜睫状体炎,眼前段照相显示睫状充血、前房积脓(A),UBM 检查发现前房大量炎性细胞和渗出膜(B、C)

四、葡萄膜炎的并发症

1. 角膜带状变性

- 常见,尤其见于慢性或慢性复发性炎症的患者。

- 开始时多发生于 3 点和 9 点角膜缘附近,随着病情进展可发展为横跨性带状角膜变性。

- 带状角膜变性区可自发脱钙,形成不规则透明区。

2. 虹膜后粘连和前粘连

- 常见,尤其易发生于发病隐匿的患者。

- 易发生完全性虹膜后粘连和大片状或广泛的虹膜前粘连。

3. 并发性白内障

- 常见,尤其见于慢性或慢性复发性炎症患者。

- 常见的类型为晶状体后囊下混浊,也可发生晶状体全混浊。
- 黄褐色或瓷白色晶状体全混浊的患者往往伴有严重的视网膜损害,视力预后不良。

4. 继发性青光眼

- 是常见的并发症。
- 多由虹膜全后粘连或广泛虹膜周边前粘连引起。

5. 睫状体脱离

- 主要见于慢性或慢性复发性虹膜睫状体炎患者。
- 常伴有严重的视力下降。

6. 眼球萎缩

- 相对少见。
- 主要见于慢性复发性虹膜睫状体炎患者。
- 炎症未控制情况下行白内障手术或抗青光眼手术易出现此种并发症。

7. 其他

- 少数患者可出现黄斑水肿、视网膜前膜、视网膜脱离。

五、诊断

(一) JIA 的诊断

目前国际上使用的标准有美国风湿病学会和欧洲抗风湿病联盟制定的标准(表 3-12-1)和日本厚生省幼年型慢性关节炎研习班制定的标准(表 3-12-2)。

表 3-12-1 ACR 和 EULAR 制定的幼年型慢性关节炎标准的比较

	ACR	EULAR
发病年龄	<16 岁	<16 岁
关节炎	>6 周	>3 个月
	关节肿胀或关节腔渗出液,并且具有以下 3 项中的两项: 关节活动时疼痛或受限、压痛、局部发热	
发病 6 个月后分型	少关节型(<5 个关节)	少关节型(<5 个关节)
	多关节型(>4 个关节)	多关节型(>4 个关节)
	系统型(关节炎、发热、皮疹)	系统型(关节炎、发热、皮疹) IgM-RF 阴性

续表

	ACR	EULAR
其他	排除幼年型强直性脊椎炎、幼年型炎症肠道疾病、幼年型银屑病性关节炎	包括幼年型强直性脊椎炎、幼年型炎症肠道疾病、幼年型银屑病性关节炎,但排除其他类型的幼年型关节炎

注:ACR:美国风湿病学会

EULAR:欧洲抗风湿病联盟

IgM-RF:IgM 类风湿因子

表 3-12-2　日本卫生部幼年型慢性关节炎研习班制定的标准

1　持续 6 周以上的关节炎

2　持续不足 6 周的关节炎尚需以下 7 项中的 1 项:

A　虹膜睫状体炎

B　类风湿皮疹

C　早晨关节僵硬

D　弛张热

E　肢体屈曲萎缩

F　颈椎疼痛或有阳性 X 线体征

G　类风湿因子阳性

3　应排除风湿热、系统性红斑狼疮、多发性动脉炎等多种疾病

(二) JIA 伴发葡萄膜炎的诊断要点

● 关节炎和全身病史对诊断有重要帮助。

● 对发生于 16 周岁以下的慢性或慢性复发性虹膜睫状体炎、角膜带状变性和并发性白内障患者,一定要详细询问病史和进行随访观察。

● 抗核抗体、白细胞计数、血沉、C 反应蛋白检测对诊断有一定帮助。

● 辅助检查如 UBM、B 超、FFA、OCT 等对判断疾病的活动性、受累范围、治疗效果等有重要价值。

六、鉴别诊断

1. 发生于 16 岁以下的特发性葡萄膜炎

● 可表现为慢性炎症,也可表现为急性炎症。

● 女性多表现为慢性前葡萄膜炎,且易发生三联征(即慢性虹膜睫状体,并发性白内障和角膜带状变性)、年龄较大(接近 16 周岁)者易发生急性前葡萄膜炎。

- 部分患者前房中长期有少量和中等量细胞,但不发生角膜带状变性。
- 患者抗核抗体多为阳性。
- 应定期随访确定有无后期发生的关节炎。

2. 视网膜母细胞瘤所致的伪装综合征

- 多发生于 10 岁以下。
- 可有前房积脓或假性前房积脓。
- 虹膜常出现附于其表面的球状结节,眼底可见黄白色隆起病变。
- 常伴有眼压升高。
- 超声、CT、磁共振检查对诊断有一定帮助。
- 前房、玻璃体穿刺细胞学检查及视网膜活检有助于诊断和鉴别诊断。

3. 白血病所致伪装综合征

- 急性白血病比慢性白血病更容易引起眼部改变。
- 白血病可引起脉络膜炎、视网膜炎、前葡萄膜炎和全葡萄膜炎。
- 视网膜结节状浸润、视网膜白色病变。
- 患者出现视网膜血管炎、血管闭塞、视网膜出血、黄斑星芒状渗出等。
- 视网膜新生血管。
- 骨髓检查有助于确定诊断和鉴别诊断。

七、治疗

(一) 关节炎
- 可选用非甾体抗炎药、糖皮质激素和其他免疫抑制剂。
- 建议就诊于风湿病科医生。

(二) 葡萄膜炎的治疗

1. 慢性前葡萄膜炎的治疗
(1) 糖皮质激素滴眼剂点眼,制剂及点眼频度应根据炎症情况确定和调整。
(2) 睫状肌麻痹剂点眼,多选用 2% 后马托品眼膏或托吡卡胺点眼治疗。
(3) 糖皮质激素口服
- 适用于慢性和顽固性炎症患者。
- 初始剂量 0.5~1mg/(kg·d),早晨顿服。
- 维持剂量 0.3~0.5mg/(kg·d)。
- 应注意长期应用对生长发育的影响和其他副作用。

（4）其他免疫抑制

● 环孢素，初始剂量 3~5mg/（kg·d），维持剂量 2mg/（kg·d），应注意肾脏、肝脏、心血管和神经系统的毒副作用。

● 甲氨蝶呤，剂量 7.5~15mg/ 周，应注意肝脏毒性、骨髓抑制等副作用。

● 硫唑嘌呤，1~2mg/（kg·d），应注意骨髓抑制等副作用。

● 环磷酰胺，1~2mg/（kg·d），应注意对生育影响、骨髓抑制、膀胱毒性等副作用。

● 苯丁酸氮芥，0.1mg/（kg·d），仅适用于月经初潮后的女性患者，注意对生育影响、骨髓抑制等副作用。

● 抗肿瘤坏死因子抗体，在上述治疗无效时可考虑使用。

2. 急性前葡萄膜炎的治疗

（1）糖皮质激素滴眼剂点眼，根据炎症严重程度选择制剂和点眼频度。

（2）睫状肌麻痹剂点眼，根据炎症严重程度选择阿托品、后马托品或托品卡胺滴眼剂。

（3）非甾体抗炎药点眼，每日 4 次至 2 小时一次。

（4）糖皮质激素短期口服，对于严重的炎症可考虑给予泼尼松 0.8~1mg/（kg·d），治疗时间一般不超过 2 周。

3. 后葡萄膜炎和全葡萄膜炎的治疗

（1）泼尼松初始剂量 0.5~1.0mg/（kg·d），治疗 1~2 周后减量，根据病情及副作用调整剂量，治疗时间一般在半年以上。

（2）免疫抑制剂治疗，药物选择及治疗方法与前述相似，可参考应用。

（3）糖皮质激素和睫状肌麻痹剂点眼治疗，适于前房有活动性炎症者。

（三）葡萄膜炎并发症的治疗

1. 继发性青光眼的治疗

（1）活动性炎症，应给予糖皮质激素滴眼剂、睫状肌麻痹剂点眼治疗和降眼压药物治疗。

（2）由虹膜完全后粘连所致者，应在抗炎治疗和降眼压治疗的前提下，尽快行虹膜激光切开术或虹膜周边切除术。

（3）对于虹膜广泛前粘连、房角粘连或小梁瘢痕、硬化所致的眼压升高，应在抗炎、降眼压的同时，尽快行相应抗青光眼手术治疗。

2. 并发性白内障的治疗

（1）尽可能用药物彻底控制葡萄膜炎。

（2）炎症控制后才考虑白内障手术治疗，可根据情况联合人工晶状体植入术。

（3）视力预后很大程度上取决于手术后有无炎症复发。

（4）手术前后应给予全身糖皮质激素和或其他免疫抑制剂治疗，局部点用糖皮质激素、睫状肌麻痹剂和非甾体抗炎药。

（5）少年儿童通常对损伤性反应强烈，术中动作应轻柔，尽量减少对组织的损伤和伤性炎性反应。

八、预后

- 关节炎活动时间约 11 年，多数患者预后较好，一些患者可出现严重的关节畸形。

- 葡萄膜炎视力预后取决于并发症出现与否及其严重程度。

- 炎症控制后正确地处理并发症可改善患者视力预后。

第十三章 Behcet 病

一、概念

Behcet 病（Behcet's disease）是一种以复发性葡萄膜炎、复发性口腔溃疡、多形性皮肤损害、生殖器溃疡等为特征的多系统、多器官受累的自身炎症性疾病。此病曾被叫做 Adamantiades-Behcet 综合征、Behcet 综合征、葡萄膜脑炎综合征、丝绸之路病等。

二、流行病学

- 此病多发生于日本、中国、中东及地中海沿岸的国家。
- 此病多发生于 20~40 岁成年人。
- 男女发病比例相似。
- 在中国其在葡萄膜炎中所占比例高达 16.5%。

三、病因和发病机制

- 可能与细菌、病毒感染所致的免疫反应有关。
- 参与其发病的细胞主要有 Th1 细胞、Th17 细胞，参与的细胞因子有 IL-17、IL-23、γ- 干扰素、IL-6、IL-8、α- 肿瘤坏死因子、IL-21、IL-27、IL-37 等。
- 发现遗传因素在其发病中起着一定作用，早年研究发现，它与 *HLA-B51* 相关，近年研究发现多种基因如 *IL-23R*、*STAT₄*、*STAT₃*、*CCR₁*、*CCR₃*、*IFN-α*、*JAK₁*、*MCP-1*、*IL-6*、*IL-1β* 等参与该病的发生。

四、临床表现

(一) 眼部表现

1. 葡萄膜炎

(1) 发生率在 70% 以上。

(2) 可出现各种类型的葡萄膜炎。

(3) 常双眼受累,但多为先后发病,多为单侧复发。

(4) 为非肉芽肿性炎症。

(5) 常见的类型为全葡萄膜炎、视网膜血管炎。

(6) 全(前)葡萄膜炎的特点:

● 突然发作,有自发性缓解的倾向。

● 反复发作,常频繁发作,发作间隔甚至可短至 1~2 周。

● 前房往往有大量炎症细胞,但前房闪辉多较轻微。

● 一般不出现前房纤维素性渗出,在前房炎症严重时偶可出现(图 3-13-1)。

● 前房反应往往与睫状充血相分离,即前房有大量炎症细胞,但睫状充血较轻或缺如。

● 易发生前房积脓,发生率 20%~ 44%(表 3-13-1),可为热性前房积脓,也可为寒性前房积脓(图 3-13-2)。

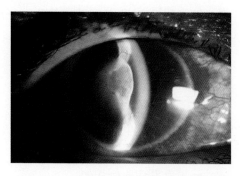

图 3-13-1 Behcet 病患者的前房纤维素膜渗出物

表 3-13-1 Behcet 病前房积脓的特点

常反复发作

是无菌性积脓

多呈泥沙样积脓,随着位置变动而变动

可为"热性"积脓(伴有睫状充血)和"寒性"积脓(不伴有睫状充血)

外伤和手术易诱发

对糖皮质激素敏感,点眼后前房积脓可迅速消退

前房积脓通常持续 2~4 天

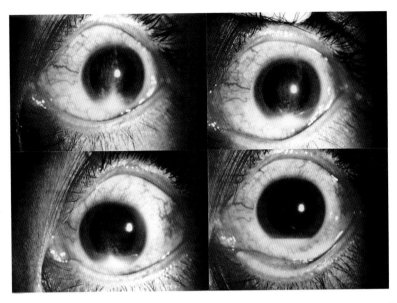

图 3-13-2　Behcet 病患者的寒性前房积脓,体位改变时呈现易流动性的特点

● 常出现虹膜后粘连(图 3-13-3),偶可引起虹膜前粘连、虹膜新生血管 (图 3-13-4)。

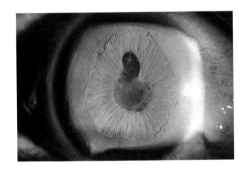

图 3-13-3　Behcet 病引起的虹膜后粘连和 瞳孔变形

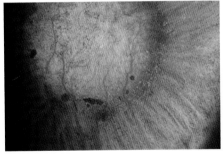

图 3-13-4　Behcet 病引起的虹膜新生血管 和虹膜后粘连

2. 视网膜血管炎

● 早期多为弥漫性视网膜微血管受累,在眼底检查时可无异常发现,但 FFA 常显示视网膜微血管弥漫性渗漏(图 3-13-5)。

● 常伴有明显玻璃体混浊和黄斑囊样水肿。

● 后期动静脉受累。

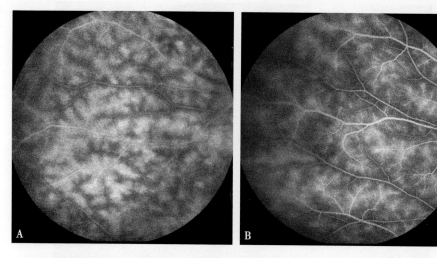

图 3-13-5　Behcet 病性葡萄膜炎患者 FFA 检查,显示弥漫性视网膜微血管渗漏

● 可出现视网膜血管周围炎、视网膜出血等病变。

● 终末期动静脉血管变细、闭塞成幻影血管(血管白线),常伴有弥漫性视网膜萎缩和视神经萎缩。

3. 视网膜炎

● 表现视网膜的片状水肿渗出,可伴有出血。

● 多发于视乳头附近及后极部视网膜(图 3-13-6)。

4. 葡萄膜炎的并发症

● 并发性白内障,尤其见于炎症反复发作和频繁使用糖皮质激素点眼的患者。

● 继发性青光眼,多由虹膜完全后粘连引起。

● 视神经萎缩(图 3-13-7)、视网膜萎缩(图 3-13-8)。

● 视网膜色素变性样改变。

● 视网膜、视盘新生血管(图 3-13-9)。

● 黄斑囊样水肿(图 3-13-10)、黄斑洞、黄斑区增殖性改变。

● 玻璃体积血、玻璃体增殖性改变。

● 裂孔源性或牵引性视网膜脱离。

● 眼球萎缩,见于炎症反复发作或炎症持续存在的患者。

5. 其他眼部改变

● 点状角膜炎。

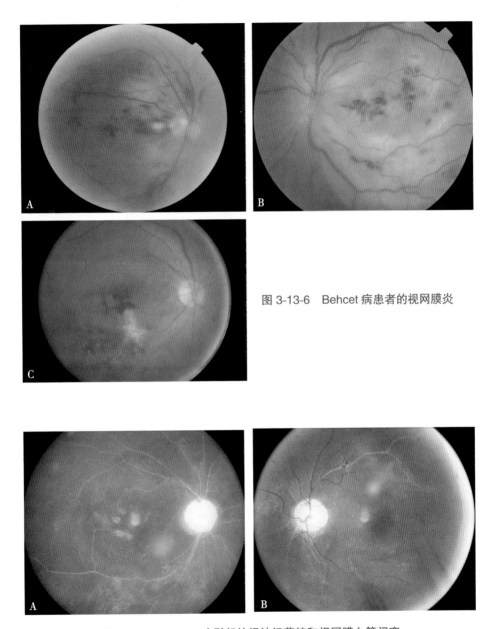

图 3-13-6　Behcet 病患者的视网膜炎

图 3-13-7　Behcet 病引起的视神经萎缩和视网膜血管闭塞

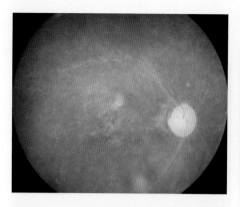

图 3-13-8 Behcet 病引起的弥漫性视网膜萎缩和视神经萎缩

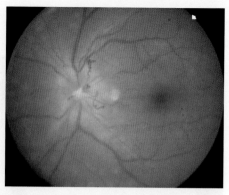

图 3-13-9 Behcet 病引起的视盘新生血管

- 角膜溃疡甚至穿孔。
- 巩膜外层炎或坏死性巩膜炎。

（二）口腔溃疡

1. 口腔溃疡是最常见的全身改变，发生率达 90% 以上。

2. 口腔溃疡通常是最初表现，往往反复发作，可持续不断或间断性发生，间隔时间数天至数月不等。

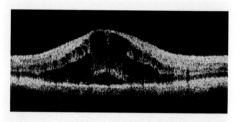

图 3-13-10 Behcet 病引起的黄斑囊样水肿（OCT 结果）

3. 可单发或多个同时发生，表现为有痛性口腔溃疡，严重时可影响进食。

4. 多发生于唇颊黏膜、舌、牙龈等易受摩擦部位（图 3-13-11）。

5. 持续时间多为 5~14 天。

（三）皮肤病变

1. 皮肤病变是此病常见的全身病变之一，发生率约 80%。

2. 少数 Behcet 病患者以皮肤改变作为首发表现。

3. 皮肤病变呈多形性改变。

（1）结节性红斑

- 是最为常见的皮肤病变，多发生于下肢（图 3-13-12）。
- 直径 1~5cm，少数可达 10cm。
- 红斑区质硬、红肿，有疼痛感或触痛。
- 结节红斑消退后可遗留下色素沉着。

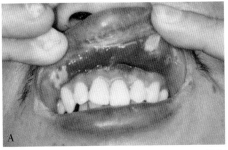
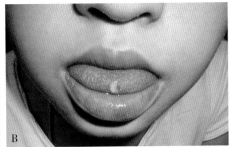
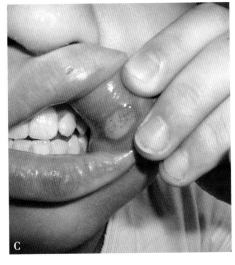

图 3-13-11　Behcet 病患者的口腔溃疡

（2）渗出性红斑

（3）痤疮样皮疹、毛囊炎（多见于面部、颈部、胸部和背部）（图 3-13-13）

（4）脓疱（图 3-13-14）、疖肿（多发于面部、颈部、背部和下肢）

（5）皮肤水疱及疱疹

（6）皮肤溃疡，有时溃疡难以愈合，持续数月或数年（图 3-13-15）

（7）皮下血栓性静脉炎

（8）少部分患者可发生指甲改变

（9）偶尔可出现皮肤肿块

4. 往往反复发作。

5. 易于消退，持续时间一般为 1~2 周。

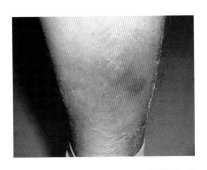

图 3-13-12　Behcet 病患者的皮肤结节红斑

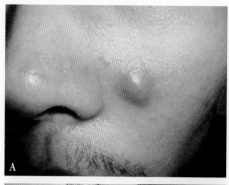
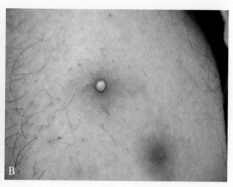
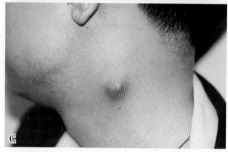

图 3-13-13 Behcet 病引起的痤疮样皮疹（A）、毛囊炎（B、C）

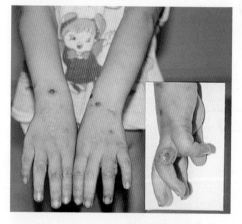

图 3-13-14 Behcet 病引起的皮肤脓包

（四）生殖器溃疡

1. 是常见的全身病变之一，发生率为 30%~94%，多在 40% 左右。

2. 多发生于口腔溃疡、葡萄膜炎和皮肤病变之后。

3. 为有痛性溃疡。

4. 通常 2 周内痊愈。

5. 多发生于阴囊、阴茎、阴蒂、阴道口等部位（图 3-13-16）。

6. 溃疡大者痊愈后可遗留下瘢痕。

（五）关节炎

1. 是常见的全身表现之一，发生率达 51%~80%。

2. 可表现为单关节炎、少关节炎和多关节炎。

3. 膝、足、手和肘关节易受累。

4. 一些患者可有骶髂关节炎和脊椎炎。

5. 表现为关节的红、肿、疼痛，一般不会出现关节的畸形。

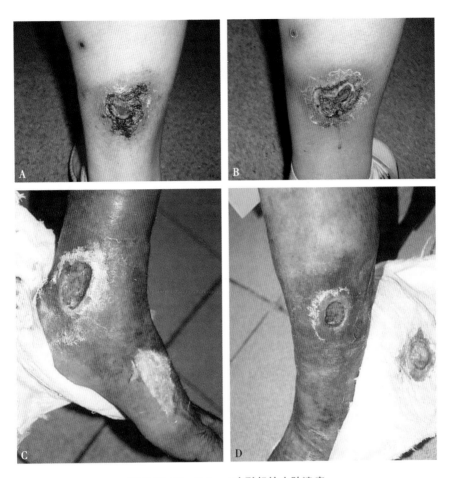

图 3-13-15　Behcet 病引起的皮肤溃疡

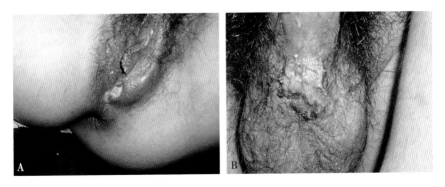

图 3-13-16　Behcet 病引起的阴部溃疡

（六）血管病变（血管炎）

1. 发生率为 7.7%~46%。

2. 大小血管、动静脉均可受累,但静脉受累常见,表现为血栓性静脉炎。

3. 可出现大的动脉瘤,其破裂可导致患者死亡。

4. 发生于脑、心脏和肺的血管炎也可导致患者死亡。

（七）中枢神经系统损害

1. 较为少见,发生率 3%~25%。

2. 大多数患者虽无神经系统受累,但往往有烦躁、易于冲动、失眠、多梦等交感神经系统兴奋的表现。

3. 多发生于口腔溃疡、葡萄膜炎发生之后。

4. 可出现脑膜炎、良性颅内压升高和大脑、脑干、颅神经、小脑、脊髓损伤的表现。

5. 可出现以下改变:

- 精神异常(人格改变、痴呆、欣快感、记忆减退、意识障碍、幻觉)。
- 中枢性运动障碍(上肢轻瘫、半身轻瘫、下肢轻瘫、单肢轻瘫、四肢轻瘫)。
- 脑干和小脑损伤的表现(共济失调、构音障碍、脑神经麻痹、眼球震颤)。
- 癫痫、感觉异常、脑膜刺激征等。

（八）消化道损害

- 较为少见,发生率 7%~19%。
- 从食道至直肠均可受累。
- 多表现为回盲部多发性溃疡。
- 可出现恶心、呕吐、腹痛、便血、便秘、腹泻、脂肪吸收障碍、肝脾肿大、肛周瘘管及脓肿等。
- X 线检查发现肠管狭窄、黏膜溃疡。
- 内镜检查可见边缘锐利的椭圆形溃疡。

（九）其他少见的改变

- 肺的血栓性血管炎。
- 听觉前庭功能障碍。
- 附睾炎。
- 局灶性节段性肾小球肾炎、肾病综合征。
- 膀胱炎、膀胱溃疡、尿道炎。
- 淋巴腺病。

四、诊断标准和分型标准

(一) 诊断标准

有关此病尚无满意的诊断标准,目前使用较多的为国际 Behcet 病研究组制定的标准(表 3-13-2)和日本 Behcet 病研究委员会制定的标准(表 3-13-3)。

表 3-13-2　国际 Behcet 病研究组制定的标准

1. 复发性口腔溃疡(一年内至少复发 3 次)
2. 下面 4 项中出现 2 项即可确诊
　(1) 复发性生殖器溃疡或瘢痕
　(2) 葡萄膜炎
　(3) 多形性皮肤损害
　(4) 皮肤过敏反应性试验阳性

表 3-13-3　日本 Behcet 病研究委员会制定的标准

(一) 主要症状
　1. 复发性口腔溃疡
　2. 皮肤损害
　　(1) 结节性红斑
　　(2) 皮下血栓性静脉炎
　　(3) 毛囊炎样皮疹或痤疮样皮疹
　3. 眼病变
　　(1) 虹膜睫状体炎
　　(2) 视网膜葡萄膜炎(视网膜脉络膜炎)
　　(3) 葡萄膜炎的并发症,包括:虹膜后粘连、晶状体前囊色素沉着、视网膜脉络膜萎缩、视神经萎缩、并发性白内障、继发性青光眼、眼球萎缩
　4. 生殖器溃疡
(二) 次要症状
　1. 不伴关节变形和强直的关节炎
　2. 附睾炎
　3. 以回盲部溃疡为代表的消化系统病变
　4. 血管病变
　　(1) 血管炎
　　(2) 血栓性静脉炎
　　(3) 动脉瘤等
　5. 中度以上的中枢神经系统病变
(三) 参考试验
　1. 皮肤对刺激的反应亢进
　2. 末梢血白细胞数量增加
　3. 血沉加快
　4. 血清急性期反应蛋白阳性
　5. HLA-B51(B5)抗原阳性

(二) 分型标准

目前使用的分型标准主要为日本 Behcet 病研究委员会的分型标准,将此病分为完全型、不完全型、疑似型、肠型、血管型和神经型。

- 完全型:即有上述 4 个特征。
- 不完全型,符合下列情况之一:①出现 3 种主征或 2 种主征和 2 种次征;②典型的眼部病变和其他 1 种主征或 2 种次征。
- 疑似型:出现 2 种主征,但无眼部病变。
- 肠型:以回盲部溃疡为主要临床表现的 Behcet 病。
- 血管型:以血栓性血管炎或动脉瘤为主要表现的 Behcet 病。
- 神经型:以中枢神经系统病变为主要特征的 Behcet 病。

五、诊断和注意事项

(一) 诊断

1. 此病的诊断是临床诊断,主要根据前述的典型眼部病变、口腔溃疡、皮肤病变、阴部溃疡等临床表现,并能够排除其他疾病。

2. 皮肤过敏反应性试验对此病有重要价值

(1) 试验方法:选用 20 号针头,将其刺入前臂屈面的皮下或静脉内,或将生理盐水 0.1ml 注入皮内,48 小时观察局部反应。

(2) 结果判断:根据 Dilsen 等的标准。

- 阴性:仅出现小于或等于 2mm 直径的红斑。
- 可疑:出现大于 3mm 直径的红斑;出现直径 1~2mm 的丘疹,红斑直径小于或等于 2mm。
- 阳性:

Ⅰ级:丘疹直径为 2~3mm,红斑直径大于 3mm;

Ⅱ级:丘疹直径大于 3mm;

Ⅲ级:脓疱疹直径为 1~2mm,红斑直径大于或等于 3mm;

Ⅳ级:脓疱疹直径大于 2mm。

3. 荧光素眼底血管造影检查

- 弥漫性视网膜毛细血管渗漏(图 3-13-17)。
- 视网膜血管扩张、管壁染色(图 3-13-18)。
- 视网膜毛细血管闭塞、大片无灌注区(图 3-13-19)、视网膜新生血管。
- 视盘染色、视盘新生血管(图 3-13-20)。

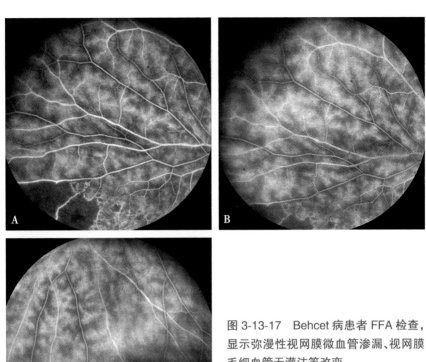

图 3-13-17 Behcet 病患者 FFA 检查，显示弥漫性视网膜微血管渗漏、视网膜毛细血管无灌注等改变

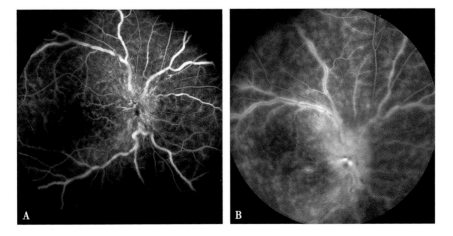

图 3-13-18 Behcet 病患者 FFA 检查，显示视网膜血管渗漏、管壁染色

269

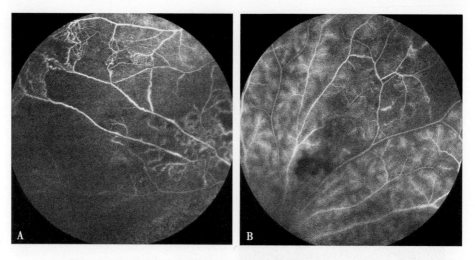

图 3-13-19　Behcet 病患者 FFA 检查,显示视网膜毛细血管无灌注

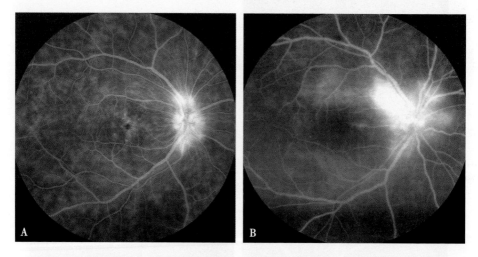

图 3-13-20　Behcet 病患者 FFA 检查,显示视乳头新生血管

- 黄斑囊样水肿。
- 视网膜出血遮蔽荧光。

4. 超声检查
- 玻璃体混浊。
- 视网膜脱离。
- 增殖性玻璃体视网膜改变。

5. UMB 检查

● 前房细胞及渗出。

● 虹膜前粘连、后粘连、房角粘连。

● 睫状体附近、后房渗出、前玻璃体渗出。

6. OCT 检查

● 黄斑囊样水肿、黄斑裂孔。

● 视网膜水肿、视网膜萎缩变薄（图 3-13-21）。

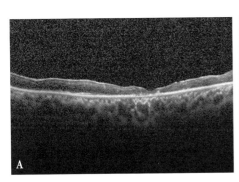 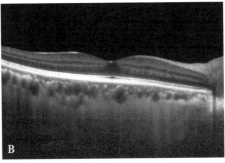

图 3-13-21　Behcet 病患者视网膜萎缩变薄（A 为患眼、B 为正常对照）

● 黄斑前膜、视网膜前膜或视乳头前膜。

● 视网膜下新生血管。

● 黄斑区视网膜视神经上皮层局限性脱离。

● 视网膜色素上皮浆液性脱离。

7. 中心视野检查

● 光敏度下降。

● 中心视野局限性全区域缺损。

● 残存部分视野及散在视岛。

● 管状视野，常发生于疾病晚期并有弥漫性视网膜萎缩的患者。

8. HLA-B51 抗原、HLA-B5 抗原检测患者多为阳性。

六、鉴别诊断

对于出现 4 个主征的患者，只要医生想到此病的可能性，并能排除其他疾病，通常即可做出正确诊断，但在全身病变不典型或仅出现个别全身病变时，即应考虑与多种非肉芽肿炎症性疾病相鉴别。

1. 内源性感染性眼内炎

- 多有全身感染病灶。

- 多见于老年人、体质虚弱或使用免疫抑制剂的患者。

- 发病急,进展快,患者有严重的眼红、眼痛、混合性充血、角膜水肿等。

- 往往有严重的玻璃体反应,瞳孔区常呈黄白色反光,视网膜黄白色病灶。

- 糖皮质激素无效,炎症呈持续性进展和进行性加重。

- 血、尿、房水、玻璃体涂片和培养有助于确定诊断和鉴别诊断。

2. 急性前葡萄膜炎

- 发病急,患者常有明显的眼痛、畏光、流泪、视力模糊。

- 前房内往往有大量纤维素性渗出、大量前房炎症细胞。

- 可有前房积脓,但流动性较差,与 Behcet 病的泥沙样积脓有明显的不同。

- 疾病多于 2 周至 1 个月内迅速减轻或消退,很少超过 8 周。

- 骶髂关节 X 线拍片或 MRI 检查有助于诊断所伴有的血清阴性的椎关节病变(如强直性脊柱炎等)。

- 患者多为 HLA-B27 抗原阳性。

- 疾病可复发,但复发频度通常较 Behcet 病性葡萄膜炎为低。

- 视力预后通常较好。

3. Eales 病

- 多发于青壮年,男性远多于女性。

- 多为双眼受累。

- 主要表现为视网膜静脉周围炎。

- 视网膜毛细血管无灌注和视网膜新生血管。

- 易发生反复性视网膜出血和玻璃体积血。

4. 结节病性葡萄膜炎

- 可引起非肉芽肿性葡萄膜炎(前、中间、后和全葡萄膜炎),但肉芽肿性葡萄膜炎更为常见。

- 视网膜血管炎主要累及静脉,典型表现为"蜡烛斑"样改变。

- 易发生结节红斑和冻疮样狼疮、骨关节病变、中枢神经病变等多种皮肤改变。

- 常出现肺门淋巴结、纵隔淋巴结肿大和多种肺野改变。

- 易出现双侧性、无痛性淋巴结肿大。

- 血清血管紧张素转换酶、血清溶菌酶水平增高。

- 胸部 X 线检查、泪腺镓扫描、皮肤、结膜病变等的活组织检查有助于诊断。

5. 视网膜中央静脉阻塞。

- 多发于 50~60 岁。

- 常见于有心脏病、糖尿病、高血压和动脉硬化的患者。

- 引起的出血通常为大片状或火焰状出血。

- 出血吸收较慢，一般不会出现类似 Behcet 病的视网膜毛细血管弥漫渗漏的现象。

6. 巨细胞病毒性视网膜病变

- 多发于免疫功能受抑制的患者或 AIDS 患者。

- 通常出现沿大血管分布的大片状的视网膜炎和视网膜坏死，伴出血和血管鞘或出现与视网膜血管无关的轻度至中度颗粒状视网膜混浊。

- 后期视网膜病灶处视网膜萎缩。

- 玻璃体反应通常较轻。

- 可出现 AIDS 的全身改变和机会感染。

7. 急性视网膜坏死综合征

- 眼发病前可有全身疱疹病毒感染病史。

- 早期出现中周部的视网膜坏死病灶，并向后极部推进。

- 坏死病灶区或附近出现以视网膜动脉炎为主的视网膜血管炎。

- 常有显著的玻璃体混浊。

- 后期易发生裂孔源性视网膜脱离。

- 前房反应较轻或缺如。

- 在疾病早期易出现羊脂状 KP 和眼压升高。

七、治疗

Behcet 病性葡萄膜炎是葡萄膜炎中最为难治的类型之一，糖皮质激素治疗虽可能暂时有效，但通常不能阻断此病的进展，因此往往需要联合一种或多种免疫抑制剂治疗。成功的治疗往往取决于医生对此病的正确把握和医患之间的密切配合。

（一）治疗所用药物

1. 糖皮质激素

（1）滴眼剂点眼适用于有眼前段炎症者，药物选择和点眼频度由炎症的严重程度而定。

(2) 口服治疗。

- 通常选用泼尼松口服,早晨顿服。

- 一般不需大剂量应用,在出现急性严重视网膜炎或视网膜血管炎时,可短期使用较大剂量的糖皮质激素。

- 小剂量糖皮质激素(15~20mg/d)联合其他免疫抑制剂治疗Behcet病性慢性后葡萄膜炎和全葡萄膜炎。

(3) 眼周或眼内注射。

- 适用于顽固性黄斑囊样水肿及伴有视网膜血管炎患者。

- 可重复注射,但不宜频繁注射。

- 应注意引起眼压升高、晶状体混浊、眼内感染等副作用和并发症。

2. 苯丁酸氮芥

- 作用相对温和持久,副作用相对较少。

- 对控制葡萄膜炎和眼外炎症有较好作用。

- 适应于有视网膜血管炎、视网膜炎或反复发生的前房积脓以及有严重的眼外表现者。

- 初始剂量一般为0.1mg/(kg·d),维持剂量一般为2mg/d,治疗中应注意此药引起的骨髓抑制、男性不育、女性月经紊乱、闭经、肝肾功能异常等副作用。

3. 环磷酰胺

- 其治疗适应证同苯丁酸氮芥。

- 初始剂量1~2mg/(kg·d),维持剂量为1mg/(kg·d)。

- 应注意此药的骨髓抑制、出血性膀胱炎、男性不育、女性月经紊乱、闭经、继发性感染(易发生带状疱疹病毒感染)、继发性肿瘤(可发生于长期大剂量应用者)、肝肾功能异常等副作用。

4. 环孢素

- 适用于有眼后段受累、葡萄膜炎反复发作或有严重眼外表现者。

- 初始剂量通常为3~5mg/(kg·d),维持剂量为2mg/(kg·d)。

- 应注意此药的肾毒性、肝毒性、神经毒性和心血管毒性。

5. 秋水仙碱

- 主要通过抑制白细胞功能亢进和数量增多而发挥治疗作用。

- 通常需与糖皮质激素或其他免疫抑制剂联合应用。

- 初始剂量通常为 0.5mg,每日 2~3 次。
- 应注意此药的骨髓抑制、肝肾功能异常、胃肠道反应及对生育的影响。

6. 硫唑嘌呤

- 适用于对环孢素、苯丁酸氮芥、环磷酰胺不敏感的患者。
- 常与糖皮质激素或其他免疫抑制剂联合应用。
- 初始剂量通常为 2mg/(kg·d),维持剂量一般为 50~100mg/d。
- 应注意此药的骨髓抑制、胃肠道反应、高敏感综合征等副作用。

7. 甲氨蝶呤

- 适用于对环孢素、苯丁酸氮芥、环磷酰胺不敏感的患者。
- 通常与糖皮质激素或其他免疫抑制剂联合使用。
- 治疗所用剂量为 7.5~15mg/ 周。
- 应注意此药所致肝毒性和其他副作用。

8. 抗肿瘤坏死因子的抗体或可溶性受体

- 适用于对多种免疫抑制剂不敏感、葡萄膜炎复发频繁且难以控制的患者。
- 通常有较好效果,但停药后易复发。
- 英夫利昔单抗静脉滴注,初始剂量为 5mg/kg,于第二、六周再给予相同剂量静脉滴注,以后每 6~8 周用药一次。
- 依那西普,是肿瘤坏死因子的可溶性受体,25mg 皮下注射,每周注射两次。
- 以上两种生物制剂在我国尚未批准使用于葡萄膜炎的治疗,应注意此类药物的副作用。

9. α- 干扰素

- 是一种生物制剂。
- 所用剂量尚无一致意见,一般用法为每天肌肉注射 300 万单位,在炎症减轻和控制后应逐渐降低注射频度。
- 应注意此药引起发热、虚弱、白细胞减少、血小板减少等副作用。

(二) 药物治疗方案

- 著者根据多年的临床经验和体会,制定出针对不同患者不同情况的治疗方案,以供治疗时参考。

1. 方案 I:适用于仅有眼前段受累且不是太严重者的 Behcet 病患者。

- 糖皮质激素滴眼剂点眼。

- 睫状肌麻痹剂点眼。

2. 方案Ⅱ:适用于视网膜炎、视网膜血管炎、全葡萄膜炎,反复发生的前房积脓。

- 苯丁酸氮芥口服。
- 根据中医辨证给予中药治疗。
- 糖皮质激素、睫状肌麻痹剂滴眼剂点眼治疗(适用于有眼前段炎症者)。

3. 方案Ⅲ:适用于方案Ⅱ治疗无效的 Behcet 病性葡萄膜炎患者。

- 苯丁酸氮芥口服。
- 糖皮质激素全身应用。
- 糖皮质激素、睫状肌麻痹剂滴眼剂点眼治疗(适用于有眼前段炎症者)。
- 根据中医辨证给予中药治疗

4. 方案Ⅳ:适用于方案Ⅲ治疗无效或有强烈生育要求的 Behcet 病性葡萄膜炎患者。

- 环孢素口服。
- 糖皮质激素全身应用。
- 糖皮质激素、睫状肌麻痹剂滴眼剂点眼治疗(适用于有眼前段炎症者)。
- 根据中医辨证给予中药治疗。

5. 方案Ⅴ:适用于方案Ⅳ治疗无效的 Behcet 病性葡萄膜炎患者。

- 苯丁酸氮芥(或环磷酰胺)
- 环孢素口服。
- 糖皮质激素全身应用。
- 糖皮质激素、睫状肌麻痹剂滴眼剂点眼治疗(适用于有眼前段炎症者)。
- 根据中医辨证给予中药治疗。

6. 方案Ⅵ:适用于上述各种方案治疗无效的 Behcet 病性葡萄膜炎患者。

- 苯丁酸氮芥联合糖皮质激素和秋水仙碱。
- 苯丁酸氮芥联合糖皮质激素和硫唑嘌呤。
- 苯丁酸氮芥联合糖皮质激素和 FK506。
- 苯丁酸氮芥联合硫唑嘌呤和糖皮质激素。
- 环磷酰胺联合糖皮质激素和环孢霉素。
- 环磷酰胺联合糖皮质激素和秋水仙碱。
- 糖皮质激素联合 α- 干扰素。

（三）中医辨证治疗

按中医分型,此病大致上可分为6种型,即风热型、毒火内炽型、肝火上热型、肝胆湿热型、阴虚火旺型、气阴两虚型,应分别施以不同药物(详见葡萄膜炎中医治疗一章),在上述治疗方案联合中药治疗可能会获得更好的治疗效果,此外中药可抑制免疫抑制剂的一些副作用。

（四）并发症的治疗

1. 并发性白内障

● Behcet病所致的白内障手术治疗应慎重。

● 手术应在炎症完全控制后进行。

● 有眼后段受累且反复发作或病程长者,视网膜往往受到破坏或严重破坏,术前应告诉患者手术后不一定能获得理想的视力。

● 手术前后应给予糖皮质激素和其他免疫抑制剂治疗。

2. 继发性青光眼

● 应首先给予药物治疗,以期迅速控制眼压。

● 对于虹膜完全后粘连者,应在使用降眼压药物前提下尽快行激光虹膜切开术或虹膜周切术。

● 对于房角关闭引起者,应尽可能在使用降眼压药物和免疫抑制剂控制眼压和炎症后给予相应抗青光眼手术治疗。

3. 玻璃体混浊和增殖改变

● 往往会随着炎症减轻而减轻。

● 在出现增殖性玻璃体视网膜病变或有牵引性视网膜脱离时,可考虑进行玻璃体切除和相应处理。

4. 视网膜新生血管和视网膜毛细血管无灌注

● 造成视网膜新生血管和毛细血管无灌注的原因是视网膜炎和视网膜血管炎,因此控制炎症是控制这些并发症的重要方法。

● 激光光凝治疗可直接消除视网膜新生血管和视网膜毛细血管无灌注区,应根据情况选择相应的激光光凝治疗。

● 针对VEGF的生物制剂可能对视网膜新生血管及其伴有的黄斑囊样水肿有治疗作用。

八、病程及预后

1. Behcet病所引起的脑肺血管炎、动脉瘤破裂可导致患者死亡。

2. 男性患者视力预后通常较女性为差,在发病后 5 年和 10 年时盲目发生率分别达 29% 和 65%,高于女性患者(6% 和 33%)。

3. 葡萄膜炎多于发病后 8~10 年趋于静止状态,但在葡萄膜炎发生后平均 2~3 年时间即可发生盲目,因此早期正确治疗非常重要。

4. 影响视力预后的一些因素:

- 发病年龄越小预后越差。
- 总体而言,男性患者较女性患者预后差。
- 眼后段受累者视力预后差。
- 早期正确治疗者可能改善患者视力。

第十四章　Vogt- 小柳原田综合征

一、概念

Vogt- 小柳原田综合征（Vogt-Koyanagi-Harada syndrome）是一种以双眼肉芽肿性葡萄膜炎为特征并常伴有脑膜刺激征、听觉功能障碍、皮肤和毛发异常的一种自身免疫性疾病。

以往所说的原田病，实际上是指 Vogt- 小柳原田综合征早期所表现的弥漫性脉络膜炎、渗出性视网膜脱离或神经视网膜炎。

以往所说的小柳病则是指 Vogt- 小柳原田综合征炎症复发时所表现的肉芽肿性前葡萄膜炎。

此病曾被称作葡萄膜 - 脑膜炎综合征（uveomeningitic syndrome）、葡萄膜大脑炎（uveoencephalitis）、特发性葡萄膜大脑炎（idiopathic uveo-encephalitis）。

二、流行病学

● 此病多发于中国人、日本人、希腊人、美洲印第安人，白人发病少见。

● 据我们最近的一项研究，在我国此病占葡萄膜炎患者的 16%，在日本占 6.8%~10.1%，在美国占 1%~4%。

● 男女均可受累，男女发病比例约 1.1：1。

三、病因和发病机制

● 可能与视网膜抗原或葡萄膜色素抗原诱发的免疫反应有关，Th1、Th17 过度激活及调节性 T 细胞数量和功能降低，在其发病中起着重要作用。

● 病毒感染诱发的机体免疫反应可能参与此病的发生

● 遗传因素也可能起着一定作用,目前研究发现,此病与 *HLA-DR4*、*HLA-DRw53*、*IL-23R*、*IL-12B*、*miR-182*、*PTPN22*、*TRAF*、*MIF*、*JAK1*、*TNFAIP3*、*OPN*、*IL17F*、*STAT4*、*PDCD1*、*CTLA4*、*C1orf141*、*ADO*、*ZNF365*、*EGR2*、*HLA-DRB1*、*HLA-DQB1*、*HLA-C*、*SOCS3*、*SOCS1*、*IL7R*、*TYR*、*KIR3DS1*、*KIR2DS1*、*TYRP1*、*KIR2DS5*、*DCT*、*KIR2DS3*、*SOCS5* 等相关。

四、临床表现

(一)眼部和眼外表现

1. Vogt- 小柳原田综合征在眼部表现为双侧弥漫性脉络膜炎、渗出性视网膜脱离、视盘肿胀、肉芽肿性葡萄膜炎、晚霞样眼底改变、脉络膜视网膜萎缩病灶。

2. 一些患者可伴有全身性改变,常见的有头痛、颈项强直、耳鸣、听力下降、脱发、白发和白癜风,少数患者可伴有银屑病样皮肤改变。

(二)发病不同时期的改变

著者对 410 例 Vogt- 小柳原田综合征患者研究和随访发现,此病发生后不同时间的临床表现不同。为了便于临床医生在发病后不同时间能够迅速做出正确诊断,著者将此病分为 4 期,即前驱期、后葡萄膜炎期、前葡萄膜受累期和前葡萄膜炎反复发作期。总的规律是炎症部位从后段蔓延到眼前段,炎症性质是从非肉芽性到肉芽肿性。但并不是所有患者均经历这四个期,及时正确诊断和治疗可避免疾病进入第三、第四期。

1. 前驱期　指葡萄膜炎发生前的 1~2 周内,可出现以下改变:

● 发热、乏力等全身非特异性改变。

● 易出现头痛、眩晕、恶心、呕吐、头皮过敏(头发或头皮触摸出现麻木、疼痛等)、颈项强直。

● 可出现耳鸣、耳塞感、听力下降。

● 眼部可无明显改变,也可出现眼眶疼痛、眼痛、畏光、流泪、眼红(结膜充血)(图 3-14-1)、轻度视物模糊等。

2. 后葡萄膜炎期　通常指葡萄膜炎发生后的 2 周内,出现以下改变:

● 双侧弥漫性脉络膜炎、视乳头附近视网膜水肿,由于脉络膜肿胀和渗出,视网膜呈隆起感(形成丘陵状外观)或苍白肿胀感(图 3-14-2)。

● 神经视网膜炎,表现为视乳头肿胀和附近视网膜及黄斑区的放射状皱褶(图 3-14-3)。

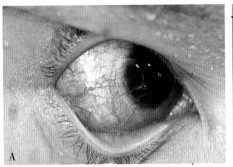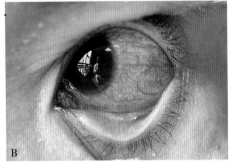

图 3-14-1　Vogt- 小柳原田综合征发病初期的结膜充血

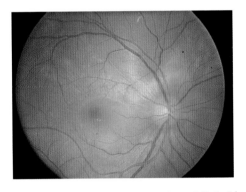

图 3-14-2　Vogt- 小柳原田综合征后葡萄膜炎期的眼底改变,后极部视网膜有隆起感

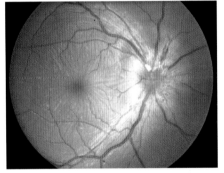

图 3-14-3 ˙Vogt- 小柳原田综合征患者引起神经视网膜炎,表现为视乳头肿胀、黄斑区放射状皱褶

- 多发性视网膜神经上皮脱离。
- 渗出性视网膜脱离(图 3-14-4)。

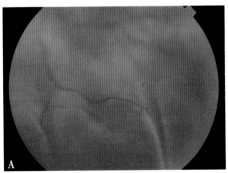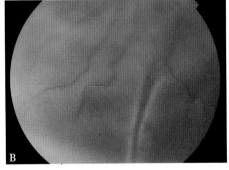

图 3-14-4　Vogt-小柳原田综合征后葡萄膜炎期的改变,表现为双眼渗出性视网膜脱离

● 玻璃体反应轻微或缺如,一般无前房反应,偶可见前房轻度闪辉或有数个细胞。

● 易出现头痛、眩晕、耳鸣、听力下降、头皮过敏等全身改变。

3. 前葡萄膜受累期　指葡萄膜炎发生后 2 周至 2 个月内,出现以下改变:

● 常有弥漫性脉络膜炎、渗出性视网膜脱离等后葡萄膜炎期的改变。

● 可出现中周部多发性脉络膜病灶。

● 玻璃体炎症反应的比例增高,但反应通常轻微。

● 通常出现前房炎症反应,如尘状 KP、轻度前房闪辉和前房炎症细胞,一般无睫状充血和肉芽肿性前葡萄膜炎的体征。

● 可有眼外表现,但主要是耳鸣、听力下降,可出现脱发、白发和白癜风。

4. 肉芽肿性前葡萄膜炎反复发作期　一般指葡萄膜炎发生 2 个月后至以后相当长时间,出现以下改变:

● 眼底活动性病变通常消失,取而代之的是晚霞样眼底改变(图 3-14-5)。晚霞样眼底改变有时因脉络膜严重脱色素,透见巩膜而呈白色改变(图 3-14-6),著者将其称为意义上的晚霞样眼底改变。有时整个葡萄膜明显脱色素,将光带打至角膜上可见整个巩膜透见红光(图 3-14-7),及 Dalen-Fuchs 结节或多发性脉络膜视网膜萎缩病灶,可伴色素增殖和沉着(图 3-14-8)。

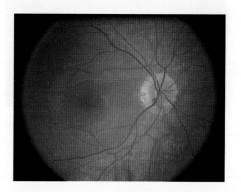

图 3-14-5　Vogt- 小柳原田综合征患者的晚霞状眼底改变

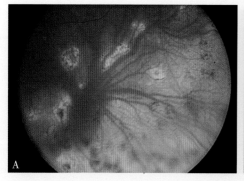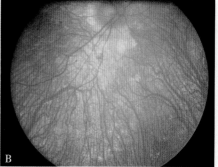

图 3-14-6　Vogt- 小柳原田综合征患者的意义上的晚霞状眼底改变

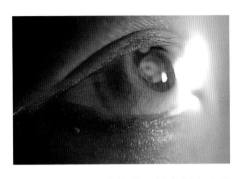

图 3-14-7　Vogt- 小柳原田综合征患者葡萄膜脱色素严重,将裂隙灯光带打在瞳孔区整个巩膜呈现红光反射

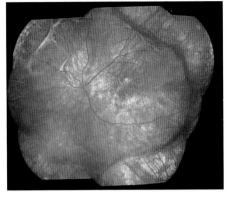

图 3-14-8　Vogt- 小柳原田综合征引起的晚霞状眼底改变、色素沉淀和增殖改变

　　反复发生的肉芽肿性前葡萄膜炎,表现为羊脂状 KP(在复发早期可为尘状 KP)、西米状或胶冻状 Koeppe 结节(图 3-14-9)、西米状或胶冻状 Bussaca 结节(图 3-14-10),偶可见虹膜肉芽肿、易发生虹膜前、后粘连,严重者可致完全性虹膜后粘连。

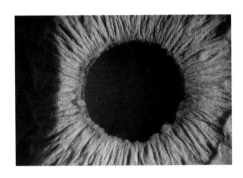

图 3-14-9　Vogt- 小柳原田综合征患者前葡萄膜炎反复发作期出现西米状 Koeppe 结节

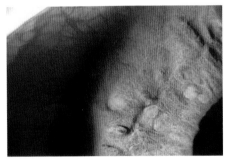

图 3-14-10　Vogt- 小柳原田综合征患者于前葡萄膜炎反复发作期出现西米状 Bussaca 结节

- 偶尔出现严重的前房反应,如前房内膜状渗出物(图 3-14-11)。
- 可出现耳鸣、听力下降、脱发(图 3-14-12)、白发(图 3-14-13)、白癜风(图 3-14-14)等全身改变。
- 易发生多种并发症,如并发性白内障、继发性青光眼、黄斑区脉络膜新生血管等。

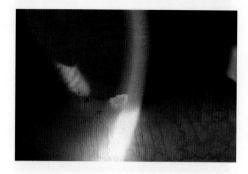

图 3-14-11 Vogt- 小柳原田综合征患者引起的前房纤维素性渗出(此种表现少见)

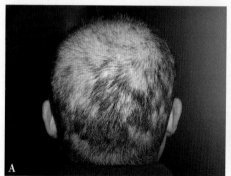

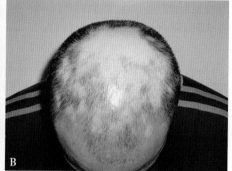

图 3-14-12 Vogt- 小柳原田综合征患者的脱发

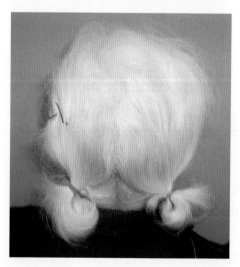

图 3-14-13 Vogt- 小柳原田综合征患者的白发

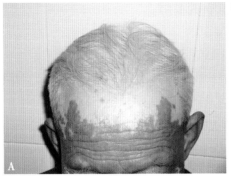
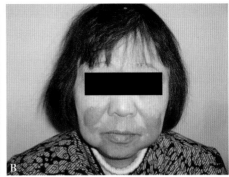
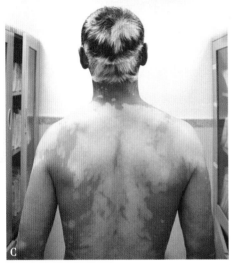
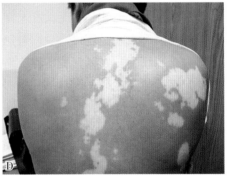

图 3-14-14　Vogt- 小柳原田综合征患者白癜风(A~D)

五、眼部并发症

(一) 并发性白内障

- 多发生于前葡萄膜炎反复发作期,是最常见的并发症,发生率 11%~89%。
- 炎症持续越久,并发性白内障发生率越高。长期点用糖皮质激素滴眼剂,也可能加速白内障的发生。
- 多为晶状体后囊下混浊,后期则为晶状体全混浊。

(二) 继发性青光眼

1. 发生于前葡萄膜炎反复发作期的继发性青光眼

(1) 发生率 6%~45%。

(2) 引起青光眼的机制有以下几种:

- 虹膜完全后粘连,影响房水从后房进入前房。
- 大范围的房角粘连,影响房水外流。
- 小梁网炎症或硬化、Schlemm 管闭塞。
- 虹膜房角新生血管。
- 长期使用糖皮质激素,引起激素性青光眼。
- 发生于后葡萄膜炎期的继发性青光眼。
- 临床上少见,可作为疾病的最初表现,眼压多是中等度升高。

(三) 视网膜下新生血管和增殖性改变

- 多发生于前葡萄膜炎反复发作期,也可见于前葡萄膜受累期。
- 早期有效的治疗可减少或避免此种并发症。
- 葡萄膜炎复发频繁和慢性化易引起此种并发症。
- 多发生于视乳头旁和黄斑区及附近(图 3-14-15),新鲜的增殖改变可伴有出血。
- 是引起永久性视功能损害的一个重要因素,特别是发生于黄斑区附近的病变更是如此。

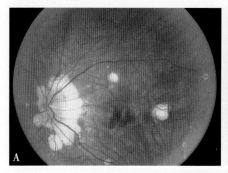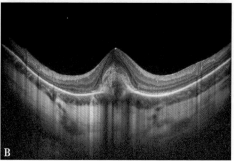

图 3-14-15 Vogt- 小柳原田综合征患者的黄斑区视网膜下新生血管

A:眼底相,B:OCT

(四) 视网膜或视乳头前增殖改变(新生血管膜)

- 是 Vogt- 小柳原田综合征相对少见的并发症。
- 可发生于黄斑区及其他任何部位。

(五) 视乳头旁脉络膜视网膜萎缩

- 是一种常见的并发症。
- 多发生于前葡萄膜炎反复发作期。

● 表现为视乳头旁或围绕视乳头的萎缩,范围大小不一,萎缩区常透见白色巩膜(图 3-14-16)。

● 此种萎缩一般对视力无明显影响。

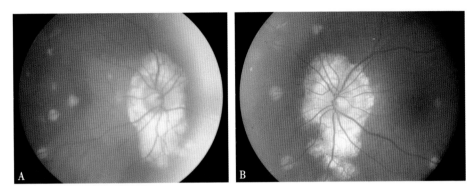

图 3-14-16　Vogt- 小柳原田综合征患者视乳头旁脉络膜视网膜萎缩

(六) 片状脉络膜视网膜萎缩

● 可发生于任何部位,但多见于中周部。

● Dalen-Fuchs 结节在炎症消退后常表现为多发性点状或小片状脉络膜视网膜萎缩病灶。

● 脉络膜视网膜萎缩病灶大小不等,有些可大至数个视乳头直径。

● 脉络膜视网膜萎缩病灶可融合成大片状病灶,透见大片巩膜。

● 脉络膜视网膜萎缩病灶边缘可有色素增殖改变。

(七) 带状角膜变性

● 是一个相对少见的并发症。

● 发生于前葡萄膜炎反复发作期或炎症持续存在的患者。

● 带状角膜变性最早发生于 3 点和(或)9 点角膜缘附近。

● 严重者呈横跨角膜的带状变性。

● 角膜带状变性区可自发脱钙,形成透亮区。

● 带状角膜变性往往同时伴有并发性白内障。

(八) 角膜大泡状变性

● 是一个少见的并发症。

● 往往见于前葡萄膜炎反复发作期和炎症持续存在的患者,尤其易发生于持续性眼压升高患者。

● 往往伴有虹膜广泛前粘连、前房浅或前房消失。

（九）眼球萎缩

- 是一个少见的并发症,见于反复发作、炎症持续存在的患者。
- 在葡萄膜炎未控制情况下行白内障手术可引起此种并发症。

（十）黄斑裂孔

- 是一种少见的并发症。
- 见于反复发作的葡萄膜炎患者。

（十一）黄斑囊样水肿

- 是一种少见并发症。
- 常发生于前葡萄膜炎反复发作期的患者。

（十二）视网膜脱离

1. 渗出性视网膜脱离

- 一般将其归于体征范畴,也有人将其归类于并发症。
- 发生率高,早期治疗可预防其发生,治疗不及时患者的发生率接近100%,见于后葡萄膜炎期和前葡萄膜受累期。
- 少数患者可发生大范围、大泡状视网膜脱离。
- 渗出性视网膜脱离经有效药物治疗可恢复,一般不需要手术治疗。
- 渗出性视网膜脱离手术治疗者,视力预后往往较差或很差。

2. 牵引性视网膜脱离或裂孔源性视网膜脱离

- 是少见并发症。
- 可发生于前葡萄膜炎反复发作期。

六、实验室检查及辅助检查

（一）腰椎穿刺

1. 绝大多数患者根据临床体征可作出诊断,因此无需进行此种实验室检查。

2. 在发病 4 周内进行此检查,脑脊液检查可发现蛋白升高和淋巴细胞增多。

（二）荧光素眼底血管造影检查

1. 后葡萄膜炎期、前葡萄膜受累期可发现以下改变:

- 造影早期视网膜色素上皮水平的多发性点状强荧光。
- 造影后期荧光点逐渐扩大形成多湖状强荧光(图 3-14-17)。
- 放射状脉络膜荧光暗带和亮带(肿胀脉络膜形成皱褶所致)。

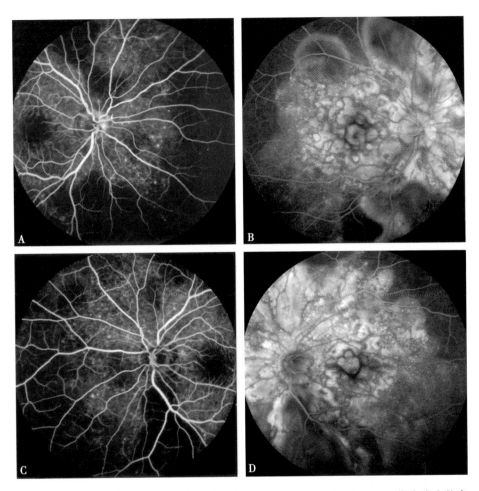

图 3-14-17　Vogt- 小柳原田综合征患者于后葡萄膜炎期 FFA 检查,显示早期多发点状高荧光,晚期可见多湖状荧光积聚

- 视乳头高荧光(图 3-14-18)。
2. 前葡萄膜炎反复发作期的改变。
- 虫蚀样荧光外观和窗样缺损。
- 弥漫性视网膜色素上皮损害(图 3-14-19)。
- 色素增殖或出血所致遮蔽荧光。
- 片状脉络膜萎缩。
- 偶可见黄斑囊样水肿。
- 一些患者可有视网膜血管荧光素渗漏。

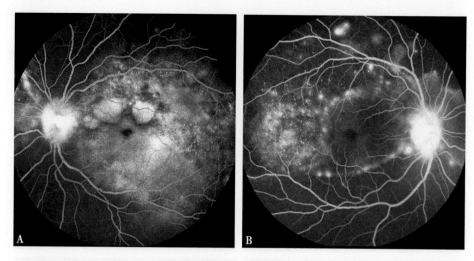

图 3-14-18 Vogt- 小柳原田综合征患者的 FFA 检查,显示多湖状荧光和视盘染色

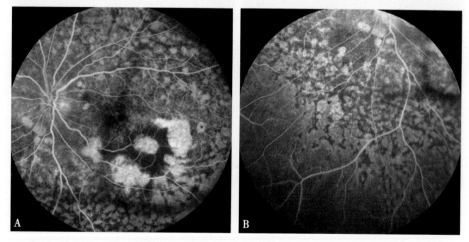

图 3-14-19 Vogt- 小柳原田综合征患者 FFA 检查,显示广泛视网膜色素上皮损害

(三) 吲哚青绿血管造影检查

后葡萄膜炎期、前葡萄膜受累期的改变:

- 晚期出现融合的弱荧光区,勾画出神经上皮脱离的区域(图 3-14-20)。
- 多发性点状弱荧光(多发性弱荧光斑)(图 3-14-21)。
- 多发性脉络膜黑斑(局限性脉络膜萎缩)(图 3-14-22)。

(四) 超声检查

1. 后葡萄膜炎期,前葡萄膜受累期改变:

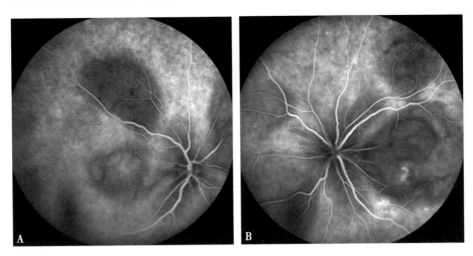

图 3-14-20 Vogt- 小柳原田综合征患者 ICGA 检查,显示多发性大的脉络膜暗区(A、B)

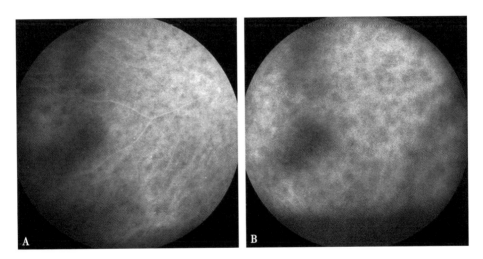

图 3-14-21 Vogt- 小柳原田综合征 ICGA 检查,显示多发性脉络膜点状暗区(A、B)

- 弥漫性脉络膜增厚。
- 渗出性视网膜脱离(图 3-14-23)。
- 少数患者可出现脉络膜脱离。
- 视乳头肿胀。

2. 前葡萄膜炎反复发作期改变:

- 玻璃体后脱离。
- 偶尔见视网膜脱离和增殖性玻璃体视网膜改变。

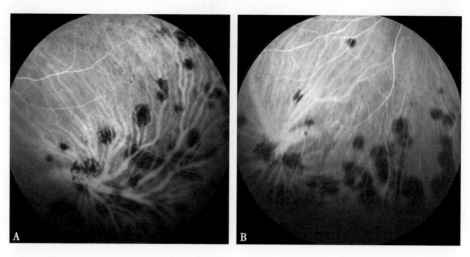

图 3-14-22 Vogt- 小柳原田综合征患者 ICGA 检查,显示多发性脉络膜片状黑斑(对应于脉络膜视网膜萎缩病灶)

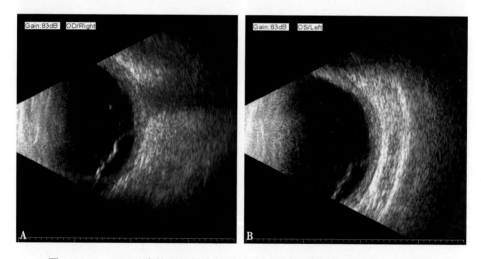

图 3-14-23 Vogt- 小柳原田综合征所致的双眼渗出性视网膜脱离(B 超结果)

(六) 相干光断层成像术

- 多灶性视网膜神经上皮浆液性脱离(图 3-14-24)。
- 局限性视网膜色素上皮脱离。
- 视乳头水肿。
- 视网膜下新生血管(多见于前葡萄膜炎反复发作期)。
- 偶尔见黄斑囊样水肿(多见于前葡萄膜炎反复发作期)。

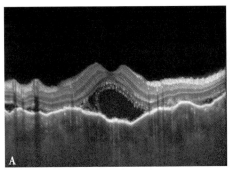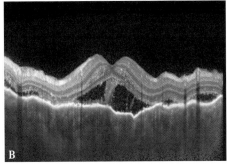

图 3-14-24 Vogt-小柳原田综合征患者的双眼神经视网膜上皮脱离（OCT 结果）

（七）活体超声显微镜检查

1. 后葡萄膜炎期可出现以下改变：
- 少数患者可有睫状体水肿，极少数患者可出现前房变浅和窄房角。
- 偶尔发现睫状体及前部脉络膜脱离。

2. 前葡萄膜受累期可出现以下改变：
- 前后房、睫状体附近点状混浊或渗出
- 睫状体水肿
- 睫状体及前部脉络膜脱离（图 3-14-25）

3. 前葡萄膜炎反复发作期可出现以下改变：
- 虹膜、睫状体和前部脉络膜肿胀（图 3-14-26）。

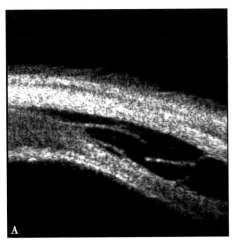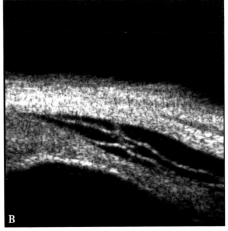

图 3-14-25 Vogt-小柳原田综合征患者的双眼睫状体及前部脉络膜脱离

- 前房、后房、前玻璃体、虹膜、睫状体及附近点状混浊及渗出。
- 虹膜前、后粘连(图 3-14-27)。
- 虹膜结节,常发生于周边部,偶尔出现虹膜肉芽肿。
- 房角粘连、狭窄或闭塞。

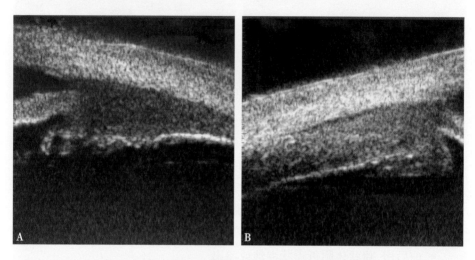

图 3-14-26　Vogt- 小柳原田综合征患者的睫状体肿胀

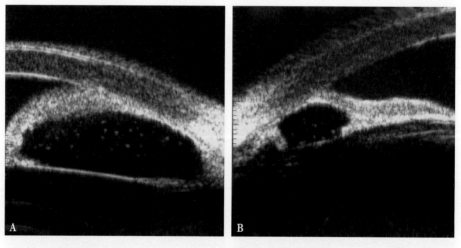

图 3-14-27　Vogt- 小柳原田综合征患者的虹膜前、后粘连(OCT 结果)

(八) 视野检查

1. 视野缺损是一常见改变。

2. 视野改变常出现于后葡萄膜炎期和前葡萄膜炎受累期,可出现各种视

野缺损,如全区域视野缺损、剩余部分视野、部分视野缺损、中心视野向心性缩
小、环形暗点、弓形缺损、中心暗点、旁中心暗点、生理盲点扩大。

3. 视野的恢复通常晚于视力的恢复,有时在视力完全恢复后,视野改变
仍可存在。

4. 延误治疗和炎症的反复发作或持续存在可引起永久性的视野缺损,甚
至是管状视野。

七、诊断标准

(一) 诊断标准

1999 年在美国洛杉矶召开了第一届国际 Vogt- 小柳原田综合征会议,在
会议上提出了此病的诊断标准,此标准后于 2001 年刊于美国眼科杂志上(表
3-14-1)。

表 3-14-1　Vogt- 小柳原田综合征诊断标准(1999 年洛杉矶修订标准)

完全型 Vogt- 小柳原田综合征(应具有以下 5 种表现)

1. 初次发生葡萄膜炎之前无眼球穿通伤及内眼手术史
2. 无提示其他眼病的临床或实验室检查依据
3. 双眼受累(根据患者就诊时所处疾病阶段应符合 a 或 b)
  a. 早期表现
  (1) 必须具有弥漫性脉络膜炎的改变(具有或不具有前葡萄膜炎、玻璃体炎症反
    应或视乳头充血),表现为下列情况之一者
    ① 病灶区出现视网膜下积液
    ② 大泡状渗出性视网膜脱离
  (2) 如眼底表现不明确;应具有下列改变
    ① 荧光素眼底血管造影显示,病灶区脉络膜充盈延迟,多个病灶区域的点状
      荧光素渗漏,大片状强荧光区,视网膜下荧光素积存和视乳头染色。
    ② 弥漫性脉络膜增厚,超声波检查无后极部巩膜炎表现
  b. 晚期表现
  (1) 病史提示原有 3a 中的表现,或有下面(2)或(3)的改变,或有(3)中的多项改变
  (2) 脱色素(具有以下一项即可)
    ① 晚霞样眼底改变
    ② Sugiura 征
  (3) 其他眼部改变
    ① 钱币状脉络膜视网膜色素脱失性瘢痕
    ② 视网膜色素上皮细胞聚集和(或)移行
    ③ 复发性或慢性前葡萄膜炎

4. 神经系统或听觉系统改变(检查时可能已不存在)(以下任何一项均可)

　　a. 假性脑膜炎(不适、发热、头痛、恶心、腹痛、颈项强直或几项表现同时具备;但仅有头痛不足以确定假性脑膜炎)

　　b. 耳鸣

　　脑脊液淋巴细胞增多

5. 皮肤表现(不在神经系统或眼部表现前出现,以下任一项均可)

　　a. 脱发　　　　b. 白发　　　　c. 白癜风

不完全型 Vogt- 小柳原田综合征(必须具有标准 1~3 和 4 或 5 的表现)

1. 初次发生葡萄膜炎之前无眼球穿通伤或内眼手术史

2. 无提示其他眼病的临床或实验室依据

3. 双眼受累

4. 神经系统或听觉系统异常:与上述的完全型 Vogt- 小柳原田病的表现相同

5. 皮肤表现:与上述完全型 Vogt- 小柳原田病的表现相同

拟 Vogt- 小柳原田综合征

1. 初次发生葡萄膜炎之前无眼球穿通伤或内眼手术史

2. 无提示其他眼病的临床或实验室依据

3. 双眼受累:与上述完全型 Vogt- 小柳原田综合征眼部病变相同

(二) 杨培增制定的标准

　　洛杉矶会议制定的标准对于非葡萄膜炎专业医生而言,显得繁杂,不易掌握,著者根据我国 400 多例 Vogt- 小柳原田综合征患者不同阶段的特征,提出新的 Vogt- 小柳原田综合征患者的诊断标准,此标准注重不同时期的改变,使临床医生在疾病发生后任何时期都易于做出正确的诊断。

表 3-14-2　Vogt- 小柳原田综合征诊断标准(杨培增)

(1) 临床描述

　　A:无眼外伤或内眼手术史

　　B:眼外表现(可是一种或多种,少数患者可无眼外表现)

　　　头痛、耳鸣、听觉异常、脱发、白发、头皮过敏现象、白癜风等

　　C:初次发病者

　　　a. 双眼弥漫性脉络膜炎、脉络膜视网膜炎、视盘水肿、视网膜神经上皮脱离、渗出性视网膜脱离

　　　b. 荧光素眼底血管造影检查显示多灶性强荧光和视网膜下染料积存(多湖状强荧光)

　　D:复发者

续表

a. 反复发作的以肉芽肿型前葡萄膜炎为特征的双侧全葡萄膜炎

b. 晚霞样眼底改变

c. Dalen-Fuchs 结节或脉络膜视网膜萎缩病灶

d. 荧光素眼底血管造影检查显示窗样缺损或虫蚀样荧光表现

(2) 临床判断

A+B+C(a)可以确定诊断

A+D(b)也可以确定诊断

八、鉴别诊断

(一) Vogt- 小柳原田综合征在不同阶段易于误诊的疾病类型

1. 前驱期 感冒、结膜炎

2. 后葡萄膜炎期 结膜炎(葡萄膜炎发病的最初数天)、视乳头炎、视乳头水肿、颅内占位性病变、视网膜炎、后葡萄膜炎、神经视网膜炎

3. 前葡萄膜受累期 急性虹膜睫状体炎、后葡萄膜炎、全葡萄膜炎、渗出性视网膜脱离

4. 前葡萄膜炎反复发作期 肉芽肿性虹膜睫状体炎、继发性青光眼、并发性白内障、陈旧性视网膜脉络膜病变

(二) 应与下列疾病鉴别

1. 交感性眼炎

2. 眼内 - 中枢神经系统淋巴瘤所致的伪装综合征

3. 结节病性葡萄膜炎

4. 急性闭角型青光眼(尤其在后葡萄膜炎期的患者更应注意)

5. 急性后极部多灶性鳞状色素上皮病变

6. 后部巩膜炎及巩膜脉络膜炎或巩膜脉络膜视网膜炎

(三) 一些疾病的鉴别要点

1. 急性结膜炎

● 急性结膜炎多有黏液性分泌物,而 Vogt- 小柳原田综合征仅表现为充血,无分泌物。

● 急性结膜炎不出现头痛、眼眶疼痛、恶心、呕吐、头皮过敏、耳鸣、听力下降等表现。

● 急性结膜炎往往通过抗感染治疗而愈,而 Vogt- 小柳原田综合征结膜充

血往往是自限性的。

2. 交感性眼炎

交感性眼炎在临床表现上与 Vogt- 小柳原田综合征相似，但它有以下特点：

- 有眼球穿通伤病史或内眼手术病史。
- 交感眼常能看到陈旧性角膜或巩膜伤痕。
- 脑膜刺激征、毛发脱落、白发、耳鸣、听力下降的发生率较低。
- 双眼不同时发病。

3. 眼内 - 中枢神经系统淋巴瘤所致的伪装综合征

- 多发生于 60 岁以上，极少数可发生于其他年龄。
- 通常双眼受累，但往往不同步。
- 眼底可见多灶性视网膜内或视网膜下黄白色奶油状病变，可伴有出血、血管鞘等改变。
- 通常有明显的玻璃体混浊，且顽固存在，并有进行性加重的倾向。
- 可有头痛、行为改变、意识障碍、癫痫、颅神经麻痹等改变。
- 对糖皮质激素治疗无反应或不敏感。
- 玻璃体视网膜活检、脑脊液检查可确定诊断。
- 头颅及眼磁共振检查有助于诊断和鉴别诊断。

4. 结节病性葡萄膜炎

- 此病多发于黑人，在我国少见。
- 患者往往有结节性红斑、冻疮样狼疮、淋巴结肿大、骨关节病变等全身改变，一般不出现头发变白、毛发脱落、白癜风、耳鸣、听力下降等表现。
- 常表现为肉芽肿性前葡萄膜炎或全葡萄膜炎或视网膜血管炎，但疾病进展无规律性。
- 视网膜神经上皮脱离、视网膜脱离者少见。
- 眼底常出现典型的视网膜血管鞘及"蜡烛斑"样的改变。
- 可出现大的脉络膜肉芽肿。
- 可出现眼睑结节、结膜结节、泪腺肿大等。
- 常有血清血管紧张素转化酶和血清溶菌酶水平升高。
- Kveim 试验阳性。
- 胸部 X 线检查可发现肺门淋巴结及纵隔淋巴结肿大，多形性肺部浸润。
- 荧光素眼底血管造影检查一般不出现多湖状强荧光。

5. 急性闭角型青光眼

- 急性闭角型青光眼患者在眼病前不会出现颈项强直、耳鸣、听力下降、头皮过敏等表现。

- 急性闭角型青光眼多发生于年龄较大的患者。

- 急性闭角型青光眼多是单眼发病。

- 急性闭角型青光眼往往有角膜雾状水肿、瞳孔竖椭圆形扩大,而 Vogt-小柳原田综合征一般不会出现这种改变。

- 急性闭角型青光眼眼底不出现弥漫性脉络膜炎、脉络膜视网膜炎、神经视网膜炎等改变。

- 急性闭角型青光眼对降眼压药物敏感,而 Vogt- 小柳原田综合征患者所致眼压升高对糖皮质激素敏感。

- 急性闭角型青光眼不出现前房炎症细胞。

6. 急性后极部多灶性鳞状色素上皮病变

- 此病出现双眼视力突然下降或丧失,相似于 Vogt- 小柳原田综合征的最初的视力下降。

- 患者发病前有感冒样表现,但不会出现耳鸣、听力下降、头皮过敏等全身改变。

- 典型的眼底改变为后极部多发性黄白色扁平鳞状病变,位于视网膜色素上皮水平。

- 此病有自限性,不会出现类似 Vogt- 小柳原田综合征那样疾病的持续进展。

- 不引起肉芽肿性前葡萄膜炎。

- 不引起晚霞样眼底和 Dalen-Fuchs 结节样的改变

7. 后部巩膜炎

- 多见于女性。

- 单侧受累多见。

- 患者通常有显著眼痛,夜间或凌晨 3~5 点加重,可伴有眼睑肿胀、眼红、畏光、视力下降或严重下降。

- 眼底可见团块状隆起、脉络膜皱褶、视网膜条纹、视盘水肿、环状视网膜脱离。

- 不引起肉芽肿性前葡萄膜炎。

- 不出现晚霞样眼底和 Dalen-Fuchs 结节。

● 超声波检查见脉络膜增厚,眼球后壁扁平,后巩膜变厚及球后组织水肿

九、治疗

（一）治疗所用药物

1. 糖皮质激素

（1）口服

● 糖皮质激素是治疗此病常用而有效的药物。

● 一般选用泼尼松,初始剂量 1~1.2mg/(kg·d)。

● 在炎症控制后口服剂量应逐渐减少。

● 治疗时间通常在 1 年左右。

（2）眼周注射

● 适用于后葡萄膜炎期有严重的眼底改变,且不宜大剂量全身使用糖皮质激素患者。

● 多采用后 Tenon 囊下注射给药。

● 可重复注射,但不宜反复多次注射。

（3）点眼治疗

● 适用于眼前段有炎症的患者。

● 严重炎症选用 0.1% 地塞米松或 1% 泼尼松龙滴眼剂。

● 开始点眼频度为一小时一次至两小时一次,炎症减轻后宜降低点眼频度。

2. 睫状肌麻痹剂

● 急性炎症选用 1% 或 2% 阿托品滴眼剂或眼膏。

● 中度炎症选用 2% 后马托品眼膏。

● 轻度炎症选用托吡卡胺滴眼剂。

● 点眼频度:严重炎症,点眼频度为每日一次至每日两次;中度炎症,点眼频度为隔日一次至一日一次;轻度炎症,隔日一次至每日一次。

3. 环孢素

● 适用于炎症复发或炎症严重的初发患者。

● 初始剂量为 3~5mg/(kg·d),根据患者反应和副作用逐渐减量。

● 维持剂量 2mg/(kg·d)。

● 肾功能和肝功能异常、顽固性高血压病史、精神病史或家族史禁用此药。

- 注意此药的肾毒性、肝毒性、心血管毒性和神经毒性等副作用,发现有毒副作用时应减药或停药。

4. 苯丁酸氮芥

- 适用于复发性和顽固性患者。
- 初始剂量一般为 0.1mg/(kg·d),维持剂量 2mg/d。
- 常与糖皮质激素和其他免疫抑制剂联合应用。
- 应注意此药能引起不育、骨髓抑制、肝肾功能异常等副作用。

5. 环磷酰胺

- 适用于复发性顽固性患者。
- 初始剂量为 2mg/(kg·d),口服,维持剂量为 50mg/d。
- 应注意此药的骨髓抑制、膀胱毒性、肝肾损害等副作用。

(三) 并发症的治疗

1. 并发性白内障

(1) 手术时机

- 规范治疗后炎症完全消退者。
- 对于双眼并发性白内障影响生活者,可考虑在糖皮质激素和免疫抑制剂应用的情况下,尽早行单眼白内障手术治疗。

(2) 手术方式

- 在多数患者可行白内障超声乳化及人工晶体植入术。

(3) 手术前后用药

- 手术前后应使用糖皮质激素和(或)联合其他免疫抑制剂。
- 手术前后应使用糖皮质激素滴眼剂、非甾体抗炎药和睫状肌麻痹剂点眼治疗。
- 术后根据前房反应确定糖皮质激素、免疫抑制剂的治疗剂量和时间以及眼局部点眼的频度。

2. 继发性青光眼

- 后葡萄膜炎期的青光眼是睫状体水肿、房角炎症所致,糖皮质激素点眼、全身应用可使眼压迅速下降。
- 虹膜完全后粘连所致的眼压升高应在降眼压和抗炎、免疫抑制剂治疗的情况下尽快行虹膜激光切开术。
- 房角关闭、小梁硬化及闭塞等引起的眼压升高应在有效降眼压、抗炎和免疫抑制剂治疗的情况下行相应的抗青光眼手术治疗。

- 手术后应给予糖皮质激素点眼、规范的糖皮质激素和免疫抑制剂全身治疗。

3. 视网膜下新生血管

- 早期及时糖皮质激素和免疫抑制剂应用通常可避免视网膜新生血管形成,也可能有助于新生血管膜的瘢痕化。
- 针对 VEGF 的生物制剂对视网膜下新生血管可能有抑制作用。

十、预后

- 早期正确治疗可使大多数患者恢复很好的视力。
- 视网膜下新生血管和增殖性改变是引起永久视力下降的重要原因。
- 正确及时处理继发性青光眼对患者视力预后有重要意义。

第十五章　交感性眼炎

一、概念

交感性眼炎(sympathetic ophthalmia)是发生于单侧眼球穿通伤或内眼术后的一种非感染性双侧肉芽肿性全葡萄膜炎。

受伤眼被叫做诱发眼或刺激眼(exciting eye),另一眼则被叫做交感眼(sympathizing eye)。

二、流行病学

- 虽然此病的确切发病率尚不清楚,但已经明确的是在世界范围内此病发生逐渐减少。
- 眼球穿通伤后交感性眼炎发病比例为 0.06%~0.5%,内眼术后,此病发生比例为 0.01%。
- 交感性眼炎症在葡萄膜炎中占的比例 0.3%~1.4%。
- 此病多发生于男性。

三、病因及发病机制

1. 以下眼部抗原引起的免疫反应:
- 视网膜 S 抗原
- 光感受器间维生素 A 类结合蛋白(interphotoreceptor retinoid-binding protein,IRBP)
- 葡萄膜黑色素相关蛋白
2. 遗传因素参与此病的发生:

- 可能与 *HLA-DR4*、*HLA-A11*、*HLA-B22* 相关

四、与发病有关的因素

多种眼球穿通伤和内眼手术均可诱发交感性眼炎,下列因素是此病的一些好发因素。

1. 外伤后交感性眼炎

- 睫状区巩膜外伤和角膜缘外伤
- 眼内有异物存留
- 伤口有虹膜、睫状体或晶状体囊膜嵌顿
- 受伤后伤口 48 小时内未及时缝合
- 伤口大于 5mm,且发生了感染
- 诱发眼通常有严重的炎症

2. 手术后交感性眼炎

- 多次的视网膜脱离复位手术(尤其是联合应用冷凝、透热和激光光凝)
- 多次的抗青光眼手术治疗
- 手术后术眼有严重的眼内炎症者
- 手术时患者年龄较小者

五、临床表现

(一)潜伏期

1. 从眼球穿通伤至交感性眼炎发生的间隔为 5 天 ~66 年。

2. 潜伏期多在 2 周 ~2 个月,约占 65%。

3. 潜伏期在 1 年内者占 90%。

(二)诱发眼的表现

1. 受伤眼或手术眼出现眼红、畏光、流泪、视物模糊、视力下降等。

2. 受伤眼角膜或巩膜陈旧性伤痕。

3. 受伤眼出现肉芽肿性葡萄膜炎的体征:

- 可有陈旧性瘢痕(图 3-15-1)、

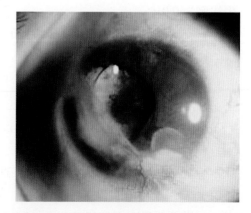

图 3-15-1 交感性眼炎患者诱发眼的陈旧性瘢痕

眼组织结构紊乱及组织肿胀（图 3-15-2、图 3-15-3）

- 羊脂状 KP
- 虹膜肿胀、虹膜 Koeppe 结节和（或）Bussaca 结节
- 前房闪辉、前房炎症细胞、虹膜前、后粘连（图 3-15-3）

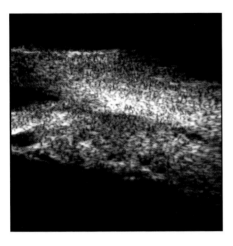 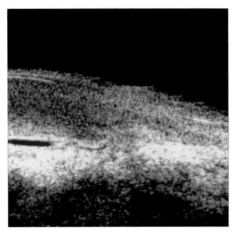

图 3-15-2　交感性眼炎患者诱发眼的组织结构紊乱及组织肿胀（UBM 结果）　　图 3-15-3　交感性眼炎患者诱发眼的组织结构紊乱及组织肿胀（UBM 结果）

（三）交感眼的表现

1. 症状

（1）眼前段受累的表现：

- 畏光、流泪、短暂近视、远视或调节困难。
- 眼疼、眼眶疼痛。
- 视物模糊或视力下降。

（2）眼后段受累的表现：

- 眼前黑影飘动。
- 闪光感、视物变形。
- 多有明显视力下降。

2. 体征

（1）前葡萄膜炎的体征：

- 多有轻度睫状充血，少数可有混合型充血。
- 羊脂状 KP（图 3-15-4）、尘状 KP 或羊脂状 KP 间杂以尘状 KP。
- 前房闪辉 +~+++，前房炎症细胞 +~+++，偶可出现前房内、瞳孔区纤维

素性渗出。

- 虹膜后粘连,可出现瞳孔闭锁(图 3-15-5)。

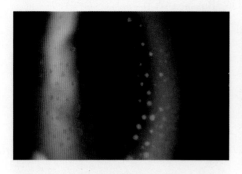

图 3-15-4　交感性眼炎患者的羊脂状 Kp

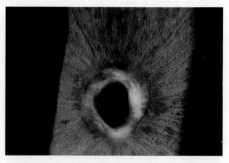

图 3-15-5　交感性眼炎患者的虹膜完全性后粘连(瞳孔闭锁)及瞳孔区陈旧性膜状物

- 虹膜前粘连或房角粘连。
- "胶冻状"或"西米状"虹膜 Koeppe 结节和(或)Bussaca 结节,有时呈密集分布的石榴子样外观(图 3-15-6)。
- 虹膜肿胀有肥厚感。

(2) 初发患者的眼底改变:

- 弥漫性脉络膜炎。
- 大片状、多片状、边界不清的脉络膜病变。

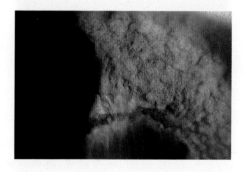

图 3-15-6　交感性眼炎患者虹膜中多发性 Bussaca 结节

- 多发性片状视网膜轻度隆起(图 3-15-7),呈凹凸不平的"丘陵"状外观。
- 渗出性视网膜脱离。
- 神经视网膜炎。
- 视乳头肿胀、边界不清(图 3-15-8),偶尔可伴有附近视网膜出血。
- 视乳头附近视网膜水肿。
- 黄斑区星芒状渗出、放射状皱褶。
- 视网膜血管炎。
- 发生率高达 50%。
- 主要累及视网膜静脉,可表现为视网膜血管鞘、视网膜出血。

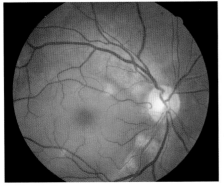

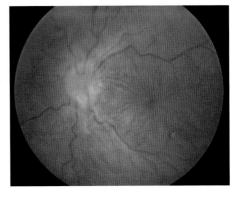

图 3-15-7 交感性眼炎患者交感眼发病初期，眼底见后极部视网膜隆起状外观

图 3-15-8 交感性眼炎患者的视乳头肿胀

（3）复发患者的眼底改变：

- 发病后不久复发的患者仍可有初发患者的眼底改变。
- 可伴有玻璃体炎症反应。
- 晚霞样眼底改变（图 3-15-9），因色素脱失不均匀、色素增殖、视网膜下纤维素增殖等改变而呈现非典型眼底改变，也可因脉络膜和视网膜色素上皮严重脱色素而透见巩膜（图 3-15-10），著者将其称为意义上的晚霞样眼底改变。

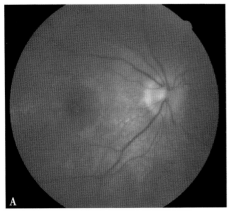

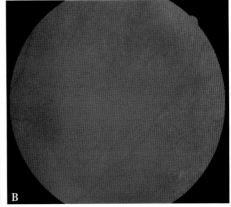

图 3-15-9 交感性眼炎患者的晚霞状眼底改变

- Dalen-Fuchs 结节。
- 新鲜的结节有突起外观。
- 结节后期往往变成点片状脉络膜视网膜萎缩病灶（图 3-15-11）。

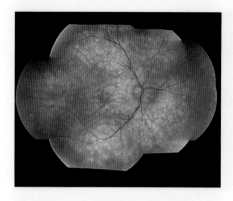

图 3-15-10 交感性眼炎导致脉络膜和视网膜色素上皮显著脱色素，从而透见巩膜

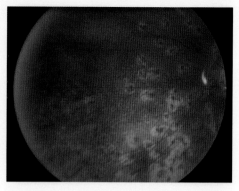

图 3-15-11 交感性眼炎患者的中周部脉络膜视网膜萎缩病灶

（四）全身表现

交感性眼炎的全身表现发生率通常较 Vogt- 小柳原田综合征为低。可出现以下与 Vogt- 小柳原田综合征相似的全身改变：

- 脱发、毛发变白、头皮过敏等
- 白癜风
- 耳鸣、听力下降
- 头痛、颈项强直、恶心、呕吐等

六、并发症

1. 并发性白内障
- 并发性白内障是复发性交感性眼炎常见的并发症。
- 多表现为晶状体后囊下混浊，少数也可表现为晶状体前囊混浊，后期出现晶状体全混浊。

2. 继发性青光眼
- 多发生于葡萄膜炎反复发作的患者。
- 可由小梁网炎症、虹膜完全后粘连或房角粘连、关闭等所致。

3. 角膜带状变性
- 可发生于诱发眼和交感眼，发生于诱发眼相对常见。
- 多见于炎症反复发作或长期慢性炎症的患者。

4. 视乳头周围脉络膜视网膜萎缩
- 是反复发作者常见的并发症之一。

● 脉络膜视网膜萎缩范围可有很大不同。

5. 视神经萎缩

6. 视网膜下新生血管膜

● 易发生于黄斑区。

7. 眼球萎缩

● 多发生于外伤眼或内眼手术眼,偶尔也可发生于交感眼。

七、诊断

(一) 典型的病史或临床表现

1. 眼球穿通伤病史或内眼手术史,特别是多次内眼手术史。

2. 双侧肉芽肿性全葡萄膜炎或复发性肉芽肿性前葡萄膜炎。

3. 初发患者表现为弥漫性脉络膜炎,常伴多发性神经视网膜上皮脱离、渗出性视网膜脱离。

4. 反复发作者出现晚霞样眼底、Dalen-Fuchs 结节,多发性点、片状脉络膜视网膜萎缩。

(二) 辅助检查对诊断有一定意义

1. 荧光素眼底血管造影检查

● 活动期病变,造影早期多发性细小点状视网膜色素上皮层荧光渗漏,造影后期荧光渗漏灶扩大,形成多湖状强荧光(图 3-15-12)。

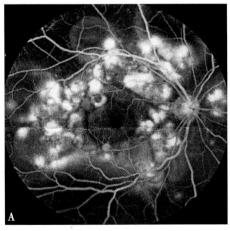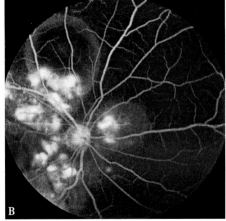

图 3-15-12　交感性眼炎患者 FFA 检查,显示多湖状荧光积聚

- 视网膜色素上皮损害(图 3-15-13)。

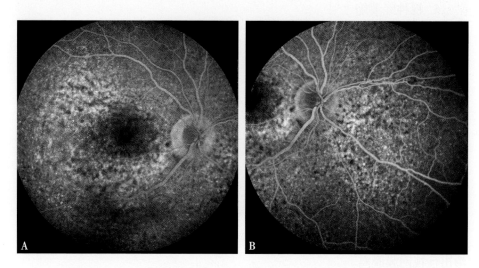

图 3-15-13 交感性眼炎患者 FFA 检查,显示广泛视网膜色素上皮损害

- 色素遮蔽荧光,多见于疾病发生后一段时间。
- 视盘染色。
- 视网膜血管渗漏、血管壁染色(图 3-15-14)。

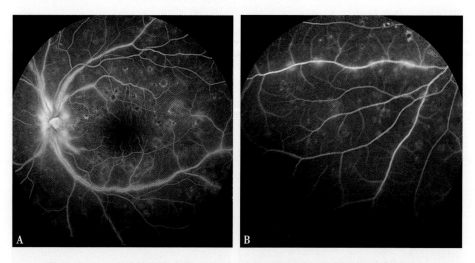

图 3-15-14 交感性眼炎患者 FFA 检查,显示视网膜血管渗漏及血管壁染色

- 多发性视网膜点状高荧光病灶(图 3-15-15)。

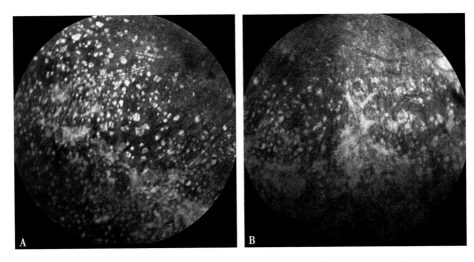

图 3-15-15 交感性眼炎患者 FFA 检查,显示多发性点状高荧光病灶

2. 吲哚青绿血管造影检查

● 脉络膜血管通透性增加,灌注不良。

● 黄斑区及周围脉络膜毛细血管通透性增加,多灶性视网膜色素上皮
染色。

● 多灶性片状暗区(图 3-15-16)。

● 遮蔽荧光。

● 脉络膜低荧光黑斑(图 3-15-17)。

3. 超声检查

● 渗出性视网膜脱离(图 3-15-18),发生于活动性弥漫性脉络膜炎或脉络
膜视网膜炎患者。

● 脉络膜水肿增厚脱离,发生于活动性弥漫性脉络膜炎或脉络膜视网膜
炎患者。

● 玻璃体混浊,混浊通常为 +~++。

4. OCT 检查

● 视网膜皱褶及脉络膜光带呈波浪状。

● 视网膜神经上皮层脱离(图 3-15-19)。

● 视网膜色素上皮浆液性脱离。

● 脉络膜增厚。

● 视网膜下新生血管。

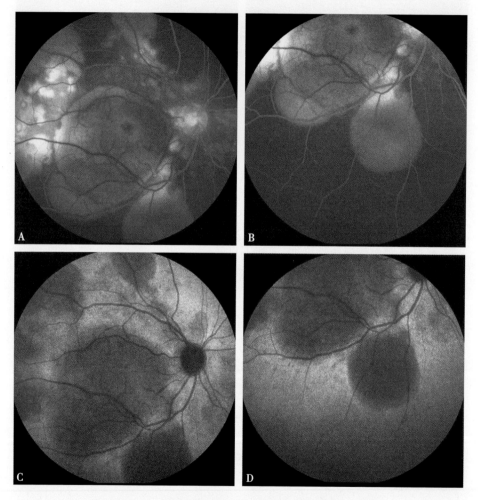

图 3-15-16　交感性眼炎患者造影检查,显示多灶性暗区

A 和 B 为 FFA 结果,C 和 D 为 ICGA 结果

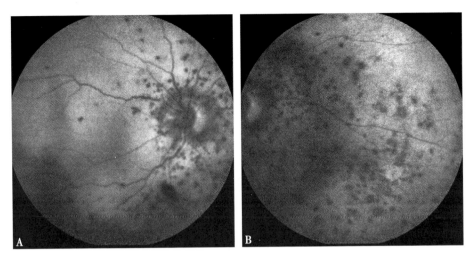

图 3-15-17 交感性眼炎患者 ICGA 检查,显示多发性脉络膜低荧光黑斑

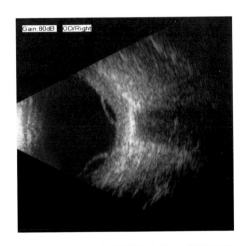

图 3-15-18 交感性眼炎患者 B 超检查发现视网膜脱离、脉络膜水肿

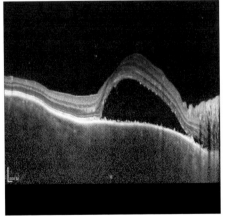

图 3-15-19 交感性眼炎患者 OCT 检查发现视网膜神经上皮脱离

5. UBM 检查

● 睫状体脉络膜脱离,见于反复发作的前葡萄膜炎或慢性前葡萄膜炎患者。

● 虹膜肿胀、睫状体水肿(图 3-15-20)。

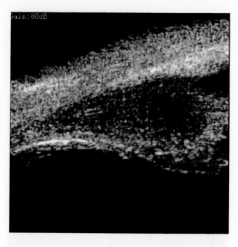

● 前房、后房及睫状体附近点状、片状或不规则形渗出。

● 虹膜前后粘连、巩膜膨隆。

● 瞳孔膜闭。

● 睫状体脱离。

● 睫状体萎缩。

图 3-15-20 交感性眼炎引起的睫状体肿胀(UBM 检查结果)

八、鉴别诊断

此病主要引起肉芽肿性葡萄膜炎,应与 Vogt- 小柳原田综合征、结节病、晶状体诱发的葡萄膜炎、多发性易消散性综合征、Lyme 病所致的葡萄膜炎和炎症性肠道疾病等所致葡萄膜炎相鉴别。

(一) Vogt- 小柳原田综合征

1. 有无眼球穿通伤或内眼手术病史是鉴别 VKH 综合征与交感性眼炎的重要依据。

2. VKH 综合征与交感性眼炎有很大相似性,以下微小差别可能有助于诊断:

● VKH 综合征往往双眼同时发病,且病变同步发展,而交感性眼炎可能不同步,往往诱发眼先发病,而交感眼后发病。

● VKH 综合征往往有明显的眼外表现,而交感性眼炎的眼外表现则相对少见。

● VKH 综合征不像交感性眼炎那样易于发生视网膜血管炎。

● VKH 综合征具有独特的炎症进展规律,而交感性眼炎可能不具有此种进展规律。

(二) 结节病性葡萄膜炎

1. 发病与眼外伤、内眼手术无关。

2. 以下临床表现可能有助于诊断

- 可表现为肉芽肿性或非肉芽肿性炎症。
- 可出现大的虹膜肉芽肿、脉络膜肉芽肿。
- 引起的视网膜血管炎典型表现为"蜡烛泪"样改变。
- 一般不引起晚霞样眼底改变（国外报道偶可引起晚霞样眼底改变）。
- 常出现结节红斑、关节炎、淋巴瘤病。

3. 胸部 X 线检查或 CT 检查可发现肺门淋巴结肿大、纵隔淋巴结肿大和肺门多种浸润改变。

4. 病变活组织检查可发现非干酪样坏死性肉芽肿。

5. 血清血管紧张素转化酶水平升高。

（三）晶状体诱发的葡萄膜炎

1. 发生于晶状体受伤或白内障囊外摘除术后 1~14 天。

2. 眼部炎症发生的特点可能有助于诊断

- 受伤眼、手术眼发生葡萄膜炎，健眼也可发生葡萄膜炎。
- 炎症主要发生于破损的晶状体或残存晶状体皮质附近。
- 清除残存的晶状体皮质往往使炎症消退。
- 一般不会引起眼底改变。

九、预防

以下措施可能有助于预防交感性眼炎的发生：

1. 在受伤后 48 小时摘除无希望恢复视力的伤眼对交感性眼炎可能有预防作用。随着显微手术技术的进步，以往被认为无可救治的眼球可能得到救治和部分视力恢复，因此，在摘除眼球时一定要特别慎重。

2. 在交感性眼炎发生后摘除受伤眼可能对交感眼的葡萄膜炎无任何影响。

3. 受伤后应及时清创缝合，避免眼组织嵌顿于伤口。

4. 消除伤口的污染和感染。

5. 应尽力避免在同一眼反复进行内眼手术。

6. 如确有必要手术，应给予糖皮质激素口服，必要时联合其他免疫抑制剂。

十、治疗

（一）初发患者的治疗

1. 泼尼松，常用法用量：

- 初始剂量一般为 1~1.2mg/（kg·d），早晨顿服。

- 根据炎症消退情况和患者耐受情况逐渐减量。

- 维持剂量 15~20mg/(kg·d)。

2. 有前房反应者给予糖皮质激素滴眼剂和睫状肌麻痹剂。

3. 病情严重者应联合其他免疫抑制剂治疗。

(二) 复发患者的治疗

1. 糖皮质激素口服治疗,方法同前。

2. 可联合以下免疫抑制剂治疗:

- 苯丁酸氮芥口服,初始剂量 0.05~0.1mg/(kg·d),逐渐减量。

- 环磷酰胺口服,初始剂量 1~2mg/(kg·d),逐渐减量。

- 环孢素口服,初始剂量 3~5mg/(kg·d),逐渐减量。

- 硫唑嘌呤口服,初始剂量 2mg/(kg·d),逐渐减量。

3. 有前房炎症者给予糖皮质激素滴眼剂和睫状肌麻痹剂。

4. 治疗时间往往在 1 年左右或 1 年以上。

(五) 并发症的治疗

1. 并发性白内障

- 应在规范治疗后炎症完全控制的情况下进行手术治疗。

- 根据情况可于术前、术后给予糖皮质激素和(或)免疫抑制剂全身治疗。

- 手术前用糖皮质激素、非甾体抗炎药、睫状肌麻痹剂点眼治疗。

2. 继发性青光眼

- 降眼压药物滴眼剂点眼。

- 全身给予降眼压药物。

- 由活动性炎症所致者应给予糖皮质激素滴眼剂和睫状肌麻痹剂点眼治疗。

- 由虹膜完全后粘连所致者,在免疫抑制剂和降眼压治疗的同时,尽快行激光虹膜切开术或虹膜周切术。

- 由房角粘连所致者,在降眼压和免疫抑制剂治疗同时应进行相应抗青光眼手术治疗。

3. 视网膜下新生血管,可根据情况进行激光治疗

十一、预后

- 伤眼和手术眼的视力预后取决于损伤的程度和原有的眼部疾病。

- 及时正确诊断和治疗可使大多数交感眼恢复较好的视力。

第十六章 Fuchs 综合征

一、概念

Fuchs 综合征(Fuchs syndrome)是一种主要累及单眼的以弥漫性虹膜脱色素和弥漫分布或瞳孔区分布的中等大小或星形 KP 为特征的非肉芽肿性葡萄膜炎。

Fuchs 综合征也被称为 Fuchs 虹膜异色性睫状体炎(Fuchs heterochromic cyclitis)、Fuchs 虹膜异色性虹膜睫状体炎(Fuchs heterochromic iridocyclitis)、Fuchs 虹膜异色性葡萄膜炎(Fuchs heterochromic uveitis)、Fuchs 葡萄膜炎(Fuchs uveitis)。

Fuchs 综合征通常被归类于非肉芽肿性炎症,但也有人提出它应被归类为肉芽肿性炎症范畴,因为病人通常出现类似羊脂状 KP(microgranulomatos KP)(即通常所说的中等大小 KP),还可出现 Koeppe 结节和 Bussaca 结节(但此两种结节与其他肉芽肿性炎症的结节在外观上及对糖皮质激素治疗的反应上有很大不同)。

二、流行病学

- Fuchs 综合征在世界各地均有发生。
- 此综合征多发于 20~50 岁成年人,无种族和性别差异。
- Fuchs 综合征在我国葡萄膜炎中占 5.7%~7%。

三、病因和发病机制

有关此病病因和发病机制尚不完全清楚,目前认为与弓形虫感染、病毒感染、自身免疫反应、血管功能紊乱、遗传等因素有关。

四、临床表现

1. 多为单眼受累（占 90%）。

2. 患者首次发病时可有眼红、轻度畏光流泪，但在复发时，通常无这些症状。

3. 最常见的症状是视物模糊或视力下降。

4. 轻度慢性虹膜睫状体炎，表现为 KP、轻度前房闪辉和房水少量炎症细胞。

5. 特征性 KP

（1）KP 的形状和外观

● 星形 KP 或中等大小 KP（图 3-16-1）。

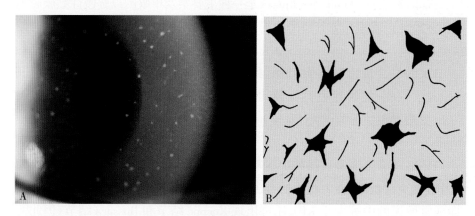

图 3-16-1　Fuchs 综合征患者弥漫分布的 KP（A）和星形 KP 示意图（B）

● KP 之间往往有细丝相连。

（2）KP 的分布

● 弥漫性分布，最为常见。

● 瞳孔区分布，较为少见。

● 下方三角分布，少见。

6. 虹膜脱色素

● 呈弥漫性脱色素（图 3-16-2），有时呈蛇皮样外观（图 3-16-3）。

● 在裂隙灯细光带下虹膜脱色素更易于辨认。

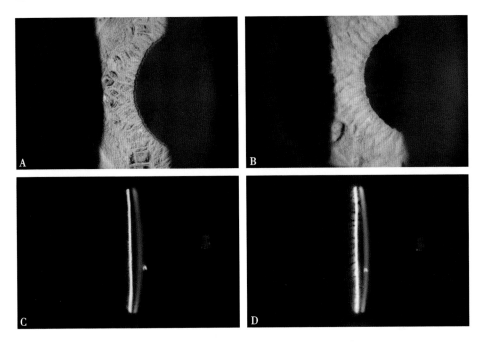

图 3-16-2　Fuchs 综合征患者弥漫性脱色素
A、B:宽光带,C、D:窄光带;A、C 为健眼,B、D 为患眼

● 脱色素可分为Ⅰ、Ⅱ、Ⅲ级(图 3-16-4)。

7. 其他虹膜改变

(1) 少数患者可出现弥漫性虹膜萎缩,瞳孔括约肌受累可引起瞳孔轻度扩大,瞳孔轻度不圆。

(2) 虹膜异色

● Fuchs 综合征引起的虹膜异色为双眼虹膜异色,即表现双眼虹膜颜色的不同。

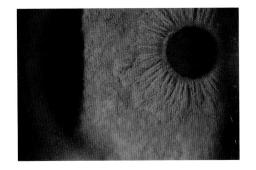

图 3-16-3　Fuchs 综合征患者的虹膜脱色素呈蛇皮样外观

● 是白种人患者的一种常见改变,常表现为"金银眼"。

● 在国人患者中,很难看到典型的虹膜异色,一些患者双眼对比可看到轻微的虹膜异色(图 3-16-5)。

(3) 虹膜肿胀

● 表现为致密的肿胀,呈海绵状外观,此种病变相对少见。

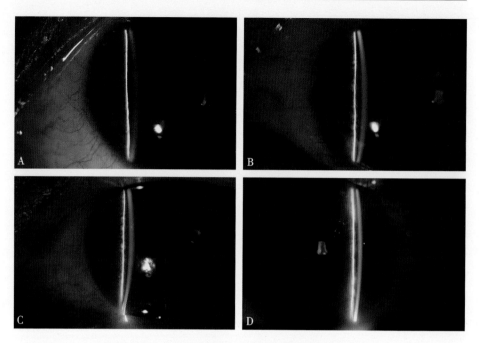

图 3-16-4　Fuchs 综合征患者的患眼虹膜脱色素分级

0 级（A）为正常，Ⅰ级（B）为轻度脱色素，Ⅱ级（C）为明显脱色素，Ⅲ级（D）为显著脱色素

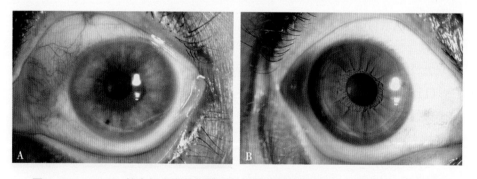

图 3-16-5　Fuchs 综合征患者的虹膜脱色素造成的虹膜异色（A 为患眼，B 为健眼）

（4）虹膜结节

● 绒毛状 Koeppe 结节，位于瞳孔领，单个或多个结节，有时多达数十个，呈项圈样改变，结节可持续相当长时间。

● 绒毛状 Bussaca 结节（图 3-16-6），不同于肉芽肿性葡萄膜炎的西米状或胶冻状 Bussaca 结节，有时在虹膜表面大量存在，但没有明显前房炎症的表现，结节可长期存在，对糖皮质激素治疗不敏感。

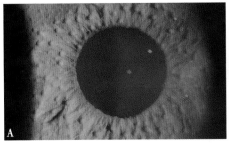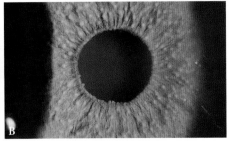

图 3-16-6　Fuchs 综合征患者的虹膜 Busacca 结节（A、B）

（5）虹膜前表面多发性 Russell 小体，此种体征罕见。

8. 不发生虹膜后粘连

● Fuchs 综合征不会引起虹膜后粘连。

● 在伴有青光眼或白内障摘除及人工晶状体植入术后偶尔可出现虹膜后粘连。

9. 房角异常

● 患者房角呈开放宽角。

● 偶尔可出现房角新生血管。

● 偶尔出现散在的周边虹膜前粘连。

10. 线状出血（Amsler 征）

● 在前房穿刺时，穿刺的对侧发生丝状出血被称为线状出血，沉积于下方房角，被称为 Amsler 征。

● 有人认为 Amsler 征是此病的一个重要体征。

● 目前国际上已不再将 Amsler 征作为诊断的一个依据。

11. 瞳孔

● 少数患者可有瞳孔轻度开大或不规则。

● 少数患者对光反射减弱或近反射较弱。

12. 玻璃体改变

● 少数患者出现前部玻璃体点状或团状混浊。

● 患者可有少量前玻璃体内细胞。

● 偶尔出现面纱样膜状物。

● 偶尔出现明显的玻璃体混浊。

13. 脉络膜视网膜病变

● 是相对较少的改变。

- 可表现为周边部脉络膜视网膜病灶。
- 部分患者可有中周部视网膜周边血管荧光素渗漏。

四、并发症

1. 并发性白内障
- 是 Fuchs 综合征的一种常见并发症。
- 早期往往表现为晶状体后囊下混浊,后期则为晶状体全混浊。
- 病程越长越容易出现此种并发症。

2. 继发性青光眼
- 是 Fuchs 综合征的一种较为常见并发症。
- 发生率为 6.3%~59%。
- 眼压多为轻度至中等程度升高,通常在 22~35mmHg,偶尔可达 50mmHg 以上。

五、诊断及注意事项

(一)诊断标准

此病主要根据虹膜脱色素、特征性 KP、无虹膜后粘连、无急性虹膜睫状体炎的体征进行诊断。由于不同人种 Fuchs 综合征的临床表现尚有一定的差异,有关此病的诊断标准目前尚无一致的看法。表 3-16-1 列出了著者提出的诊断标准:

表 3-16-1　Fuchs 综合征的诊断标准(杨培增)

必备体征
1. 轻度的无睫状充血的前葡萄膜炎(初次发病可有睫状充血)
2. 特征性 KP(星形、中等大小、类似羊脂状、弥漫分布或瞳孔区分布)
3. 虹膜弥漫性脱色素
4. 无虹膜后粘连
参考体征
1. 单侧受累
2. 晶状体后囊下混浊
3. 眼压升高
4. 玻璃体混浊
5. 视网膜脉络膜病变
结果判定
具有 4 种必备体征即可确定诊断,参考体征对诊断有提示作用

（二）辅助检查

1. 荧光素眼底血管造影检查

● 尽管此综合征表现的是慢性前葡萄膜炎,但少数患者可有中周部视网膜毛细血管渗漏、视盘染色。

● 血管壁染色。

● 局灶性脉络膜视网膜萎缩。

2. UBM 检查

● 可见虹膜轻度肿胀、前房、后房、睫状体附近及前玻璃体内渗出（图 3-16-7）。

（三）注意事项

1. 对于单眼的慢性前葡萄膜炎特别是伴有眼压升高者应考虑到此病的可能性。

2. 应注意对单眼轻度葡萄膜炎患者进行双眼检查,特别是应注意在细裂隙光带下比较虹膜的差异,以期早期发现虹膜脱色素改变。

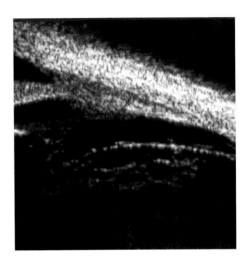

图 3-16-7　Fuchs 综合征患者的玻璃体混浊（UBM 结果）

3. 应注意 KP 的大小形状和分布,此对确定 Fuchs 综合征有重要帮助。

4. 对治疗无反应的慢性前葡萄膜炎应想到此病的可能。

六、鉴别诊断

此病应与能够引起慢性前葡萄膜炎、并发性白内障、眼压升高的疾病相鉴别。

1. 特发性慢性前葡萄膜炎

● 双眼发病常见,多隐匿起病,反复发作。

● KP 呈尘状或羊脂状,通常为下方三角形分布。

● 可有虹膜脱色素,但脱色素往往不均匀。

● 易于引起虹膜后粘连。

● 用糖皮质激素和睫状肌麻痹剂治疗有效。

2. 幼年型慢性关节炎伴发的葡萄膜炎

● 多发生于 16 岁以下的少年儿童,女性多见。

● 常有关节炎,皮下结节等全身病史。

- 典型地表现为慢性虹膜睫状体炎、并发性白内障和带状角膜变性三联征。
- 易发生虹膜后粘连。
- KP 为尘状、中等大小或羊脂状,多分布于下方角膜内皮。

3. 疱疹病毒引起的前葡萄膜炎

- 葡萄膜炎发病前往往有眼带状疱疹病毒或全身疱疹病毒感染病史。
- 常伴有角膜炎,特别是角膜基质炎。
- KP 多为羊脂状,常有色素外观,或呈色素性 KP。
- KP 多分布于中央角膜或呈弥漫性分布
- 往往有片状、扇状或不规则形虹膜脱色素,不同于 Fuchs 综合征的弥漫性虹膜脱色素。
- 常发生虹膜后粘连,瞳孔散大或不圆。

4. Posner-Schlossman 综合征

- 大多数为单眼受累。
- 不发生虹膜后粘连,虹膜脱色素轻微或缺如。
- KP 呈中等大小,数个至十几个,多分布于下方瞳孔区,不会出现弥漫性分布的 KP。
- 典型地表现为眼压突然升高,眼压通常为 30~60mmHg。
- 眼压与症状、体征和炎症程度相分离的现象。

5. 中间葡萄膜炎

- 常为双侧受累。
- 可伴有多发性硬化等多种全身性疾病。
- 典型地出现玻璃体雪球状混浊和睫状体平坦部、玻璃体基底部雪堤样改变。
- 常有羊脂状 KP 或尘状 KP,分布于下方角膜内皮。
- 易发生虹膜后粘连、房角天幕状粘连。
- 易发生周边视网膜炎症病灶和视网膜新生血管。
- 易发生黄斑囊样水肿。
- 糖皮质激素和(或)其他免疫抑制剂治疗通常有效。

七、治疗

(一) 虹膜睫状体炎

- 一般不需要治疗,但需要定期随访观察,以确定有无眼压升高和白内障发生。

● 前房炎症细胞较多时可给予糖皮质激素滴眼剂点眼治疗,时间通常不超过 1 周。

(二) 并发症的治疗

1. 并发性白内障

● 根据患者的需要,影响视力时即可行白内障摘除和人工晶状体植入手术治疗。

● KP 的存在及虹膜 Koeppe 结节、Bussaca 结节不是手术禁忌证,前房闪辉、前房炎症细胞的存在也不是白内障手术的禁忌证。

● Fuchs 综合征患者对白内障超声乳化及人工晶状体植入术通常有较好的耐受性。

● 手术后多数患者可恢复较好的视力。

● 手术前后应给予糖皮质激素、非甾体抗炎药点眼治疗,以减轻术后前房炎症反应。

2. 继发性青光眼

● 首先用降眼压药物治疗。

● 绝大多数患者用药物治疗可使眼压得到很好控制。

● 少数患者出现顽固性高眼压,可考虑行抗青光眼手术治疗。

八、预后

● 大多数患者视力预后好。

● 顽固性高眼压可使患者丧失视力。

第十七章 Posner-Schlossman 综合征

一、概念

Posner-Schlossman 综合征是一种以反复眼压升高为特征的伴有轻度虹膜睫状体炎的疾病,此病通常被称为青光眼 - 睫状体炎综合征(青睫综合征)。

青睫综合征一般被归类为肉芽肿性炎症,但是,患者仅出现类似羊脂状 KP,且此种 KP 与其他肉芽肿性葡萄膜炎的羊脂状 KP 有明显的不同。

二、流行病学

● Posner-Schlossman 综合征可发生于任何国家和地区,无种族差异,在我国江苏、浙江和上海一带较为常见。

● 此综合征多发生于 20~50 岁的成人,一般认为无性别差异,也有报道男性多于女性。

● 绝大多数为单眼受累。

三、病因和发病机制

有关此病的发病原因和发病机制目前尚不完全清楚,有人认为,房水动力学差异、房角发育异常、交感神经系统紊乱、原发性血管异常等导致房水外流难度增加,可能与此病发生有关。也有人认为巨细胞病毒、水痘 - 带状疱疹病毒和单纯疱疹病毒感染与此病发生有关,但在治疗中抗病毒药物未发现有明显效果。最近报道认为,此病与 *HLA-Bw54* 相关。

四、临床表现

(一) 症状

1. 典型的表现为眼部不适、视物模糊,偶尔出现轻度视力下降。

2. 偶尔出现畏光和虹视。

3. 一般不会出现急性闭角型青光眼那样的眼痛、眼胀、头痛、恶心、呕吐等全身表现。

(二) 体征

1. 眼压升高

● 眼压升高往往突然发作,没有任何先兆。

● 眼压通常升高至 30~60mmHg。

● 高眼压具有自限性,持续时间较短,一般不超过 4 周。

● 眼压升高时房角开放,无色素沉着。

● 通常不伴睫状充血。

2. 特征性 KP

● 呈中等大小,类似羊脂状,稍有油腻感,但少有新鲜羊脂状 KP 那样隆起外观(图 3-17-1)。

● 通常数个或十几个,很少超过 25 个。

● KP 多位于下方瞳孔区,分布比较集中。

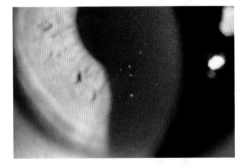

图 3-17-1 青睫综合征患者的 KP

● KP 消退显著慢于眼压升高和前房炎症的消退。

● KP 持续数周或数月,甚至更长时间,偶尔可见 KP 长年存在。

3. 前房闪辉和炎症细胞

● 患者前房闪辉轻微,一般为 +,很少出现 ++。

● 少数患者出现前房少量炎症细胞,但这些前房炎症细胞常于数天内即完全消失。

4. 虹膜及瞳孔改变

● 患者不出现虹膜后粘连,也不出现虹膜周边前粘连。

● 不出现肉芽肿性前葡萄膜炎那样的虹膜肿胀和 Fuchs 综合征那样的虹膜脱色素。

● 一些患者可出现患眼瞳孔轻度扩大。

五、并发症

● 长期眼压反复升高的患者可出现杯／盘比增大、视神经萎缩(图 3-17-2)。
● 一些反复眼压升高患者可出现视野改变(图 3-17-3)，如上半侧视野缺失、弓形暗点、旁中心暗点、鼻侧阶梯、中心视岛。

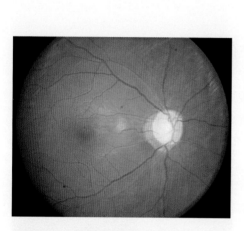

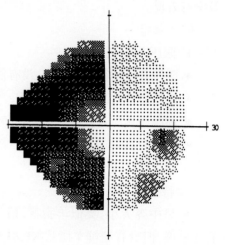

图 3-17-2　青睫综合征患者的视乳头苍白 (仅在长期反复眼压高的患者出现)

图 3-17-3　青睫综合征患者的视野改变 (仅在长期反复眼压高的患者出现)

六、诊断要点

1. 此病尚无满意的诊断标准，也无确定的实验室检查。

2. 通常根据以下方面进行诊断。

(1) 三个分离

● 眼压升高明显与患者的症状(轻)分离。
● 眼压升高明显与患者的体征(角膜通常无反应)分离。
● 眼压升高明显与患者前房炎症反应(轻)分离。

(2) 单眼受累

(3) 下方瞳孔区分布的中等大小类似羊脂状的 KP。

(4) 反复发作的中度以上的眼压升高。

(5) 房角开放。

（6）不发生虹膜后粘连。

（7）糖皮质激素可迅速控制眼压。

七、鉴别诊断

1. Fuchs 综合征

● 中等大小或星形 KP,KP 一般无油腻感,多数患者 KP 呈弥漫性分布,少数患者的 KP 分布于瞳孔区。

● 虹膜弥漫性脱色素,一些患者出现呈蛇皮样外观的虹膜,一些患者出现海绵状虹膜肿胀。

● 患者不发生虹膜后粘连。

● 易引起并发性白内障。

● 引起的眼压升高多在 20~35mmHg,偶尔可出现显著的眼压升高。

2. 急性闭角型青光眼

● 患者突然眼压升高,伴头痛、眼红、眼痛、视力下降、虹视、恶心呕吐等症状。

● 患者有睫状充血或混合性充血。

● 裂隙灯检查可见角膜水肿,角膜通常呈雾状混浊。

● 瞳孔轻度散大呈椭圆形。

● 眼压升高时前房浅、房角狭窄或关闭。

● 不出现尘状或羊脂状 KP、前房炎症细胞,但常有前房闪辉。

3. 急性虹膜睫状体炎

● 多是单眼发病,在疾病复发的过程中常为双侧受累。

● 患者常出现眼红、眼痛、畏光、流泪、视物模糊、视力下降等症状。

● 睫状充血或混合充血。

● 大量尘状 KP。

● 前房闪辉 +~+++,前房炎症细胞 ++~++++。

● 可出现前房内蛋白凝聚物、纤维素性渗出物或纤维膜状物。

● 可发生虹膜后粘连。

● 很少引起眼压升高,在炎症的急性期患者多有轻度眼压降低。

4. 疱疹病毒性前葡萄膜炎

● 发病前可有额部带状疱疹或角膜病变。

● KP 呈中等大小,常伴有色素沉着。

- 眼压升高无自限性。
- 有局灶性、扇形、大片状虹膜萎缩及脱色素。
- 往往伴有虹膜后粘连。

八、治疗

1. 糖皮质激素

（1）发作时应给予糖皮质激素点眼治疗。

- 常选用 0.1% 地塞米松滴眼剂或 1% 醋酸泼尼松龙滴眼剂。
- 点眼频度应根据前房炎症反应和眼压升高的程度而定,通常为每日三次至每日四次。
- 眼压恢复正常时则应迅速降低点眼频度或停药。

（2）患者通常不需要全身使用糖皮质激素。

2. 降眼压药物

- 0.5% 噻吗洛尔滴眼剂点眼,每日两次。
- 0.1% 肾上腺素滴眼剂点眼,每日三次。
- 眼压显著升高者可给予碳酸酐酶抑制剂或给予甘露醇静脉滴注。

3. 一般不需要使用睫状肌麻痹剂和扩瞳药。

4. 手术治疗

- 一般不宜手术治疗。
- 手术治疗通常不能预防炎症复发和眼压升高。

九、预后

- 患者通常视力预后良好。

第十八章　白内障摘除及人工晶状体植入术后的葡萄膜炎

一、概念

白内障摘除及人工晶状体植入术后葡萄膜炎是指因手术操作、人工晶状体、残留的晶状体物质以及感染等所致的炎症性疾病。可分为感染性和非感染性两大类，本章讨论非感染性炎症。非感染性炎症可分为以下三种类型：

- 晶状体相关葡萄膜炎（lens-associated uveitis）。
- 创伤、人工晶状体刺激引起的葡萄膜炎。
- 原有葡萄膜炎加重或复发。

二、晶状体相关葡萄膜炎

晶状体相关葡萄膜炎又被称为晶状体溶解性葡萄膜炎（phacolytic uveitis）、晶状体毒性葡萄膜炎（phacotoxic uveitis）、晶状体过敏性葡萄膜炎（phacoallergic uveitis）、晶状体过敏性眼内炎（phacoallergic endophthalmitis）、晶状体抗原性葡萄膜炎（phacoantigenic uveitis）、晶状体源性葡萄膜炎（phacogenic uveitis）、晶状体诱导的葡萄膜炎（lens-induced uveitis）。

（一）发生机制

1. 机体对晶状体抗原耐受性遭到破坏，通过引起一系列免疫反应而导致葡萄膜炎。

2. 在对晶状体免疫反应的发生中感染因素可能起着佐剂作用。

3. 晶状体的毒性作用，但目前尚不清楚何种晶状体物质具有毒性。

(二) 分类

有关晶状体相关葡萄膜炎的分类目前常用的为 Muller-Hermelink 的分类法,将其分为以下六种类型:

1. 伴有或不伴有非肉芽肿性前葡萄膜炎的巨噬细胞反应

- 在晶状体组织附近出现巨噬细胞和巨细胞浸润,与异物性反应相似。
- 引起的反应与异物性反应相似。

2. 晶状体过敏性眼内炎

- 在晶状体周围形成“洋葱样”分布的细胞浸润。
- “洋葱”最里层为围绕晶状体物质的中性粒细胞。
- “洋葱”最外层为非肉芽肿性炎症和纤维素性肉芽肿反应。
- 中间为肉芽肿炎症。

3. 晶状体诱导的肉芽肿性炎症

- 晶状体物质附近出现成簇的上皮样细胞。
- 伴有浆细胞和淋巴细胞浸润。

4. 晶状体溶解性青光眼

- 开角型青光眼。
- 房角和小梁网有簇状的巨噬细胞。

5. 感染性晶状体相关性葡萄膜炎

- 晶状体脓肿。
- 炎症持续时间长。

6. 残余期及瘢痕形成

- 纤维组织增生。
- 伴有炎症反应。

(三) 临床表现

可表现为以下三种类型:

1. 全葡萄膜炎或眼内炎

- 炎症发生前有白内障手术史或穿通性眼外伤病史。
- 多数患者可有眼红、眼痛、视物模糊或视力下降等症状。
- 睫状充血或混合充血、大量尘状 KP 或羊脂状 KP。
- 显著前房闪辉,大量前房细胞,也可出现蛋白凝集物、大量纤维素性渗出、甚或纤维膜,偶可出现前房积脓或假性前房积脓。
- 玻璃体混浊、玻璃体炎症细胞。

- 眼底检查通常难以发现明确的炎症改变。

2. 慢性前葡萄膜炎

- 表现为肉芽肿性炎症。
- 睫状充血轻微或缺如。
- 羊脂状 KP、前房闪辉 +~++,前房炎症细胞 +~+++。
- 人工晶状体前表面可见类似肉芽肿的结节状沉着物,有隆起外观。
- 虹膜新生血管和睫状膜形成。

3. 双侧慢性前葡萄膜炎

- 此种类型临床上少见。
- 患者的睫状充血轻微或缺如。
- 双眼出现羊脂状 KP 和前房炎症。
- 大多数患者出现双眼的虹膜后粘连。
- 一般无眼底受累。

(四) 诊断

1. 发生于白内障手术或眼球穿通伤后前葡萄膜炎。

2. 能够排除感染性眼内炎和交感性眼炎。

3. 超声检查发现进入玻璃体内的残存晶状体碎片有助于诊断和鉴别诊断。

三、人工晶状体诱导的葡萄膜炎

- 多发于植入前房型、虹膜固定型或睫状沟型人工晶状体的患者。
- 常表现为轻度至中度的前葡萄膜炎,偶尔出现前房纤维素性渗出。
- 人工晶状体表面点片状渗出物附着。
- 房角可见色素性碎片沉积。
- 易发生眼压升高。

四、原有葡萄膜炎加重或复发

(一) 易发于以下葡萄膜炎类型

1. 幼年型特发性关节炎伴发的葡萄膜炎,在炎症未完全控制时手术易于引起炎症的复发。

2. Behcet 病性葡萄膜炎。

3. Vogt- 小柳原田综合征。

4. 交感性眼炎。

5. 术前用药物难以控制的各种特发性葡萄膜炎。

（二）临床表现

1. 患者往往出现与原有葡萄膜炎相似的炎症体征。

2. 易出现晶状体前表面的渗出物或类似于羊脂状 KP 的胶冻状渗出物。

3. 易引起晶状体前后囊膜纤维膜性增殖。

4. 尘状或羊脂状 KP、前房闪辉 +~+++、前房细胞 +~++++。

5. 可出现前房积脓、前房纤维素性渗出、纤维膜形成。

6. 持久的黄斑囊样水肿。

7. 眼球萎缩。

五、诊断

白内障摘除和人工晶状体植入术后发生的葡萄膜炎在诊断上相当困难，特别重要的是要与手术后发生的细菌性眼内炎、真菌性眼内炎区别开来，其诊断一是要根据临床表现，二是要对房水进行必要的检查。

（一）临床表现对诊断的提示作用

1. 白内障术后出现睫状充血、前房纤维素性渗出甚至前房积脓，对糖皮质激素治疗敏感者多为晶状体相关的葡萄膜炎。

2. 术前无葡萄膜炎病史，术后出现慢性前葡萄膜炎、慢性肉芽肿性前葡萄膜炎通常为晶状体相关的葡萄膜炎。

3. 手术后出现与术前相似表现的葡萄膜炎则通常为原有葡萄膜炎的加重或复发。

4. 手术后出现与术前不同表现的葡萄膜炎则应考虑晶状体相关的葡萄膜炎。

5. 手术后出现骤然发病的严重眼部刺激症状，并呈进行性进展的炎症应考虑感染性眼内炎。

（二）房水检查

1. 房水涂片染色直接观察病原体可以确定诊断。

2. 房水细菌培养有助于确定感染性炎症。

3. PCR 检测有助于确定感染的病原体。

4. 发现吞噬晶状体物质的巨细胞可以确定晶状体相关的葡萄膜炎。

六、鉴别诊断

由于此病主要发生于白内障术后或眼球穿通伤后，主要鉴别的疾病为交感性眼炎和术后或眼球穿通伤后眼内炎。

1. 与交感性眼炎的鉴别（表 3-18-1）

表 3-18-1　双侧晶状体相关葡萄膜炎与交感性眼炎的区别

	晶状体相关葡萄膜炎	交感性眼炎
病史	白内障摘除术、造成晶状体损伤的眼球穿通伤	内眼手术或各种眼球穿通伤
发生时间	术后不同时间	多在 2 周至 1 年内
双眼受累	多为单眼受累	均为双眼受累
双眼发病情况	先后发病	常同时发病或双眼发病间隔时间短
葡萄膜炎类型	主要为前葡萄膜炎，也可表现为中间葡萄膜炎	主要为全葡萄膜炎，也可表现为后葡萄膜炎或葡萄膜炎
眼前段受累	++++	++~++++
Dalen-Fuchs 结节	–	+++
视网膜色素上皮破坏	–	+++
晚霞样眼底改变	–	+++
脉络膜视网膜萎缩病灶	–	++
复发	清除晶状体物质后不再复发	通常反复发作
晶状体囊周围巨噬细胞反应	+++	–
玻璃体和前房炎症细胞	主要为中性粒细胞	主要为淋巴细胞
超声波检查	玻璃体内晶状体碎片	脉络膜增厚，浆液性视网膜脱离
OCT	–	视网膜神经上皮脱离、脉络膜新生血管
治疗	手术清除晶状体物质和糖皮质激素滴眼剂点眼	糖皮质激素和其他免疫抑制剂全身应用

注：+~++++　表示受累的频度

2. 与眼内炎的鉴别

（1）术后急性眼内炎有以下特征

- 术后 2~7 天内发病。
- 患者突然出现剧烈的眼红、眼痛、畏光、流泪、视力下降。
- 眼睑水肿、痉挛、结膜水肿、混合充血、角膜水肿混浊。
- 显著前房闪辉、大量炎症细胞,前房内大量蛋白凝集物、纤维素性渗出,并可出现前房积脓。
- 人工晶状体前表面大量纤维素性渗出物或渗出物覆盖。
- 虹膜 Busacca 结节、虹膜后粘连、瞳孔膜闭。
- 出现严重的玻璃体混浊和玻璃体内大量炎症细胞。
- 视网膜炎、视网膜血管炎、视网膜坏死病灶。
- 房水或玻璃体涂片检查、细菌培养、PCR 检测有助于诊断和鉴别诊断。

(2) 迟发型术后眼内炎

- 多发于术后 2 个月至 2 年内。
- 患者可有眼红、眼痛、畏光、流泪、视物模糊、视力下降等症状。
- 轻度睫状充血、羊脂状 KP、前房闪辉和细胞,偶可出现前房积脓。

七、治疗

1. 糖皮质激素滴眼剂点眼,根据炎症严重程度确定点眼频度,从每日三次至一小时一次不等。

2. 糖皮质激素口服,一般选用泼尼松,剂量为 30~50mg/d,早晨顿服。

3. 由晶状体物质引起的葡萄膜炎应使用手术方法清除残存的晶状体物质。

4. 人工晶状体引起的严重和顽固性炎症应在药物治疗无效时考虑将人工晶状体取出。

5. 对原有葡萄膜炎加重或复发者应进行以下处理

(1) 根据原有葡萄膜炎类型考虑给予相应的免疫抑制剂治疗(详见有关章节)。

(2) 糖皮质激素滴眼剂点眼治疗,点眼频度根据炎症的严重程度而定。

(3) 糖皮质激素口服,剂量及治疗时间应视类型而定。

(4) 可选用或联合以下免疫抑制剂:

- 苯丁酸氮芥 0.05~0.1mg/(kg·d)。
- 环磷酰胺 1~2mg/(kg·d)。
- 环孢素 3~5mg/(kg·d)。

- 硫唑嘌呤 1~2mg/(kg·d)。
- 甲氨蝶呤 7.5~15mg/ 周。

八、预防

- 术前进行认真的消毒,以免感染性眼内炎的发生,避免感染因素作为佐剂对葡萄膜炎发生的促进作用。
- 术中尽量避免晶状体核及皮质进入玻璃体内,对于进入玻璃体内大的晶状体残片,可行玻璃体切除将其清除。
- 对原有葡萄膜炎患者一定要彻底控制炎症后再考虑白内障摘除及人工晶状体植入术。
- 对于原有葡萄膜炎者,术前应给予糖皮质激素和(或)免疫抑制剂治疗。

九、预后

- 由晶状体物质引起的葡萄膜炎在清除残存的晶体物质后,多数患者视力预后良好。
- 人工晶状体引起的葡萄膜炎患者的视力预后取决于患者对人工晶状体是否耐受以及人工晶状体被取出前炎症对眼组织的损害程度。
- 白内障术后原有炎症复发取决于原有葡萄膜炎类型及术后炎症是否能够得到控制。
- 前葡萄膜炎患者视力预后通常较好。
- 幼年型慢性关节炎伴发的葡萄膜炎、Behcet 病患者预后较差。

第十九章　肾小管间质性肾炎葡萄膜炎综合征

一、概念

肾小管间质性肾炎葡萄膜炎综合征(tubulointerstitial nephritis and uveitis syndrome)是一种累及肾和眼的综合征,在眼部主要表现为双侧非肉芽肿性前葡萄膜炎。

二、流行病学

- 肾小管间质性肾炎葡萄膜炎综合征是一种少见的葡萄膜炎类型,无种族差异。
- 此综合征虽然可发生于任何年龄,但多发生于儿童和青春期。
- 女性发病比例高于男性。
- 在日本,在能够确定病因和类型的儿童葡萄膜炎中,此病占第二位。

三、病因和发病机制

此综合征发病机制尚不完全清楚,可能与病毒、衣原体、弓形虫等感染有关,可能是 T 细胞介导的疾病。

四、临床表现

(一) 全身表现

1. 全身性改变

(1) 全身性改变往往发生于肾脏病变之前 1 个月。

（2）常见改变有体重减轻、发热、头痛、乏力和不适、食欲减退、腹痛、恶心、呕吐、关节疼痛或肌肉疼痛。

2. 肾脏损害表现

（1）患者表现为多尿、尿频。

（2）尿检查常发现蛋白尿、血尿、糖尿、管型尿、氨基酸尿等。

（3）肾功能异常,血清肌酐和非蛋白氮水平升高,严重时可出现肾衰竭。

（二）眼部表现

1. 葡萄膜炎

（1）葡萄膜炎虽然可发生于肾脏病之前或肾脏病同时发生,但它多发生于肾脏疾病后数周或数月内。

（2）可出现以下多种类型葡萄膜炎：

- 急性非肉芽肿性前葡萄膜炎
- 慢性肉芽肿性前葡萄膜炎
- 全葡萄膜炎
- 中间葡萄膜炎
- 后葡萄膜炎

（3）急性前葡萄膜炎

- 是最常见的类型
- 多为双侧受累,并且易反复发作
- 患者多有明显甚至严重的睫状充血
- 前房闪辉 +~+++,前房细胞 +~++++
- 可出现前房中大量蛋白凝集物、纤维素性渗出物或纤维渗出膜
- 偶尔出现前房积脓

（4）慢性肉芽肿性前葡萄膜炎

- 临床上少见
- 多表现为双侧受累
- 患者的睫状充血轻或缺如
- 羊脂状 KP+~+++,轻至中度前房闪辉,少量或多量前房细胞
- 可有虹膜"西米状"或"胶冻状"Koeppe 结节和（或）Bussaca 结节

（5）中间葡萄膜炎

- 睫状体平坦部玻璃体基底部雪堤样改变
- 玻璃体雪球状混浊

- 患者可出现尘状或羊脂状 KP、前房闪辉和前房细胞
- 黄斑囊样水肿

(6) 后葡萄膜炎

- 可出现局灶性或多灶性脉络膜炎

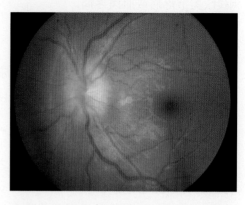

图 3-19-1 肾小管间质性肾炎葡萄膜炎综合征患者的视盘肿胀

- 视乳头肿胀 (图 3-19-1) 和视乳头出血或附近视网膜出血
- 视网膜血管鞘、视网膜出血
- 脉络膜视网膜瘢痕形成
- 荧光素眼底血管造影检查可发现视盘染色、视网膜血管扩张渗漏 (图 3-19-2)

2. 其他眼部异常

- 干眼
- 巩膜外层炎

3. 眼部并发症

- 并发性白内障,多见于慢性复发性前葡萄膜炎患者
- 继发性青光眼
- 裂孔源性视网膜脱离
- 视盘新生血管

五、实验室检查

(一) 血液检查可发现以下异常

1. 患者可表现为轻度正细胞色素性贫血。

2. 血沉通常加快。

3. 血浆丙种球蛋白、急性期反应蛋白水平升高。

4. 血清肌酐和尿素氮水平增高。

5. 嗜酸性粒细胞增高。

(二) 尿液检查可发现以下多种改变

1. 蛋白尿 +~++、血尿、管型尿、氨基酸尿。

2. 尿中出现白细胞。

3. 尿中 β2- 微球蛋白升高。

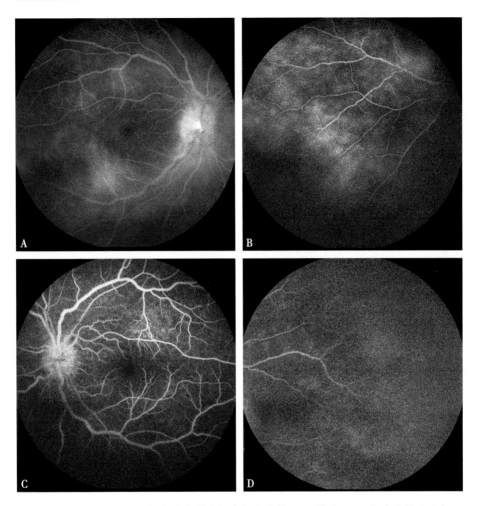

图 3-19-2　肾小管间质性肾炎葡萄膜炎综合征患者的 FFA 检查,显示视盘高荧光和视网膜微血管渗漏

4. 尿糖阳性,血糖正常。

(三) 免疫学检查

可出现以下一种或多种异常:

1. 外周血中 $CD4^+CD45RA^+T$ 细胞百分比增高。

2. 外周血中细胞毒性 T 细胞百分比增高。

3. 肾小管抗原淋巴细胞移动抑制试验呈阳性反应。

4. 血清 IgG、IgM、IgA 水平升高。

5. 血清抗中性粒细胞胞浆抗体阳性。

6. 抗核抗体阳性。

7. 血清免疫复合物阳性。

(四) 组织学检查

肾脏活组织检查可发现间质弥漫性炎症、肾小管上皮细胞坏死和蛋白及细胞管型。

六、诊断

(一) 诊断标准

有关此综合征目前尚无满意的诊断标准,Mandeville 等制定一个诊断标准,根据患者的表现将其诊断为确定型、疑似型和拟肾小管间质肾炎型葡萄膜炎综合征三种类型(表 3-19-1)。

(二) 诊断要点

1. 肾脏病变前的全身非特异性表现

包括发热、乏力、体重减轻、恶心、呕吐、食欲不振、腹痛、关节疼痛或肌肉疼痛。

2. 典型的急性间质性肾炎的表现

- 肾性糖尿
- 小分子蛋白尿
- β2- 微球蛋白尿
- 肾脏活组织检查确诊为间质性肾炎

3. 主要为双侧急性非肉芽肿性前葡萄膜炎。

4. 应排除其他类型的全身性疾病伴发的葡萄膜炎。

七、鉴别诊断

1. 强直性脊椎炎伴发的葡萄膜炎

- 多见于青壮年男性。
- 表现为急性复发性非肉芽肿性前葡萄膜炎。
- 易引起前房纤维素性渗出和前房积脓。
- 患者多有腰骶部疼痛、脊椎强直、晨僵等病史或全身表现。
- 患者 HLA-B27 抗原阳性。
- 骶髂关节 X 线检查或 MRI 检查有助于确定诊断和鉴别诊断。
- 尿检查通常阴性,肾功能正常。

表 3-19-1　肾小管间质性肾炎葡萄膜炎综合征诊断标准（Mandeville 等）

急性间质性肾炎的标准

　1. 肾活组织检查确诊

　2. 临床证据（符合下列 3 项为"完全"标准，符合 2 项为"不完全"标准）

　　（1）肾功能异常（血清肌酐水平升高或其清除率降低）

　　（2）尿检查异常：β2- 微球蛋白升高，轻度的蛋白尿

　　（3）下列全身表现持续 2 周以上

　　　　　a. 发热、体重减轻、食欲不振、乏力、皮疹、腹痛、关节疼痛或肌肉疼痛

　　　　　b. 实验室检查发现贫血、肝功能异常、嗜酸性粒细胞增多、血沉加快

葡萄膜炎的表现

　1. 典型表现

　　（1）双侧前葡萄膜炎，伴有或不伴有中间葡萄膜炎或后葡萄膜炎

　　（2）发生于急性间质性肾炎之前 2 个月内或之后 14 个月内

　2. 非典型表现

　　（1）单侧前葡萄膜炎或中间葡萄膜炎、后葡萄膜炎、全葡萄膜炎

　　（2）发生于急性间质性肾炎之前 2 个月以上或之后 14 个月以上

结果判定

确定型肾小管间质性肾炎葡萄膜炎综合征

　组织学证实或临床的"完全"标准和典型的葡萄膜炎

疑似肾小管间质性肾炎葡萄膜炎综合征（任何其中一项即可诊断）

　1. 组织学证实和非典型的葡萄膜炎

　2. 临床的"完全"标准和非典型的葡萄膜炎

　3. 临床的"非完全"标准和典型的葡萄膜炎

拟肾小管间质性肾炎葡萄膜炎综合征

　临床的"非完全"标准和非典型葡萄膜炎

---

　2. 幼年型慢性关节炎伴发的葡萄膜炎

- 多发于 16 岁以下，女性发病多见。

- 主要表现为慢性复发性虹膜睫状体炎，多为隐匿发病，进展缓慢。

- 易引起带状角膜变性和并发性白内障等。

- 多数患者抗核抗体阳性。

- 多伴有少关节炎，一些患者可出现皮下结节、发热等全身异常。

- 尿检查通常阴性，肾功能正常。

　3. 反应性关节炎

- 多有尿道炎或肠道感染病史。

- 常伴有单关节炎或少关节炎。
- 可伴有环状龟头炎、尿道旁糜烂、口腔溃疡、指(趾)甲改变。
- 非特异性自限性结膜炎。
- 非肉芽肿性前葡萄膜炎,少数可表现为后葡萄膜炎或全葡萄膜炎。
- 患者可为 HLA-B27 抗原阳性。
- 患者尿检查阴性,肾功能正常。

4. 炎症性肠道疾病

- 患者常有腹痛、腹泻、黏液脓血便、腹部肿块等改变。
- 患者可出现肉芽肿性或非肉芽肿性前葡萄膜炎、后葡萄膜炎或全葡萄膜炎。
- 易发生巩膜炎或巩膜外层炎。
- 可出现结节红斑、坏疽性脓皮病、口腔溃疡、骶髂关节炎、强直性脊柱炎、心肌炎等多种全身性疾病。
- 肠道 X 线检查、内窥镜检查和肠道活组织检查有助于诊断和鉴别诊断。
- 尿检查正常、肝肾功能多正常。

5. 结节病性葡萄膜炎

- 可引起免疫球蛋白升高和间质性肾炎。
- 患者常有结节性红斑、冻疮样狼疮等皮肤病变。
- 胸部 X 线检查可见肺门淋巴结肿大、纵隔淋巴结肿大、肺野多形性改变。
- 可引起前葡萄膜炎、后葡萄膜炎、全葡萄膜炎、视网膜血管炎等。
- 葡萄膜炎多呈肉芽肿性。
- 所致视网膜血管炎典型地表现为"蜡烛斑"样改变。
- 少数患者可出现虹膜肉芽肿和(或)脉络膜的肉芽肿。
- 血清血管紧张素转化酶、溶菌酶水平增高,有助于诊断和鉴别诊断。

八、治疗

(一)肾小管间质性肾炎

1. 糖皮质激素初始剂量一般为 1mg/(kg·d),以后根据炎症消退和患者耐受情况减量。

2. 治疗时间通常为 5 个月至 12 个月。

3. 请肾病专科诊治。

（二）葡萄膜炎治疗

1. 急性非肉芽肿性前葡萄膜炎

- 0.1% 地塞米松滴眼剂或 1% 泼尼松龙滴眼剂点眼,每日三次至一小时一次。
- 1% 阿托品眼膏或 2% 后马托品眼膏点眼,每日一次至每日两次。
- 中度或轻度炎症给予托品卡胺点眼,每日一次。

2. 慢性前葡萄膜炎

- 先按上述方法给予糖皮质激素、睫状肌麻痹剂点眼治疗。
- 点眼治疗效果不理想时可给予糖皮质激素全身治疗,甚至可联合其他免疫抑制剂治疗。

3. 中间、后和全葡萄膜炎

(1) 有眼前段炎症者,给予糖皮质激素、睫状肌麻痹剂点眼治疗。

(2) 糖皮质激素口服治疗。

(3) 对糖皮质激素不敏感的患者可联合以下免疫抑制剂治疗:

- 苯丁酸氮芥 0.05~0.1mg/(kg·d)。
- 甲氨蝶呤 7.5~15mg/ 周。
- 环孢素 3~5mg/(kg·d)。
- 硫唑嘌呤 1~2mg/(kg·d)。

(4) 治疗中应注意这些药物的副作用,定期进行相应的监测和观察。

九、预后

- 多数患者肾脏病变预后良好。
- 儿童患者肾脏病不易复发,成人则易复发。
- 少数患者可进展为慢性肾衰竭。
- 多数患者视力预后良好。

第二十章　结节病及其伴发的葡萄膜炎

一、概念

结节病(sarcoidosis)是一种病因尚不完全清楚的累及多系统、多器官、以非干酪样坏死性肉芽肿为特征的疾病,约 25%~80% 的患者有眼及附属器受累。

眼结节病(ocular sarcoidosis),严格地讲,是指那些既有典型眼部病变又具有典型全身表现的结节病。

结节病性葡萄膜炎(sarcoid uveitis)是指结节病患者所出现的葡萄膜炎,典型地表现为肉芽肿性前葡萄膜炎、后葡萄膜炎或全葡萄膜炎。

拟眼结节病(可疑眼结节病)是指那些在临床上具有结节病某些眼部病变的特征,但无或未发现全身病变及组织学改变的疾病。

二、流行病学

- 结节病在世界各地均有发生,但在欧洲和美洲较为常见,在我国少见。
- 黑人比白人易患此病,黄种人不易发病,但最近在日本人中发病率呈上升趋势,据报道,结节病性葡萄膜炎已成为日本最常见的葡萄膜炎类型。
- 可发生于任何年龄,但多见于 20~50 岁。
- 结节病患者中约 50%~90% 出现眼部病变。

三、病因和发病机制

可能与多种感染因素有关,一般认为机体对外来感染因子所致的细胞免疫反应在此病发生中可能起着重要作用,还可能与自身免疫反应有关,遗传因素在此病发生中也可能起着一定作用。

四、临床表现

（一）全身病变

1. 肺部病变

- 是最常见改变。
- 典型改变是肺门淋巴结肿大和纵隔淋巴结肿大（图 3-20-1）。

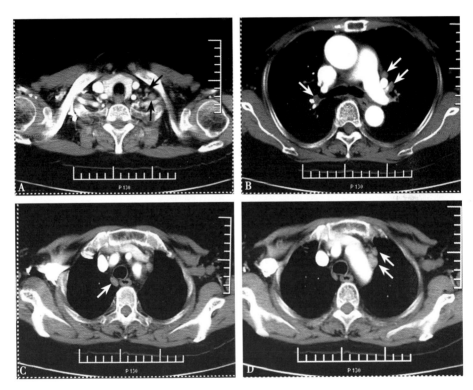

图 3-20-1　结节病性葡萄膜炎患者 CT 检查显示，肺门淋巴结和纵隔淋巴结肿大

- 尚可出现多种肺实质病变。
- 约一半患者并无任何呼吸道症状，一些患者可有干咳、胸痛、呼吸困难、发热、疲乏、体重减轻等。

2. 周围淋巴结炎

- 发生率 27.8%~75%。
- 典型表现为双侧淋巴结肿大。

● 肿大的淋巴结一般无疼痛,具有移动性。

3. 皮肤病变

● 发生率 9%~37%。

● 表现为结节性红斑(图 3-20-2)、冻疮样狼疮、斑丘疹、皮下结节和肉芽肿结节等。

● 多发生下肢及面部。

4. 骨关节病变

● 发生率在 20% 以上。

● 表现为急性多关节炎或慢性关节炎。

● 可出现囊肿样骨病变。

5. 神经系统病变

● 发生率为 5%~16%。

● 中枢神经和周围神经均可受累。

● 中枢神经受累者易被误诊为脑肿瘤

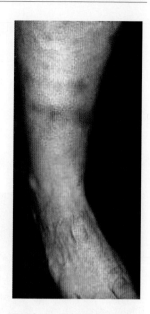

图 3-20-2　结节病患者的腿部结节性红斑(由 James T. Rosenbaum 教授提供)

● 可出现肉芽肿性软脑膜炎、脑实质肉芽肿、视神经炎、视神经萎缩、颅神经麻痹,也可出现垂体、下丘脑、脑干、小脑、脑血管、脊髓、周围神经等受累的表现。

6. 其他

● 肝脾肿大、门脉高压的症状和体征。

● 血小板减少、贫血。

● 腮腺肿大、间质性肾炎。

● 子宫内膜、卵巢、睾丸、附睾受累。

● 心律失常、心脏传导阻滞、心肌病、猝死。

● 胃、食管、结肠、直肠、胰腺、阑尾受累。

● 肠道钙吸收增加、高钙血症、高钙尿症、肾钙质沉着。

(二) 葡萄膜炎

1. 葡萄膜炎是结节病性眼病中最常见的病变

2. 可表现为多种类型葡萄膜炎

(1) 慢性肉芽肿性葡萄膜炎

● 临床上多见,常发生于 35~40 岁的患者,常为双眼受累。

● 常有较多和较大的羊脂状 KP,易出现虹膜 Koeppe 结节、Bussaca 结节 (图 3-20-3)。

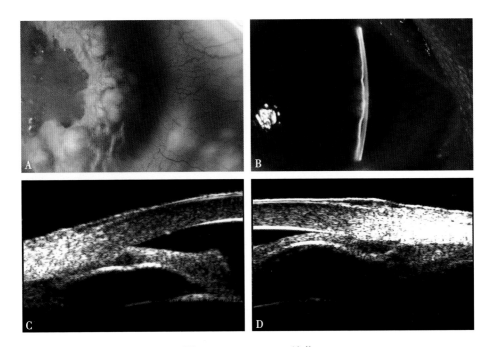

图 3-20-3 Bussaca 结节

A、B:眼前段照相,C、D:UBM 结果

● 偶尔出现粉红色肉芽肿。

● 易发生虹膜后粘连甚至是完全性后粘连。

(2) 急性前葡萄膜炎

● 临床上少见,多见于 20~35 岁女性患者。

● 出现眼红、眼痛、畏光、流泪、视物模糊和视力下降等症状。

● 轻度至重度的睫状充血,大量尘状 KP,前房闪辉 +~++,细胞 +~++++。

(3) 中间葡萄膜炎

● 临床上较为少见。

● 玻璃体内雪球状混浊,可呈线状排列,形成珍珠串样外观。

● 一般不引起睫状体平坦部雪堤样改变。

● 可伴有羊脂状 KP、前房闪辉、前房炎症细胞等。

(4) 后葡萄膜炎

● 多发于白人女性患者,约 12% 的患者发生后葡萄膜炎

● 多表现为视网膜静脉周围炎,出现血管壁结节、节段性静脉白鞘、血管壁周围黄白色渗出斑("蜡烛斑")(图 3-20-4),吸收后遗留下黄白色萎缩斑,"蜡

烛斑"融合形成类似 Coats 病的外观,也可有静脉闭塞、视网膜出血。

- 也可表现为脉络膜视网膜炎,典型地出现下方周边眼底的脉络膜视网膜病灶,活动性病变呈黄白色奶油状(图 3-20-5),炎症消退后则留下低色素或色素沉着的萎缩斑。

- 还可出现视网膜深层和视网膜色素上皮层的肉芽肿结节、匐行性脉络膜炎、类似鸟枪弹样脉络膜视网膜病变、视网膜静脉阻塞、缺血性视网膜病变。

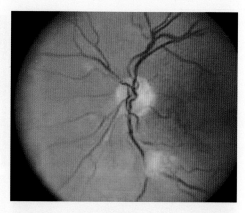

图 3-20-4　血管壁周围黄白色渗出斑("蜡烛斑")(由 James T. Rosenbaum 教授提供)

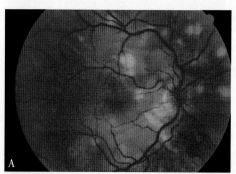

图 3-20-5　结节病性葡萄膜炎患者眼底出现多发性黄白色病灶(A)。FFA 检查显示与眼底病变相对应的多发性视网膜下病灶性染色(B)。ICGA 检查显示与眼底病灶性一致的多发性弱荧光黑斑,但弱荧光黑斑的数量多于眼底照片的病变(C)(由 James T. Rosenbaum 教授提供)

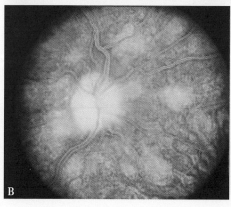

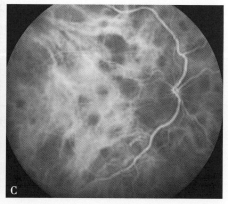

3. 葡萄膜炎的并发症

- 后葡萄膜炎和全葡萄膜炎比前葡萄膜炎更易引起并发症。

- 慢性葡萄膜炎比急性葡萄膜炎易于引起并发症。

- 继发性青光眼和并发性白内障是常见并发症。

- 在眼后段受累的患者中19%~72%发生黄斑囊样水肿。

- 前葡萄膜炎尚可引起带状角膜变性、眼球萎缩,而眼后段受累者可出现脉络膜视网膜瘢痕、渗出性视网膜脱离、视网膜或视乳头新生血管、视网膜下新生血管等。

（三）其他眼部病变

1. 视神经病变

- 视乳头肉芽肿

- 视盘水肿

- 视神经炎、球后视神经炎

- 后期出现视神经萎缩

2. 其他病变

- 眼睑粟粒样结节、溃疡性结节、丘疹、冻疮样狼疮等

- 结膜肉芽肿性结节、结膜瘢痕、睑球粘连、非特异性结膜炎

- 泪腺肉芽肿结节、肉芽肿堵塞泪道引起溢泪

- 干燥性角膜结膜炎、带状角膜变性、角膜基质炎、钱币型角膜炎、角膜内皮纤维化

- 巩膜外层炎、弥漫性前巩膜炎、结节性前巩膜炎、后巩膜炎

- 眼外肌的肉芽肿

五、辅助检查及实验室检查

1. 荧光素眼底血管造影检查

- 视网膜静脉荧光素渗漏、局灶性或弥漫性视网膜毛细血管渗漏（图3-20-6）

- 视网膜出血所致的遮蔽荧光

- 脉络膜视网膜病灶及肉芽肿染色

- 局灶性脉络膜萎缩

- 视网膜毛细血管无灌注

- 视盘染色

- 视网膜大动脉瘤

- 视网膜或视乳头新生血管

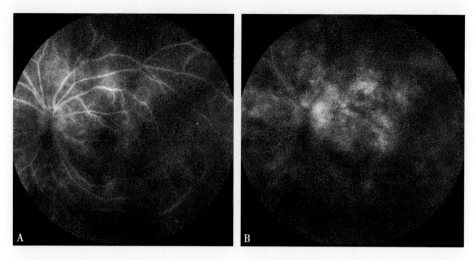

图 3-20-6　结节病性葡萄膜炎患者 FFA 检查,显示视网膜静脉荧光素渗漏、视网膜毛细血管荧光素渗漏

2. 吲哚青绿血管造影检查

- 不规则分布的弱荧光黑斑
- 造影中期或晚期出现灶状、多灶性或小片状强荧光
- 脉络膜血管模糊
- 弥漫性脉络膜强荧光
- 脉络膜血管壁染色

3. 视野检查

- 鼻侧缩窄
- 旁中心暗点
- 上方缩窄
- 颞侧缩窄
- 生理盲点扩大
- 下方缩窄
- 中心暗点

4. 生化方面检查

- 患者血清血管紧张素转化酶(ACE)水平升高
- 血清溶菌酶水平升高
- 血清腺苷脱氨酶水平升高

● 部分患者有高钙血症

5. 免疫学检查

(1) 体液免疫学检查,一些患者的血清类风湿因子阳性、抗核抗体阳性。

(2) 细胞免疫学检查可有以下异常:

● 淋巴细胞对非特异性有丝分裂原刺激反应降低。

● 多数患者对念珠菌属、腮腺炎病毒、毛癣菌属皮内试验无反应。

● 链激酶皮内试验阳性率低。

(3) Kveim 试验

● Kveim 试验的阳性率为 50%~80%。

● 该阳性对结节病有确诊价值。

6. 组织细胞学检查

(1) 活组织检查

● 结膜、泪腺、皮肤、气管、支气管、肺、前斜角肌淋巴结、纵隔镜下淋巴结、开胸肺组织、肝活组织、滑膜等均可用于活组织检查。

● 活组织检查发现非干酪样坏死性肉芽肿有助于该病的诊断。

(2) 支气管肺泡灌洗液细胞学检查发现淋巴细胞增高,CD4/CD8 比值升高对诊断有帮助。

7. 放射学检查

(1) X 线检查

● 胸部 X 线或 CT 检查发现肺门淋巴结、纵隔淋巴结肿大,肺野间质的斑块状或结节状浸润等对诊断有重要帮助。

● 骨的 X 线检查可发现骨皮质漏斗及骨小梁重建、溶解现象、凿孔状边缘、骨迅速破坏等。

(2) 镓扫描发现患者多有镓吸收增加。

(3) CT 检查和磁共振检查可发现颅内及神经的肉芽肿病变。

六、诊断鉴别诊断

(一) 诊断标准

2006 年 10 月 28~29 日在日本东京召开的眼结节病会议上,众多葡萄膜炎专家和肺科专家提供以下眼结节病诊断标准:

1. 以下 7 个体征提示眼结节病诊断

● 大或小的羊脂状 KP 和(或)虹膜 Koeppe 结节或 Bussaca 结节。

- 小梁网结节和(或)帷幕 - 状周边前粘连。

- 玻璃体雪球状混浊或珍珠串状玻璃体混浊。

- 活动性或陈旧性多灶性周边部脉络膜视网膜病灶。

- 受累眼底有结节状或节段性静脉周围炎和(或)视网膜大动脉瘤。

- 视神经结节或肉芽肿和(或)孤立的脉络膜结节。

- 双侧受累。

2. 以下 5 种检查对诊断有重要帮助

- 卡介苗接种者或以往结核菌素皮试阳性者出现结核菌素皮试阴性。

- 血清血管紧张素转化酶水平升高和(或)血清溶菌酶水平升高。

- 胸部 X 线检查发现双侧肺门淋巴结肿大。

- 肝功能检查发现转氨酶升高。

- 胸部 X 线检查阴性者行 CT 检查发现阳性结果。

3. 诊断

- 确定型,有确定的眼结节病的体征,组织活检发现非干酪样坏死性肉芽肿。

- 拟眼结节病,未行活检,但有前述的葡萄膜炎体征。

- 疑似型结节病,未行活检,胸部 X 线检查未发现肺门淋巴结肿大,但有上述眼部体征中 3 条或两个实验室检查阳性结果。

- 可疑眼结节病、肺活检显示阴性结果,至少有 4 个眼部体征和至少有 2 个试验结果阳性。

(二) 鉴别诊断

1. 与肉芽肿性疾病相鉴别

- 应与各种感染因素所致的肉芽肿疾病相鉴别。

- 应与铍、锆、矿物油、硅、淀粉、滑石粉、色苷酸钠、甲氨蝶呤等引起肉芽肿性疾病相鉴别。

- 应与特发性自身免疫性疾病相鉴别。

- 应与肿瘤及其所致的伪装综合征相鉴别。

2. 与能够引起葡萄膜视网膜炎的疾病相鉴别

- 应与慢性虹膜睫状体炎、病毒性前葡萄膜炎、梅毒性前葡萄膜炎、炎症性肠道疾病伴发的葡萄膜炎相鉴别。

- 应与多发性硬化、Lyme 病等引起或伴发的中间葡萄膜炎相鉴别。

- 应与特发性后葡萄膜炎,结核、梅毒性后葡萄膜炎,伪装综合征,真菌性眼内炎等相鉴别。

- 应与全葡萄膜炎相鉴别如 Vogt- 小柳原田综合征、Behcet 病等相鉴别。

七、治疗

(一) 全身病变的治疗

1. 糖皮质激素

- 一般选用泼尼松口服,初始剂量一般为 0.5~1.0mg/(kg·d)。
- 维持剂量 15~20mg/d。
- 治疗时间长,应注意长期用药的副作用。

2. 氯喹

- 可用于治疗高钙血症、高钙尿症和肺部病变。
- 最初剂量 500mg/d,连续治疗 14 天,减量至 250mg/d。
- 治疗时间不超过 6 个月。
- 安全累积量 400~600g。
- 治疗中应注意副作用

(二) 葡萄膜炎的治疗

1. 糖皮质激素

- 点眼,适于眼前段炎症。
- 口服,初始剂量 0.5~1mg/(kg·d)。
- 根据炎症情况和患者的耐受程度逐渐减量。
- 后 Tenon 囊下注射长效糖皮质激素对单侧眼后段病变有治疗作用。

2. 睫状肌麻痹剂

- 前房炎症严重者先用 1% 阿托品眼膏点眼。
- 中度或轻度炎症给予 2% 后马托品眼膏或复方托吡卡胺滴眼剂。

3. 其他免疫抑制剂

- 环孢素 3~5mg/(kg·d)。
- 苯丁酸氮芥 0.05-0.1mg/(kg·d)。
- 硫唑嘌呤 1~2mg/(kg·d)。
- 环磷酰胺 1~2mg/(kg·d)。

4. 用免疫抑制剂过程中应注意监测药物的副作用。

5. 常与糖皮质激素联合使用。

八、病程及预后

- 总体而言,眼结节病的预后较好。
- 视力预后与并发症的发生及其控制有关。
- 结节病性中枢神经受累可导致患者死亡。

第二十一章　多发性易消散性白点综合征

一、概念

多发性易消散性白点综合征（multiple evanescent white dot syndrome）是一种以单侧短暂的深层视网膜和视网膜色素上皮病变为特征的疾病。

此病是脉络膜毛细血管的一种原发性炎症性疾病。

二、流行病学

- 是一种少见的葡萄膜炎类型。
- 发病年龄 17~47 岁，女性多见，多为单眼受累。

三、病因和发病机制

此综合征的病因和发病机制尚不完全清楚，可能与感染有关，也可能与自身免疫反应有关。

四、临床表现

1. 症状
- 在眼病发生前约 50% 的患者有感冒样表现或上呼吸道感染的症状。
- 视物模糊，眼前黑影、暗点、闪光。
- 视力轻度至重度下降，但于 1~2 周后通常恢复正常。

2. 体征
（1）视网膜白色病变。
- 多发性白色或黄白色小圆点状病灶，直径约 100~200μm。

- 白色病灶的边界模糊。

- 点状病变可融合成大的病变。

- 病灶主要位于视网膜深层或视网膜色素上皮水平,常分布于血管弓和视乳头周围。

(2) 黄斑区出现颗粒状改变。

- 呈多发性颗粒状改变。

- 颗粒状改变呈白色或橘黄色。

- 发病后 1~2 周这些颗粒状改变开始消退,数周至 3 个月内通常完全消失。

(3) 可有轻度前房闪辉、前房少量炎症细胞。

(4) 可合并急性特发性盲点扩大综合征。

3. 荧光素眼底血管造影检查

- 早期呈斑状或点状强荧光,呈簇状或花冠状排列。

- 后期病变染色。

- 视盘强荧光。

4. 吲哚青绿眼底血管造影检查

- 多发性脉络膜弱荧光点。

- 发现病变的数量多于检眼镜下看到的结果。

5. 视野检查

- 生理盲点扩大。

- 中心暗点。

- 弓形暗点。

五、诊断

- 主要根据典型的临床表现,特别是典型的后部视网膜深层或视网膜色素上皮水平的多发性黄白色点状病变。

- 荧光素眼底血管造影检查对诊断有一定帮助。

六、鉴别诊断

1. 急性后极部多灶性鳞状色素上皮病变

- 多为双眼受累。

- 眼病前可有感冒病史或类似 Vogt- 小柳原田综合征前驱期的表现。

- 视网膜色素上皮水平出现多发性圆形、扁平的黄白色病变。

- 病变可融合成大片状病灶。

- 可出现浆液性视网膜脱离。

- 荧光素眼底血管造影检查发现病变早期弱荧光,晚期出现强荧光和染色。

2. 多灶性脉络膜炎和全葡萄膜炎

- 女性多见,且多有近视。

- 患者多为双眼受累。

- 视网膜色素上皮和脉络膜水平出现多发性圆形或椭圆形黄白色病灶。

- 约 50% 的患者出现前房闪辉、前房炎症细胞。

- 此种疾病易于慢性化和复发。

3. 急性视网膜色素上皮炎

- 男性多见。

- 黄斑区出现典型的暗灰色成簇的点状病变,外围以晕环状改变。

- 病变位于视网膜色素上皮水平。

- 荧光素眼底血管造影检查发现与检眼镜下暗灰色病变相一致的弱荧光。

- 此种黄斑区改变有自限性,约 6~12 周病变消失。

4. 点状内层脉络膜病变

- 多发于青年女性,并多有近视。

- 眼底后极部出现多发性散在黄白色圆形病变。

- 病变位于视网膜色素上皮和内层脉络膜水平。

- 点状内层脉络膜病变有自限性,数月消退,消退后可遗留色素性及萎缩病灶。

- 易发生视网膜下新生血管。

七、治疗和预后

- 此病是一种自限性疾病。

- 一般不需要治疗。

- 多数患者视力可恢复至发病前水平。

第二十二章　鸟枪弹样脉络膜
视网膜病变

一、概念

鸟枪弹样脉络膜视网膜病变（birdshot chorioretinopathy）是一种主要累及双眼的以视网膜下多发性奶油状病灶为特征的脉络膜视网膜炎。

二、流行病学

- 鸟枪弹样脉络膜视网膜病变主要发生于欧洲和北美洲白人。
- 多发于 30~70 岁的成年人，平均发病年龄 50 岁。
- 女性多见，男女之比为 2 : 3。
- 直到目前为止我国尚无确定的病例报道。

三、病因和发病机制

- 此病的发病机制尚不完全清楚，众多报道发现它与 HLA-A29 抗原密切相关，该抗原阳性个体发病的危险性是阴性个体的 224 倍。
- 对视网膜抗原的自身免疫反应可能在疾病发生中起着重要作用。

四、临床特征

（一）症状

1. 通常双眼受累，但两眼发病往往不同步。
2. 最初症状多是眼前黑影飘动、视物模糊、视力下降或显著的视力下降。
3. 也可出现夜盲、色觉异常、畏光。

（二）眼部体征

1. 视网膜下多发性奶油状病变

- 视网膜下奶油状病变位于脉络膜水平,通常位于赤道部以后,这些病变是原发性基质性脉络膜炎。

- 视网膜下奶油状病变呈圆形或卵圆形(图 3-22-1),直径约 50~1500μm。

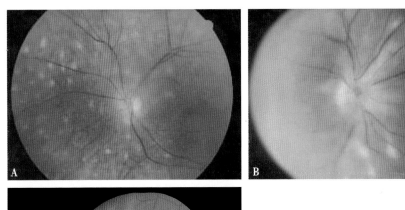

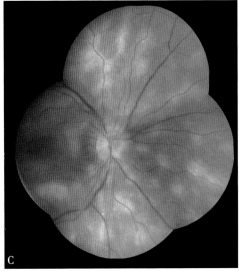

图 3-22-1 鸟枪弹样脉络膜视网膜病变,显示后极部视网膜下有多发性奶油状黄白色病变(由 James T. Rosenbaum 教授提供)

- 视网膜下奶油状病变通常不融合,呈散在性孤立分布。
- 活动性病变边界模糊,有轻度隆起感。
- 炎症消退后,病变区出现灶状脉络膜视网膜萎缩病灶,并伴有色素增殖改变。

2. 视网膜血管炎

- 主要累及静脉,也可累及动脉。

- 视网膜血管炎可出现视网膜血管变细、迂曲、扩张、视网膜血管鞘、视网膜出血、黄斑囊样水肿等改变。

3. 玻璃体反应

- 玻璃体炎症细胞和玻璃体混浊。
- 疾病早期玻璃体炎症反应通常最为明显。
- 炎症细胞聚积于后玻璃体表面,可形成类似于羊脂状 KP 样的沉着物。

4. 视神经炎

- 常见,表现为视盘水肿、充血。
- 疾病后期出现神经萎缩。
- 也可出现急性前段缺血性视神经病变。

5. 眼前段炎症

- 前房反应多较轻微。
- 少数患者出现尘状 KP、轻度前房闪辉和少量前房细胞。
- 偶尔出现羊脂状 KP、虹膜后粘连、瞳孔变形等。

五、并发症

- 黄斑囊样水肿常见,常导致视力严重下降。
- 视网膜前膜,少见,发生率约为 10%。
- 视乳头新生血管,少见,发生率约为 7%。
- 视网膜下新生血管,少见,发生率约为 6%。
- 玻璃体积血、视神经萎缩、并发性白内障、虹膜红变、裂孔源性视网膜脱离等。

六、诊断

1. 根据特征性的眼底改变

- 典型的位于赤道部后的多发性奶油状黄白色视网膜下病变。
- 常有黄斑囊样水肿、视网膜血管炎及视神经受累等。

2. 实验室检查

- HLA-A29 抗原阳性对诊断有重要帮助。

3. 荧光素眼底血管造影检查

- 造影早期,奶油状病变弱荧光,后期出现与奶油状病灶相一致的强荧光 (图 3-22-2)。

● 局灶性视网膜静脉和毛细血管渗漏。

● 弥漫性视网膜毛细血管渗漏。

● 黄斑囊样水肿。

● 视乳头强荧光。

● 弥漫性视网膜色素上皮萎缩。

4. 吲哚青绿血管造影检查

● 造影中期可见数量多于检眼镜下病变数目的弱荧光病变。

● 弱荧光病变往往分布于大血管和中等大小血管附近。

● 造影后期可看到一些强荧光斑。

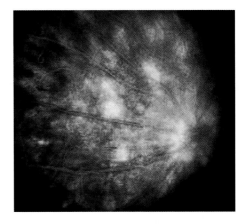

图 3-22-2　鸟枪弹样脉络膜视网膜病变 FFA 检查,发现后极部视网膜下多灶性强荧光(由 James T. Rosenbaum 教授提供)

5. 电生理检查

● 视网膜电流图 b 波降低。

● 潜伏期延长。

● 振荡电位消失。

● 偶尔记录不到视网膜电流图。

● 暗适应阈值升高。

● 视觉诱发电波幅降低和反应延迟。

6. 视野及色觉检查

● 周边视野缩窄。

● 中心暗点和旁中心暗点。

● 获得性色觉异常。

七、鉴别诊断

1. Vogt- 小柳原田综合征　早期表现为弥漫性脉络膜视网膜炎、渗出性视网膜脱离、视网膜神经上皮脱离,后期表现为肉芽肿性全葡萄膜炎、晚霞样眼底改变。

2. 交感性眼炎　有外伤史或内眼手术史,表现为双侧肉芽肿性全葡萄膜炎和晚霞样眼底改变。

3. 多灶性脉络膜炎和全葡萄膜炎　典型表现为多灶性视网膜色素上皮

和脉络膜水平的黄白色病灶。

4. 点状内层脉络膜病变 典型表现为眼底多发性散在分布的圆形黄白色病变,有自限性。

5. 急性后极部多灶性鳞状色素上皮病变 典型表现为视网膜色素上皮水平的圆形扁平的黄白色病变,发病数天至数周后自行消退。

6. 多发性易消散性白点综合征 典型表现为多发性小的视网膜白色病变,伴黄斑区颗粒状改变,有自限性。

7. 中间葡萄膜炎 典型出现睫状体平坦部和玻璃体基底部雪堤样改变和雪球样玻璃体混浊。

8. Eales 病 多发生于青壮年,视网膜静脉周围炎、反复玻璃体积血、视网膜毛细血管无灌注、增生性玻璃体视网膜病变。

9. 结节病性后葡萄膜炎 脉络膜肉芽肿、蜡烛斑样改变,肺门纵隔淋巴结肿大、皮肤关节受累等。

10. 结核性脉络膜视网膜炎 常有肺外活动性结核、脉络膜肉芽肿、视网膜血管炎、播散性视网膜炎,抗结核治疗有效。

11. 梅毒性后葡萄膜炎 多种类型视网膜炎、视网膜血管炎、点状视网膜病变、玻璃体后界膜类似羊脂状的 KP,梅毒血清学检查有助于诊断和鉴别诊断。

12. 其他 还应与拟眼组织胞浆菌病综合征、视网膜母细胞瘤所致的伪装综合、眼内 - 中枢神经系统淋巴瘤所致的伪装综合征、恶性肿瘤脉络膜转移所致的伪装综合征等相鉴别。

八、治疗

1. 糖皮质激素

● 通常选用泼尼松口服的方法进行治疗,初始剂量一般为 $1mg/(kg \cdot d)$,早晨顿服。

● 治疗时间较长,因此应注意糖皮质激素引起的副作用。

2. 环孢素

● 初始剂量一般为 $3 \sim 5mg/(kg \cdot d)$,在治疗过程中根据炎症消退情况和患者耐受性调整剂量。

● 治疗时间较长,应注意此药引起的肾毒性、肝毒性、心血管毒性、神经毒性等副作用。

3. 糖皮质激素效果不佳时可联合其他免疫抑制剂

- 硫唑嘌呤,初始剂量一般为 1~2mg/(kg·d)。
- 苯丁酸氮芥,初始剂量一般为 0.1mg/(kg·d)。
- 环磷酰胺,初始剂量一般为 1~2mg/(kg·d)。

4. 激光光凝

- 用于视网膜下新生血管或视网膜前新生血管。
- 治疗前尽可能用免疫抑制剂控制炎症。

5. 生物制剂

- 对于顽固性患者可考虑使用。
- 可试用抗肿瘤坏死因子的抗体,但应注意药物的副作用。

九、病程及预后

- 此种疾病往往反复发作。
- 持续的黄斑囊样水肿和视神经萎缩导致视力预后不良。

第二十三章　急性后极部多灶性鳞状色素上皮病变

一、概念

急性后极部多灶性鳞状色素上皮病变(acute posterior multifocal placoid pigment epitheliopathy)是一种以视网膜色素上皮和脉络膜毛细血管水平的多发性黄白色圆形扁平的鳞状病变为特征的炎症性疾病。有人认为此病是一种原发性炎症性脉络膜毛细血管病变;也有人将其称为急性多灶性缺血性脉络膜病变,或急性多灶性缺血性脉络膜毛细血管病变。

二、流行病学

- 此病少见。
- 主要发生于 20~30 岁的成年人。
- 男女发病比例相似。
- 白种人可能更易于患此种疾病。

三、病因和发病机制

有关此病的病因和发病机制目前尚不完全清楚,它被认为是一种血管炎,也可伴有全身性血管炎。一些病毒感染可能与此病发生有关,对病原体的过敏反应可能参与其发病。

四、临床表现

(一) 全身表现

● 发病前可有类似病毒感染的一些表现,如发热、头痛、乏力、不适等。

● 少数患者可出现颈项强直、耳鸣、听力下降等类似 Vogt- 小柳原田综合征前驱期的改变。

(二) 眼部表现

1. 症状

● 闪光、眼前暗点。

● 视物模糊、视力下降或严重下降。

2. 体征

(1) 眼底出现多发性黄白色病变

● 后极部呈圆形扁平状黄白色病变(图 3-23-1)

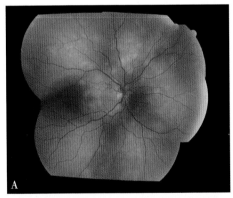

图 3-23-1　急性多灶性后极部鳞状色素上皮病变患者的眼底改变,可见视网膜色素上皮水平有多发性圆形扁平病灶(A、B),无赤光照片显示多灶性鳞状病变和融合的片状病变(C)(由 James T. Rosenbaum 教授提供)

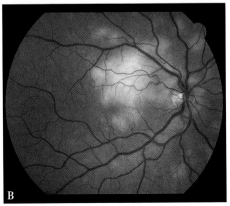

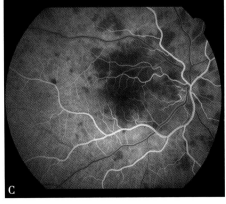

- 病变位于视网膜色素上皮水平。
- 病变呈散在分布，偶尔可见融合病灶。
- 病变严重时可伴有浆液性视网膜脱离。
- 新的病变可出现于陈旧性病变周围。
- 病变约于数天至数周后消退，遗留下脱色素瘢痕和色素沉着。

（2）尚可出现视网膜血管炎、黄斑囊样水肿、视乳头炎、视网膜下新生血管、视网膜水肿和视网膜出血。

（3）出现轻度玻璃体炎症反应。

（4）少数患者出现轻度的前房炎症反应。

（5）其他：少见眼部病变有巩膜外层炎、角膜炎、角膜溶解等。

五、诊断要点

1. 典型的发生于色素上皮水平的多发性圆形扁平状黄白色病变。

2. 荧光素眼底血管造影检查

- 活动性病变于造影早期和中期显示弱荧光，后期出现强荧光和染色（图3-23-2）。

- 非活动性病变显示视网膜色素上皮萎缩，透见荧光，椒盐样斑驳荧光。

3. 吲哚青绿血管造影检查

- 活动性病变显示早期和晚期弱荧光。

- 病变愈合后也显示早期和晚期弱荧光。

4. 视野检查

- 可发现中心暗点或旁中心暗点。

5. 电生理检查

- 有助于了解视网膜的功能状态。

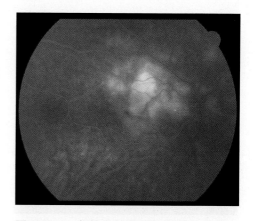

图3-23-2　急性多灶性后极部鳞状色素上皮病变患者 FFA 检查，显示活动性病变于造影晚期病灶部位强荧光和染色（由 James T. Rosenbaum 教授提供）

六、鉴别诊断

1. 鸟枪弹样脉络膜视网膜病变

- 主要发生于白种人。
- 发生于赤道部以后的视网膜色素上皮水平和脉络膜水平的多发性奶油状病变。
- 疾病易于复发,眼底同时存在有新旧病变。
- 易引起视网膜血管炎、视乳头炎、黄斑囊样水肿。
- 与 HLA-A29 抗原密切相关。

2. 匐行性脉络膜视网膜炎

- 此病无种族差异。
- 常发生于 30~40 岁的成年人。
- 特征性眼底改变为视神经周围的大片状脉络膜视网膜萎缩病灶,疾病进展时则呈离心性或螺旋状向周围进展。在陈旧病灶附近出现新鲜病灶。
- 此种疾病易反复发作。

3. Vogt- 小柳原田综合征

- 葡萄膜炎发病前可有头痛不适、颈项强直、耳鸣、听力下降、头皮过敏等前驱症状。
- 疾病早期出现弥漫性脉络膜炎、脉络膜视网膜炎或神经视网膜炎,不出现视网膜色素上皮水平黄白色病灶。
- 常出现多灶性神经视网膜上皮脱离。
- 易合并渗出性视网膜脱离。
- 疾病易反复发作,出现肉芽肿性前葡萄膜炎、晚霞样眼底和 Dalen-Fuchs 结节。

七、治疗

- 此种疾病具有自限性,一般不需要治疗。
- 对于眼底病变严重者,视力显著受影响者可考虑短期给予糖皮质激素治疗。

八、病程及预后

- 疾病于发病后数天至数周消退。
- 多数患者视力恢复至 0.5 或以上。

第二十四章 匐行性脉络膜视网膜炎

一、概念

匐行性脉络膜视网膜炎(serpiginous choroidoretinitis)是一种累及视网膜色素上皮、脉络膜毛细血管和脉络膜的双侧进行性和复发性的疾病。

此病在文献中尚被称为匐行性脉络膜病变(serpiginous choroidopathy)、匐行性脉络膜炎(serpiginous choroiditis)、地图状脉络膜炎(geographic choroiditis, choroiditis geographica)、地图状脉络膜病变(geographic choroidopathy)、地图状脉络膜视网膜炎(geographic choroidoretinitis)等。

二、流行病学

- 此病是一种少见的疾病。
- 匐行性脉络膜视网膜炎,可发生在任何种族,有人认为白种人可能更易于患此种疾病。
- 发病年龄为10岁~70岁,多发于青壮年。
- 男女均可发病,男性多于女性。

三、病因和发病机制

有关此病的病因和发病机制尚不清楚,可能与结核杆菌、链球菌、流感病毒感染有关,免疫反应可能在疾病发生中起重要作用。

四、临床表现

(一) 症状

- 患者在疾病初期诉有视物模糊、闪光感、视物变形等。
- 中心暗点或旁中心暗点。
- 中心视力下降或严重下降。

(二) 体征

1. 出现地图状、奶油状或青灰色眼底病变

- 病变主要位于视网膜色素上皮和脉络膜水平。
- 病变常始发于视乳头旁,呈离心性或螺旋状向周围进展(视乳头旁型)
(图 3-24-1),也可始发于黄斑区(黄斑型)(图 3-24-2),偶可发生于周边视网膜。
- 病变从一个视乳头直径至大片状病变不等。
- 病变可持续进展,几乎整个眼底均可受累。
- 病变中央脉络膜视网膜呈萎缩改变,边缘往往呈活动性改变,边界模糊。
- 可出现病变部位视网膜水肿,偶可伴有浆液性视网膜脱离。

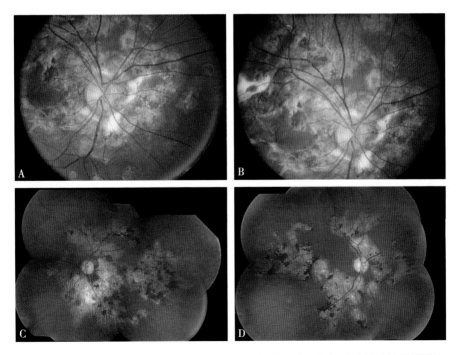

图 3-24-1 匐行性脉络膜视网膜炎患者眼底改变,表现为围绕视乳头的脉络膜视网膜萎缩病灶

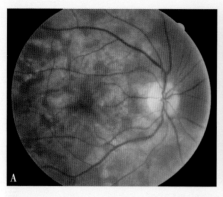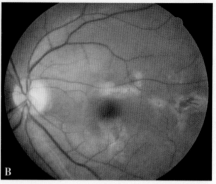

图 3-24-2　匐行性脉络膜视网膜炎患者眼底改变,表现为以黄斑区为中心的脉络膜视网膜病灶

- 少数患者出现视网膜血管鞘。
- 视网膜脉络膜萎缩区可看到脉络膜大血管。
- 视网膜脉络膜萎缩区可见视网膜色素的沉着。

2. 其他眼部改变

- 约 1/3~1/2 的患者出现轻度玻璃体炎症反应。
- 少数患者可出现视网膜血管炎、视乳头炎、视网膜动脉或静脉分支阻塞的表现。
- 可有少量前房炎症细胞和轻度前房闪辉。

（三）并发症

- 视网膜下新生血管。
- 浆液性视网膜脱离。
- 偶尔出现视网膜下增殖性改变。
- 偶尔出现视网膜色素上皮脱离或黄斑囊样水肿。

五、诊断要点

1. 根据典型的眼底改变

- 患者视乳头周围出现片状或地图状青灰色奶油状病变。
- 病变往往有活动性边缘。

2. 荧光素眼底血管造影检查对诊断有重要价值

- 活动性脉络膜视网膜病变于造影早期显示弱荧光,后期显示强荧光(图 3-24-3)。

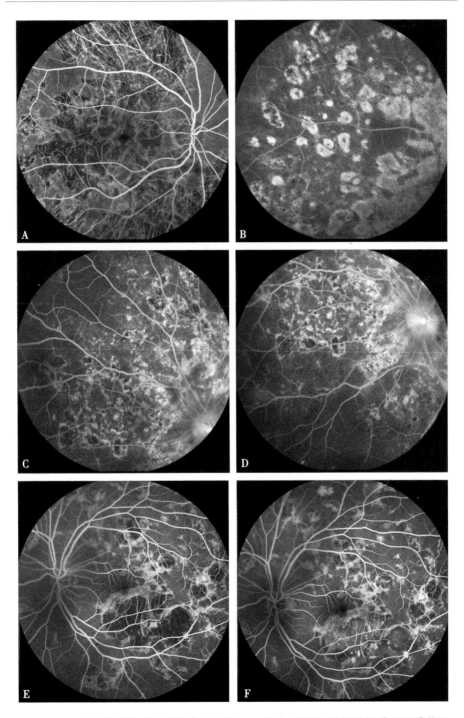

图 3-24-3 匐行性脉络膜视网膜炎患者的 FFA 检查,显示大片状脉络膜视网膜萎缩病灶和边缘染色

- 造影后期病灶内出现斑点状或片状强荧光及低荧光区。
- 大片状脉络膜萎缩病灶,萎缩病灶边缘染色。
- 黄斑囊样水肿

3. 吲哚青绿血管造影检查

- 活动性脉络膜视网膜病变于造影早期显示弱荧光,后期染色。
- 脉络膜毛细血管片状萎缩或播散性斑片状萎缩。
- 造影晚期呈斑片状低荧光。

4. OCT 检查

- 视网膜色素上皮、脉络膜毛细血管光带增厚、隆起、反射增强等改变。
- 在活动性病变的患者可发现视网膜神经上皮层轻度水肿。

5. 视野检查

- 中心暗点、旁中心暗点。
- 中心视野缺损。
- 中心视野缩窄、管状视野。

六、鉴别诊断

- 急性后极部多灶性鳞状色素上皮病变
- 多灶性脉络膜炎和全葡萄膜炎
- 急性视网膜色素上皮炎
- 拟眼组织胞浆菌病
- 年龄相关性黄斑变性
- 眼弓形虫病
- 结核性脉络膜炎
- 梅毒性脉络膜炎
- 类肉瘤病性脉络膜炎
- Vogt- 小柳原田综合征
- 交感性眼炎

七、治疗

(一) 药物治疗

1. 糖皮质激素

- 单侧早期病变可选择口服的方法或后 Tenon 囊下注射方法进行治疗。

- 泼尼松口服,初始剂量一般为 0.5~1mg/(kg·d)。
- 对于复发的患者可能需联合其他免疫抑制剂。

2. 环孢素

- 初始剂量一般为 3~5mg/(kg·d),维持剂量 2mg/(kg·d)。
- 应注意此药的肾毒性、肝毒性、心血管毒性、神经毒性、牙龈增生、多毛等副作用。

3. 苯丁酸氮芥

- 初始剂量一般为 0.1mg/(kg·d),晚上顿服。
- 维持剂量是 2mg/d。
- 常联合糖皮质激素和(或)其他免疫抑制剂。
- 要注意此药可引起不育、骨髓抑制、肝肾功能异常、胃肠道反应等副作用。

4. 环磷酰胺

- 初始剂量一般为 1~2mg/(kg·d)。
- 维持剂量 50mg/d。
- 要注意此药引起骨髓抑制、膀胱毒性、肝肾功能异常、继发性感染等副作用。

5. 硫唑嘌呤

- 初始剂量为 1~2mg/(kg·d)。
- 维持剂量为 50mg/d。
- 要注意此药引起骨髓抑制、肝功能异常、脱发、继发性感染等副作用。

(二) 并发症治疗

1. 视网膜下新生血管可用氩激光光凝的方法治疗。

2. 对于复发性视网膜下新生血管可用氪激光光凝治疗。

3. 对于发生于黄斑中心凹无血管区的新生血管可考虑用光动力学疗法或玻璃体内 VEGF 治疗。

八、预后

- 早期正确的治疗可使患者视力有一定恢复。
- 黄斑受累者视力预后不良。

第二十五章　神经视网膜炎

一、概念

神经视网膜炎（neuroretinitis）是一种累及视乳头及黄斑区的炎症性疾病，它可以作为特定葡萄膜炎类型存在，也可作为其他疾病的一种临床表现。

二、病因及发病机制

有关此病的病因和发病机制尚不完全清楚，可能与一些病原体感染有关，也可能与免疫反应有关。

三、临床表现

（一）症状

1. 受累眼球球后疼痛，眼球转动时加重。

2. 视物模糊、视力下降或严重视力下降。

3. 色觉异常。

4. 眼前暗点或黑影。

（二）体征

1. 视盘肿胀、边缘模糊（图 3-25-1）。

2. 可伴有视乳头及附近的碎片状出血（图 3-25-2）。

3. 以视乳头为中心和（或）以黄斑区为中心的放射状皱褶，可不伴有渗出（图 3-25-3）。

4. 患者常出现黄斑区星芒状渗出（图 3-25-4）。

5. 可出现特定葡萄膜炎的其他眼底改变，如 Vogt- 小柳原田综合征常伴

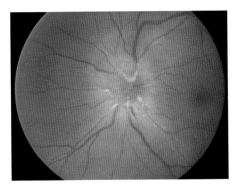

图 3-25-1　神经视网膜炎患者的视盘肿胀

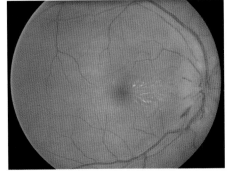

图 3-25-2　神经视网膜炎患者的视盘肿胀、碎片状出血及黄斑区星芒状渗出

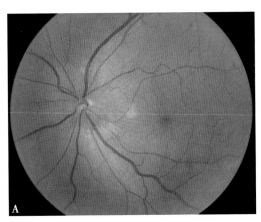

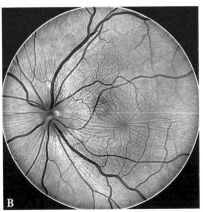

图 3-25-3　神经视网膜炎患者以视乳头和黄斑区为中心的放射状皱褶

A 为眼底像、B 为 590mm 波长下多光谱分层成像

有后极部视网膜神经上皮脱离，下方视网膜脱离、弥漫性脉络膜炎或脉络膜视网膜炎等。

四、诊断

1. 典型的视乳头肿胀、附近视网膜水肿和黄斑区星芒状渗出。

2. 应确定伴有的感染性疾病或其他类型的葡萄膜炎

● 多种病毒感染

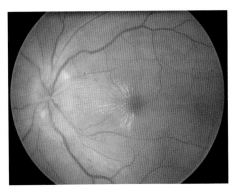

图 3-25-4　神经视网膜炎患者的黄斑区星芒状渗出

- 眼弓形虫病
- Lyme 病性葡萄膜炎
- 梅毒性葡萄膜炎
- 猫抓伤病
- 眼弓蛔虫病
- 拟眼组织胞浆菌病
- Vogt- 小柳原田综合征

3. 荧光素眼底血管造影检查

- 视乳头血管荧光素渗漏
- 晚期视乳头染色

4. 视野检查

- 中心暗点
- 弓形暗点
- 周边视野缩窄

五、治疗

1. 治疗伴有的感染性疾病

- 猫抓伤病,给予环丙沙星、利福平、多西环素(强力霉素)等治疗。
- 梅毒性葡萄膜炎,全身给予青霉素治疗(详见有关章节)。
- Lyme 病性葡萄膜炎,全身给予头孢唑肟、阿莫西林、四环素等治疗。
- 病毒所致的神经视网膜炎,给予阿昔洛韦、更昔洛韦等治疗。

2. 根据相应的葡萄膜炎类型进行治疗

- 糖皮质激素全身应用。
- 必要时给予其他免疫抑制剂治疗。

六、病程及预后

- 非感染性、非特定类型所致者是一种自限性疾病,预后好。
- 伴有感染及特定类型葡萄膜炎者,视力预后取决于治疗是否及时正确。

第二十六章　急性视网膜色素上皮炎

一、概念

急性视网膜色素上皮炎（acute retinal pigment epithelitis）是一种以黄斑区暗灰色簇状分布的小点状病变为特征的视网膜色素上皮的急性炎症性疾病。

二、流行病学

- 急性视网膜色素上皮炎在世界各地均有发生，目前无种族差异的报道。
- 发病年龄 16~75 岁，但多见于成年人，男性患者多于女性患者，单眼受累多见。

三、病因和发病机制

此病的病因和发病机制目前尚不完全清楚，其发病可能与病毒感染有关。

四、临床表现

1. 症状
- 闪光、视物变形。
- 视物模糊、视力下降。
- 中心暗点、色觉异常等。

2. 体征
- 黄斑区出现多个成簇的点状病变，每簇约有 2~6 个点状病变。
- 点状病变位于视网膜色素上皮水平。
- 病变周围出现黄白色晕环状改变。

- 病变有自限性,6~12 周通常自行消失。
- 偶尔出现轻度玻璃体炎。

3. 一般不出现前房炎症反应。

五、诊断

1. 根据典型的黄斑区成簇的点状病变。

2. Amsler 方格检查可发现中心暗点或视物变形。

3. 视野检查可见相应的视野缺损。

4. 荧光素眼底血管造影检查发现与检眼镜下病变相一致的弱荧光点,晕状环则显示强荧光。

六、鉴别诊断

1. 急性后极部多灶性鳞状色素上皮病变

- 此种病变多累及双眼。
- 后极部多发性视网膜色素上皮水平的圆形、扁平的黄白色病变。
- 病变于数天至数周后即自行消退。
- 可伴有感冒样症状或类似 Vogt- 小柳原田综合征前驱期的一些表现。
- 荧光素眼底血管造影检查发现活动性病变早期呈弱荧光,晚期呈强荧光或染色。

2. 中心性浆液性脉络膜视网膜病变

- 此种疾病多见于 20~45 岁的成年人,男性多于女性。
- 视网膜神经上皮浆液性脱离。
- 也可出现浆液性视网膜色素上皮脱离。
- 荧光素眼底血管造影检查发现造影早期有斑块状或点状强荧光,中期逐渐扩大成墨迹状、蘑菇状或弥散性强荧光,晚期呈大片强荧光。

3. 梅毒性视网膜炎

- 黄斑区及附近视网膜可出现多发性黄白色点状病变。
- 视网膜炎、视网膜血管炎、黄斑囊样水肿、视网膜出血等。
- 不同程度的玻璃体混浊、炎症细胞。
- 常有皮疹、硬下疳、淋巴结炎、发热、头痛、口腔溃疡等全身改变。
- 梅毒血清学检查可确定诊断。

七、治疗和预后

- 此病是一种自限性疾病,一般不需要治疗。
- 多数患者视力预后良好。

第二十七章　点状内层脉络膜病变

一、概念

点状内层脉络膜病变(punctate inner choroidopathy)是一种发生于视网膜色素上皮层、脉络膜水平的以后极部多灶性黄白色病变为特征的疾病。

二、流行病学

- 是一种少见的疾病。
- 多发于 20~30 岁的成年人。
- 多见于有不同程度近视的女性。
- 通常双侧受累,但多为单眼症状。

三、病因和发病机制

其病因和发病机制目前尚不清楚,它可能是免疫反应或自身免疫反应引起的疾病。

四、临床表现

1. 症状
- 眼前黑影、闪光感、暗点。
- 视物变形、视物模糊、视力下降,甚至是严重下降。
2. 体征
- 后极部散在分布的多发性黄白色眼底病变是此病的特征性改变。
- 病变大小约 50~300μm。

- 病变位于视网膜色素上皮和内层脉络膜水平。
- 病变消退后遗留下脉络膜视网膜萎缩瘢痕,呈凿孔状边缘外观。
- 不存在前房炎症和眼后段炎症。

五、并发症

1. 视网膜下新生血管
2. 浆液性视网膜脱离

六、诊断

1. 发生于有近视眼青年女性的后极部散在分布的视网膜下黄白色圆形病灶。
2. 眼前段和眼底无明确的活动性炎症。
3. 荧光素眼底血管造影检查。
- 发现活动性病变早期呈强荧光,晚期荧光素渗漏。
- 浆液性视网膜脱离可见染料渗漏至视网膜下。
- 脉络膜视网膜萎缩时,则出现荧光缺损。
4. 吲哚青绿血管造影检查发现后极部多发性弱荧光斑。

七、鉴别诊断

- 多灶性脉络膜炎
- 全葡萄膜炎
- 视网膜下纤维化
- 葡萄膜炎综合征
- 急性后极部多灶性鳞状色素上皮病变
- 多发性易消散性白点综合征
- 鸟枪弹样脉络膜视网膜炎病变
- 拟眼组织胞浆菌病
- 眼结节病
- Vogt- 小柳原田综合征

八、治疗

1. 大多数患者不需治疗。

2. 对于出现浆液性视网膜脱离者则应给予泼尼松口服治疗,剂量一般为0.5~1mg/(kg·d),治疗通常持续数周。

3. 视网膜下新生血管的治疗

- 应给予糖皮质激素口服治疗[泼尼松 0.5~1mg/(kg·d)]。
- 激光光凝治疗(发生于黄斑中心凹的新生血管不能进行激光光凝)。
- 黄斑区视网膜下新生血管膜剥离术。
- 玻璃体内注射抗 VEGF 制剂。

九、病程及预后

- 此病一般为自限性疾病。
- 绝大多数患者视力预后良好。
- 黄斑区视网膜下新生血管可严重影响患者视力。

第二十八章　多灶性脉络膜炎

一、概念

多灶性脉络膜炎(multifocal choroiditis)是一种以多发性脉络膜炎症病灶为特征的慢性和复发性疾病。由于部分患者伴有前房炎症反应,所以文献中它又被称为多灶性脉络膜炎和全葡萄膜炎(multifocal choroiditis and panuveitis)或多灶性脉络膜炎和全葡萄膜炎综合征(multifocal choroiditis and panuveitis syndrome)。

二、流行病学

- 多灶性脉络膜炎可发生于世界各地,无种族差异。
- 此病的发病年龄 9~69 岁,多发生于 30 岁以上的成年人。
- 女性患者多于男性患者,女性患者多有近视。

三、病因和发病机制

- 有关此病的病因和发病机制目前尚不完全清楚,可能与病毒感染有关,自身免疫反应也可能参与此病的发生。
- 此病可能有遗传因素参与。

四、临床表现

(一) 症状

1. 眼前黑影或暗点、闪光感。
2. 视物模糊、不同程度视力下降。

（二）体征

1. 多发性圆形、椭圆形黄白色病变

- 约 50~350μm 大小。
- 病变位于视网膜色素上皮和脉络膜水平。
- 病变分布于后极部和中周部。
- 病变呈散在分布也可融合成片状（图 3-28-1）。

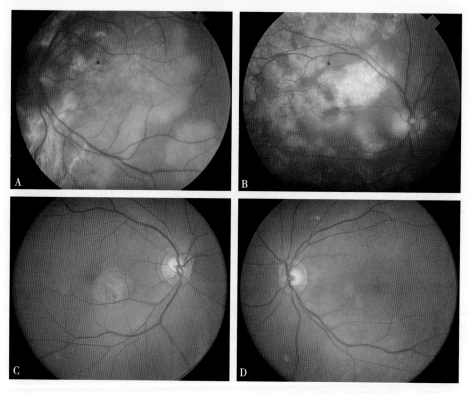

图 3-28-1　多灶性脉络膜炎患者的多发性圆形、椭圆形黄白色眼底病变呈散在分布或融合成片状

- 活动性病灶边界稍模糊（图 3-28-2），静止期病变边界清晰，新旧病灶可同时存在。
- 病变痊愈后可遗留凿孔状边缘的脉络膜视网膜瘢痕或大片状萎缩病灶，伴色素沉积（图 3-28-3）。

2. 约 2/3 的患者出现玻璃体细胞和混浊。

3. 约 1/3~1/2 的患者出现非肉芽肿性前葡萄膜炎的表现，如尘状 KP、轻

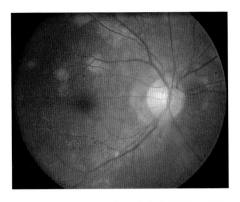 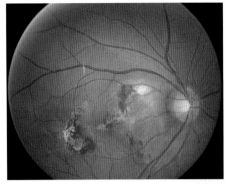

图 3-28-2 多灶性脉络膜炎患者的多发性
圆形、椭圆形黄白色病变,处于活动期,病灶
边成像稍模糊

图 3-28-3 多灶性脉络膜炎患者的凿孔状
边缘的脉络膜视网膜瘢痕及片状萎缩病灶,
伴色素沉积

度前房闪辉、前房少量细胞,偶可引起虹膜后粘连。

五、并发症

1. 多灶性视网膜神经上皮脱离(图 3-28-4)。

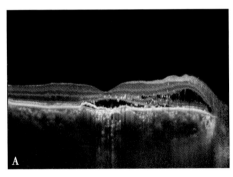 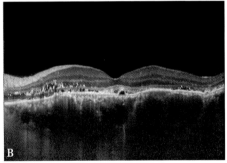

图 3-28-4 多灶性脉络膜炎所致的视网膜神经上皮脱离

2. 视网膜下新生血管,是最常见的并发症。

3. 约 1/3 患者出现视乳头炎,后期可致视神经萎缩。

4. 14%~41% 的患者发生黄斑囊样水肿。

5. 新生血管性青光眼。

6. 视网膜下纤维化,是此病一个终末期的改变。

六、诊断

1. 患者出现典型的多灶性视网膜下（脉络膜）病变（图 3-28-5）。

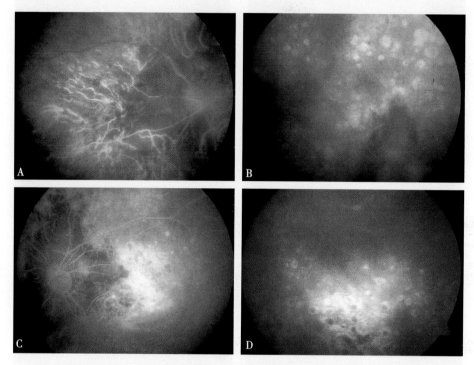

图 3-28-5　多灶性脉络膜炎患者 FFA 检查，显示活动性病灶荧光染色

2. 荧光素眼底血管造影检查
- 活动性病变荧光素染色（图 3-28-6）。
- 遮蔽荧光及荧光素染色。
- 片状脉络膜萎缩。
- 视乳头毛细血管荧光素渗漏。
- 黄斑囊样水肿。

3. 吲哚青绿血管造影检查
- 低荧光黑斑。
- 色素遮蔽荧光。

4. 视野检查
- 生理盲点扩大。

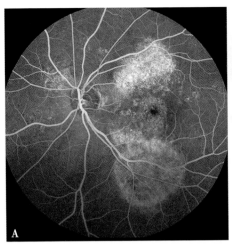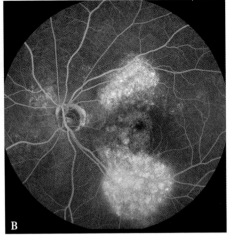

图 3-28-6　多灶性脉络膜炎患者的 FFA 检查,发现活动性病变荧光素染色

- 中心视野、旁中心视野和周边视野异常。
5. OCT 检查
- 病灶处视网膜结构紊乱。
- 视网膜色素上皮水平结节状损害。
- 视神经视网膜上皮脱离。

七、鉴别诊断

1. 点状内层脉络膜病变
2. 视网膜下纤维化和葡萄膜炎综合征
3. 多发性易消散性白点综合征
4. 鸟枪弹样脉络膜视网膜病变
5. 急性后极部多灶性鳞状色素上皮病变
6. 结节病性葡萄膜炎(视网膜炎、视网膜血管炎)
7. Vogt- 小柳原田综合征
8. 交感性眼炎
9. 多种恶性肿瘤所致的伪装综合征或恶性肿瘤眼内转移所致的伪装综合征
10. 结核性葡萄膜炎
11. 梅毒性葡萄膜炎(梅毒性脉络膜炎、视网膜炎、视网膜血管炎)

12. 拟眼组织胞浆菌病综合征

13. Lyme 病所致的葡萄膜炎

14. 眼弓形虫病(弓形虫性视网膜脉络膜炎)

15. 弥漫性单侧亚急性神经视网膜炎

16. 巨细胞病毒性视网膜炎

17. 急性视网膜坏死综合征和其他多种原因所致的视网膜坏死

18. 进展性外层视网膜坏死综合征

八、治疗

(一) 糖皮质激素

1. 早期全身使用糖皮质激素可有一定的治疗作用。

2. 复发患者对糖皮质激素多不敏感,因此往往需要联合其他免疫抑制剂进行治疗。

3. 单眼受累可给予糖皮质激素后 Tenon 囊下注射,可反复进行,但不宜过多和频繁。

4. 全身应用宜选用泼尼松口服

- 初始剂量一般为 1~1.2mg/(kg·d)。

- 在治疗过程中应根据炎症消退情况和患者耐受情况逐渐减量。

(二) 其他免疫抑制剂

1. 环孢素

- 初始剂量 3~5mg/(kg·d),维持剂量 2mg/(kg·d)。

- 应注意此药的肾毒性、肝毒性、心血管毒性、神经毒性等副作用。

2. 苯丁酸氮芥

- 初始剂量一般为 0.05~0.1mg/(kg·d),维持剂量 2mg/(kg·d)。

- 应注意此药的骨髓抑制、不育等副作用。

3. 环磷酰胺

- 初始剂量一般为 1~2mg/(kg·d),维持剂量 1mg/(kg·d)。

- 应注意此药的骨髓抑制、不育、膀胱毒性等副作用。

4. 硫唑嘌呤

- 初始剂量一般为 1~2mg/(kg·d),维持剂量 1mg/(kg·d)。

- 应注意此药的骨髓抑制、不育等副作用。

5. 甲氨蝶呤

- 剂量一般为 5~15mg/ 周。
- 应注意此药的肝毒性等副作用。

6. 麦考酚酸酯

- 剂量 0.5g，每日 2~3 次。
- 应注意此药引起的胃肠道反应等副作用。

（三）视网膜下新生血管的治疗

1. 对于黄斑以外的视网膜下新生血管可行激光光凝治疗。

2. 对黄斑中心凹下新生血管可考虑用光动力学方法进行治疗或行手术剥离。

3. 玻璃体内注射抗 VEGF 制剂。

九、病程及预后

- 疾病多呈慢性和复发性。
- 早期使用糖皮质激素联合免疫抑制剂在一些患者可能有较好的效果。
- 视网膜下新生血管可影响患者视力预后。

第二十九章　视网膜下纤维化和葡萄膜炎综合征

一、概念

视网膜下纤维化和葡萄膜炎综合征(subretinal fibrosis and uveitis syndrome)是一种以复发性脉络膜视网膜炎和视网膜下纤维化为特征的葡萄膜炎。

视网膜下纤维化和葡萄膜炎综合征可能是多灶性脉络膜炎、交感性眼炎、Vogt- 小柳原田综合征、点状内层脉络膜病变后期的一种共同表现。

此病在文献中还被称为进展性视网膜下纤维化和葡萄膜炎(progressive subretinal fibrosis and uveitis)、青壮年的盘状黄斑变性(disciform macular degeneration in young adults)和伴有视网膜下纤维化的多灶性脉络膜炎(multifocal choroiditis with progressive subretinal fibrosis)。

二、流行病学

- 此病少见,世界各地均有发生,无种族差异。
- 患者发病年龄为 6 岁 ~76 岁。
- 多见于有近视的成年女性。
- 多为双眼受累,但双眼病变常不同步。

三、病因和发病机制

有关此病的病因和发病机制目前尚不完全清楚,可能与病毒感染有关,也可能与Ⅲ型和Ⅳ型过敏反应有关。

四、临床表现

(一) 症状

1. 眼前飘浮物、视物变形、闪光感、中心暗点或多个暗点。

2. 视物模糊、视力轻度下降或重度下降。

3. 双眼受累,但在早期一眼可无任何症状。

(二) 体征

1. 眼底出现多发性圆形黄白色病变

● 这些黄白色圆形病变位于视网膜色素上皮和内层脉络膜水平(图 3-29-1)。

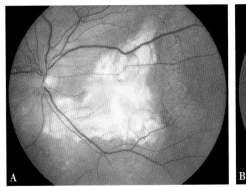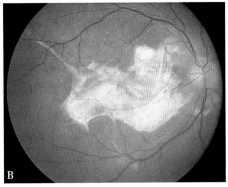

图 3-29-1 视网膜下纤维化和葡萄膜炎综合征患者的视网膜下纤维化病灶

● 活动性病变边缘模糊(图 3-29-2),静止期病变边缘清晰(图 3-29-3)。

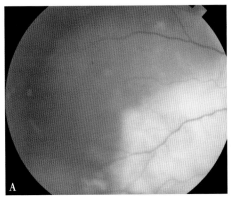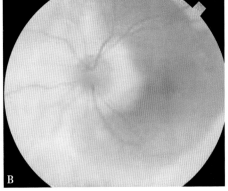

图 3-29-2 视网膜下纤维化和葡萄膜炎综合征患者的视网膜下活动性病变,显示模糊的边缘

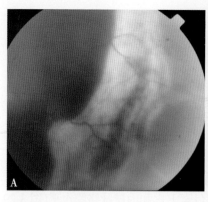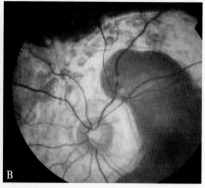

图 3-29-3　视网膜下纤维化和葡萄膜炎综合征患者的视网膜下静止期病变,显示清晰的边缘

- 病变从 50~500μm 大小不等。
- 病变可呈簇状或线状排列。
- 病变可散在分布也可融合成大片状。
- 病变分布于后极部和中周部。

2. 黄白色病变出现以下 4 种结局

(1) 病变完全消退,不遗留任何视网膜色素上皮损害。

(2) 病变痊愈,留下凿孔状边缘视网膜色素上皮萎缩或脉络膜视网膜瘢痕。

(3) 病变扩大融合成不规则的带状或大片状的视网膜下胶质膜。

- 可累及整个后极部,也可累及中周部。
- 活动性病变外观肥厚、致密、光滑,边界稍模糊。
- 静止期病变的视网膜下纤维膜干燥、皱缩、变薄、边界清晰。
- 活动性病变可伴有相应部位视网膜水肿、视网膜血管轻度扩张。
- 静止期病变部位视网膜水肿消失。
- 可伴有黄斑渗出。
- 可出现黄斑囊样水肿、视盘水肿。
- 偶尔出现浆液性视网膜脱离和视网膜血管鞘。

(4) 视网膜下新生血管,易于引起出血。

3. 可有玻璃体炎症反应

- 可出现轻至重度玻璃体炎症反应,炎症细胞 +~+++。
- 活动性视网膜下病变常伴明显的玻璃体混浊 ++~+++。

4. 可伴有前房闪辉、细胞,偶可伴有 KP、虹膜后粘连和虹膜萎缩

5. 偶可出现巩膜外层炎、虹膜炎

五、诊断要点

1. 年轻女性近视患者出现典型的多灶性脉络膜炎和视网膜下大片状纤维化病变。

2. 能够排除特定的葡萄膜炎类型(如交感性眼炎、Vogt- 小柳原田综合征)。

3. 能够排除各种感染原因所致的脉络膜视网膜炎。

4. 轻至中度的前房炎症反应。

5. 荧光素眼底血管造影检查,可发现以下多种改变,对诊断有一定帮助。

● 早期显示高荧光和多灶性荧光遮蔽、斑驳状高荧光。

● 晚期病变染色(图 3-29-4)。

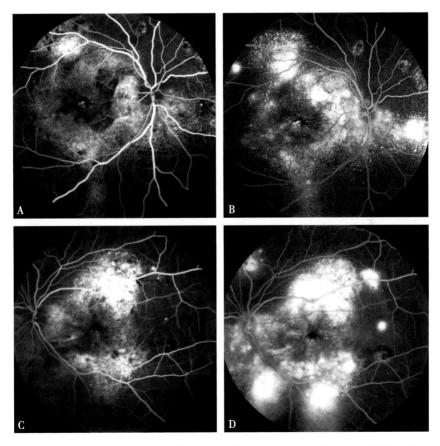

图 3-29-4　视网膜下纤维化和葡萄膜炎综合征患者的 FFA 检查,发现造影晚期病变染色

- 视盘荧光素渗漏。
- 黄斑囊样水肿。
- 陈旧性病变显示染色。

6. 吲哚青绿脉络膜血管造影检查,显示与病变一致的暗区(图 3-29-5)。

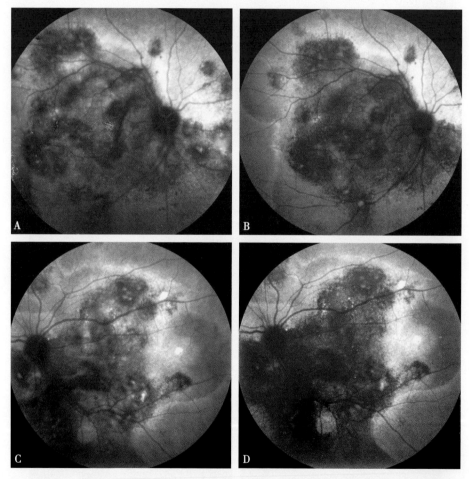

图 3-29-5 视网膜下纤维化和葡萄膜炎综合征患者的 ICGA 检查,显示与病变一致的暗区

7. OCT 检查
- 浆液性视网膜脱离。
- 神经视网膜上皮脱离。
- 视网膜下胶质膜形成(图 3-29-6)。

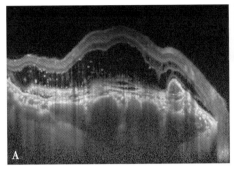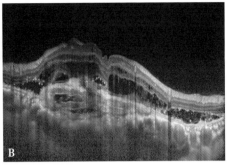

图 3-29-6　视网膜下纤维化和葡萄膜炎综合征患者 OCT 检查,发现视网膜下胶质膜形成和神经上皮脱离

六、鉴别诊断

1. 急性后极部多灶性鳞状色素上皮病变

● 发病前可有感冒样病史或类似 Vogt- 小柳原田综合征前驱期的脑膜刺激征。

● 双眼同时发病或双眼先后发病。

● 后极部多发性黄白色鳞状或不规则的病变,位于视网膜色素上皮和脉络膜毛细血管水平。

● 病变于数天或数周内自发性消退。

● 前房和玻璃体无炎症或有轻度至中度炎症反应。

● 荧光素眼底血管造影检查病变早期呈低荧光,晚期呈高荧光。

● 多数患者视力预后好。

2. 急性视网膜色素上皮炎

● 发病年龄偏大,多在 40 岁以上。

● 患者有视物变形或中心暗点。

● 黄斑区成簇的点状暗灰色病变,周围有黄白色晕环环绕。

● 可有轻度玻璃体炎症反应。

● 视野检查有中心暗点。

● 荧光素眼底血管造影检查发现暗灰色点状病灶呈低荧光,黄白色晕环呈高荧光。

● 病变于 6~12 周自然消失。

3. 匐行性脉络膜视网膜炎

- 发病年龄偏大,30 岁~60 岁。

- 视网膜下青灰色或奶油状病变,边界清晰,多邻近视乳头。

- 陈旧性病变周围往往出现新鲜病变,呈地图状外观。

- 患者有中心暗点或旁中心暗点。

- 活动性病变荧光素眼底血管造影早期呈低荧光,造影后期边缘呈高荧光;非活动性病变造影呈斑驳状高荧光和后期染色。

- 此病往往反复发作,呈进行性进展。

4. 鸟枪弹样脉络膜视网膜病变

- 多见于白种人。

- 发病年龄偏大,平均 50 岁。

- 双侧复发性多发性奶油状鸟枪弹样病变(50~1500μm),位于脉络膜和视网膜色素上皮水平,易出现视网膜血管炎,黄斑囊样水肿。

- 少数患者可有轻度前房炎症反应。

- 患者多为 HLA-A29 抗原阳性。

- 荧光素眼底血管造影检查发现病变早期造影呈低荧光,晚期染色。

- 疾病通常反复发作,部分患者视力预后不良。

5. 多发性易消散性白点综合征

- 多见于年青女性,多为单眼受累。

- 位于视网膜深层和视网膜色素上皮水平的多发性黄白色点状病灶(100~200μm)。

- 黄斑区颗粒状改变。

- 前房和玻璃体无或仅有轻微的炎症反应。

- 荧光素眼底血管造影检查发现病变早期呈高荧光,晚期染色。

- 吲哚青绿脉络膜血管造影检查发现多发性低荧光点。

- 疾病少有复发。

6. 点状内层脉络膜病变

- 多见于年轻女性,多为双眼受累。

- 患者多有近视。

- 位于视网膜色素上皮和内层脉络膜水平多发性散在的黄白色眼底病变(50~300μm),病变自发性消退,遗留下脉络膜视网膜萎缩瘢痕。

七、治疗

(一) 糖皮质激素

1. 一般选用泼尼松口服的方法进行治疗。

2. 初始剂量一般为 0.5~1mg/(kg·d),早晨顿服,治疗中根据患者炎症消退情况和对药的耐受性调整剂量。

3. 维持剂量为 15~20mg/d。

4. 治疗时间通常在 1 年以上。

(二) 其他免疫抑制剂

1. 环孢素

- 初始剂量一般为 3~5mg/(kg·d)。
- 维持剂量 2mg/(kg·d)。
- 治疗中要注意药物的副作用,如肾毒性、肝毒性、心血管毒性和神经毒性等。

2. 苯丁酸氮芥

- 初始剂量一般为 0.1mg/(kg·d)。
- 维持剂量一般为 2mg/d。
- 应注意此药引起不育、骨髓抑制、胃肠道反应、体位性低血压、继发性感染等副作用。

3. 环磷酰胺

- 初始剂量一般为 1~2mg/(kg·d)。
- 维持剂量一般为 50mg/d。
- 应注意此药的骨髓的抑制、膀胱毒性、肝肾毒性、不育、继发性感染、继发性肿瘤等副作用。

4. 硫唑嘌呤

- 初始剂量 1~2mg/(kg·d)。
- 维持剂量 50mg/d。
- 应注意骨髓抑制、脱发、继发性感染等副作用。

八、病程及预后

- 此病往往呈慢性或复发性。
- 早期正确治疗可使患者获得较好视力预后。
- 黄斑区受累者视力预后不良。

第三十章　霜样树枝状视网膜血管炎

一、概念

霜样树枝状视网膜血管炎(frosted branch angiitis)是一种以类似挂满冰霜树枝表现的视网膜血管周围炎。

二、流行病学

- 霜样树枝状视网膜血管炎多发于白种人和黄种人。
- 发病年龄 3~50 岁,但多见于少年儿童。
- 此病无性别差异,多为双眼受累。

三、病因和发病机制

- 有关此病的病因和发病机制目前尚不完全清楚,可能与多种病毒、弓形虫感染有关。
- 此病发生也可能与免疫反应或免疫功能低下有关。

四、分类

1. 特发性霜样树枝状视网膜血管炎
- 此种类型多见于少年儿童。
- 患者不伴有任何全身性疾病。
2. 继发性霜样树枝状视网膜血管炎
- 伴有病毒感染或寄生虫感染的临床表现,如伴有人类 T 细胞淋巴瘤病毒 I 型感染、HIV 感染、单纯疱疹病毒感染、弓形虫感染等。

- 可伴有全身免疫性疾病,如系统性红斑狼疮、Crohn 病。

3. 类似霜样树枝状视网膜血管炎的反应

- 肿瘤细胞浸润所致。
- 出现类似霜样树枝状视网膜血管炎的改变。

五、临床表现

此病分为两种类型:一为特发型,仅有眼底病变;另一种为全身型,除眼底改变外常伴有全身性疾病。

(一) 特发型霜样树枝状视网膜血管炎

1. 症状

- 突然发病,病变进展迅速。
- 可有眼红、畏光、眼前黑影。
- 患者常诉有视物模糊、视力下降,甚至是严重的视力下降,在短期内视力可降为指数或光感。

2. 体征

(1) 眼底改变

- 广泛性视网膜血管旁渗出物,形成类似挂满冰霜树枝的视网膜血管鞘(图 3-30-1)。

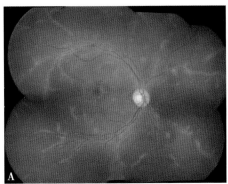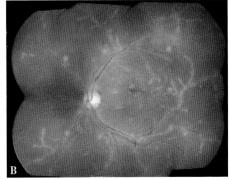

图 3-30-1　霜样树枝状视网膜血管炎患者的眼底改变

- 动脉、静脉均可受累,但以静脉受累为多见。
- 患者常有广泛或局限性视网膜水肿。
- 视乳头充血、水肿、附近视网膜水肿等。

● 视网膜血管迂曲、扩张、点状或片状视网膜出血。

● 黄斑囊样水肿、黄斑区星芒状渗出。

● 渗出性视网膜脱离。

（2）轻度至中度的前房炎症反应（图 3-30-2）。

（3）出现轻度至中度玻璃体炎症反应。

（4）传入性瞳孔障碍。

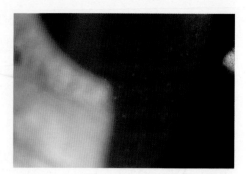

图 3-30-2　霜样树枝状视网膜血管炎患者眼前段受累，出现类似羊脂状的 KP

（二）全身型霜样树枝状视网膜血管炎

1. 全身表现

● 头痛、发热、鼻塞、乏力等感冒样表现。

● 也可出现病毒感染的全身表现。

● 伴有 AIDS 病的患者，则出现各种机会感染所致的全身表现和其他相应改变。

● 伴有系统红斑狼疮者可有相应的皮肤等表现。

2. 眼底改变

● 典型的霜样树枝状视网膜血管炎的眼底改变。

● 同时出现与原发病相一致的眼底改变，如巨细胞病毒性视网膜炎的视网膜病变、AIDS 病的视网膜棉絮斑等。

六、眼部并发症

霜样树枝状视网膜血管炎并发症相对少见，可引起并发性白内障、继发性青光眼、玻璃体后脱离、黄斑囊样水肿、视网膜血管变细、视网膜局灶性甚至地图状萎缩、继发性视网膜脱离、视网膜分枝静脉阻塞、视网膜新生血管形成等。

七、诊断

1. 典型的眼底类似挂满冰霜的视网膜血管炎改变，此对诊断有重要价值。

2. 视网膜血管炎所引起的继发性视网膜及黄斑改变，如视网膜水肿、视网膜出血、黄斑水肿等对诊断有重要价值。

3. 荧光素眼底血管造影检查　发现广泛视网膜血管荧光素渗漏（图 3-30-3）、

黄斑囊样水肿、视盘染色、视网膜出血遮蔽荧光、毛细血管无灌注、视网膜新生血管等改变。

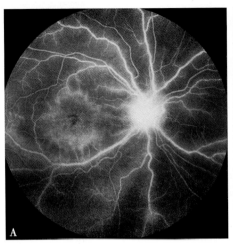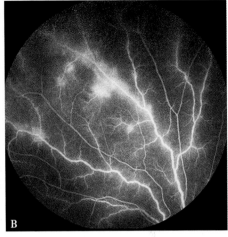

图 3-30-3　霜样树枝状视网膜血管炎患者的 FFA 检查,发现广泛视网膜血管荧光素渗漏和视盘染色

4. ICGA 检查　可发现弥漫性脉络膜血管渗漏、点状病灶染色、视盘水肿和点状脉络膜弱荧光等改变(图 3-30-4)。

5. 视网膜电流图检查　发现 a、b 波波幅降低,振荡电位消失。

6. OCT 检查　发现黄斑区视网膜深层点状病变(图 3-30-5)、视网膜神经上皮脱离(图 3-30-6)。

7. 对怀疑有全身性疾病者应进行相应检查　如抗病毒抗体、抗弓形虫抗体、CD4+ 细胞计数等,在进行抗体测定时,应注意判定与本病的关系。

八、鉴别诊断

1. 急性视网膜坏死综合征

- 早期出现中周部多发性片状视网膜坏死病灶,并向后极部视网膜迅速推进。

- 视网膜血管炎主要表现为动脉炎,常表现为血管闭塞,伴多发性片状视网膜出血。

- 常有显著的玻璃体混浊,在发病 2~3 周后玻璃体混浊更为显著。

- 疾病后期易发生裂孔源性视网膜脱离。

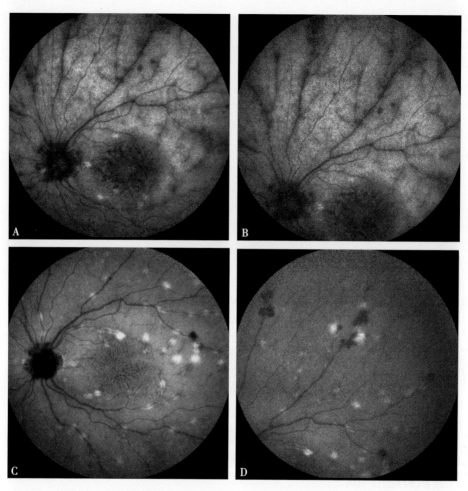

图 3-30-4　霜样树枝状视网膜血管炎患者 ICGA 检查,发现弥漫性脉络膜血管通透性增加,后极部斑点状染色、视盘水肿等改变

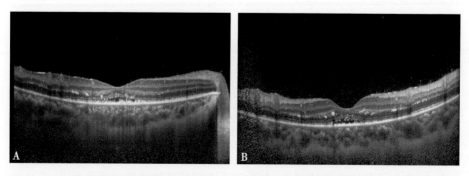

图 3-30-5　霜样树枝状视网膜血管炎患者 OCT 检查,发现视网膜神经上皮浅脱离和深层视网膜点状病灶

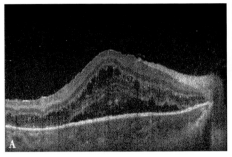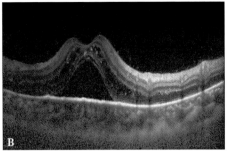

图 3-30-6 霜样树枝状视网膜血管炎患者 OCT 检查,发现神经上皮脱离

● 眼内液标本中常可检测出抗单纯疱疹病毒抗体、抗带状疱疹病毒抗体或 PCR 检测出此类病毒的 DNA。

● 荧光素眼底血管造影有助于诊断和鉴别诊断。

2. 中间葡萄膜炎

● 典型的玻璃体雪球状混浊。

● 睫状体平坦部及玻璃体基底部雪堤状改变。

● 常有中周部的视网膜血管炎,但不出现广泛类似挂满冰霜的血管鞘。

● 易发生黄斑囊样水肿。

● 常有明显的前房反应,易出现虹膜后粘连、天幕状房角粘连、并发性白内障等。

3. 巨细胞病毒性视网膜炎

● 是 AIDS 的一种常见机会感染性疾病。

● 患者典型地出现沿血管分布的外观致密的视网膜混浊,伴有视网膜出血和血管鞘,也可出现轻度至中度颗粒状视网膜混浊。

● 少数患者出现广泛的视网膜血管鞘,类似霜样树枝状视网膜血管炎。

● HIV 和巨细胞病毒血清学检查有助于诊断。

● 病毒分离培养和 PCR 检测通常可明确诊断或有助于诊断和鉴别诊断。

4. Eales 病

● 此病多发于青壮年男性。

● 多累及周边部视网膜静脉分枝。

● 出现视网膜血管鞘,但通常不是广泛性的。

● 常伴有视网膜新生血管。

● 常反复出现视网膜出血和玻璃体积血。

- 荧光素眼底血管造影检查常可发现视网膜毛细血管无灌注和视网膜新生血管等改变。

九、治疗

- 糖皮质激素是治疗此种疾病的首选药物。
- 一般选用泼尼松,初始剂量 1~1.2mg/(kg·d),早晨顿服。
- 在治疗过程中根据炎症消退和患者耐受情况逐渐调整剂量。
- 对于有眼前段受累者可给予滴眼剂点眼治疗,并联合睫状肌麻痹剂点眼治疗。
- 其他免疫抑制剂。
- 糖皮质激素效果不佳时或疾病严重时,可考虑联合其他免疫抑制剂。
- 治疗伴有的全身性疾病,巨细胞病毒感染、HIV 感染更应积极治疗。
- 激光可用于治疗视网膜新生血管和毛细血管无灌注。

十、预后

- 特发型经早期正确治疗后多数患者视力预后良好。
- 伴有全身疾病或免疫功能低下的患者视力预后通常较差。

第三十一章　单纯疱疹病毒及其所致的葡萄膜炎

一、概念

单纯疱疹病毒侵入机体后可通过直接侵犯或通过诱发免疫反应引起前葡萄膜炎或后葡萄膜炎。

二、致病机制

- 单纯疱疹病毒直接感染角膜引起角膜炎或角膜虹膜睫状体炎。
- 潜伏于三叉神经节的病毒激活引起角膜炎或角膜虹膜睫状体炎。
- 单纯疱疹病毒侵犯眼后段及引起的免疫反应可引起视网膜炎。

三、分类

1. 在孕期发生的感染被称为先天性感染。
2. 分娩过程中引起的感染被称为新生儿感染。
3. 单纯疱疹病毒后天性感染。

（1）原发性感染

- 一般不引起明显的临床症状。
- 单纯疱疹病毒往往潜伏于特定组织。

（2）继发性感染

- 发热、感冒、外伤、疲劳、精神刺激或精神紧张等均可引起病毒激活和诱发疾病。
- 继发性病毒感染往往引起明显的临床改变和疾病。

四、先天性感染和儿童感染

（一）全身表现

1. 皮肤病变

● 单纯疱疹病毒先天性感染典型地出现皮肤红斑、疱疹,最后形成金黄色痂膜。

● 皮肤病变主要发生于眼睑周围和躯干等部位。

2. 脑炎

● 发热、嗜睡、昏迷、惊厥等。

● 局部神经症状。

● 一些患者可有癫痫发作。

● 出生前发生的单纯疱疹病毒感染可引起小头畸形、颅内钙化。

3. 其他全身改变

● 咽炎、食道炎、鼻炎、肺炎、肝炎、肾小球肾炎、坏死性肠炎。

● 淋巴结炎。

● 血小板减少。

（二）眼部表现

1. 单纯疱疹病毒先天性感染,可引起以下多种眼部改变

● 可出现多种眼部畸形,如小眼球、小角膜、晶状体后囊混浊等。

● 视网膜瘢痕、视网膜脉络膜萎缩病灶、椒盐样眼底改变、视神经萎缩。

● 玻璃体纤维增殖性改变、机化团块、混浊等。

● 双眼眼球震颤。

2. 单纯疱疹病毒新生儿感染,可引起以下多种眼部改变

（1）非特异性结膜炎

（2）非特异性角膜炎

● 角膜上皮弥漫性染色及大范围的上皮缺损。

● 树枝状角膜炎、地图状角膜炎。

（3）后葡萄膜炎可表现为以下多种类型,也可出现一些并发症

● 视网膜炎或视网膜脉络膜炎。

● 视网膜血管周围炎。

● 急性坏死性视网膜炎。

● 玻璃体炎。

- 视网膜炎新生血管或视网膜增殖改变。
- 牵引性视网膜脱离或裂孔源性视网膜脱离。

（4）其他改变

- 虹膜炎、虹膜睫状体炎、视神经炎、视神经萎缩。
- 白内障。
- 小眼球。

（三）诊断和鉴别诊断

1. 典型的眼部病变，并能排除其他疾病。

2. 眼部病变伴有的全身性疾病对诊断和鉴别诊断有一定帮助。

3. 单纯疱疹病毒培养有助于诊断和鉴别诊断。

4. 患者血清中出现抗单纯疱疹病毒的特异性 IgM 抗体及特异性 IgG 抗体动态测定，对诊断有重要帮助。

5. 应与以下疾病相鉴别

- 巨细胞病毒性视网膜炎
- 梅毒性葡萄膜炎
- 先天性眼弓形虫病
- 水痘 - 带状疱疹病毒所致的眼部感染
- 风疹病毒性视网膜炎
- 眼弓蛔虫病

五、获得性感染

（一）全身表现

1. 单纯疱疹病毒获得性感染引起的皮肤病变

- 患者出现典型的皮肤及黏膜丘疹、水疱疹。
- 疱疹性瘭疽（手指的病毒感染）。

2. 发热、不适、乏力、淋巴腺炎等。

3. 单纯疱疹病毒获得性感染引起的食道炎。

4. 单纯疱疹病毒获得性感染引起的肺炎。

5. 单纯疱疹病毒获得性感染引起的脑炎。

6. 此病毒尚可引起肝炎、胰腺炎、肾小球肾炎、坏死性小肠结肠炎、弥散性血管内凝血、特发性血小板减少等。

（二）眼部表现

1. 角膜炎

- 睫状充血,严重时可出现混合性充血。
- 点状角膜上皮炎、树枝状或地图状角膜炎或角膜溃疡。
- 角膜内皮炎、角膜基质炎,易合并葡萄膜炎。

2. 葡萄膜炎

- 角膜葡萄膜炎。
- 单独出现的前葡萄膜炎。
- 小梁网炎。
- 后葡萄膜炎,可表现为视网膜炎或急性视网膜坏死综合征。

3. 角膜葡萄膜炎

（1）树枝状和地图状角膜炎引起的葡萄膜炎

- 此种角膜病变严重,往往累及角膜深层。
- 患者可出现前房炎症反应。
- KP,多为中等大小。
- 前房闪辉和前房炎症细胞。
- 少数患者偶尔可出现前房积脓。

（2）角膜基质炎引起的葡萄膜炎,有以下特点

- 角膜基质炎多发生于中央区角膜,通常呈盘状角膜基质炎（图 3-31-1）。

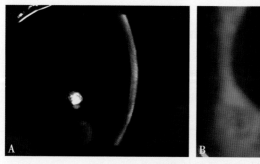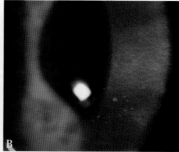

图 3-31-1　单纯疱疹病毒性角膜基质炎

- 可出现局灶性的角膜水肿和浸润。
- 多为单眼发病,呈慢性和复发性炎症。
- 通常有顽固性的结膜充血或轻度的混合性充血。
- 出现瞳孔区分布或弥漫分布的类似羊脂状 KP。

- KP 往往有油腻外观和色素外观(图 3-31-2)。

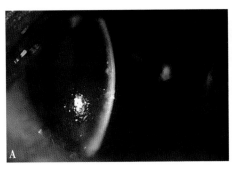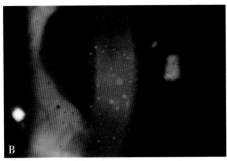

图 3-31-2　单纯疱疹病毒性角膜基质炎伴发的前葡萄膜炎,出现带色素外观的羊脂状 KP

- 前房闪辉、前房炎症细胞、偶尔出现前房积脓、前房积血。
- 片状、灶状、扇形或广泛的虹膜萎缩及脱色素(图 3-31-3)。

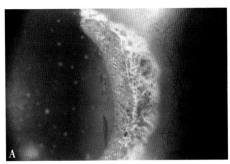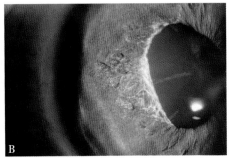

图 3-31-3　单纯疱疹病毒性前葡萄膜炎出现虹膜大片状萎缩和脱色素

- 易引起小梁网炎,导致高眼压。
- 易发生虹膜后粘连。
- 易出现瞳孔不圆、变形、不规则散大或完全散大,此种瞳孔改变是虹膜括约肌受损所致,从外观上看瞳孔变形往往有被拉向一侧之感,与其他前葡萄膜炎所致者有很大不同。在极少数病例可出现前房积脓、前房积血。

4. 单纯虹膜睫状体炎

- 单纯疱疹病毒引起的葡萄膜炎可以在无任何其他眼部改变、无任何全身病变的情况下单纯存在。
- 与伴有角膜基质炎者相似,基本上单眼受累。

● 带有色素外观的羊脂状 KP（图 3-31-4），虹膜局灶性或大片状萎缩和脱色素（图 3-31-5），永久性虹膜后粘连（图 3-31-6），眼压升高。

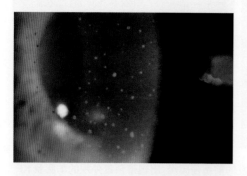

图 3-31-4　单纯疱疹病毒性前葡萄膜炎患者的带色素外观的羊脂状 KP

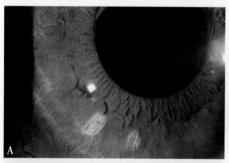

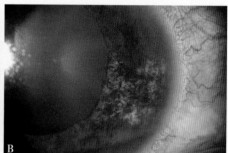

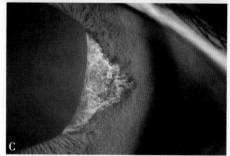

图 3-31-5　单纯疱疹病毒性前葡萄膜炎患者局灶性、片状虹膜萎缩和脱色素

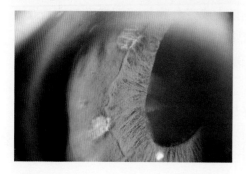

图 3-31-6　单纯疱疹病毒性前葡萄膜炎患者的虹膜后粘连

- 疾病反复发作常致角膜内皮细胞数量减少,失代偿,甚至引起大泡状角膜变性。

5. 后葡萄膜炎

- 视网膜炎和视网膜血管炎。
- 神经视网膜炎。
- 急性视网膜坏死综合征。

6. 全葡萄膜炎

- 少见,患者出现典型的前葡萄膜炎改变。
- 出现视网膜炎、神经视网膜炎或视网膜血管炎等后葡萄膜炎的改变。

(三) 诊断要点

1. 单纯疱疹病毒性前葡萄膜炎

- 角膜炎、角膜溃疡、角膜基质炎。
- 弥漫性或瞳孔区分布的类似羊脂状及色素外观的 KP。
- 灶状、片状或广泛的虹膜萎缩和虹膜脱色素。
- 眼压升高,能够排除因虹膜完全后粘连所致者。
- 能够排除其他原因所致的前葡萄膜炎。

2. 单纯疱疹病毒性后葡萄膜炎

(1) 典型的临床特征

- 后葡萄膜炎发生于单纯疱疹病毒性脑炎后数天至数周内。
- 出现视网膜炎、视网膜血管炎、神经视网膜炎。
- 视网膜坏死,可表现为典型的急性视网膜坏死综合征。
- 排除其他原因所致的后葡萄膜炎。

(2) 抗体检测

- 对原发性感染的诊断有一定帮助。
- 对怀疑单纯疱疹病毒性后葡萄膜炎患者,可行眼内液、血清特异性抗体和免疫球蛋白测定,并进行计算,Witmer 系数大于 4 可确定诊断(参见眼弓形虫病一章)。

(3) 组织活检用于观察、培养及检测

- 房水、玻璃体、视网膜下液、血液、脑脊液及获取的眼组织标本均可用于培养。
- 在培养 48~96 小时后可用单克隆抗体免疫荧光技术确定是否有单纯疱疹病毒感染,并可确定感染的类型。

● 电镜下直接观察病毒颗粒。

● PCR 检测发现病毒 DNA 有助于诊断。

（4）UBM 检查

● 对确定前、后房及虹膜睫状体及附近病变有一定帮助。

● 这些病变多无特异性。

（5）角膜内皮细胞计数

● 常发现受累眼角膜内皮数量降低或显著降低（图 3-31-7）。

● 可动态观察炎症对角膜内皮细胞的影响。

（6）荧光素眼底血管造影检查

● 视网膜血管渗漏、管壁染色。

● 视网膜毛细血管无灌注。

● 出血遮蔽荧光。

● 视乳头血管渗漏。

● 活动性视网膜病变呈强荧光,边缘模糊。

● 视网膜新生血管。

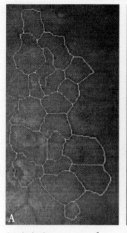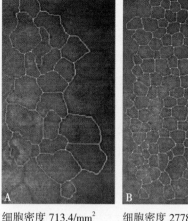

细胞密度 713.4/mm^2　　细胞密度 2778.3/mm^2
六角形 50%　　　　　　六角形 43%

图 3-31-7　单纯疱疹病毒性前葡萄膜炎患者内皮细胞数量显著减少（A 为患眼、B 为健眼）

七、鉴别诊断

（一）应与前葡萄膜炎鉴别诊断的疾病

1. 带状疱疹病毒性前葡萄膜炎

● 与单纯疱疹病毒性前葡萄膜炎一样可有角膜上皮及基质的炎症改变。

● 出现与单纯疱疹病毒性前葡萄膜炎相似的前段炎症,如弥漫分布或瞳孔区分布的类似羊脂状 KP,伴有色素沉着或有色素外观,常出现片状虹膜萎缩或扇形虹膜萎缩、易引起眼压升高。

● 患者往往有眼带状疱疹、皮肤带状疱疹。

● 眼内液或病变组织的特异性抗体和 PCR 检测有助于诊断和鉴别诊断。

2. EB 病毒引起的葡萄膜炎

● 多种全身表现,如发热、咽炎、淋巴腺病、肝脾肿大。

● 眼部可表现为多种类型的葡萄膜炎,但这些葡萄膜炎一般不具有特异性改变。

- 不出现像单纯疱疹病毒性前葡萄膜炎那样特征性 KP、虹膜片状萎缩、眼压升高
  - 病毒特异性抗体升高,IgM 抗体常持续 2~6 个月。
  - PCR 检测有助于诊断和鉴别诊断。
  3. Fuchs 综合征
  - 角膜后弥漫分布或瞳孔区分布的中等大小 KP。
  - 虹膜弥漫性脱色素。
  - 不出现虹膜后粘连。
  - 轻度的前葡萄膜炎。

（二）与后葡萄膜炎鉴别的疾病

1. 水痘 - 带状疱疹病毒性视网膜炎或视网膜坏死（急性视网膜坏死综合征）
2. 巨细胞病毒性视网膜炎
3. EB 病毒性视网膜炎
4. 风疹病毒性视网膜炎
5. 麻疹病毒性视网膜炎
6. 嗜人 T 淋巴细胞病毒Ⅰ型引起的后葡萄膜炎
7. 结核性后葡萄膜炎
8. 梅毒性后葡萄膜炎
9. 弓形虫性视网膜脉络膜炎
10. Behcet 病性葡萄膜炎
11. 结节病性后葡萄膜炎

（三）单纯疱疹病毒性前葡萄膜炎的眼压升高应与以下疾病鉴别

1. 急性闭角型青光眼

- 突然眼红、眼痛、视力显著下降,常伴有头痛、恶心、呕吐、大便秘结等全身改变。
  - 混合性充血或睫状充血,角膜上皮水肿、雾状混浊等。
  - 可有色素性 KP,但不出现羊脂状或类似羊脂状 KP。
  - 前房浅,房角关闭。
  - 瞳孔呈竖椭圆形扩大。
  - 眼压显著升高。

- 一般不出现虹膜后粘连、前房炎症细胞。

2. 青一睫综合征

- 不出现角膜病变。

- 下方瞳孔区分布的中等大小 KP。

- 复发性眼压升高，伴有轻度的前方反应。

- 不发生虹膜后粘连。

- 眼压升高对糖皮质激素敏感。

3. Fuchs 综合征

八、治疗

(一) 前葡萄膜炎治疗

1. 抗病毒药滴眼剂点眼治疗

- 0.1% 阿昔洛韦滴眼剂，点眼，两小时一次。

- 3% 阿昔洛韦眼膏，点眼，2~3 次 / 日。

2. 糖皮质激素滴眼剂点眼治疗

- 适用于无角膜溃疡或角膜上皮病变者。

- 0.1% 地塞米松滴眼剂或 1% 泼尼松龙滴眼剂，点眼，3~10 次 / 日。

3. 糖皮质激素和其他免疫抑制剂全身应用

- 适用于角膜基质炎伴发的前葡萄膜炎或单纯的虹膜睫状体炎用点眼方法难以控制者。

- 泼尼松口服，0.5~0.8mg/(kg·d)，治疗时间依患者病情而定。

- 对于反复发作的患者，也可考虑用糖皮质激素联合其他免疫抑制剂治疗。

4. 睫状肌麻痹剂　患者自初次发病就已经有虹膜后粘连形成，在以后的复发过程中，仅是出现羊脂状 KP、前房炎症细胞和眼压升高，基本上不出现新的虹膜后粘连，并且此种葡萄膜炎对糖皮质激素有很好的敏感性，因此似乎不需使用或较长时间使用睫状肌麻痹剂。

5. 降眼压药

- 通常选用 0.5% 噻吗洛尔滴眼剂或联合其他降眼压滴眼剂。

- 眼压不能控制时给予乙酰唑胺口服，125~250mg，每日两次，应配合碳酸氢钠口服。

- 眼压重度升高者可给予甘露醇静脉滴注。

6. 全身抗病毒药

● 口服阿昔洛韦可能有一定治疗作用。

● 常用剂量 400mg,3~4 次 / 日。

7. 中医辨证施治,下面列出常见分型及治疗方法(详见葡萄膜炎的中医中药治疗一章)

(1) 属风热犯目者,给予清热祛风的中药治疗:银花 15g 连翘 12g 夏枯草 15g 菊花 15g 薄荷 12g(后下)川芎 12g 白蒺藤 12g 白芷 12g 黄芩 10g 甘草 3g。

(2) 属肝经湿热者,给予清热利湿的中药治疗:龙胆草 15g,柴胡 12g,黄芩 12g,丹皮 12g,栀子 10g,泽泻 12g,车前子 10g,苦参 12g,苍术 10g,知母 12g,甘草 3g。

(3) 属于脾虚湿困者,给予健脾利湿的中药治疗:陈皮 12g,半夏 10g,云苓 15g,泽泻 12g,白术 12g,山药 12g,苍术 10g,薏仁 10g,甘草 3g。

(二) 后葡萄膜炎治疗

1. 阿昔洛韦

(1) 对于新生儿,每天剂量 30mg/kg,分三次静脉滴注,间隔时间 8 小时,持续 10 天 ~4 周。

(2) 对于成人,则给予 5~10mg/kg,静脉滴注,每 8 小时一次,持续 7~10 天,以后改为口服。

(3) 应通过大量饮水减少对肾功能的影响,并定期进行肾功能监测。

2. 阿糖腺苷

(1) 剂量 15mg/(kg·d)。

(2) 缓慢静脉滴注。

(3) 要注意此药的骨髓抑制、肝毒性等副作用。

3. 糖皮质激素

(1) 适用于病毒所致免疫反应引起的前葡萄膜炎、后葡萄膜炎和全葡萄膜炎。

(2) 应在有效抗病毒药物使用前提下给予中等剂量的糖皮质激素。

4. 其他免疫抑制剂

(1) 适用于病毒免疫反应所致眼组织损伤后激起的自身免疫反应及葡萄膜炎。

(2) 可选择环孢素、苯丁酸氮芥、环磷酰胺等。

九、预后

- 前葡萄膜炎及时有效治疗多可恢复较好的视力,一些患者可因治疗不及时而导致角膜大泡状变性和顽固性眼压升高,并致永久性失明。
- 后葡萄膜炎患者视力预后取决于黄斑区是否受累和是否得到及时正确的治疗。

第三十二章　水痘 - 带状疱疹病毒及其所致的葡萄膜炎

一、概念

水痘 - 带状疱疹病毒可引起先天性感染和获得性感染,在眼部可引起角膜炎、前葡萄膜炎、急性视网膜坏死综合征等多种疾病。

二、病因和发病机制

1. 先天性感染或出生后 48 小时内感染,由于新生儿不能从胎盘接受保护性抗体,因而死亡率高。

2. 儿童感染(原发性感染)

● 病毒经上呼吸道黏膜和口咽部黏膜感染,进入血液引起无症状的原发性病毒血症,然后病毒进入网状内皮细胞内繁殖。

● 病毒释放至血液引起第二次病毒血症,引起发热、头痛、寒战等,并出现局灶性的皮肤和黏膜损害。

● 病毒从皮肤粘膜损害处或通过血液到达神经节潜伏于星形细胞。

3. 成人发病(病毒激活)

● 机体抵抗力降低时,水痘 - 带状疱疹病毒被激活。

● 病毒可沿感觉神经逆向传播至相应皮肤,引起感觉神经纤维分布区的皮肤疱疹。

● 三叉神经分布(尤其第一支)和胸神经节分布区($T_3 \sim L_2$)是最易受累的部位。

三、临床表现

(一) 先天性感染

1. 神经系统病变 可引起大脑萎缩、癫痫发作、神经性膀胱炎、偏瘫、发育延迟、智力低下等。

2. 眼部改变 可出现小眼球、先天性白内障、Horner 综合征、陈旧性视网膜脉络膜炎、视网膜脉络膜瘢痕、视乳头炎,后期出现视神经萎缩等。

3. 其他改变 尚可出现低体重、肢体萎缩、瘢痕性皮肤病变等。

(二) 获得性水痘 - 带状疱疹病毒感染

1. 水痘及其合并或引起的眼部疾病

(1) 水痘是一种发生于儿童的流行性疾病。

(2) 典型改变有皮肤红丘疹、水疱,后期皮肤病变结痂。

(3) 颊黏膜及咽黏膜出现水疱。

(4) 非特异性结膜炎。

(5) 点状角膜炎、角膜上皮下点状浸润。

(6) 轻度至中度虹膜睫状体炎。

(7) 视网膜脉络膜炎

- 多见于免疫功能轻度抑制者。

- 患者出现中周部轻度至中度的视网膜坏死病灶。

- 可伴小动脉炎、视网膜出血、玻璃体炎症细胞、玻璃体混浊等改变。

- 患者也可出现视乳头充血、视盘水肿,后期可出现视神经萎缩。

2. 带状疱疹合并或引起的葡萄膜炎

(1) 带状疱疹

- 发病前往往有发热、头痛、乏力等前驱症状。

- 三叉神经第一支分布区域或胸背部的疼痛。

- 眼部带状疱疹出现额面部的斑疹、丘疹、疱疹、脓疱,后期结痂,最后遗留下瘢痕(图 3-32-1)。

- 胸背部带状疱疹、丘疹、疱疹、脓疱、结痂、瘢痕等改变。

(2) 眼带状疱疹合并的眼部病变

- 结膜炎。

- 点状角膜炎、角膜上皮下浸润、微小树枝状角膜炎、钱币状角膜炎、角膜基质炎、暴露性角膜炎等。

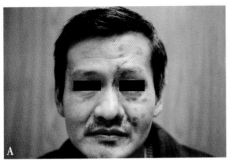
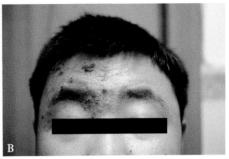

图 3-32-1　眼带状疱疹患者的面部病变

- 巩膜外层炎、巩膜炎。
- 角膜前葡萄膜炎、虹膜睫状体炎、小梁网炎。
- 眼外肌麻痹、神经痛。
- 视神经萎缩。
- 视网膜炎或急性视网膜坏死综合征。

(3) 眼带状疱疹病毒合并的虹膜睫状体炎可有以下多种改变

- 多为轻度或中度炎症,少数呈重度炎症。
- 多发生于额面部皮疹出现后 1~2 周内。
- 结膜充血、睫状充血或混合充血。
- 结膜充血可持续相当长时间。
- 多有类似羊脂状 KP,带色素外观,呈弥漫分布或瞳孔区分布(图 3-32-2)。
- 前房闪辉多为 +~++,前房细胞多为 +~+++(图 3-32-3)。
- 虹膜局灶性、扇形或大片状萎缩、脱色素(图 3-32-4)。

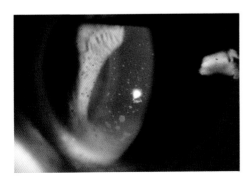
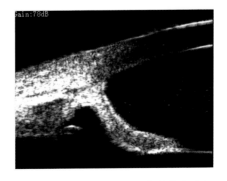

图 3-32-2　眼带状疱疹患者带色素外观的羊脂状 KP

图 3-32-3　眼带状疱疹患者前房炎症细胞(UBM 结果)

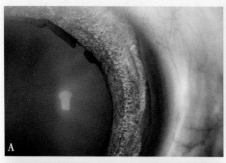
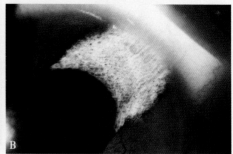
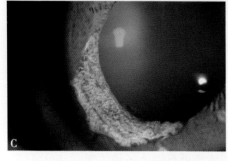

图 3-32-4　眼带状疱疹患者的虹膜萎缩及脱色素

- 瞳孔后粘连及瞳孔变形。
- 易引起小梁网炎,造成眼压升高。
- 极少数患者可出现前房纤维素性渗出、前房积脓、前房积血和低眼压。

3. 带状疱疹病毒引起的后葡萄膜炎

(1) 非特异性视网膜炎或视网膜脉络膜炎

- 多发于 50~70 岁的成人。
- 表现为局灶性或渗出性视网膜脉络膜炎,可伴有视网膜血管炎、玻璃体炎等。

(2) 急性视网膜坏死综合征

- 发病前可有眼带状疱疹及其伴发的全身改变。
- 早期出现周边部的视网膜坏死病灶,并向后极部推进。
- 出现以视网膜动脉炎为特征的视网膜血管炎。
- 中度以上玻璃体混浊。
- 疾病后期易发生裂孔源性视网膜脱离。
- 多有中度的前房反应,出现羊脂状 KP、前房闪辉、前房炎症细胞,易发生眼压升高。

(3) 进展性外层视网膜坏死综合征

- 主要见于免疫功能受抑制者和获得性免疫缺陷综合征患者。
- 多双眼发病,患者诉有眼前黑影、视物模糊或视力下降。
- 患者典型出现多灶性外层视网膜坏死病变,病变呈散在分布或融合成大片状。
- 病变主要位于周边部眼底,后极部、黄斑区均可受累。
- 黄斑受累时可出现樱桃红点外观。
- 疾病最后往往进展为全层视网膜坏死。
- 70% 以上患者发生视网膜脱离。
- 无或仅有轻微的前房反应(轻度前房闪辉,少量前房炎症细胞)和玻璃体反应(玻璃体炎症细胞和混浊)。

(4) 多灶性脉络膜炎

- 眼带状疱疹或腰背部带状疱疹病史。
- 多发性位于视网膜色素上皮水平和脉络膜水平的黄白色病灶。
- 消退后遗留脉络膜视网膜瘢痕,常伴有色素沉着。

四、诊断

1. 先天性水痘—带状疱疹病毒所致的葡萄膜炎
- 孕期母亲感染病史。
- 多种神经系统异常和小眼球、先天性白内障、Horner 综合征等。
- 出现典型的视网膜脉络膜炎或视网膜脉络膜瘢痕。

2. 水痘及合并的葡萄膜炎
- 典型的呼吸道和皮肤粘膜病变或病史。
- 虹膜睫状体炎。
- 视网膜脉络膜炎(视网膜坏死)和视网膜血管炎。
- 视神经炎及后期的视神经萎缩。

3. 水痘—带状疱疹病毒性前葡萄膜炎
- 患者出现典型的眼带状疱疹或腰背部带状疱疹或有此种疾病的病史。
- 弥漫分布或瞳孔区分布的羊脂状 KP,带有色素外观。
- 轻度至中度的前房炎症反应。
- 扇形、片状或大范围的虹膜萎缩和虹膜脱色素。
- 常伴有不同程度的眼压升高。
- 患眼角膜内皮细胞数量较健眼显著减少(图 3-32-5)。

4. 水痘-带状疱疹病毒所引起的后葡萄膜炎

● 眼带状疱疹或腰背部带状疱疹病史。

● 视网膜炎、视网膜血管炎、视网膜萎缩瘢痕、多灶性视网膜坏死、视网膜动脉炎、中等以上玻璃体混浊。

● 病变组织分离培养出水痘-带状疱疹病毒可以确定诊断。

● 疱疹基底部标本涂片检查发现多核巨细胞有助于诊断和鉴别诊断。

● 急性期血清水痘-带状疱疹病毒抗体效价高于恢复期效价 3 倍以上有助于诊断。

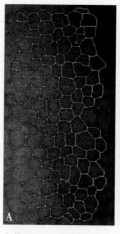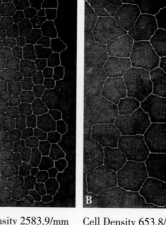

Cell Density 2583.9/mm
Hexagonality 61%

Cell Density 653.8/mm
Hexagonality 67%

图 3-32-5　带状疱疹病毒性前葡萄膜炎患者角膜内皮细胞数量减少(A 为正常眼、B 为患眼)

● 房水、玻璃体标本进行病毒抗体测定、PCR 检测病毒 DNA 有助于诊断和鉴别诊断。

五、鉴别诊断

1. 单纯疱疹病毒所致的葡萄膜炎

● 可引起与水痘-带状疱疹病毒感染相似的前葡萄膜炎、后葡萄膜炎和视网膜坏死。

● 单纯疱疹病毒多引起树枝状或地图状角膜炎、基质性角膜炎。

● 单纯疱疹病毒不引起眼带状疱疹和腰背部带状疱疹。

● 血清学检查、组织活检、病毒分离培养、PCR 检测等有助于诊断和鉴别诊断。

2. 巨细胞病毒性视网膜炎

● 多发生于免疫功能受抑制的患者。

● 视网膜病变通常呈缓慢进展。

● 前房反应轻或缺如、玻璃体反应较轻微。

● 典型眼底改变为沿大血管分布的致密融合性白色混浊,伴视网膜出血或与视网膜血管无关的白色混浊,常伴有视网膜血管炎、视网膜血管闭塞。

● 组织活检、病毒分离培养、PCR 检测、血清学检查有助于诊断和鉴别诊断。

3. 弓形虫所致的视网膜脉络膜炎

● 出现黄斑区及附近局灶性视网膜炎、局灶性视网膜脉络膜炎。

● 新的病灶往往发生于陈旧性病灶周围,形成所谓"卫星"状病灶。

● 血清和眼内液弓形虫抗体、免疫球蛋白测定有助于诊断和鉴别诊断。

4. 梅毒性葡萄膜炎

● 可表现为前葡萄膜炎、中间葡萄膜炎、后葡萄膜炎(视网膜炎、视网膜血管炎)和全葡萄膜炎。

● 可出现局限性的或大片状的视网膜炎、视网膜血管炎和血管闭塞。

● 患者发病前有不洁性交史。

● 患者常有生殖器的硬下疳和梅毒性皮疹。

● 梅毒血清学检查有助于诊断和鉴别诊断。

5. Behcet 病性葡萄膜炎

● 多发于中青年。

● 可表现为前葡萄膜炎、后葡萄膜炎和全葡萄膜炎、视网膜血管炎等多种类型。

● 典型眼底改变是弥漫性视网膜水肿,后期出现视网膜血管闭塞。

● 易发生复发性无菌性前房积脓。

● 常伴有复发性口腔溃疡、多形性皮肤病变、阴部溃疡、关节炎等全身改变。

● 在使用免疫抑制剂过程中可出现腰背部带状疱疹。

6. 眼内—中枢神经系统淋巴瘤所致的伪装综合征

● 此种伪装综合征多发生于老年人,也可见于其他任何年龄。

● 典型出现视网膜内或视网膜下黄白色病变,可伴视网膜血管炎和视网膜出血。

● 病变持续性进展,常有进行性加重的玻璃体混浊,对糖皮质激素治疗通常无反应。

● 玻璃体、视网膜、脉络膜活检有助于诊断和鉴别诊断。

六、治疗

(一) 前葡萄膜炎治疗

1. 抗病毒药物

● 一般认为滴眼剂点眼对此种病毒性前葡萄膜炎的治疗作用有限。

● 口服阿昔洛韦,400~800mg,每日三次或每日四次,可能有一定的治疗作用。

2. 糖皮质激素滴眼剂

● 是治疗水痘 - 带状疱疹病毒性前葡萄膜炎的常用药物。

● 0.1% 地塞米松滴眼剂，点眼，每日三次至每两小时一次。

● 有树枝状角膜炎时禁用此种滴眼剂。

3. 睫状肌麻痹剂点眼

● 患者易出现虹膜萎缩，由此导致的瞳孔散大通常无法恢复，因此不宜使用睫状肌麻痹剂。

● 对炎症严重者，可给予托吡卡胺滴眼剂点眼，每日一次。

4. 降眼压药物

● 0.5% 噻吗心胺滴眼剂点眼，每日两次。

● 可联合其他降眼压滴眼剂和全身用药降低眼压。

● 药物不能控制者则考虑抗青光眼手术治疗。

5. 其他免疫抑制剂

● 对顽固性前葡萄膜炎可考虑给予其他免疫抑制剂治疗。

● 应注意药物所引起的副作用。

（二）后葡萄膜炎的治疗

给予抗病毒药治疗。

（1）阿昔洛韦

● 开始时 10~15mg/kg，静脉滴注，每日三次（详见第三篇第三十六章）。

● 以后改为 400~800mg，口服，每日五次。

● 治疗过程中应注意此药的肾毒性、肝素性、胃肠道反应和神经系统的毒副作用。

（2）丙氧鸟苷

● 5mg/kg，静脉滴注，每 12 小时一次。

● 玻璃体内注射 200μg，每周一次。

● 治疗过程中应注意此药的骨髓抑制和肾毒性等副作用。

（三）糖皮质激素全身应用

● 适应证：大的出血性皮肤疱疹、进展性眼球突出和眼外肌麻痹、视神经炎、大脑血管炎、急性视网膜坏死综合征。

● 糖皮质激素宜在有效抗病毒的前提下使用。

● 初始剂量一般为 1~1.2mg/（kg·d）。

- 用药一周后即应迅速减量。

七、预后

- 多数前葡萄膜炎患者视力预后较好。
- 后葡萄膜炎患者的视力预后依病变的部位和严重程度而定。
- 进展性外层视网膜坏死综合征和急性视网膜坏死综合征预后通常较差,特别是发生裂孔源性视网膜脱离者预后更差。

第三十三章　巨细胞病毒性葡萄膜炎

一、概念

巨细胞病毒(cytomegalovirus,CMV)是疱疹病毒家族中的双链 DNA 病毒,在免疫功能低下者可引起中枢神经系统、呼吸系统、胃肠道和眼部病变。巨细胞病毒在眼部主要引起视网膜炎。巨细胞病毒性视网膜炎是 AIDS 病最常见的机会感染和致盲原因。

二、流行病学

- CMV 可通过密切接触传播。
- 性接触是 CMV 传播的一种重要方式。
- 16 岁以上者中约 60%CMV 抗体阳性,在 80 岁以上者中,约 80%CMV 抗体阳性,因此,成年葡萄膜炎患者中 CMV 抗体阳性者并不代表疾病是 CMV 所引起的。
- 在男同性恋者中约 90%CMV 抗体阳性。

三、临床表现

(一) 巨细胞病毒的先天性感染

1. 巨细胞病毒先天性感染是最常见的宫内感染。

2. 大多数感染者无临床表现。

3. 少数患者可出现以下全身改变　低体重、肝脾肿大、直接高胆红素血症所致的黄疸、继发于血小板减少的瘀斑、呼吸窘迫、小头畸形、智力低下、癫痫、运动障碍、行为异常和耳聋。

4. 眼部病变　先天性无眼球、视网膜炎、视网膜脉络膜萎缩或瘢痕。

5. 在巨细胞病毒感染的新生儿中,5%~30% 出现视网膜炎,通常见于有播散性巨细胞病毒感染并且出生时有明显临床表现的新生儿。

6. 巨细胞病毒性视网膜炎可是此种病毒感染的唯一表现。

7. 诊断和鉴别诊断

- 对母亲和新生儿进行血清学检查和病毒培养有助于诊断和鉴别诊断。

- 应与弓形虫、风疹病毒、单纯疱疹病毒等所致的视网膜炎相鉴别。

8. 治疗

- 目前尚无有效的治疗方法。

- 可考虑用丙氧鸟苷治疗(详见有关章节)。

(二) 获得性感染

1. 获得性感染见于免疫功能受抑制者。

2. 全身表现　多数无临床改变,少部分可有发热、咽痛、头痛、不适、乏力、肌肉疼痛、关节疼痛等非特异全身表现。

3. 巨细胞病毒性视网膜炎

- 多为双侧受累。

- CD4$^+$T 细胞计数越低越易发生。

- 眼前漂浮物、暗点、闪光感、视物模糊、视力下降等,发生于周边部的视网膜炎早期可无任何症状。

- 眼底三种改变:

➢ 第一种为暴发型(水肿型)坏死性视网膜血管炎,病变沿大血管分布,表现为外观致密的融合的白色混浊,常伴有出血和血管鞘(图 3-33-1)、(图 3-33-2)。

➢ 第二种为懒惰型或颗粒型,表现为颗粒状视网膜混浊斑,多发生于周边视网膜,通常无视网膜水肿,视网膜血管鞘少见,病灶中央呈萎缩状,周边则有活动性改变(图 3-33-3)。

➢ 第三种表现为类似霜样树枝状视网膜血管炎。

- 视乳头附近的病变常伴视盘水肿。

- 玻璃体反应轻微。

- 前房反应轻微或缺如。

- 视网膜炎可并发裂孔源性视网膜脱离和渗出性视网膜脱离。

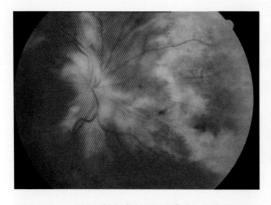

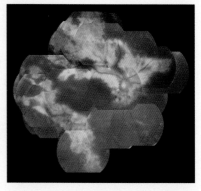

图 3-33-1 巨细胞病毒性视网膜炎,病变沿大血管分布,表现为外观致密的融合的白色混浊,伴有出血和血管鞘(由 James T. Rosenbaum 教授提供)

图 3-33-2 巨细胞病毒性视网膜炎患者的视网膜坏死病灶,伴有出血(由叶俊杰教授提供)

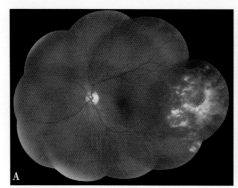

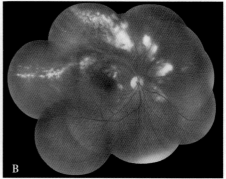

图 3-33-3 巨细胞病毒性视网膜炎患者的眼底改变,表现为周边视网膜颗粒状混浊斑

四、诊断

(一) 典型临床表现

1. 先天性感染

- 多种先天异常、多系统损害的表现。
- 视网膜炎。

2. 获得性感染

- 多系统多器官受累的表现。
- 合并获得性免疫缺陷综合征的临床表现及 CD4⁺T 细胞显著降低。
- 患者往往有需要免疫抑制剂治疗的疾病。

- 前述典型的三种眼底改变。

（二）血清学检查

1. 补体结合试验、免疫荧光和酶联免疫吸附技术测定特异性抗体对诊断和鉴别诊断有帮助。

2. 动态测定抗体发现效价增加 4 倍或 4 倍以上对诊断有重要价值。

3. 抗巨细胞病毒 IgM 抗体阳性提示有近期感染。

4. 眼内液、血清 CMV 抗体和免疫球蛋白测定以及 Witmer 系数确定（详见第三篇三十八章）对诊断有重要帮助，系数大于 4 具有确诊作用。

（三）病毒分离培养

血、尿、唾液、玻璃体标本或视网膜脉络膜活组织检查技术所得的标本均可进行病毒培养，病毒形成特征性改变通常需要在数天至数周（多在 2~3 周）。

（四）PCR 检测

1. 对眼内液、视网膜、脉络膜活检标本可进行此种检查。

2. 抗病毒治疗可影响检查结果。

3. 判定结果时应注意假阳性和假阴性结果。

（五）组织学检查

1. 发现核内包涵体的巨细胞对诊断有帮助。

2. 免疫细胞化学、免疫组织化学、免疫电镜技术有助于诊断和鉴别诊断。

（六）荧光素眼底血管造影检查

可发现小动脉充盈缺损、视网膜血管渗漏、视乳头血管渗漏和染色、萎缩视网膜色素上皮部位透见荧光、色素遮蔽荧光、视网膜出血遮蔽荧光。

五、鉴别诊断

此病应与多种病原体感染引起的视网膜炎和一些自身免疫性视网膜炎、视网膜血管炎相鉴别。

1. 水痘 - 带状疱疹病毒感染（急性视网膜坏死综合征）

- 出现典型的闭塞性视网膜动脉炎。

- 通常有显著的玻璃体炎症和混浊。

- 视网膜坏死病灶起始于周边部或赤道部，并呈环状向后极部推进。

- 常伴有羊脂状 KP 和前房炎症细胞、眼压升高。

- 后期易发生裂孔源性（多见）或牵引性视网膜脱离（少见）。

2. 进展性外层视网膜坏死综合征

● 患者出现多灶性视网膜外层病变。

● 典型表现为深层的视网膜混浊和坏死病灶,病变进展非常迅速,最后常导致全层视网膜坏死。

● 早期即出现黄斑中心凹周围的病变。

● 易发生视网膜脱离。

3. 单纯疱疹病毒性视网膜炎

● 可有单纯疱疹病毒性脑炎病史。

● 视网膜水肿、出血、视网膜血管炎。

● 可有急性视网膜坏死综合征的表现。

● 病变进展迅速,后期易发生视网膜脱离。

4. 梅毒性视网膜炎

● 出现多种外观的视网膜炎,不伴视网膜坏死。

● 易出现视网膜血管炎或血管闭塞,也可出现视网膜梗死(棉絮斑)。

● 患者可有显著的前房炎症反应、羊脂状 KP 和虹膜后粘连。

● 明显的玻璃体炎症反应,后玻璃体膜可出现类似羊脂状 KP 的沉着物。

● 易出现皮疹、硬下疳等。

● 不洁性接触史、梅毒血清学检查有助于诊断和鉴别诊断。

5. 弓形虫性视网膜脉络膜炎

● 黄斑区脉络膜视网膜病灶,陈旧性病灶周围往往有活动性卫星病灶。

● 可出现显著的前房反应伴虹膜后粘连和大的 KP。

● 可出现显著的玻璃体炎症反应。

● 血清、眼内液抗弓形虫抗体、免疫球蛋白测定有助于确定诊断。

6. Behcet 病及其伴发的葡萄膜炎

● 反复发作的视网膜炎、视网膜血管炎或全葡萄膜炎,易发生前房积脓。

● 疾病后期常出现视网膜"幻影血管"和广泛的视网膜萎缩。

● 复发性有痛性口腔溃疡、多形性皮肤病变、阴部溃疡等全身病变。

● 皮肤过敏反应性试验阳性,对诊断有重要帮助。

● 关节炎附睾炎、神经系统、消化系统等病变。

7. 真菌性视网膜炎

● 典型地出现视网膜前或视网膜内多灶性病变,边界不清,病变大小不一,病变缓慢持续性进展。

- 常有显著前房反应,甚至出现前房积脓。
- 常有显著的玻璃体炎症反应和雪球状玻璃体混浊或黄白色大团状的玻璃体混浊。
- 对糖皮质激素治疗无反应,或早期有反应,后期无反应。

8. 眼内 - 中枢神经系统淋巴病淋巴瘤所致的伪装综合征

- 此种伪装综合征多见于 60 岁以上的老年人。
- 典型地出现视网膜下病变或视网膜内奶油状病变,伴有视网膜隆起。
- 显著的玻璃体混浊和大量玻璃体细胞。
- 局灶性颅内损害的症状和体征。
- 对糖皮质激素反应差或无反应。
- 疾病通常呈持续性进展,最后出现颅内压增高、视力完全丧失,并危及生命。

六、治疗

(一) 丙氧鸟苷

1. 是治疗巨细胞病毒感染的第一线药物。

2. 在用药 2~4 周后可以诱导病变消退。

3. 诱导病变消退后应给予维持治疗。

4. 治疗方法

(1) 静脉注射及口服

- 剂量为 5mg/kg,静脉滴注,一小时内用完,每 12 小时一次,治疗时间 14~21 天。
- 维持剂量一般为 5mg/(kg·d),每周用 5 天,可静脉给药,也可口服。
- 此种治疗应持续终生。
- 丙氧鸟苷可引起肾功能损害、中性粒细胞和血小板减少、肝功能损害、发热、皮疹、贫血等。

(2) 玻璃体内注射

- 适用于严重粒细胞减少不宜全身治疗者和有威胁患者视力的黄斑和(或)视神经损害。
- 诱导期每次 200~2000μg,每周 2 次,维持剂量为每周 1 次。
- 应注意视网膜脱离、玻璃体积血和眼内炎等并发症。

(3) 玻璃体内植入丙氧鸟苷缓释装置。

（二）Foscarnet（trisodium phosphonoformate，Foscavir）

1. 可选择抑制疱疹病毒 DNA 多聚酶的活性。

2. 诱导治疗

- 剂量为 90mg/kg，静脉注射，一日两次，连用 14~21 天。

- 也可用 60mg/kg，静脉注射，一日三次，连用 14~21 天。

- 也可用 2400μg，玻璃体内注射，每周两次。

3. 维持期治疗

- 剂量为 90mg/kg，静脉注射，每日一次。

- 2400μg，玻璃体内注射，每周一次。

4. 应注意此药的副作用

- 肾功能障碍，严重者可至肾衰竭。

- 嗜睡、烦躁、头痛、癫痫等。

（三）叠氮胸苷

1. 对 HIV 具有特异的抑制作用，但对巨细胞病毒的抑制作用仍有争议。

2. 治疗剂量 200mg，静脉注射，每 4 小时一次，一直用至活动性病变消失。

（四）Cidofovir

1. 使用的最大优点是应用频度低。

2. 诱导治疗

- 5mg/kg，静脉注射，每周 1 次，治疗两周。

3. 维持治疗

- 5mg/kg，静脉注射，每两周一次。

- 15~20μg，玻璃体内注射，每 6 周注射一次。

（五）福来韦生

1. 是抗病毒的反义药物，对巨细胞病毒感染有较好作用。

2. 诱导期治疗

- 对于初次发病者，玻璃体内注射 165μg，每周一次，连用 3 周。

- 对于复发或已使用过其他药物者，玻璃体内注射 330μg，每两周注射一次，共 2 次。

3. 维持治疗

- 对于初次发病者，玻璃体内注射 165μg，每两周一次。

- 对于复发或已使用过其他药物者，330μg 玻璃体内注射，每 4 周注射一次。

七、病程及预后

- 巨细胞病毒性视网膜炎如不治疗将会持续进展,6 个月内将造成全视网膜破坏。

- 患者视力预后通常较差。

第三十四章　人类免疫缺陷病毒所致的葡萄膜炎或合并的机会感染

一、概念

人类免疫缺陷病毒(human immunodeficiency virus,HIV)是一种嗜人 T 淋巴细胞病毒,感染后引起获得性免疫缺陷综合征(acquired immunodeficiency syndrome,AIDS),此种疾病可引起视网膜病变,也可伴有多种机会感染及多种肿瘤。

二、病因和发病机制

- HIV 是一种反转录病毒。
- HIV-I 的包膜蛋白 gp120 与其受体 CD4 分子结合后特异性地破坏 CD4$^+$T 细胞。
- CD4$^+$T 细胞数量和功能的降低易导致多种机会感染、多种肿瘤和眼部病变(如 HIV 视网膜病变)。

三、流行病学

- 自 1981 年首次报道 AIDS 以来,HIV 感染者以惊人的数字增长。
- 非洲是重灾区,近年来我国患者有逐年增多的趋势。
- HIV 感染有以下 4 个途径:性接触传播、注射传播、垂直传播(即感染的母亲传播,感染可发生于宫内、分娩过程或出生后哺乳期)、器官或组织移植传播(如角膜移植)。

四、临床表现

HIV 感染后主要通过破坏 CD4⁺T 细胞而削弱机体的抵抗力,引起机会感染、肿瘤、全身性疾病、眼部病变。

(一) 机会感染

1. 易发生机会感染。

2. 卡氏肺孢子虫感染,感染率达 50%~60%。

3. 念珠菌感染,引起气管炎、支气管炎、肺炎、食管炎。

4. 球孢子菌病。

5. 隐球菌感染。

6. 巨细胞病毒感染,引起淋巴腺病、肝炎、大脑炎、心肌炎等。

7. 单纯疱疹病毒感染,引起淋巴腺炎、坏死性肺炎、食管炎、脑炎等。

8. 水痘 - 带状疱疹病毒感染。

9. 组织胞浆菌感染。

10. 结核分枝杆菌其他种类分枝杆菌感染。

11. 沙门菌属感染。

12. 弓形虫感染,在 AIDS 患者出现的感染易引起严重的脑病、肺炎、心肌炎等严重病变。

13. 梅毒螺旋体感染。

14. 机会感染和眼部病变的发生与 CD4⁺T 细胞计数有关。

● <500 细胞 /μl 易发生结核杆菌感染。

● <250 细胞 /μl 易发生肺孢子虫、弓形虫感染。

● <100 细胞 /μl 易发生 CMV 性视网膜炎、视网膜或结膜微血管病变、带状疱疹病毒性视网膜炎等。

(二) AIDS 病患者可出现以下肿瘤

1. Kaposi 肉瘤,躯干、面部、眼睑、淋巴结、胃肠道及肺易受累。

2. 非霍奇金淋巴瘤。

3. Burkitt 淋巴瘤。

4. 子宫颈瘤。

(三) 眼部病变

1. HIV 感染主要引起四类病变

● 非感染性微血管病变,多发生于免疫缺陷严重的 AIDS 患者,HIV 感染者少见。

- 眼机会感染,CD4$^+$T细胞数目越少越易发生眼机会感染。
- 累及眼组织的肿瘤。
- 神经眼科病变。

2. 非感染性微血管病变

- 此种病变多发生于CD4$^+$T细胞200个/μl以下的患者。
- 此种病变最常发生于视网膜,结膜和视神经也可受累。
- 发生于视网膜者被称为HIV性视网膜病变或HIV性非感染性视网膜炎。
- HIV性视网膜病变典型表现为视网膜棉絮斑(视网膜神经纤维层的微梗死所致),还可出现视网膜内出血、少数患者出现视网膜血管鞘、血管闭塞、缺血性黄斑病变。
- 通常不影响视力,病变多于6~9周自发消退。

3. 眼的机会感染

(1) CMV性视网膜炎

- 是一个相对晚期的常见机会感染,通常发生于确定AIDS诊断后9个月。
- 是最常见的眼部机会感染,约15%的患者受累。
- 有三种改变,一种是沿视网膜大血管分布的爆发型或水肿型,表现为大片状视网膜混浊(图3-34-1),常伴出血和血管鞘;另一种是与视网膜血管无关的颗粒状视网膜混浊,不易伴发血管鞘和出血;第三种为类似霜样树枝视网膜血管炎样的改变。

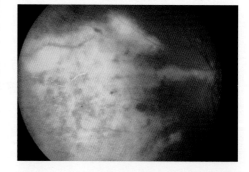

- 玻璃体反应和混浊通常较轻。

(2) 眼的弓形虫感染

- 多发生于CD4$^+$T细胞低于150细胞/μL的患者。

图3-34-1 HIV患者的巨细胞病毒性视网膜炎,显示大片状视网膜坏死,伴视网膜血管闭塞和大片状视网膜出血(由James T Rosenbaum教授提供)

- 通常有严重的全身表现,如癫痫、脑膜脑炎、肺炎、急性呼吸衰竭、咯血、代谢性酸中毒、弥散性血管内凝血等。
- 经典改变为局灶性坏死性视网膜炎或视网膜脉络膜炎,新病灶往往出现于旧病灶附近,形成所谓"卫星"状病灶。
- 非典型改变为弥漫性坏死性视网膜炎、视网膜血管炎、严重玻璃体炎、严重的前房反应。

(3) 眼带状疱疹病毒感染

- 眼前段改变,前葡萄膜炎,可有面部带状疱疹.
- 眼后段改变,主要有 3 种类型,即坏死视网膜炎、急性视网膜坏死综合征和进展性外层视网膜坏死综合征。

(4) 梅毒螺旋体感染

- 可引起视网膜炎、视网膜血管炎、脉络膜视网膜炎、虹膜睫状体炎和视神经炎。
- 可出现多发性视网膜黄白色病变,类似于急性后极部多灶性鳞状色素上皮病变。
- 可出现增殖性玻璃体视网膜病变。

(5) 组织胞浆菌感染

- 在 AIDS 患者易引起播散性组织胞浆菌感染,它是一种威胁生命的感染。
- 播散性感染往往引起眼组织胞浆菌病,视网膜内或视网膜下出现白色乳油状的浸润病灶,边界清晰,可伴有散在的视网膜内出血。
- 活组织检查可见病灶中有组织胞浆菌。

(6) 卡氏肺孢子虫病

- 是常见的机会感染,发生率达 80% 以上。
- 卡氏肺孢子虫视网膜炎,典型表现为多发性黄白色视网膜下病灶,病变可扩大或融合。
- 卡氏肺孢子虫脉络膜炎,出现后极部多发性黄白色圆形或多叶形的脉络膜病灶,进展缓慢。

(7) 新型隐球菌感染

- 易发生于播散性隐球菌感染的患者。
- 典型改变为多灶性黄白色脉络膜浸润病变,约 1/4 视乳头直径大小,易伴发视盘水肿、视乳头旁出血。
- 患者可有发热、寒战、头痛、不适、乏力等非特异性全身表现,也可伴有脑膜脑炎

(8) 白色念珠菌感染

- 多见于静脉吸毒者。
- 可引起视网膜炎或眼内炎。
- 玻璃体易出现珍珠样改变。

(9) 结核杆菌感染

- AIDS 患者易发生全身结核杆菌感染,眼部主要表现为脉络膜炎,典型地表现为双侧多发性橘黄色脉络膜病变或分布于整个眼底的粟粒状病变。
- 患者的玻璃体和前房反应轻微或缺如。
- 尸检可见干酪样坏死、单核细胞浸润和抗酸杆菌。

4. 累及眼附属器的肿瘤

- 眼睑和结膜 Kaposi 肉瘤。
- 眼眶淋巴瘤。

5. 神经眼科病变

- 神经眼科病变由 HIV 在直接感染中枢神经系统或机会感染影响至中枢神经系统所引起。
- 可引起颅神经麻痹、视盘水肿、视神经病变和偏盲等改变。

五、分期和诊断

(一) 分期

美国疾病监控中心将 HIV 感染分为四期:

1. I 期(急性感染期)

- 最初 HIV 感染引起的感冒样表现,持续 4~6 周。
- 抗体从阴性转至阳性。

2. II 期(无症状感染期)

- 患者不出现 HIV 感染的任何症状和体征。

3. III 期(持续的全身淋巴腺病期)

- 患者出现多个部位淋巴结肿大。
- 持续时间长,通常 3 个月以上。
- CD4$^+$T 细胞计数轻度降低,CD4/CD8T 细胞比值降低。

4. IV 期(获得性免疫综合征期)又分为 A、B、C、D、E 五期。此期有以下主要特征:

- 进行性免疫功能低下。
- HIV 感染引起多种全身表现。
- 患者可出现多种机会感染或肿瘤(Kaposi 肉瘤、非霍奇金淋巴瘤或脑部原发性淋巴瘤)。
- 患者血中检测出病毒。

- 血清中抗 HIV 抗体水平可能降低。

（二）诊断

1. 典型的临床表现。

- 患者出现进行性免疫功能降低，全身和眼部的各种机会感染。
- 出现全身和累及眼部的肿瘤（Kaposi 肉瘤、非霍奇金淋巴瘤等）。
- 出现典型的 HIV 性视网膜病变（视网膜棉絮斑）。
- 出现多种神经眼科病变。

2. $CD4^+T$ 细胞计数降低或显著降低。

3. 抗 HIV 抗体阳性。

4. 血清 HIV 抗原检测阳性，在疾病不同阶段血清 HIV 抗原的阳性率可有很大不同。

- Ⅱ期 HIV 抗原检测阳性率为 19%。
- Ⅲ期 HIV 抗原检测阳性率为 46%。
- Ⅳ期 HIV 抗原检测阳性率为 64%。

5. 体液或组织 HIV 培养，有助于确定诊断和鉴别诊断。

（三）世界卫生组织制定的临床界定标准（1986 年）

1. 主征

- 体重减轻至原有体重的 10% 以上。
- 间断性或持续性发热 1 个月以上。
- 慢性间断性腹泻或持续性腹泻 1 个月以上。

2. 次征

- 持续性咳嗽 1 个月以上。
- 弥漫性瘙痒性皮炎。
- 复发性带状疱疹病毒感染。
- 口咽部真菌性感染。
- 慢性进展性和播散性单纯疱疹病毒感染。
- 弥漫性淋巴腺病（淋巴结肿大）。

3. 判定

- 如果有两个主征和一个次征，即提示可能患 AIDS。

六、治疗

(一) 治疗目的

1. 抑制病毒复制。

2. 恢复患者免疫功能。

3. 预防和治疗机会感染和恶性肿瘤。

4. 延长患者生命和改善患者的生活质量。

(二) 用于治疗 HIV 感染的药物

1. 反转录酶抑制剂

(1) 核苷反转录酶抑制剂：

- Zalcitabine (ddC, Hivid)
- Lamivudine (Epivir, 3TC, Lamivir)
- Zidovudine (Retovir, AZT)
- Didanosine (ddI, Videx, Dinex)
- Stavudine (Zerit, d4t, Stavir)
- Abacavir (Ziagen)

(2) 非核苷反转录酶抑制剂：

- Nevirapine (Viramune)
- Delavirdine (Rescriptor, Nevimune)
- Efavirenz (Sustiva)

2. 蛋白酶抑制剂

- Indinavir (Crixivan)
- Nelfinavir (Viracept)
- Saquinavir (Invirase)
- Ritonavir (Norvir)
- Agenerase (Amprenavir)

(三) 抗病毒治疗适应证

1. 急性感染期。

2. 患者出现了 HIV 感染的症状。

3. $CD4^+T$ 细胞计数小于 300 细胞 /u1。

4. HIV RNA>50 000 拷贝 (rt-PCR)，或 >10 000 bDNA。

（四）治疗方案

1. 2种核苷反转录酶抑制剂和一种非核苷反转录酶抑制剂。

2. 2种核苷反转录酶抑制剂和一种蛋白酶抑制剂。

（五）中医中药

已有研究表明,补中益气、滋阴养肝、清热解毒等中药可能有一定治疗作用,与抗病毒治疗方案同用可能有助于改善患者的预后。

七、预后

- 有效的治疗可改善患者的生活质量。
- 患者预后差。

第三十五章　嗜人T淋巴细胞病毒I型及其所致的葡萄膜炎

一、概念

嗜人T淋巴细胞病毒（human T-lymphotropic virus，HTLV）是一种反转录病毒，HTLV-I与成人T细胞白血病、HTLV-I相关性脊髓病和葡萄膜炎有关。

二、流行病学

- 此病有明显的地域分布，主要发生于日本南部、加勒比海诸岛、南美洲、中非等地区。
- 感染有两个途径：一是垂直感染，通过脐血经胎盘感染或通过哺乳感染，另一为水平感染，通过性交、输血发生感染。
- 此种病毒所致葡萄膜炎在日本多见。

三、成人T细胞白血病与眼部病变

1. HTLV-I可引起成人T细胞白血病。
2. 成人T细胞白血病可通过两个机制引起葡萄膜炎。

- 肿瘤细胞直接眼组织浸润。
- 疾病导致的免疫功能低下，引发机会感染，出现巨细胞病毒性视网膜炎等类型的葡萄膜炎。

四、HTLV-I相关的脊髓病与眼部病变

1. HTLV-I可引起脊髓病，典型地表现为痉挛性脊髓麻痹。

2. 此病可合并多种眼部异常。

• 视网膜血管异常,表现为视网膜静脉血管管壁混浊、视网膜棉絮斑。

• 葡萄膜炎,可表现为肉芽肿性前葡萄膜炎、玻璃体颗粒状或膜状混浊、视网膜微血管炎等。

• 视网膜脉络膜变性,可表现为大范围的或局限性视网膜脉络膜变性,可合并慢性炎症及 Sjögren 综合征。

五、HTLV-I 所致的葡萄膜炎

1. 眼前、后段均可受累,可表现为前葡萄膜炎、中间葡萄膜炎或后葡萄膜炎。

2. 发病年龄 19~75 岁。

3. 通常急性发病。

4. 眼部表现

• 常有轻至中度雾视、异物感、飞蚊症等症状。

• 轻度睫状充血,常有轻度至中度前房闪辉(+~++)和少量前房炎症细胞(+~++)。

• 小的白色羊脂状 KP、瞳孔领绒毛状 Koeppe 结节。

• 易出现轻度至中度玻璃体混浊,为尘状、颗粒状、雪球状、小块状等混浊。

• 视网膜血管鞘、黄白色斑点、颗粒状混浊、视网膜棉絮斑、视网膜脉络膜萎缩病灶等。

• 视网膜表面出现与玻璃体混浊类似的混浊物。

5. 荧光素眼底血管造影检查发现视网膜血管渗漏和(或)视乳头高荧光。

六、诊断

1. 典型的地区分布特征　感染高发区出现的肉芽肿性葡萄膜炎,特别是视网膜动静脉壁混浊者,应想到此病的可能性。

2. HTLV-I 血清抗体的动态测定有助于诊断和鉴别诊断。

3. 眼内液标本 PCR 检测等有助于诊断和鉴别诊断。

4. 应排除其他原因所致的葡萄膜炎。

七、治疗

1. 前葡萄膜炎的治疗

- 糖皮质激素滴眼剂点眼,制剂和频度依前房炎症严重程度而定。

- 睫状肌麻痹剂点眼,多选用2%阿托品眼膏点眼,每日一次或隔日一次。

2. 中间葡萄膜炎、后葡萄膜炎和全葡萄膜炎的治疗

- 糖皮质激素后 Tenon 囊下注射可用于治疗单侧病变,根据患者情况可重复给予。

- 糖皮质激素口服,0.5~1mg/(kg·d),在治疗过程中应根据患者炎症和耐受性调整剂量。

- 抗病毒药物治疗效果尚未肯定。

第三十六章　急性视网膜坏死综合征

一、概念

急性视网膜坏死综合征(acute retinal necrosis syndrome,ARN)是一种主要由疱疹病毒感染引起的以视网膜坏死为特征的炎症性疾病。此病在文献中也被叫做桐泽型葡萄膜炎(Kirisawa uveitis)。

二、流行病学

* 在世界各地均有发生,无种族差异。
* 发病年龄在4~90岁,20岁和50岁为两个发病年龄高峰,无性别差异。
* 发生于年轻组的多为单纯疱疹病毒I型所引起,发生于年龄大组的多为水痘—带状疱疹病毒所致。
* 单侧受累者约占65%。

三、病因和发病机制

此病是由疱疹病毒直接侵犯视网膜所致,在发病中免疫反应也起一定作用。

四、临床表现

(一) 全身表现

在眼病发生前,一些患者可有病毒感染所引起的病变,如带状疱疹、水痘、脑炎、皮肤溃疡,也可有头痛、发热、全身肌肉疼痛、关节痛等非特异性改变。

(二) 眼部表现

1. 隐匿发病或突然发病。

2. 常有轻度眼红、眼痛、眶周疼痛、刺激感或异物感等表现。

3. 伴有肌炎和视神经炎的患者常有眼痛和眼球转动时疼痛加剧的表现。

4. 疾病早期患者可有眼压升高,并可导致眼痛。

5. 眼前黑影、闪光等。

6. 初期多有视物模糊,以后则出现视力下降或严重下降。

7. 视网膜坏死

(1) 坏死病灶最早出现于周边部(图 3-36-1)、中周部视网膜,累及 1 个或多个象限。

(2) 早期的视网膜坏死病变呈斑状外观,被称为"拇指印"状病变(图3-36-2)。

(3) 病变进展迅速,数量和范围迅速增多和扩大,病变往往融合成大片状(图 3-36-3)。

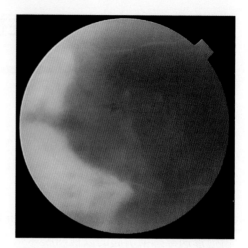

图 3-36-1　急性视网膜坏死综合征早期坏死病灶发生于周边部

(4) 病变从中周部向后极部推进,最后常累及黄斑区和视乳头周围的视网膜。

(5) 坏死病变累及全层视网膜,典型地表现为全层视网膜坏死,呈白色或黄白色改变。

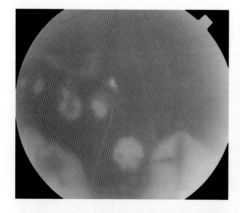

图 3-36-2　急性视网膜坏死综合征患者早期的视网膜坏死病变,呈多发性"拇指印"样外观

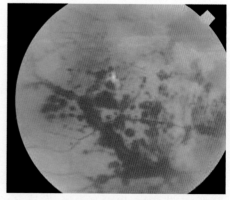

图 3-36-3　急性视网膜坏死综合征患者,出现大片状视网膜坏死,伴多发性片状出血

（6）坏死病灶区常发生点状或片状视网膜出血。

（7）病变于发病后数周开始消退，以后出现视网膜萎缩，最后被纤维胶质膜取代。

8. 视网膜血管炎

（1）患者典型表现为严重的闭塞性视网膜动脉炎。

● 视网膜动脉血管白鞘、动脉闭塞，常为血管全程受累（图3-36-4）。

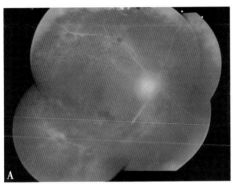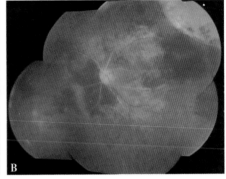

图3-36-4　急性视网膜坏死综合征患者晚期的视网膜萎缩、视网膜血管闭塞及出血

● 视网膜动脉闭塞可发生于视网膜坏死区或非坏死区。

● 受累视网膜动脉周围可出现点状或片状出血。

（2）患者偶可出现视网膜静脉炎或静脉周围炎。

● 视网膜静脉血管鞘。

● 受累血管周围出现散在的小或中等大小的片状出血，偶尔出现类似视网膜中央静脉阻塞的火焰状出血。

● 可伴有大片状出血。

9. 玻璃体混浊和炎症细胞浸润

（1）在ARN早期出现轻度至中度的玻璃体炎症反应和玻璃体混浊。

（2）随着疾病进展，大量细胞和碎片进入玻璃体腔，引起严重的玻璃体混浊。

（3）在ARN消退期出现以下改变：

● 玻璃体液化。

● 显著的玻璃体混浊。

● 玻璃体纤维组织增殖。

10. 眼前段改变

（1）疾病早期发生轻度至中度的前葡萄膜炎。

- 可有轻度睫状充血或混合性充血。

- 尘状或羊脂状 KP（图 3-36-5）。

- 轻度至中度前房闪辉（+~++）和少量前房炎症细胞。

- 通常无虹膜后粘连，但在少数患者可出现散在虹膜后粘连，疾病后期可出现完全性虹膜后粘连。

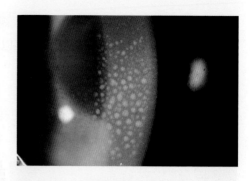

图 3-36-5　急性视网膜坏死综合征患者的羊脂状 KP

（2）极少数患者可出现前房积脓。

（3）多有轻度至中度眼压升高，易被降眼压药物和糖皮质激素滴眼剂所控制。

11. 其他眼部病变

（1）巩膜炎、巩膜外层炎。

（2）球结膜水肿。

（3）眼睑水肿。

（三）并发症

1. 视网膜脱离

- 发生率高达 75% 以上。

- 视网膜脱离主要发生于发病后 1 个月至数个月内。

- 多为孔源性视网膜脱离。

- 在炎症活动期出可出现渗出性视网膜脱离。

2. 增殖性玻璃体视网膜病变。

3. 视网膜和（或）视乳头新生血管。

4. 并发性白内障。

5. 视神经萎缩。

6. 偶尔可引起眼球萎缩。

五、诊断

1. 患者典型的眼部表现和眼外病毒感染的表现

- 起始于周边部并向后极部推进的视网膜坏死病灶。

- 以视网膜动脉炎为特征的视网膜血管炎、视网膜血管闭塞。

- 疾病早期出现中度玻璃体混浊，后期出现严重的玻璃体混浊。

- 疾病后期发生的裂孔源性视网膜脱离。
- 疱疹病毒感染所引起的带状疱疹、皮肤溃疡、脑炎等改变。

2. 侵入性诊断方法和实验室检查对诊断有重要帮助

- 眼内液、眼组织病毒分离培养阳性可确定诊断。
- 组织学检查发现病毒包涵体及电镜下发现病毒颗粒有助于诊断和鉴别诊断。
- PCR 检测和原位杂交有助于诊断和鉴别诊断。
- 眼内液和血清抗体和免疫球蛋白检测，Witmer 系数大于 4 有助于诊断。

3. 荧光素眼底血管造影检查

- 视网膜动脉、静脉节段扩张、荧光素渗漏和血管壁染色（图 3-36-6）。
- 视网膜荧光素渗漏，呈斑片状强荧光。
- 有视网膜出血者可见遮蔽荧光（图 3-36-7）。
- 视网膜中央动脉或其分支阻塞。
- 在静脉期，活动性视网膜炎症无或仅有少的视网膜灌注，动脉、静脉内显示突然"截止"的外观（图 3-36-8）。

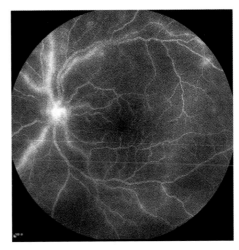

图 3-36-6 急性视网膜坏死综合征患者的 FFA 检查，显示视网膜血管节段性扩张、荧光素渗漏和血管壁染色

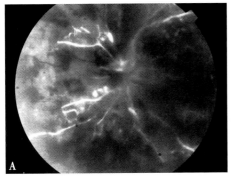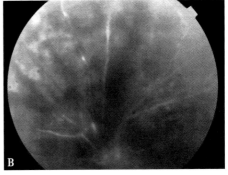

图 3-36-7 急性视网膜坏死综合征患者 FFA 检查，发现视网膜出血引起的遮蔽荧光及视网膜血管渗漏

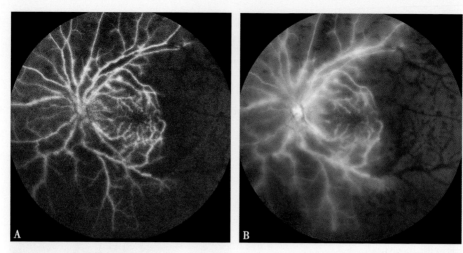

图 3-36-8 急性视网膜坏死综合征患者 FFA 检查,发现视网膜坏死区无视网膜灌注,动脉静脉显示突然截止现象(A、B)

- 视乳头染色。
- 黄斑囊样水肿。

4. UBM 检查

- 睫状体水肿,睫状体扁平部及玻璃体基底部点状、絮状渗出回声。
- 周边部视网膜下裂隙状积液。

5. OCT 检查

- 后极部视网膜水肿,内层反射增强,光感受器暗区增宽。
- 黄斑囊样水肿。
- 视网膜神经上皮层脱离。

6. 超声检查

- 玻璃体混浊。
- 视网膜脱离。

六、诊断标准

ARN 尚无满意的诊断标准,美国葡萄膜炎学会研究和教育委员会曾制定了一个诊断的参考标准,现将其介绍如下:

1. 周边视网膜出现一个或多个境界清楚的坏死病灶。

2. 如果不使用抗病毒药物病变进展迅速。

3. 病变呈环状进展。

4. 闭塞性视网膜血管炎伴有动脉受累。

5. 显著的玻璃体和前房炎症反应。

七、鉴别诊断

1. 进展性外层视网膜坏死综合征

- 进展性外层视网膜坏死综合征也是疱疹病毒感染引起的疾病。
- 它发生于免疫功能低下者。
- 特征性地出现外层视网膜坏死,但视网膜血管受累少见。
- 玻璃体反应较轻。

2. CMV 性视网膜炎

- 见于免疫功能低者或新生儿感染者。
- 病程长,病变进展缓慢。
- 疾病早期往往累及后极部,呈大片状坏死病灶。
- 视网膜病变往往有颗粒状外观,而不是像 ARN 那样致密的坏死。
- 玻璃体反应通常较轻,一般不影响眼底的观察。
- 前房反应轻或缺如。

3. 弓形虫性视网膜脉络膜炎

(1) 发生于免疫功能正常者常有以下典型改变:

- 局灶性视网膜脉络膜炎和瘢痕,常发生于黄斑区或黄斑附近。
- 新的病灶往往出现于陈旧性病变附近。

(2) 发生于免疫功能抑制者常有以下典型改变:

- 常发生严重的广泛的视网膜坏死病灶。
- 患者常有严重的玻璃体炎。
- 患者常有严重的前葡萄膜炎。

(3) 应同时进行眼内液和血清抗弓形虫抗体及免疫球蛋白检测,Witmer 系数大于等于 4 可确定眼弓形虫病的诊断。

4. 梅毒性视网膜炎和视网膜血管炎

- 此种疾病可发生于免疫功能正常者或免疫功能受抑制的患者。
- 此病可引起片状视网膜混浊、视网膜动脉炎、视网膜静脉炎等。
- 玻璃体后界膜可出现类似于羊脂状 KP 那样的沉着物。
- 患者不会出现典型的周边部向后极部推进的坏死性视网膜病灶。
- 患者伴有的皮疹、不洁性接触史、梅毒血清学检查有助于诊断和鉴别诊断。

5. 眼内 - 中枢神经系统淋巴瘤所致的伪装综合征

● 此综合征虽然可发生于任何年龄,但多发生于 60 岁以上的老年人。

● 常引起视网膜和视网膜下黄白色浸润病灶,可为多发性,也可融合成大片状。

● 进展通常缓慢。

● 对糖皮质激素或其他免疫抑制剂无反应或反应差。

● 玻璃体视网膜活组织检查有助于诊断和鉴别诊断。

● 脑及眼的磁共振检查有助于诊断。

八、治疗

(一) 药物治疗

1. 无环鸟苷(阿昔洛韦)

(1) 对单纯疱疹病毒I型、II型和水痘 - 带状疱疹病毒均有抑制作用。

(2) 此药胃肠吸收较差,仅 10%~20%,所以最初治疗应静脉给药。

(3) 治疗方法:

● 阿昔洛韦 10~15mg/kg,静脉注射,1 小时内输完,一日三次。

● 静脉用药持续 10 天 ~3 周,然后改为口服用药。

● 口服 400~800mg,一日五次,连用 4~6 周。

(4) 注意治疗的副作用:

● 恶心、呕吐、短暂神经系统症状、皮疹等。

● 肾功能障碍,甚至肾衰竭,在治疗过程中应每 1~2 周进行一次肾功能检查。

● 肝功能损害。

2. 丙氧鸟苷(更昔洛韦)

(1) 在用阿昔洛韦治疗无效时可考虑使用。

(2) 高度怀疑或证实由水痘—带状疱疹病毒所致者应选择此药。

(3) 在伴有 AIDS 或其他免疫功能抑制者可考虑将其注入玻璃体内。

(4) 治疗方法:

● 更昔洛韦 5mg/kg,静脉注射,每 12 小时一次,连用 3 周。

● 更昔洛韦 5mg/(kg·d),静脉注射,连用 4 周。

● 更昔洛韦 200~400μg,玻璃体内注射,每周一次。

（5）治疗中应注意此药引起的骨髓抑制和肾功能损害。

3. 泛昔洛韦（Famciclovir）

● 可抑制单纯疱疹病毒和水痘—带状疱疹病毒。

● 初始剂量 500mg，口服，一日三次，连用两周。

● 也可给予 375mg，口服，一日两次，连用三周。

4. 糖皮质激素

● 可抑制对病毒的免疫反应，可能有助于抑制病变的进展。

● 此药可促进病毒复制，因此不宜单独使用，应在使用有效抗病毒药物的前提下使用。

● 一般选用泼尼松，使用剂量为 $0.5{\sim}1mg/(kg\cdot d)$，使用一周后减量，总疗程 2~8 周。

● 有眼前段反应者应给予糖皮质激素滴眼剂，并联合睫状肌麻痹剂点眼治疗。

（二）手术治疗

1. 激光光凝治疗

● 一般于活动性视网膜病变之外进行预防性光凝。

● 激光光凝前应给予抗病毒药物和糖皮质激素。

● 激光光凝的效果尚有待于更多研究才能证明。

2. 玻璃体切除和其他手术

● 适用于发生了裂孔源性视网膜脱离的患者。

● 适用于有严重玻璃体混浊并很可能发生视网膜脱离的患者。

● 常联合眼内光凝、玻璃体内长效气体填充、硅油填充、巩膜扣带等手术。

九、病程和预后

● 视网膜炎症在未治疗情况下 2~3 个月开始消退，但往往造成广泛的视网膜萎缩。

● 视网膜炎症在抗病毒治疗后通常 4~6 周消退。

● 早期正确治疗可使多数患者获得一定视力。

● 未进行有效治疗的患者通常最终发生裂孔源性视网膜脱离。

● 患者视力预后取决于视网膜脱离、视神经萎缩和视网膜血管闭塞的发生及程度。

第三十七章　其他病毒及其所致的葡萄膜炎

一、EB 病毒

(一) 病毒学及流行病学

1. EB 病毒是一种双链 DNA 病毒,它可潜伏于 B 细胞内,使其持续产生病毒。

2. EB 病毒主要经唾液传播,也可通过输血而感染。

3. EB 病毒感染相当常见,幼儿感染率可达 70%~80%,成人感染率近100%。

4. 儿童原发性感染多无症状或出现上呼吸道感染的症状。

5. 青年时期的原发性感染,尚可引起传染性单核细胞增多症。

(二) 全身表现

1. 传染性单核细胞增多症

● 发热、头痛不适。

● 咽炎、淋巴结肿大。

2. 其他

● 肝、脾大。

● 皮肤斑点、瘀点、梯状纹荨麻疹、弓形样红斑疹。

3. EB 病毒感染与 Burkitt 淋巴瘤和鼻咽癌发生有关。

(三) 眼部表现

1. 结膜炎,发生率约 1%~38%,多呈滤泡性,单眼或双眼受累,多有自限性。

2. 上皮性角膜炎。

3. 巩膜外层炎、泪腺炎、颅神经麻痹和眼干燥综合征。

4. 虹膜炎、全葡萄膜炎、后葡萄膜炎等。

5. 脉络膜炎或视网膜脉络膜炎有以下改变

● 视网膜水肿,偶尔可引起视网膜出血。

● 黄斑水肿或盘状瘢痕。

● 视乳头肿胀、视盘水肿。

● 玻璃体内炎症细胞及玻璃体混浊。

● 可出现视网膜新生血管、脉络膜增殖性改变等并发症。

● 结节病、Vogt- 小柳原田综合征患者血清中 EB 病毒抗体效价可有升高。

(四) 诊断

1. 根据传染性单核细胞增多症的全身临床表现和眼部异常。

2. 淋巴细胞计数增多和细胞异常(大于成熟的淋巴细胞,有偏心的分叶核、核小体和空泡浆)。

3. 病毒特异性 IgM、IgG 和 IgA 水平升高。

(五) 治疗及预后

1. EB 病毒引起的视网膜炎、视网膜脉络膜炎是自限性疾病。

2. 后葡萄膜炎一般不需要治疗。

3. 阿昔洛韦和 γ- 干扰素的效果有待于证实。

二、麻疹病毒及其所致葡萄膜炎

(一) 病毒学及流行病学

1. 麻疹病毒是一种 RNA 病毒,它所致的麻疹是一种急性发热性皮疹疾病。

2. 麻疹病毒主要通过鼻咽分泌物传播至敏感个体的呼吸道黏膜或结膜。

3. 麻疹病毒感染可是先天性感染或获得性感染。

(二) 先天性感染

1. 妊娠最初的三个月内感染可引起流产或早产,较晚期感染则引起早产。

2. 可引起多种病变或异常

● 心血管疾病。

● 幽门狭窄、食道狭窄。

● 膝外翻、脊椎异常。

● 耳聋、先天性白内障、色素性视网膜病变等。

● 先天愚型。

● 唇裂、唇腭裂。

3. 麻疹病毒感染引起的视网膜病变有以下特点

- 多为双眼受累。
- 弥漫性、细小的散在的视网膜色素堆积。
- 黄斑区色素堆积、星芒状渗出。
- 视网膜水肿、视网膜血管变细、视乳头玻璃疣。
- 视野缩小,但明适应和暗适应反应通常正常。

(三) 获得性感染

1. 全身表现

- 从接触至症状出现通常是 9~11 天,至皮疹出现时间通常是 2 周。
- 烦躁、发热、结膜炎、畏光、流泪、眼睑水肿、流鼻涕、咳嗽等。
- 口腔黏膜出现 Koplik 斑(小的、红色不规则上皮坏死损害,伴蓝白色中心)。
- 红斑丘疹首先出现于前额,然后蔓延至面部、颈、躯干,最后累计足部。
- 皮疹持续 6 天消退,出现褐色脱色和脱屑。

2. 眼部表现

- 角膜炎、非特异性结膜炎。
- 视网膜炎。
- 弥漫性视网膜水肿、渗出、小片状出血。
- 视网膜血管变细,尤其发生于小动脉。
- 星芒状黄斑损害、黄斑水肿、黄斑区色素异常。
- 色素性视网膜病变(椒盐样或骨细胞样) (见于麻疹的消退期)。
- 可伴有视盘水肿或视神经萎缩,也可出现视网膜白色浸润、瘢痕、浆液性黄斑脱离。

(四) 诊断

1. 典型的麻疹全身表现。

2. 视网膜炎或视网膜脉络膜炎以及炎症后期遗留下的眼底改变。

3. 鼻咽分泌物中检测出麻疹病毒抗原或特异性抗体可确定诊断。

(五) 鉴别诊断

麻疹病毒引起的视网膜炎或视网膜脉络膜炎应与其他病毒所致的视网膜炎、弓形虫性视网膜脉络膜炎、中心性浆液性脉络膜视网膜病变等相鉴别。

(六) 治疗

对麻疹病毒性视网膜炎或视网膜脉络膜炎,目前尚无特异性治疗方法,患者视力预后通常较好。

三、流感病毒 A 所致的葡萄膜炎

(一) 病毒学及流行病学

1. 流感病毒 A 是一种 RNA 病毒,常引起急性呼吸道疾病。

2. 流感病毒 A 可引起视网膜炎、葡萄膜炎和其他多种异常。

(二) 全身表现

1. 头痛、发热、寒战、不适等。

2. 肌肉疼痛、关节疼痛。

3. 咽痛和咳嗽。

(三) 眼部表现

1. 可引起多种类型的葡萄膜炎。

2. 引起的视网膜炎相对常见

● 视网膜渗出、小片状视网膜出血。

● 黄斑水肿。

● 视网膜血管硬化。

● 可引起视网膜色素变性。

3. 视神经炎。

4. 角膜基质炎、边缘性角膜溃疡。

5. 泪腺炎。

(四) 诊断

1. 患者出现典型的上呼吸道感染的临床表现。

2. 感染 10~14 天后血清学检查测出特异性抗体有助于诊断和鉴别诊断。

3. 咽拭子、鼻咽冲洗液或痰液分离出病毒可确定诊断。

(五) 鉴别诊断

应与 Vogt-小柳原田综合征的脉络膜炎、脉络膜视网膜炎及其他病毒所致的视网膜炎相鉴别。

(六) 治疗

1. 金刚烷胺盐酸盐可能有助于全身及呼吸道症状的改善。

2. 视网膜炎尚无有效的治疗方法,患者视力预后通常良好。

四、风疹病毒所致的葡萄膜炎

（一）病毒学及流行病学

1. 风疹病毒是一种披膜病毒。

2. 风疹病毒可引起风疹，是一种良性发热疹，少有传染性。

3. 风疹病毒可引起先天性感染和获得性感染。

（二）先天性感染

1. 全身表现

（1）先天性风疹病毒感染通常发生于妊娠的最初 3 个月内。

（2）先天性风疹病毒可引起先天性风疹综合征，出现以下改变和异常：

- 心脏畸形、心肌炎、心肌坏死。

- 多种眼部异常，如小眼球、角膜混浊、白内障、脉络膜视网膜炎、青光眼等。

- 小头畸形、智力发育障碍、宫内生长延迟等。

- 血小板减少性紫癜。

- 肝、脾大。

- 间质性肺炎。

- 耳聋。

- 干骺端骨损害。

2. 眼部表现

（1）视网膜炎，是最常见的眼部改变。

- 后极部视网膜和黄斑区色素紊乱最为常见，可发生于一眼或双眼。

- 不少患者出现典型的"椒盐样"视网膜炎。

- 视网膜脉络膜炎。

- 玻璃体炎。

（2）白内障，是常见的眼部改变，发生率约占 15%。

（3）青光眼，约占 10%，可伴有小眼球、小角膜、牛眼等。

（三）鉴别诊断

先天性风疹病毒感染及其所致的视网膜炎应与单纯疱疹病毒、水痘 - 带状疱疹病毒、弓形虫、梅毒螺旋体等引起的视网膜炎或视网膜脉络膜炎相鉴别。

（三）获得性感染

1. 全身表现

- 潜伏期一般为 15~21 天。
- 前驱期可有头痛、发热、不适、结膜炎、淋巴结肿大等表现。
- 皮疹,多开始于面部和前额,向下蔓延至躯干和四肢,可是散在的斑丘疹,也可是融合成弥漫性红斑,皮疹可持续 1~5 天。
- 可伴有肝脾肿大、弥漫性淋巴腺病、耳后及枕下淋巴结肿大。

2. 眼部表现

- 结膜炎,是最常见的眼部表现,发生率约为 70%,有自限性。
- 上皮性角膜炎,发生率可高达 76%。
- 视网膜炎,临床上少见,主要发生于风疹病毒感染的急性期。
- ➢ 弥漫性脉络膜视网膜炎。
- ➢ 大区域的球状视网膜脱离。
- ➢ 视网膜色素上皮脱离。
- 一些患者可出现轻度的前葡萄膜炎。
- 有人认为 Fuchs 综合征的发生可能与此种病毒感染有关。

3. 鉴别诊断　应与先天性风疹、梅毒性视网膜炎、急性视网膜色素上皮炎、急性多灶性后极部鳞状色素上皮病变等相鉴别。

(四) 诊断

1. 典型的先天性异常、皮疹等全身性改变。

2. 荧光素眼底血管造影检查可发现以下改变,对诊断有一定帮助

- 脉络膜荧光透见或遮蔽。
- 视网膜下新生血管形成。
- 黄斑区窗样缺损。
- 视网膜出血所致的遮蔽荧光。
- 视网膜色素上皮脱离。
- 风疹病毒分离及抗体效价的动态检测有助于诊断和鉴别诊断。

(五) 治疗

1. 风疹病毒性视网膜炎一般不需要治疗。

2. 对发生球状视网膜脱离者可考虑用糖皮质激素治疗。

五、立夫特山谷热病毒所致的葡萄膜炎

(一) 病毒感染所引起的全身改变

1. 立夫特山谷热病毒是一种 RNA 病毒,感染的潜伏期通常为 3~6 天。

2. 常突然发病,患者出现发热、寒战、头痛、肌肉疼痛、呕吐、腹泻等表现。

3. 此是一种良性疾病,一般不引起死亡。

（二）病毒感染所引起的眼部表现

1. 视网膜棉絮样改变。

2. 黄斑区或黄斑周围渗出、视网膜水肿、黄斑水肿。

3. 视网膜血管鞘、血管闭塞。

4. 偶尔可出现视网膜脱离。

5. 可伴有轻度的玻璃体反应。

6. 可发生黄斑前膜、视神经萎缩等并发症。

7. 偶尔出现前葡萄膜炎,多表现为轻度至中度的前房炎症反应。

（三）诊断

1. 患者出现典型的临床表现。

2. 患者血中分离出病毒可确定诊断。

3. 动态测定急性期和恢复期血清中特异性抗体有助于诊断。

4. 荧光素眼底血管造影检查可发现小动脉、静脉充盈延迟、黄斑区及黄斑周围的荧光素渗漏等改变。

（四）鉴别诊断

应与麻疹病毒、风疹病毒、流感病毒、立克次体感染等所引起的视网膜炎以及 Lyme 病性葡萄膜炎等鉴别。

（五）治疗

1. 目前尚无理想的治疗药物。

2. 可考虑使用糖皮质激素和抗病毒药物治疗。

六、西尼罗河病毒所致的葡萄膜炎

（一）西尼罗河病毒感染所致的全身表现

1. 病毒感染潜伏期通常为 2~14 天。

2. 患者常有发热、头痛、肌肉疼痛、恶心等全身非特异性改变。

3. 可出现脑膜炎的表现,如头痛、颈项强直、精神失常等改变。

（二）眼部病变

1. 可引起前葡萄膜炎、玻璃体炎、脉络膜视网膜炎、视乳头炎和闭塞性视网膜血管炎。

2. 轻度至中度前葡萄膜炎。

3. 后葡萄膜炎

（1）后极部视网膜下多发性扁平状黄白色病变。

（2）视网膜水肿。

（3）可伴有散在的微动脉瘤。

（4）玻璃体炎症细胞、混浊。

（5）视神经炎、视神经萎缩。

（6）荧光素眼底血管造影检查：

- 视网膜下黄白色病变早期显示遮蔽荧光，晚期边缘染色。

- 多发性视网膜动脉阻塞。

- 广泛的毛细血管无灌注。

（三）诊断

1. 蚊子盛行季节发生的葡萄膜炎、视神经炎应考虑到此病的可能性。

2. 抗体检测对诊断有重要帮助。

（四）治疗和预后

1. 所引起的葡萄膜炎目前尚无理想的治疗方法。

2. 有前葡萄膜炎者可给予糖皮质激素和睫状肌麻痹剂点眼治疗。

3. 多数患者视力预后良好。

第三十八章　弓形虫感染及其所致的葡萄膜炎

一、概念

弓形虫是一种专性细胞内原虫。弓形虫病是由刚地弓形虫引起的感染性疾病,表现为中枢神经系统和其他系统受累。眼弓形虫病(ocular toxoplasmosis)是指弓形虫直接引起的或由对其免疫应答所引起的眼部疾病。弓形虫性视网膜脉络膜炎是眼弓形虫病中最经典的表现,表现为局灶性炎症,新老病灶可同时存在。

二、流行病学

- 弓形虫可感染人类和动物,猫科动物是其唯一的终宿主。
- 弓形虫在人群中有很高的感染率,尤其在欧洲和美洲感染率更高,在成人的感染率约为 80% 以上。
- 弓形虫性后葡萄膜炎在欧洲、美洲相当常见,占后葡萄膜炎的 30~50%,但在我国少见。
- 弓形虫感染有先天性和获得性两种。
- 弓形虫病可发于任何年龄,但多发于 20~30 岁,男女发病比例相似。

三、临床表现

(一) 先天性弓形虫感染

1. 虫体通过胎盘血流引起胎儿先天性感染。
2. 妊娠早期感染可引起胎儿死亡和流产。

3. 妊娠中期感染可引起脑积水、小脑畸形和小眼球等先天异常。

4. 妊娠后期感染常引起视网膜脉络膜炎（图 3-38-1）。

5. 少数先天性弓形虫感染的新生儿出现以下活动性感染的临床表现。

- 脑脊髓炎、脑积水、癫痫。

- 呼吸紊乱。

- 皮疹、瘀斑。

- 呕吐、腹泻、黄疸、肝肿大、脾大。

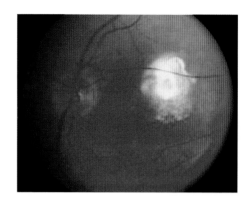

图 3-38-1　先天性弓形虫感染引起的视网膜脉络膜炎（由 James T Rosenbaum 教授提供）

- 肺炎、心肌炎、淋巴腺病、贫血。

- 白内障、小眼球、眼球萎缩、斜视、眼球震颤和视神经萎缩等异常。

（二）获得性弓形虫感染

1. 获得性感染是指出生后由外界获得的感染，弓形虫视网膜炎多是后天感染所致。

2. 获得性弓形虫感染可引起以下多种全身性改变

- 约 30% 出现全身改变。

- 发热、头痛、乏力、咽炎、关节疼痛等感冒样的表现。

- 淋巴腺病，多为双侧受累和多处淋巴结受累，呈非化脓性肿大。

- 少数患者可出现脑炎、脑膜炎、癫痫、精神异常、斑丘疹、肺炎、心肌炎、多发性肌炎、肝炎和肝脾肿大。

3. 眼部改变

（1）眼部改变（经典改变）

- 典型的改变为局灶性坏死性视网膜炎

- 活动性病变消退后遗留下视网膜脉络膜瘢痕，往往伴有色素沉着（图 3-38-2），严重者可致大片状视网膜脉络膜萎缩病灶（图 3-38-3）。

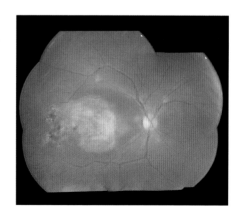

图 3-38-2　眼弓形虫病患者的陈旧性视网膜病灶（由 James T Rosenbaum 教授提供）

- 活动性病灶与陈旧性病灶往往同时存在。
- 活动性病灶往往出现于陈旧性病灶附近,形成所谓的"卫星"状病灶(图 3-38-4)。
- 活动性病灶边界模糊(图 3-38-5),瘢痕病灶边界清楚。

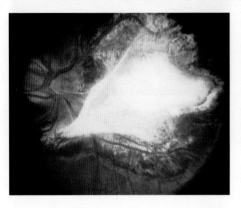 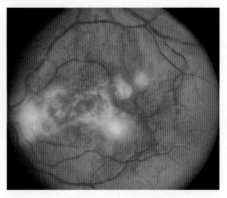

图 3-38-3 眼弓形虫病患者的大片状视网膜萎缩病灶(由 James T Rosenbaum 教授提供)

图 3-38-4 眼弓形虫病患者眼底改变,陈旧性病灶周围有活动性卫星病灶(由 James T Rosenbaum 教授提供)

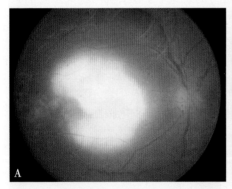 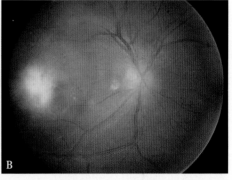

图 3-38-5 眼弓形虫病患者的活动性视网膜炎(A),经抗弓形虫治疗后病变趋于静止(B)

- 病变大小可有很大不同,可小至 1/10 个视乳头直径,也可大至两个视网膜象限或整个后极部。
- 虽然视网膜脉络膜病变易侵犯黄斑区,但也可出现于周边部。
- 患者常有较显著的玻璃体反应,出现炎症细胞浸润、玻璃体混浊和积血,偶尔引起玻璃体后脱离甚至视网膜脱离。
- 偶尔可出现肉芽肿性或非肉芽肿性前葡萄膜炎。

(2)非典型眼部改变

- 位于深层视网膜和视网膜色素上皮水平的多灶性点状病变,多发于黄斑区,视神经易于受累,玻璃体反应轻微。

- 神经视网膜炎,表现为视乳头肿胀、黄斑区星芒状渗出,可伴有视乳头周围和(或)黄斑区浆液性视网膜脱离。

- 视网膜血管炎,表现为弥漫性或节段性血管鞘,动、静脉均可受累,静脉更易受累,少数可出现 Kyrieleis 斑(动脉周围出现渗出或斑状病灶,但不伴有血管渗漏和阻塞),偶尔出现视网膜血管闭塞,可伴有视网膜新生血管、视网膜下新生血管、复发性玻璃体积血、黄斑囊样水肿等。

- 色素性视网膜病变,相似于视网膜色素变性。

- 相似于雪堤样改变的周边眼底改变。

- 单独的前葡萄膜炎。

- 视神经病变,包括视乳头肿胀、视神经炎、视神经萎缩。

(3) 免疫功能低下患者的弓形虫感染可引起以下眼部病变

- 主要表现为进展性多灶性视网膜炎,常累及双眼。

- 沿视网膜血管分布的视网膜脉络膜活动性病灶。

- 严重的视网膜融合性坏死病灶。

- 严重的玻璃体炎症反应。

- 严重的前葡萄膜炎改变。

- 眼内炎、眶蜂窝织炎和全眼球炎。

四、眼部并发症

1. 继发性青光眼

2. 并发性白内障

3. 玻璃体积血

4. 增殖性玻璃体视网膜病变、视网膜前膜、视网膜下新生血管膜

5. 黄斑囊样水肿、黄斑裂孔

6. 视神经萎缩

7. 牵引性或裂孔源性视网膜脱离

五、诊断要点

(一) 典型的临床表现

1. 诊断主要基于典型的临床表现,在可疑的个体可行 PCR 检测、抗体测

定等实验室检查。

2. 患者出现局灶性视网膜脉络膜炎症病灶,单个或多发性。

3. 新鲜病灶往往出现于陈旧性病灶附近。

4. 免疫功能低下者出现严重的视网膜坏死、严重玻璃体炎和前葡萄膜炎的临床表现。

(二) 病原学检查

1. 涂片染色法

● 疾病急性期,血液、脑脊液、尿、乳汁标本通过姬氏染色在显微镜下发现滋养体可确定诊断。

● 慢性期,可进行活组织检查,于苏木精—伊红染色后进行观察。

2. 动物接种分离或细胞培养

● 将患者标本接种于敏感动物腹腔内或接种于离体培养的单层有核细胞。

● 于显微镜下进行观察。

(三) 血清学检查

1. 应对怀疑眼弓形虫病患者进行血清学检查。

2. 血清抗弓形虫抗体阳性者的葡萄膜炎不一定是由弓形虫所引起。

3. 眼内液中抗弓形虫抗体阳性者的葡萄膜炎也不一定是由弓形虫所引起的。

4. 应同时进行血清和眼内液抗弓形虫抗体检测,通过以下公式计算

$$\text{Witmer 系数} = \frac{\text{房水中抗弓形体抗体效价}}{\text{血清中抗弓形体抗体效价}} \times \frac{\text{血清免疫球蛋白浓度}}{\text{房水免疫球蛋白浓度}}$$

● Witmer 系数小于 2 表明患者的视网膜脉络膜炎与弓形虫感染无关。

● Witmer 系数为 2~4 时提示可能为活动性眼弓形虫病。

● Witmer 系数大于 4 时才能肯定眼弓形虫病的诊断。

(四) 聚合酶链反应

1. 对羊水进行 PCR 检测有助于宫内弓形虫感染的诊断。

2. 对房水和玻璃体进行 PCR 检测可用于眼弓形虫病的诊断。

3. 对脑脊液进行 PCR 检测可用于弓形虫颅内感染的诊断。

(五) 荧光素眼底血管造影检查可发现以下多种改变

1. 活动性病灶造影早期显示病灶中央低荧光,晚期显示荧光素渗漏。

2. 瘢痕病灶早期低荧光,晚期病灶边缘染色。

3. 不规则的视网膜色素上皮萎缩和增殖可导致斑驳状荧光。

4. 患者如有神经视网膜炎或视神经炎则出现视盘边缘高荧光。

5. 视网膜血管炎的患者可见血管渗漏和后期管壁染色。

6. 黄斑囊样水肿。

7. 视网膜新生血管、脉络膜新生血管。

六、鉴别诊断

1. 风疹病毒性视网膜炎

2. 巨细胞病毒性视网膜炎

3. 疱疹病毒性视网膜炎

4. 结核性葡萄膜炎

5. 梅毒性葡萄膜炎

6. 获得性免疫缺陷综合征

7. 匐行性脉络膜视网膜炎

8. 真菌性眼内炎

9. 败血症性视网膜炎

10. 类肉瘤病性葡萄膜炎

11. 眼弓蛔虫病

12. 猫抓伤所致的神经视网膜炎

七、治疗

(一) 药物治疗

1. 抗弓形虫药物仅对弓形虫滋养体有抑制作用,对组织包囊无任何作用。

2. 适应证

● 新生儿的全身性感染。

● 妊娠期感染。

● 免疫受抑制的患者。

● 有急性症状且伴有强烈炎症反应体征的患者。

● 位于颞侧血管弓内的病变。

● 累及大的视网膜血管的病变、引起大量视网膜出血的病变。

● 广泛的脉络膜渗出性损害。

● 严重的玻璃体混浊和大量的玻璃体内炎症细胞。

- 出现明显视力下降的患者。
- 炎症反应持续 1 个月以上的患者。

3. 常用药物

（1）乙胺嘧啶

- 此药通过抑制二氢叶酸还原酶抑制寄生虫的代谢。
- 成人首日剂量一般为 75~100mg，以后改为每日 25mg，连用 1~2 个月。
- 儿童首日剂量为 4mg/（kg·d），以后改为 1mg/（kg·d），分两次服用。
- 要注意此药对骨髓的抑制作用（白细胞减少、血小板减少、巨幼红细胞性贫血等）。
- 服用叶酸有助于抑制此种副作用。

（2）磺胺类药物

- 此药是对氨苯甲酸的类似物和竞争性抑制剂，可阻断叶酸合成。
- 易进入眼内组织。
- 与乙胺嘧啶有协同作用。
- 磺胺嘧啶首次剂量一般 2g，之后每 6 小时 1g，治疗 30~60 天。
- 儿童用量为 100mg/（kg·d），分四次服用。
- 常见副作用有结晶尿、血尿和肾功能损害等副作用。

（3）氯林可霉素

- 此药可抑制核蛋白体的合成。
- 与磺胺嘧啶、乙胺嘧啶有协同作用。
- 易于进入眼内组织。
- 成人用量一般为 300mg，每日四次，连用 30~40 天。
- 儿童用量一般为 16~20mg/（kg·d），分四次服用。
- 应注意此药引起的皮疹、腹泻、伪膜性肠炎等副作用。
- 在治疗过程中一旦发现伪膜性肠炎应立即停药，并迅速给予万古霉素或甲硝唑等治疗。

（4）螺旋霉素

- 此药作用较弱，副作用也较小。
- 口服吸收好。
- 易于穿过胎盘，无致畸作用。
- 孕妇用量一般为每次 500mg，每 6 小时一次，连用 21 天。
- 成人用量一般为每次 500~700mg，每 6 小时一次，连用 30~40 天。

- 儿童用量一般为 100mg/(kg·d),分四次服用。

（5）Atovaquone

- 具有较强的抗滋养体作用。
- 与乙胺嘧啶、磺胺类药物有协同作用。
- 成人用量一般为 750mg,口服,每 6 小时一次,连用 4~6 周。

（6）四环素

- 首日剂量为每次 500mg,口服,每 6 小时一次,以后每次 250mg,每 6 小时一次,连续治疗 30~40 天。
- 孕妇和儿童禁用或慎用。

（7）糖皮质激素

- 适用于后极部受累或视神经受累引起严重视力下降和严重玻璃体混浊者。
- 糖皮质激素一定要与抗弓形虫制剂同时应用。
- 采用泼尼松口服方法进行治疗,不宜进行眼周注射和玻璃体内注射。
- 泼尼松的成人用量为 30~60mg/d,早晨顿服,以后逐渐减量。

（8）亚叶酸

- 与乙胺嘧啶同时使用。
- 主要用于减少乙胺嘧啶对骨髓抑制的副作用。

4. 治疗方案

（1）常用治疗方案

- 乙胺嘧啶(25~50mg,每日一次)+磺胺嘧啶(1g,每日四次)+亚叶酸(15mg,每周二次)。
- 乙胺嘧啶 + 阿奇霉素。
- 有报道称此方案有较好治疗效果。
- 此方案也适用于先天性弓形虫感染。
- 有人认为不论患者有无活动性炎症均应给予治疗。

（2）对威胁视力的严重的治疗方案

- 乙胺嘧啶 + 磺胺嘧啶 + 氯林可霉素 + 糖皮质激素口服。
- 治疗时间通常为 30~60 天。
- 此方案治疗无效时应改用其他方案。

（3）妊娠患者的治疗方案

- 妊娠最初六个月使用螺旋霉素 + 磺胺嘧啶。

（4）妊娠最后三个月用螺旋霉素＋乙胺嘧啶＋亚叶酸。

（5）免疫功能受抑制者的治疗方案

- 磺胺嘧啶＋氯林可霉素。

- 对这些患者往往需终生治疗。

（二）激光光凝治疗

1. 作用

- 激光光凝具有破坏包囊和滋养体的作用。

- 在一定程度上具有抑制感染扩散的作用。

2. 适应证

- 出现视网膜下新生血管时可给予激光光凝治疗。

- 孕期复发的患者不宜用药物治疗时可于病灶周围进行激光光凝治疗。

- 不能耐受药物治疗者也可考虑给予激光光凝治疗。

3. 治疗方法

- 于病灶周围进行三排激光光凝，中央行融合激光。

- 激光治疗 1 个月后应行荧光素眼底血管造影检查，如发现渗漏，应重复激光光凝治疗。

- 激光光凝治疗应避开黄斑区，以免引起中心视力下降。

（三）玻璃体切除术

- 持久的和严重的玻璃体混浊，用药物治疗无效者。

- 出现了增殖性玻璃体视网膜病变对视网膜产生牵引者。

- 应在活动性炎症消退之后或在积极抗弓形虫和糖皮质激素治疗的同时进行。

- 术前及术后应联合抗弓形虫药物和糖皮质激素治疗。

八、预后

- 全身感染者的预后取决于感染弓形虫的毒力、患者的免疫状态、受累部位及治疗是否及时和正确。

- 患者视力预后取决于黄斑、视神经受累情况及并发症和治疗是否及时正确

九、预防

- 加强对家畜、家禽和可疑动物的监测和隔离。

- 加强饮食卫生管理和教育,建立健全肉类食品卫生检疫制度。
- 不吃生肉或未煮熟的肉类食物。
- 不食可能被猫粪便污染的食物。
- 不食生蛋或未消毒的牛奶。
- 水果蔬菜在食用前应充分冲洗。
- 不饮用可能污染的水。
- 孕妇不养猫,避免接触猫、猫粪和生肉。不要让猫舔手、脸及食具等。
- 采血和输血应严格把关,避免采用血清阳性者的血液,也避免将阳性者的血液输给阴性者。
- 每日清扫猫窝,以及时清除卵囊,避免它们形成有感染性的滋养体。

第三十九章　眼弓蛔虫病

一、概念

眼弓蛔虫病是由犬弓蛔虫或猫弓蛔虫的幼虫侵犯眼内组织引起的感染性疾病。

二、流行病学

- 摄入弓蛔虫卵后,它们在肠内孵化成幼虫并侵入不同的器官和组织,引起疾病。
- 犬弓蛔虫在世界各地均有广泛分布,人类感染多有犬弓蛔虫引起。
- 发病年龄 2~31 岁,多见于 4~8 岁儿童,无性别差异。
- 据西方国家报道,眼弓蛔虫病是儿童后葡萄膜炎的三大原因(眼弓形虫病、巨细胞病毒感染、眼弓蛔虫病)之一。

三、发病机制

- 弓蛔虫可通过直接侵犯眼组织引起葡萄膜炎和肉芽肿性炎症。
- 弓蛔虫也可通过引起免疫应答而引起葡萄膜炎和视网膜炎。

四、临床表现

(一) 全身表现

1. 幼虫可侵犯眼内组织、也可侵犯其他器官和组织。
2. 患者可无任何表现,也可出现以下全身表现

- 发热、乏力、体重减轻等非特异性改变。

- 咳嗽、喘鸣、肝大、脾大。
- 躯干和下肢皮肤瘙痒、皮疹和结节等皮肤表现。
- 偶尔可引起脑炎、脑的嗜酸性粒细胞肉芽肿、癫痫等。

（二）眼部表现

1. 出现眼前黑影、视物模糊、视力下降或视力严重下降。

2. 典型地表现为单侧眼底的肉芽肿改变,呈灰色或灰白色隆起。

- 肉芽肿可发生于后极部或周边部。
- 肉芽肿病变约 3/4 至 3 个视乳头直径大小。
- 常伴有不同程度的玻璃体炎症反应。
- 肉芽肿发生于后极部的患者可出现白瞳症或斜视。
- 周边部肉芽肿呈白色隆起,易伴有视网膜皱褶,可从周边部延伸至视乳头。

3. 眼弓蛔虫病也可引起慢性眼内炎症。

- 轻度前房反应,偶尔引起前房积脓。
- 患者可有虹膜后粘连。
- 睫状膜形成。
- 玻璃体炎症。

4. 其他

- 神经视网膜炎。
- 视网膜分支动脉阻塞。
- 角膜炎、巩膜炎。
- 晶状体后肿块。

五、眼部并发症

1. 增殖性玻璃体视网膜病变,是眼弓蛔虫病较为常见的眼部并发症。

2. 牵引性视网膜脱离。

3. 睫状膜形成,睫状膜的收缩可导致睫状体脱离和低眼压。

4. 斜视、弱视、黄斑瘢痕及其他损害等。

六、诊断

1. 患者多有养狗、养猫史。

2. 血常规检查发现活动期白细胞升高,其中嗜酸性粒细胞升高显著,可达 50%~90%。

3. 血清学检查

● 血清 IgG、IgM、IgE 升高。

● 同时测定血清和房水中抗弓蛔虫抗体对诊断有重要帮助，经计算 Witmer 系数小于 1 为阴性，在 1~4 之间，为可疑眼弓蛔虫病，大于 4 时，可确诊为眼弓蛔虫病。

4. 超声检查

● 视网膜周边部高反射固体肿块。

● 连接后极部和肿块的玻璃体膜。

● 发现牵引视网膜脱离或由后极部伸向肿块的视网膜皱褶。

5. CT 检查发现眼内钙化灶有助于鉴别眼弓蛔虫病和视网膜母细胞瘤。

七、鉴别诊断

1. 视网膜母细胞瘤

● 与眼弓蛔虫病一样易发生于儿童。

● 所引起的肿块呈进行性增大，眼前段常有絮状前房积脓，虹膜表面可有多发性结节。

● 玻璃体细胞学检查、眼内活组织检查、特异性抗体测定有助于诊断和鉴别诊断。

2. 感染性眼内炎

● 患者多有外伤或内眼手术史。

● 一些患者有糖尿病史或长期使用免疫抑制剂病史。

● 发病突然，进展迅速，症状严重。

● 患者往往有显著的眼红、眼痛、眼眶疼痛、畏光、流泪、视力下降、眼睑肿胀等症状。

● 检查可发现结膜水肿、角膜水肿、前房大量纤维素性渗出、前房积脓、玻璃体黄白色混浊、眼底出现白色或黄白色边界不清的病灶。

● 血、尿、眼内液培养、涂片等检查有助于诊断和鉴别诊断。

3. 中间葡萄膜炎

● 中间葡萄膜炎多发于青壮年，一般无全身性改变。

● 患者典型地出现睫状体平坦部和玻璃体基底部雪堤状改变和玻璃体内雪球状混浊。

- 患者往往有轻至中度的前房反应,可有虹膜后粘连,房角天幕状粘连等改变。
- 常伴有黄斑囊样水肿,荧光素眼底血管造影检查常发现视网膜血管渗漏。
- 易发生晶状体后囊下混浊、继发性青光眼、增殖性玻璃体视网膜病变等并发症。

4. 眼弓形虫病

- 与弓蛔虫病一样患者多有养狗、养猫史。
- 特征性地出现黄斑区视网膜脉络膜病灶,活动性病灶常出现于陈旧病灶附近。
- 血清和眼内液特异性抗体测定及 Witmer 系数的计算有助于诊断和鉴别诊断。

八、治疗

(一) 药物治疗

1. 抗蠕虫药

- 噻苯哒唑,50mg/(kg·d),连用 7 天。
- 阿苯哒唑,800mg,口服,bid,连用 6 天。
- 甲苯咪唑,100~200mg,口服,bid,连用 5 天。

2. 糖皮质激素

- 后 Tenon 囊下注射,适用于有显著玻璃体炎症反应的患者。
- 泼尼松口服,0.5~1mg/(kg·d),适用于有严重玻璃体炎症反应的患者。

(二) 手术治疗

1. 玻璃体切除术用于治疗药物效果不佳且伴有玻璃体增殖改变及牵引性视网膜脱离的患者。

2. 冷凝或激光光凝,如能看到幼虫位于黄斑中心 3mm 以外,应行激光治疗杀灭蛔虫。

九、预后

- 主要取决于幼虫侵犯的部位以及所致的并发症,黄斑区受累者,视网膜脱离者预后差。

第四十章 结核及其所致的葡萄膜炎

一、概念

结核是由结核分枝杆菌所引起的一种慢性感染性疾病。原发性眼结核是指结核分枝杆菌初始侵犯眼组织引起的结膜炎、角膜炎和巩膜疾病。继发性眼结核是指结核分枝杆菌经血液循环传播至眼组织所引起的葡萄膜炎。

二、流行病学

- 据世界卫生组织报告,在全世界人口中约 1/3 受到结核杆菌感染,但仅 10% 发生结核,HIV 感染者发生结核的风险大大增加。
- 全球每年约 800 万~1000 万患结核,其中 95% 发生于发展中国家,每年有 300 万人死于结核。
- 在 20 世纪初结核是一种重要的传染病,结核性葡萄膜炎是葡萄膜炎中常见类型。
- 目前在一些贫困地区结核仍是一种常见而又重要的传染病。
- 结核感染的发病率近年有增高的趋势,我国近年结核的发病率也在明显增加。
- 结核性葡萄膜炎虽然不是很常见,但随着结核患者的增多,此种类型也不容忽视。

三、病因和发病机制

1. 引起人类结核有以下三种结核杆菌
- 结核分枝杆菌。

- 牛型结核分枝杆菌。
- 非洲结核分枝杆菌。

2. 感染后是否发病取决于以下因素

- 细菌毒力,毒力强易引起疾病,毒力弱则不易致病。
- 机体免疫力低下时不能产生有效反应,结核分枝杆菌才能引起疾病。

四、结核的分类

(一) 原发性感染

1. 原发性感染

- 结核分枝杆菌肺部感染,常引起肺下 2/3 的中性粒细胞浸润。
- 结核分枝杆菌泌尿生殖道感染。
- 结核分枝杆菌胃肠道感染。
- 结核分枝杆菌结核、角膜、巩膜感染。

2. 结核分枝杆菌的播散

- 结核分枝杆菌通过淋巴管进入区域性淋巴结,然后再播散至身体其他部位。
- 肺尖是最常见的播散部位。
- 大量巨噬细胞吞噬结核分枝杆菌形成类上皮细胞,它们聚积在结核分枝杆菌周围形成局灶性肉芽肿。
- 机体的免疫应答不能阻止结核分枝杆菌的繁殖和扩散时,它们进入血液引起原发性疾病。

(二) 原发性疾病

1. 是机体免疫功能低下所造成的。

2. 大量结核分枝杆菌进入血液,引起血源性播散,导致严重疾病。

(三) 继发性疾病

1. 患者有原发性感染病灶。

2. 机体抵抗力降低。

3. 病灶液化、坏死、空洞形成,结核分枝杆菌散播至身体其他部位引起以下肺外病变

- 淋巴结炎(淋巴结核)。
- 腹膜炎(腹膜结核)。
- 心包炎(结核性心包炎)。

- 脑膜炎(结核性脑膜炎)。
- 脊椎炎(结核性脊椎炎)。
- 眼部病变(结核性葡萄膜炎、结核性视网膜炎、结核性脉络膜肉芽肿等)。

五、临床表现

(一) 全身表现

1. 患者多有低热、午后潮热、五心烦热,颧红、口干、咽燥等表现。

2. 也可引起消瘦、乏力、盗汗等表现。

3. 受累器官或组织特有的改变,如肠结核引起腹痛、腹泻等。

(二) 眼部病变

1. 葡萄膜炎

(1) 结核可引起多种类型的葡萄膜炎,如慢性复发性前葡萄膜炎、中间葡萄膜炎、后葡萄膜炎、全葡萄膜炎,偶尔可致眼内炎,全眼球炎或神经视网膜炎。

(2) 结核性脉络膜炎

- 渗出型,眼底出现 1~2 个视乳头直径大小的圆形或椭圆形黄白色斑块,位于脉络膜水平,可伴有出血。

- 粟粒状脉络膜结核,多发性边界不清的位于脉络膜深层的小的黄白色结节,数量可多达数百个,可伴视乳头水肿、视网膜出血和前葡萄膜炎等。

- 局限性脉络膜结核,表现为局限性、灰白色或黄白色病变,位于脉络膜水平,多见于后极部。

- 团块状脉络膜结核,呈单个或多个大的灰白色半球状隆起(图 3-40-1),

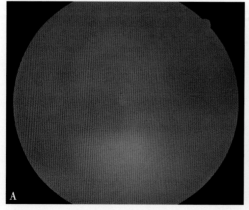
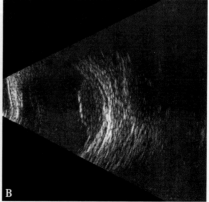

图 3-40-1　结核性脉络膜炎患者出现团块状脉络膜结核(A 为眼底照相、B 为 B 超结果)

可见于后极部或中周部,周围有卫星样小结节或出血。

• 团集型脉络膜结核,团块状脉络膜结核发生坏死和溃疡所致,常伴有视网膜脱离、玻璃体混浊、急性虹膜睫状体炎、继发性青光眼等。

• 多灶性脉络膜视网膜炎。

• 匐行性样的脉络膜炎。

(3) 慢性肉芽肿性前葡萄膜炎

• 前房闪辉、前房炎症细胞。

• 羊脂状 KP(图 3-40-2)。

• 西米状或胶冻状 Koeppe 结节和(或)Busacca 结节(图 3-40-3),偶可出现房角肉芽肿。

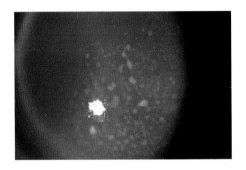

图 3-40-2　结核性葡萄膜炎患者的羊脂状 KP

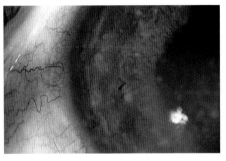

图 3-40-3　结核性葡萄膜炎患者的虹膜 Busacca 结节

• 前房内污秽状渗出。

• 可伴有玻璃体混浊和黄斑囊样水肿。

(4) 非肉芽肿性前葡萄膜炎

• 可为急性复发性前葡萄膜炎。

➢ 睫状充血。

➢ 大量尘状 KP,明显前房闪辉,大量前房炎症细胞。

➢ 可出现前房纤维素性渗出、前房内蛋白凝集物。

➢ 患者偶尔可出现前房积脓。

• 患者也可表现为慢性非肉芽肿性前葡萄膜炎或慢性复发性非肉芽肿性前葡萄膜炎。

(5) 视网膜炎,可表现为以下两种类型

• 粟粒型(也被称为浅表性渗出性视网膜炎),表现为多发性小的视网膜结核结节。

● 广泛的视网膜炎,表现为大范围的灰白色视网膜病变,伴明显的玻璃体混浊。

(6) 视网膜血管炎

● 易于引起视网膜静脉周围炎(图 3-40-4)。

● 易引起大片状周边视网膜毛细血管无灌注(图 3-40-5)。

● 常伴有明显的玻璃体炎。

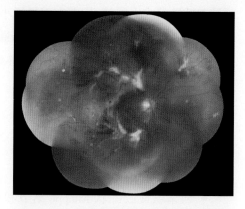

图 3-40-4 结核引起的视网膜静脉周围炎

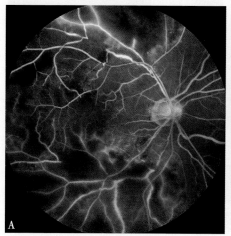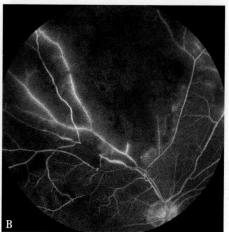

图 3-40-5 结核性葡萄膜炎患者 FFA 检查,发现大片状周边视网膜毛细血管无灌注

● 易伴发视乳头或视网膜新生血管。

● 易合并局灶性脉络膜炎。

2. 非典型表现

● 免疫功能低下者可呈现非典型改变。

● 可出现前房积脓或色素性前房积脓。

● 可表现为眼内炎。

3. 葡萄膜炎的并发症

● 虹膜散在后粘连、虹膜完全性后粘连、虹膜前粘连、房角粘连。

● 继发性青光眼。

- 并发性白内障。
- 牵引性、裂孔源性或渗出性视网膜脱离。
- 黄斑囊样水肿。
- 视网膜下脓肿,玻璃体脓肿。
- 视网膜新生血管或视网膜下新生血管。

4. 其他眼部病变

- 眼睑受累可出现寻常狼疮、眼睑脓肿、眼睑溃疡,常伴有淋巴腺病。
- 结膜可引起结膜肉芽肿、急性化脓性结膜炎、假膜性结膜炎、结膜炎可伴有耳前淋巴结肿大。
- 角膜炎,表现为泡状角膜结膜炎、间质性角膜炎。
- 结节性巩膜炎和巩膜外层炎。
- 视神经受累,表现为视乳头炎或视盘水肿。
- 眼眶受累,可出现眼眶蜂窝织炎、骨膜炎、骨髓炎、脓肿形成和慢性泪囊腺炎。

六、诊断

(一) 根据典型临床表现

1. 眼结核的金标准是眼内液或眼组织标本中发生结核分枝杆菌或经组织学检查发现干酪样坏死肉芽肿,但在临床上这些检查往往难以进行。

2. 患者出现典型的活动性肺结核或肺外结核表现,为眼结核的诊断提供重要线索。

3. 肉芽肿性葡萄膜炎,特别是肉芽肿性脉络膜炎、视网膜炎或视网膜静脉周围炎,这些炎症对糖皮质激素不敏感,或炎症不能用其他原因解释者,应考虑到此病的可能性。

(二) 实验室检查和辅助检查

1. 标本的抗酸染色

- 可取痰液、尿、眼内液、淋巴结活组织检查等标本进行抗酸染色。
- 如发现抗酸杆菌对诊断有一定帮助。

2. 结核菌素皮肤试验

是确定潜在结核感染的经典试验。

(1) 试验方法及判断

- 将 0.1ml 含 1 或 10IU 的结核分枝杆菌纯化蛋白衍生物(PPD)注射至皮

内,于 48~72 小时测定结果。

- 对于一般人群硬结大于或等于 10mm 为阳性。
- 对于高危人群,大于 5mm 为阳性。

（2）判断结果时应注意以下方面

- 结果阳性仅能确定受试者是否感染过结核分枝杆菌,不能确定患者目前是否患结核。
- 阳性结果不能区别是过去患病还是现在患病。
- 免疫功能受抑制者可能出现假阴性结果。
- 约 10%~25% 活动性结核呈阴性反应。
- 阳性结果对诊断有提示作用,但并不表明患者的葡萄膜炎一定是由结核分枝杆菌所引起。
- 卡介苗接种者可呈阳性结果。

3. γ- 干扰素释放试验

- 利用结核分枝杆菌特异性抗原体外刺激受检查者全血或外周血单个核细胞,检测 T 细胞产生 γ- 干扰素的细胞。
- 与结核菌素皮肤试验一样主要用于判断潜伏性结核杆菌感染,有人认为 γ- 干扰素释放试验的敏感性和特异性均高于结核菌素皮肤试验,但也有人认为二者并无实质性不同。
- 该试验阳性仅表明受试者体内存在着对结核杆菌的细胞免疫反应,并不能用于活动性结核病的诊断,也不能预测受试者发生活动性结核的风险。
- 与结核菌素皮肤试验对比,结核菌素皮试所使用的蛋白是纯化的蛋白衍生物,其抗原成分复杂,易受卡介苗接种和非结核分枝杆菌的影响,并且对 HIV 感染及免疫功能低下者的敏感度不足。γ- 干扰素使用的抗原特异度高于结核菌素皮试所用的抗原,因此,该试验在诊断结核分枝杆菌感染的特异度高于结核菌素皮肤试验。

4. 结核分枝杆菌培养

- 在蛋白培养基上培养 18~24 天可观察到结果。
- 在琼脂培养基上培养可早一些观察结果。
- 在培养期间应每周观察一次结果,连续 6~8 周。
- 眼内标本培养出结核分枝杆菌可确定结核性葡萄膜炎或视网膜炎的诊断。

5. 结核分枝杆菌的核酸扩增

- 房水和玻璃体标本可用于此种检测。

- 可使用转录介导的扩增技术和 PCR 技术。
- 应注意假阳性或假阴性结果,根据患者的具体情况进行综合判断。

6. 组织学检查

- 取病变部位标本(皮肤、眼内组织)进行检查。
- 发现朗格汉斯细胞、干酪样坏死性肉芽肿对诊断有重要帮助。

7. 胸部 X 线检查

- 结核瘤。
- 多发性结节状浸润。
- 肺空洞形成。

8. 荧光素眼底血管造影检查

- 脉络膜结核结节在动脉期表现为弥漫性荧光,后期呈弥漫性强荧光。
- 视网膜血管炎可致荧光素渗漏(图 3-40-6)、血管壁染色、出血遮蔽荧光。

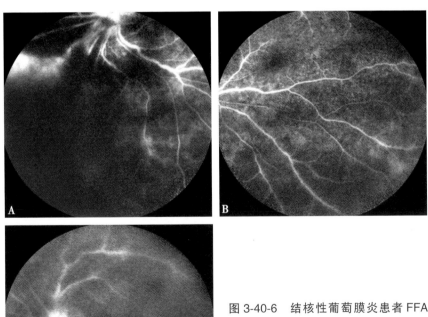

图 3-40-6　结核性葡萄膜炎患者 FFA 检查,发现视网膜血管渗漏、遮蔽荧光等改变

- 黄斑囊样水肿。
- 在伴有视网膜脱离者可看到荧光素渗漏和视网膜下染料积存。

9. 吲哚青绿眼底血管造影检查

- 早期弱荧光、后期等荧光或弱荧光区。
- 中或后期多发性小的局灶性强荧光区。
- 脉络膜血管扩张、渗漏,晚期弥漫性强荧光。
- 脉络膜血管闭塞。

(三) 诊断标准

有关结核性葡萄膜炎的诊断仍是一相当棘手的问题,目前尚无满意的诊断标准,著者提出在诊断结核性葡萄膜炎时应满足以下条件:

1. 诊断参数

(1) 能够排除其他原因所致的葡萄膜炎或特定类型的葡萄膜炎。

(2) 符合结核性葡萄膜炎或结核性视网膜炎的临床特点。

(3) 眼内液分离培养出结核分枝杆菌。

(4) 抗结核治疗可使葡萄膜炎或视网膜炎减轻或消退。

(5) 患者存在眼外活动性结核病变或有眼外结核病史。

(6) 结核菌素皮肤试验阳性、γ-干扰素释放试验阳性。

(7) 眼内液标本经 PCR 检测出结核分枝杆菌的核酸。

(8) 眼内活检标本中发现抗酸杆菌。

2. 判断

- (1)+(2)+(3)应视为结核性葡萄膜炎或结核性视网膜炎。
- (1)+(2)+(3)以外其他任意二条应视为结核性葡萄膜炎或结核性视网膜炎。

七、诊断注意事项

- 对糖皮质激素无效者应进行有关实验室检查和辅助检查以明确诊断。
- 在有结核性葡萄膜炎临床表现时,才给患者进行结核菌素皮肤试验或γ-干扰素释放试验,否则有可能将非结核性葡萄膜炎误诊为结核性葡萄膜炎。
- Behcet 病患者易出现皮肤过敏反应性试验阳性,进行 PPD 试验,也往往表现为阳性,不要将此种反应误认为结核性葡萄膜炎。
- Behcet 病与结核病一样可引起附睾炎,应注意根据全身表现进行鉴别。
- 对怀疑为结核者可考虑给予抗结核治疗,治疗 1~3 周后炎症减轻者有助于诊断。

八、治疗

(一) 抗结核治疗

1. 第一线药物有异烟肼、利福平、吡嗪酰胺、链霉素和乙胺丁醇。

2. 通常采用联合用药的方式进行治疗。

3. 对有肺部或肺外结核者一般选用异烟肼联合利福平治疗。

4. 对于有播散性结核、结核性脑膜炎和伴有 AIDS 的患者,应给予异烟肼、利福平和乙胺丁醇或吡嗪酰胺治疗 9 个月以上。

5. 应在感染科等有关医师指导下进行抗结核治疗。

6. 异烟肼

- 成人剂量一般为 5mg/(kg·d),儿童剂量一般为 10~20mg/(kg·d),一次服用。

- 应注意异烟肼引起的周围神经炎、失眠、焦虑不安、尿潴留、癫痫发作、肝毒性甚至死亡等副作用。

7. 利福平

- 成人剂量一般为 10mg/(kg·d),儿童剂量一般为 10~20mg/(kg·d),一次服用。

- 在治疗过程中应注意此药引起的血小板减少、肾炎、肝毒性等副作用。

8. 吡嗪酰胺

- 成人和儿童剂量均为 15~30mg/(kg·d)。

- 此药的副作用主要为肝毒性,在治疗过程中应定期检测肝功能。

9. 乙胺丁醇

- 成人和儿童剂量均为 15~30mg/(kg·d)。

- 此药的副作用主要为视神经炎。

10. 链霉素

- 成人剂量一般为 15mg/(kg·d),儿童剂量一般为 20~40mg/(kg·d)。

- 链霉素的副作用主要有神经毒性(听力下降甚至耳聋)、肾毒性,治疗过程中应监测这些副作用。

(二) 糖皮质激素

- 在有效抗结核治疗的前提下全身使用糖皮质激素。

- 眼前段炎症应给予糖皮质激素滴眼剂点眼治疗。

- 单眼后段炎症可给予糖皮质激素后 Tenon 囊下注射。

（三）睫状肌麻痹剂

- 适用有前段炎症者。
- 应根据炎症的严重程度选择睫状肌麻痹剂的类型和点眼频度。

九、预后

- 早期正确治疗可使多数患者康复。
- 葡萄膜炎患者视力预后与病变部位及治疗是否正确及时有关。

第四十一章 梅毒及其所致的葡萄膜炎

一、概念

梅毒(syphilis)是由梅毒螺旋休(苍白螺旋体,一种革兰阴性细菌)引起的一种性传播或血源性感染疾病,在眼部可引起多种类型的葡萄膜炎。

二、流行病学

- 梅毒曾在世界各地广为流行,近半个世纪以来已大为减少,但全球每年仍有 1200 万新发病例。
- 梅毒性葡萄膜炎曾是世界范围内常见的葡萄膜炎类型。
- 近年来我国梅毒发病有明显增多的趋势,梅毒性葡萄膜炎报道日益增多。
- 梅毒螺旋体主要经性接触传播,也可通过胎盘、产道、哺乳和密切接触等感染。
- 梅毒可分为先天性梅毒和获得性梅毒两种类型,两种类型均可引起葡萄膜炎。

三、病因和发病机制

- 梅毒螺旋体形似螺旋状纤维,长 6~20μm,宽 0.25~0.3μm。
- 干燥、阳光、肥皂水和一般消毒剂可将梅毒螺旋体杀灭。
- 梅毒螺旋体只感染人类,人是梅毒的唯一传染源。
- 性接触是此病最重要的传播途径。
- 梅毒螺旋体经破损的皮肤和黏膜进入体内,然后到达区域性淋巴结,并从此传播至全身。

四、先天性梅毒

(一) 全身表现

1. 早期先天性梅毒

- 梅毒发生于出生后 3 周至 2 年内。
- 患者常有营养障碍、消瘦、皮肤萎缩等改变。
- 患者出现皮疹、皮肤水疱、扁平湿疣、梅毒性皮炎等皮肤改变。
- 患者可有口角与肛周放射性皲裂或瘢痕。
- 骨软骨炎、骨膜炎。
- 全身淋巴结肿大、肝大、脾大。

2. 晚期先天性梅毒

- 晚期先天性梅毒发生于 2 岁以后。
- 患者出现结节性梅毒疹、树胶肿等皮肤改变。
- 患者可有鼻中隔穿孔、马鞍状鼻、马刀胫、关节腔积水、楔状齿、神经性耳聋。

(二) 眼部表现

1. 先天性梅毒可引起角膜葡萄膜炎、急性虹膜睫状体炎、脉络膜视网膜炎、视网膜血管炎等病变。

2. 角膜葡萄膜炎

- 角膜葡萄膜炎发生于出生后至 25 岁的先天性梅毒患者。
- 常有弥漫性角膜混浊，易伴发角膜新生血管。
- 可同时出现前葡萄膜炎的各种体征。

3. 急性虹膜睫状体炎

- 此种炎症通常发生于出生后 6 个月内。
- 常有明显的睫状充血，甚至出现混合性充血。
- 通常出现大量尘状 KP、前房闪辉 +~++、前房炎症细胞 +~++++。
- 可出现虹膜后粘连、虹膜完全性后粘连和虹膜前粘连。

4. 脉络膜视网膜炎

- 脉络膜视网膜炎多发生于出生后 6 个月后。
- 多表现为陈旧性脉络膜视网膜炎伴视网膜色素上皮增殖和萎缩。
- 出现典型的"椒盐样"眼底改变。

5. 视网膜色素变性样改变，表现为继发性视网膜色素变性，视神经萎缩等。

6. 基质角膜炎,常发生于 8~15 岁,表现为角膜基质浸润,可引起视力严重下降。

五、获得性梅毒

(一) 分期

- 一期梅毒
- 二期梅毒
- 潜伏期梅毒
- 三期梅毒

(二) 全身表现

1. 一期梅毒

- 梅毒螺旋体侵入处出现硬下疳,表现为单个无痛的结节,继之发生非化脓性溃疡,最后愈合。
- 硬下疳发生于感染后 2~6 周内,于 3~6 周内痊愈。
- 硬下疳多发生于生殖器,也可发生于口腔、皮肤、结膜和眼睑等部位。
- 硬下疳内含大量螺旋体,传染性强。
- 常伴有附近淋巴结肿大。

2. 二期梅毒

- 约发生于感染后 6 周。
- 此期梅毒螺旋体在血中播散,典型表现为皮疹和淋巴腺病。
- 皮疹通常为斑丘疹,主要发生于躯干,但常离心性传播至上肢、下肢、手掌、脚掌等部位(图 3-41-1),皮疹通常在数周后自行消退。

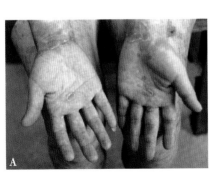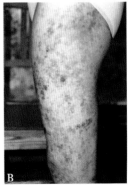

图 3-41-1 梅毒性葡萄膜炎患者的皮疹

- 偶尔出现皮肤溃疡(图 3-41-2)。

- 其他表现有发热、头痛、不适、疲乏、恶心、食欲不振、头发脱落、口腔溃疡、关节疼痛、肌肉疼痛,此期常引起肝、肾、胃肠道等多器官病变。

- 约 40% 的患者中枢神经系统受累,表现为视神经炎、视神经周围炎、颅神经麻痹、急性脑膜炎。

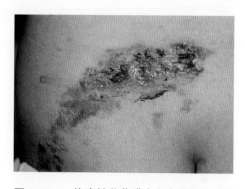

图 3-41-2　梅毒性葡萄膜炎患者的皮肤溃疡

- 葡萄膜炎(前葡萄膜炎、视网膜炎、视网膜血管炎),发生率约 10%。

3. 潜伏期梅毒

- 分为早期潜伏期梅毒(感染后 1 年内)和后期潜伏期梅毒(感染 1 年后)。

- 通常无全身症状和体征。

- 可出现葡萄膜炎遗留下的改变,如虹膜后粘连、玻璃体混浊、视网膜萎缩等。

- 患者可一生处于此期,不再引起任何病变。

- 约 1/3 的潜伏期梅毒患者进展为三期梅毒,此可发生于数年或数十年之后。

4. 三期梅毒

三期梅毒可分为良性三期梅毒、心血管梅毒和神经梅毒三种类型:

- 良性三期梅毒,主要表现为皮肤或黏膜的梅毒瘤,也可出现虹膜梅毒瘤和脉络膜的梅毒瘤,梅毒瘤是肉芽肿性炎症病变。

- 心血管梅毒,可表现为主动脉炎,主动脉瘤,主动脉瓣功能不全,冠状动脉口狭窄。

- 神经梅毒,包括脑膜血管梅毒、脑实质性梅毒,引起脑膜炎、脑膜脑炎、精神及神经系统的异常。

(三) 眼部表现

1. 葡萄膜炎、虹膜炎主要发生于二期梅毒和三期梅毒,一期梅毒可有眼睑、结膜受累。

2. 梅毒可引起虹膜炎、视网膜炎、视网膜血管炎、全葡萄膜炎、眼睑下疳、结膜炎、泪腺炎、基质性角膜炎、巩膜外层炎和巩膜炎(图 3-41-3)。

3. 梅毒性葡萄膜炎

（1）前葡萄膜炎（虹膜睫状体炎）

- 临床上较为常见，轻重不等。
- 多表现为非肉芽肿性炎症，也可表现为肉芽肿性炎症（图 3-41-4）。

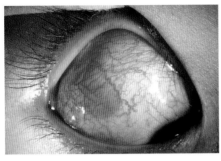

图 3-41-3　梅毒性葡萄膜炎患者的巩膜炎

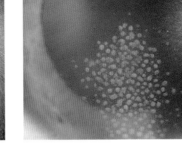

图 3-41-4　梅毒性葡萄膜炎患者的羊脂状 KP

- 偶尔可出现虹膜大的肉芽肿，有时可类似于虹膜肿瘤。

（2）中间葡萄膜炎，少见。

（3）后葡萄膜炎

- 临床多见，可表现为局灶性或多灶性脉络膜视网膜炎、急性后极部鳞状脉络膜视网膜炎、坏死性视网膜炎、视网膜血管炎、脉络膜炎、神经视网膜炎等。

- 视网膜炎典型地表现为视网膜多发性黄白色点状病变（图 3-41-5），伴附近视网膜水肿，偶可伴视网膜出血（图 3-41-6）。

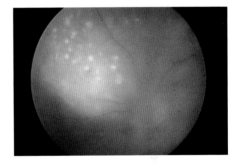

图 3-41-5　梅毒引起的视网膜炎，可见多发性点状病变和大片视网膜水肿

- 脉络膜视网膜炎是常见的类型，表现为深层黄白色的约 1/2 至 1 个视乳头大小的病变，病变可孤立存在，也可融合，可伴有附近视网膜的浅脱离。

- 急性后极部鳞状脉络膜视网膜炎典型表现为大的孤立的片状黄白色视网膜下病变，伴有玻璃体炎，病变进展迅速，在数周内即可引起视力严重下降。

- 常伴有明显的玻璃体混浊（图 3-41-7）。

- 玻璃体后界膜类似羊脂状 KP 样的沉着（图 3-41-8）。

（4）全葡萄膜炎，是较为常见的类型。

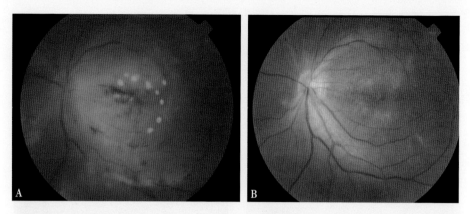

图 3-41-6　梅毒性视网膜炎出现多发性点状病变，视网膜水肿及出血（A），经驱梅治疗后病变消失（B）

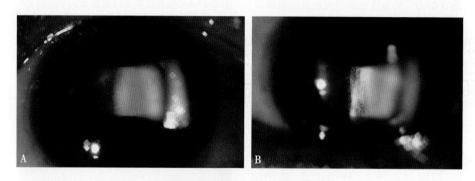

图 3-41-7　梅毒引起的玻璃体混浊

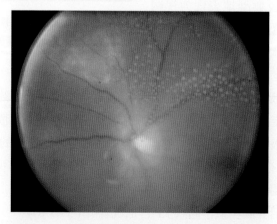

图 3-41-8　梅毒引起的玻璃体后界膜类似羊脂状的渗出物

4. 梅毒性葡萄膜炎的并发症

- 并发性白内障

- 继发性青光眼

- 黄斑囊样水肿

- 视网膜新生血管、视网膜前膜、脉络膜新生血管膜

- 渗出性或裂孔源性视网膜脱离

- 增殖性玻璃体视网膜病变

5. 视神经炎或视乳头水肿

- 此种表现可发生于二期和三期梅毒。

- 急性脑膜炎可引起颅内压升高，造成视乳头水肿。

- 可引起视神经炎、视乳头炎和神经视网膜炎。

- 后期可致视神经萎缩。

六、HIV 感染者的葡萄膜炎

- HIV 感染者易伴发梅毒螺旋体感染。

- 梅毒在 HIV 感染者更易于发生神经梅毒。

- 梅毒在 HIV 感染者往往是双侧受累，病情严重，驱梅治疗后仍有复发。

- HIV 感染的梅毒治疗有一定的困难，在 HIV 感染早期可以呈假阳性结果，在后期则可表现为假阴性结果。

七、诊断

此病的诊断主要根据不洁性接触史、典型的全身改变及多形性的眼部病变、血清学检查、梅毒螺旋体的直接观察、PCR 检测以及一些辅助检查。

(一) 血清学检查

1. 血清学检查的适应证

- 患者有不洁接触史和相应的临床表现。

- 临床表现不能用其他葡萄膜炎解释或对糖皮质激素无反应。

- 高危人群如 HIV 感染者、同性恋、性工作者。

2. 非特异性试验

(1) 是用于测定血清中抗宿主某些自身抗原的抗体试验。

(2) 检测所用抗原是非螺旋体抗原（心磷脂）。

(3) 非特异性试验主要有两种，主要用于判定疾病的活动性。

- 性病研究实验室试验（venereal disease research laboratory，VDRL）
- 快速血浆反应素试验（rapid plasma reagin，RPR）

3. 特异性试验

（1）是定量测定梅毒螺旋体特异性抗体的方法。

（2）临床上常用的有两种试验方法，一旦感染即终生阳性

- 荧光素密螺旋体抗原吸附试验（fluorescent treponemal antigen absorption，FTA-ABS）。
- 微血凝集素测定试验（microhemaglutination assay for treponema pallidum，MHA-TP）。

4. 血清学试验的判断及意义

- VDRL 或 RPR 呈现"反应"结果，提示有活动性疾病，多见于二期梅毒。
- VDRL 或 RPR 呈现"无反应"结果，提示疾病痊愈或进入潜伏期。
- FTA-ABS 或 MHA-TP 试验呈现"反应"结果，见于一期梅毒，此阳性结果维持终生。
- 非典型肺炎、疟疾、接种疫苗可引起假阳性结果。
- 系统性红斑狼疮、麻风和老年人也可出现 RPR、VDRL 假阳性结果。
- 系统性红斑狼疮、类风湿性关节炎、胆汁性肝硬化可引起持久的甚至是终生的 FTA-ABS 假阳性结果。

5. 脑脊液的梅毒血清学检查及蛋白细胞检查

- 有助于神经梅毒的诊断。
- 脑脊液蛋白水平、细胞计数检查对治疗有指导作用。

（二）梅毒螺旋体的直接观察

- 此种检查在临床上并不常用。
- 将荧光素标记抗体与标本一起孵育直接观察病原体。
- 观察到病原体有助于诊断。
- 在一期梅毒有硬下疳或二期梅毒有脓疱时才有可能获得阳性结果。
- 应注意有可能出现假阳性结果。

（三）PCR 检测

- 此种检查在临床上并不常用。
- 对眼内液标本、体液或病变组织进行检查有助于诊断。
- 应避免污染和注意假阳性结果。

（四）荧光素眼底血管造影检查和吲哚青绿眼底血管造影检查

- 视网膜血管扩张、荧光素渗漏（图 3-41-9）。

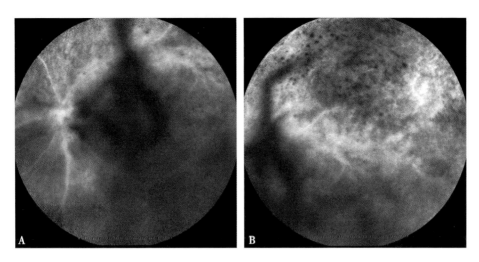

图 3-41-9　梅毒引起的视网膜血管炎（FFA 结果）

- 黄斑囊样水肿。
- 视盘染色（图 3-41-10）。

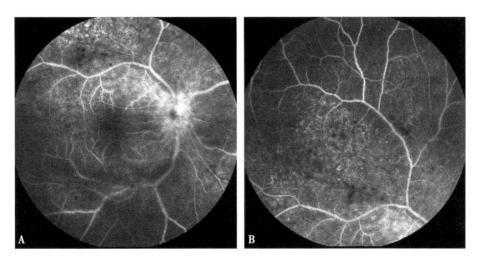

图 3-41-10　梅毒引起的视乳头炎及视网膜血管炎（FFA 结果）

● 视网膜色素上皮损害（图 3-41-11）。

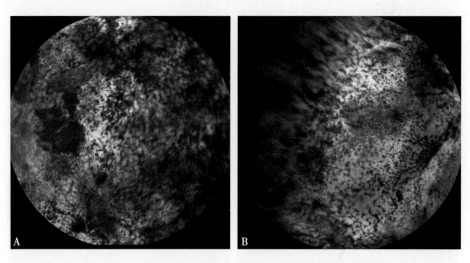

图 3-41-11　梅毒所引起的视网膜色素上皮损害（FFA 结果）

七、鉴别诊断

此病在以往教科书中强调了梅毒性葡萄膜炎多表现为肉芽肿性炎症,但据著者观察和一些作者报道的结果,非肉芽肿性炎症更为常见,因此应与能够引起非肉芽肿性和肉芽肿性葡萄膜炎的疾病相鉴别,如与急性特发性前葡萄膜炎、结核性葡萄膜炎、结节病性葡萄膜炎、急性视网膜坏死综合征、Behcet 病等疾病相鉴别。

八、治疗

（一）青霉素

1. 青霉素是治疗梅毒及梅毒性葡萄膜炎的主要药物。

2. 用药宜早,剂量宜足。

3. 对于一、二期及早期潜伏梅毒(感染 1 年之内的潜伏梅毒)可选择下列之一的治疗

● 普鲁卡因青霉素 G80 万 U,肌肉注射,每日一次,连用 10~15 天。

● 苄星青霉素 G240 万 U,肌肉注射,每周一次,连续治疗 3 周。

4. 对于三期梅毒及晚期潜伏梅毒(感染超过 1 年的潜伏期梅毒),可选择下列之一治疗

- 普鲁卡因青霉素 G80 万 U,肌肉注射,每日一次,连用 3 周。
- 苄星青霉素 G240 万 U,肌肉注射,每周一次,连用 3 周。

5. 梅毒性葡萄膜炎的治疗等同于神经梅毒的治疗,应给予以下治疗

- 青霉素 1600 万 ~2400 万 U/ 日,静脉滴注,连用 10~14 天。
- 可联合苄星青霉素 G240 万 U,肌肉注射,每周一次,连用 3 周。

(二) 对于青霉素过敏者可给予以下任何一种治疗

- 四环素 0.5g,口服,一日 4 次。
- 红霉素 0.5g,口服,一日 4 次。
- 多西环素 100mg,口服,一日两次。

(三) 对于有眼前段炎症者,应联合以下治疗

- 糖皮质激素滴眼剂点眼,点眼频度视前房炎症程度而定。
- 睫状肌麻痹剂点眼。
- 非甾体抗炎药滴眼剂点眼。

九、随访及预后

- 梅毒性葡萄膜炎往往伴有脑脊液异常,可定期(6 个月检查一次)行脑脊液检查。
- 脑脊液检查应持续至细胞计数、蛋白浓度和 VDRL 或 RPR 恢复正常水平为止。
- 早期正确治疗患者可获得彻底治愈。
- 心血管和神经系统受累者预后差。
- 及时有效治疗可使大多数患者恢复良好的视力。

第四十二章　麻风及其所致的葡萄膜炎

一、概念

麻风（Leprosy）是由麻风杆菌引起的一种慢性肉芽肿性疾病，主要累及皮肤、周围神经、黏膜和眼组织，此病又被称为 Hansen 病。

二、流行病学

- 在世界范围内，近年麻风发病率和患病率明显下降。
- 麻风是典型的热带病，中非、中东和东南亚为此病的高发区。
- 我国患者约有 50 万人，主要集中在云南、贵州、四川、西藏等地区。
- 麻风可通过空气传播、接触皮肤病变分泌物、胎盘传播和哺乳传播。
- 麻风有两个发病年龄高峰，儿童期和 30~60 岁，男性发病多见，经济条件差者易发病。

三、病因和发病机制

- 麻风杆菌是生长在细胞内的短小棒状杆菌，约 $0.2\mu m \times 3\mu m \sim 0.5\mu m \times 8\mu m$。
- 人是麻风杆菌的主要宿主和贮主。
- 麻风杆菌侵入机体可直接造成组织损伤，还可通过免疫反应引起不同组织损害。
- ➢ 感染者如有较强免疫力，通常表现为亚临床感染。
- ➢ 细胞免疫功能正常的患者，常表现为结核样麻风，而细胞免疫功能降低的患者，常表现为弥漫型麻风和麻风结节。

500

四、分类

(一) Ridley 和 Jopling 将麻风分为五类(1966 年)

- 结核样型麻风
- 界限类偏结核型麻风
- 中间界线类麻风
- 界线类偏瘤型麻风
- 瘤型麻风

(二) 1981 年世界卫生组织麻风研究组将麻风分为两种类型

- 少菌型(包括结核样型和界线类偏结核型)
- 多菌型(包括瘤型麻风、界线类偏瘤型和中间界线类)

五、临床表现

(一) 全身表现

1. 麻风感染的潜伏期为 3 个月 ~10 年,通常为 2~5 年。

2. 此病的基本的病变为皮肤损害、周围神经病变。

3. 麻风杆菌也可侵犯黏膜、淋巴结、眼组织、睾丸、卵巢、肝、脾、骨组织等,引起相应的损害。

4. 结核样型麻风

- 皮肤病变通常少见,可出现边界清楚的低色素性斑疹或斑块。
- 常有皮肤感觉障碍。
- 常出现周围神经粗大。
- 皮肤涂片难以找到麻风杆菌。
- 麻风菌素皮肤试验阳性。

5. 界线类偏结核型麻风

- 患者的皮肤病变较结核型为多,但表现相同。
- 患者的周围神经易于受累。
- 皮肤涂片偶可查到麻风杆菌。

6. 中间界线类麻风

- 常有多种皮肤病变,且数量多。
- 不易出现周围神经受累的表现。
- 皮肤涂片多能查到麻风杆菌。

7. 界线类偏瘤型麻风

- 患者出现多发性斑疹、丘疹、结节和斑块等皮肤改变。
- 患者的周围神经损害广泛。
- 感觉和运动功能均可出现障碍。
- 皮肤涂片可看到麻风杆菌。
- 麻风菌素皮肤试验阴性。

8. 瘤型麻风

- 患者出现多种皮肤病变，典型表现为中央隆起，边界模糊的皮肤丘疹。
- 眉毛脱落。
- 面部皮肤增厚。
- 马鞍状鼻畸形。
- 耳、眉处出现结节。
- 神经干增粗，出现周围神经病（如肌肉萎缩、挛缩等）。
- 皮肤涂片显示麻风杆菌强阳性，但麻风菌素皮肤试验阴性。

（二）眼部病变

1. 葡萄膜炎

（1）葡萄膜炎主要发生于瘤型麻风患者。

（2）葡萄膜炎发生率 0.5%~23.8%。

（3）麻风可引起以下多种类型的葡萄膜炎

- 急性虹膜睫状体炎。
- 慢性虹膜睫状体炎。
- 粟粒状虹膜麻风结节。
- 虹膜大的麻风结节。
- 偶尔可引起脉络膜炎、非特异性播散性周边脉络膜炎、视网膜色素增殖性改变、视网膜血管炎等。

（4）急性虹膜睫状体炎

- 与其他非麻风性急性前葡萄膜炎表现相似。
- 常为双眼受累，突然发病，进展较快。
- 出现眼红、眼痛、畏光、流泪、视物模糊或视力下降等症状。
- 出现不同程度的睫状充血（图 3-42-1）、大量尘状 KP、前房闪辉 +~+++、前房炎症细胞 +~++++。
- 前房内可出现多发性蛋白凝聚物或纤维素性渗出，偶尔可引起前房积脓。

- 可导致虹膜后粘连(图 3-42-2)、完全性虹膜后粘连、继发性青光眼和前房积血等改变。

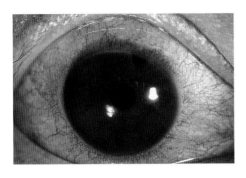

图 3-42-1 麻风引起的前葡萄膜炎,可见睫状充血

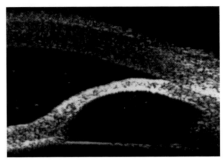

图 3-42-2 麻风引起的前葡萄膜炎,出现虹膜后粘连和虹膜膨隆(UBM 结果)

(5) 慢性虹膜睫状体炎

- 此种类型多见。
- 可表现为肉芽肿性或非肉芽肿性炎症。
- 出现细小 KP 或羊脂状 KP,前房闪辉 +~++,前房炎症细胞 +~++。
- 易引起虹膜萎缩、虹膜后粘连、瞳孔闭锁、并发性白内障等多种并发症。

(6) 粟粒状虹膜麻风结节(虹膜珍珠)

- 粟粒状虹膜麻风结节通常表现为小的闪光的白色病变。
- 此种结节常发生于虹膜睫状体炎后 1~2 年之内。
- 虹膜结节通常在瞳孔缘呈项圈样分布。

(7) 虹膜大的麻风结节

- 虹膜大的结节少见。
- 此种麻风结节通常表现为黄白色分叶状多形性结节。
- 可伴有明显前房炎症反应。

2. 巩膜炎和巩膜外层炎

- 结节性巩膜炎。
- 结节性巩膜外层炎。
- 弥漫性巩膜外层炎。
- 弥漫性巩膜炎(图 3-42-3)。
- 反复炎症或慢性炎症可致巩膜坏死穿孔、巩膜溶解和巩膜葡萄肿。

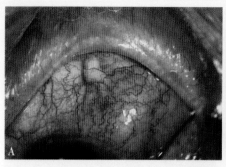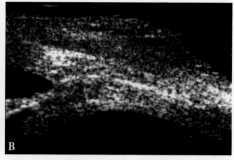

图 3-42-3　麻风引起的弥漫性前巩膜炎

A:眼前段照相,B:UBM 结果

- 巩膜炎可伴有角膜炎或虹膜睫状体炎。

3. 其他异常

- 眉毛和睫毛脱落。

- 兔眼、倒睫、睑外翻、结膜下纤维化等。

- 角膜神经呈串珠样增殖、暴露性角膜炎、点状角膜炎、间质性角膜炎等。

- 角膜血管翳伴微小的麻风结节。

- 巩膜外层炎、巩膜炎、慢性巩膜炎可致巩膜变薄、坏死、溶解和穿孔。

4. 葡萄膜炎的并发症

- 眼压降低。

- 继发性青光眼。

- 并发性白内障。

六、诊断

- 患者来自疾病的高发区对麻风性葡萄膜炎的诊断有一定价值。

- 患者出现特征性皮肤病变、感觉异常等。

- 周围神经增粗。

- 皮肤病变内有抗酸杆菌。

- 组织学检查显示巨噬细胞内有成群的杆菌对诊断和鉴别诊断有重要意义。

- 麻风菌素皮肤试验阳性。

七、治疗

(一) 少菌型麻风

1. 氨苯砜联合利福平治疗半年。

2. 氨苯砜,用量 100mg/日,自服。

3. 利福平,用量每月 600mg,监督服用。

(二) 多菌型麻风

1. 联合氨苯砜、利福平和氯苯吩嗪三种药物治疗,时间至少 2 年。

2. 氨苯砜 100mg/日,自服。

3. 利福平 600mg/月,监督服药。

4. 氯苯吩嗪 50mg/日,自服,每月 300mg,监督服一次。

(三) 葡萄膜炎和巩膜炎

1. 上述治疗方案治疗后葡萄膜炎和巩膜炎通常消退。

2. 糖皮质激素、睫状肌麻痹剂和非甾体抗炎药滴眼剂可用于虹膜睫状体炎的治疗。

八、预后

- 早期及时治疗可大大改善预后。
- 延误诊断和贻误治疗时机可致终生肢体残疾和畸形。

第四十三章　Lyme 病及其所致的葡萄膜炎

一、概念

Lyme 病（Lyme disease）是由伯氏疏螺旋体引起的、由蜱传播的一种多系统受累的炎症性疾病。

二、流行病学

● Lyme 病在世界各地均有报道，多见于北美、欧洲和亚洲地区。

● Lyme 病多发生于温暖季节，可能与此期蜱活动性增强有关。

● Lyme 病可发生于任何年龄，但 15 岁以下、30~50 岁年龄组更易发生。

● 此病多见于男性，可能与男性接触感染蜱的机会较多有关。

三、病因和致病机制

● 携带伯氏疏螺旋体的全沟硬蜱和篦子硬蜱咬伤皮肤后引起感染而发病。

● 潜伏期通常为 3 天至 1 个月左右。

● 伯氏疏螺旋体与机体产生的酶结合，可裂解细胞外基质，激活 B 细胞、T 细胞并能促进炎症介质的产生。

四、临床表现

感染蜱咬伤后临床表现通常呈阶段变化，据此可将 Lyme 病分为三期，即早期（Ⅰ期）、播散期（Ⅱ期）和病变持续期（Ⅲ期）。

（一）早期的表现

1. 蜱咬伤皮肤后通常于 2~28 天发病。

2. 患者常有发热、头痛、疲乏、虚弱、关节和肌肉疼痛等感冒样的症状。

3. 常出现典型的圆形或卵圆形红斑

- 发生于 60%~80% 的患者。

- 皮肤红斑呈牛眼外观或以咬伤处为中心的"靶形"病变。

- 皮肤红斑可有瘙痒和疼痛。

- 皮肤红斑具有游走性,大小不一,红斑往往呈进行性增大,直径最大者可达 20~30cm。

- 皮肤红斑常于 3~4 周自行消退,但易复发。

4. 区域淋巴结肿大。

5. 睾丸炎。

6. 结膜炎,发生率约 11%,常为自限性炎症。

7. 巩膜外层炎,可伴有结膜炎和游走性皮肤红斑。

8. 葡萄膜炎,此期少见,可表现为以下多种类型的炎症

- 虹膜炎或虹膜睫状体炎。

- 中间葡萄膜炎。

- 视网膜炎或视网膜血管炎。

- 弥漫性脉络膜炎。

- 神经视网膜炎。

(二) 播散期表现

1. 播散期是指伯氏疏螺旋体感染后数周至数月内的一段时间。

2. 此期伯氏疏螺旋体通过血液传播至多个器官和组织,引起多器官多组织病变。

3. 皮肤病变

- 皮肤游走性红斑。

- 良性皮肤淋巴细胞瘤,呈紫红色,多发生于儿童的耳廓和成人的乳头。

4. 关节病变,是此期的常见的表现

- 可出现单关节炎或少关节炎。

- 大关节易于受累,其中以膝关节受累最为常见,其他任何关节均可受累。

- 关节炎可呈慢性或复发性,并具有破坏性。

5. 神经系统病变

- 常有头痛、恶心、呕吐、颈项强直等脑膜刺激征。

- 单侧或双侧颅神经麻痹,其中以Ⅲ、Ⅳ、Ⅵ和Ⅶ脑神经最易受累。

- 感觉和运动脊神经根病。
- 脑炎引起的各种临床表现。
- 患者可出现情绪、行为、精神等方面异常。
- 脑脊液中淋巴细胞增多。

6. 心脏病变，发生率在 5% 以下

- 不同程度的房室传导阻滞、心律失常。
- 急性心肌炎、心包炎。

7. 眼部病变，主要有葡萄膜炎、神经眼科异常、眼眶炎症、后巩膜炎、巩膜外层炎、结膜炎、角膜炎、眼外肌肿大等。

8. 葡萄膜炎，与梅毒螺旋体引起的相似

（1）多发生于疾病后期。

（2）多双眼受累，可为复发性或慢性炎症。

（3）伯氏疏螺旋体引起的葡萄膜炎可表现为以下多种类型

- 肉芽肿性或非肉芽肿性前葡萄膜炎。
- 中间葡萄膜炎。
- 后葡萄膜炎，可表现为视网膜炎、视网膜血管炎、神经视网膜炎、多灶性脉络膜炎等。
- 全葡萄膜炎。
- 眼内炎。

（4）中间葡萄膜炎

- 临床上常见，典型出现睫状体平坦部和玻璃体基底部雪堤样改变。
- 玻璃体内雪球状混浊和严重的玻璃体混浊。
- 常出现肉芽肿性前房反应，如羊脂状 KP、虹膜西米状 Bussaca 结节和 Koeppe 结节。
- 易发生虹膜后粘连，甚至完全性虹膜后粘连。

（三）病变持续期的改变

1. 病变持续期指疾病发生后数月至数年之内的一段时间。

2. 典型改变是慢性少关节炎，主要累及腕关节和肩关节。

3. 尚可出现以下改变

- 血管病变。
- 肌炎。
- 周围神经病。

- 慢性萎缩性肢端皮炎。
- 皮肤淋巴细胞瘤。
- 局限性硬化或萎缩性皮肤病变。
- 进展性脑脊髓膜炎。
- 葡萄膜炎,此期多表现为慢性炎症,前、中间、后和全葡萄膜炎均可发生。
- 多种类型的角膜炎,如斑状或翳状上皮下浸润、基质浸润等,通常为单侧受累。
- 巩膜外层炎,可单独出现,也可伴有多种类型的角膜炎。

五、诊断

(一) 病史和表现

1. 患者来自疫区对诊断有重要提示作用。

2. 有蜱咬伤病史。

3. 有典型的游走性红斑。

4. 出现伴有虹膜后粘连和肉芽肿炎症体征的中间葡萄膜炎及其他类型的葡萄膜炎。

(二) 实验室检查

1. 伯氏疏螺旋体培养

- 从皮肤、眼组织或体液标本中培养出伯氏疏螺旋体对 Lyme 病的诊断有确诊作用。
- 一般而言,来自体液标本的培养阳性率低。
- 游走性红斑的皮肤标本阳性率较高,但也只有 60%~80%。
- 组织或体液标本培养结果阴性不能排除 Lyme 病的诊断。

2. 血清学检查

- 血清学检查特异性和敏感性低。
- 疾病早期血清学检查结果通常为阴性,而在播散期和病变持续期多为阳性。
- 在疾病早期给予足量抗生素可使抗体产生量降低,从而出现假阴性结果。
- 如抗体以免疫复合物的形式存在,也可出现假阴性结果。

3. 组织学检查

- 用银染色对病变组织进行组织学检查发现螺旋体对诊断有很大帮助。
- 结缔组织纤维在切片处理过程中可出现人为现象,也可被误认为螺旋体,应予以注意。

4. PCR 检测

- 是常用的实验室检查方法。

- 组织或体液标本测到伯氏疏螺旋体基因组和质粒 DNA 有助于诊断。

- 在判断结果时应注意污染和假阳性结果。

六、诊断标准

美国疾病控制和预防中心制定了 Lyme 病的诊断标准,美国内科医师学会和其他有关学者对此标准略加修改,形成了以下比较适用的临床诊断标准(表3-43-1)。

表 3-43-1　Lyme 病的诊断标准

确定诊断	游走性红斑或至少有一个实验室证实的后期表现。
后期表现	肌肉骨骼系统病变:复发性或发作性的一个或几个关节肿胀,有时随后伴有一个或几个关节的慢性炎症。以下表现不能被认为是此病的表现:无短暂复发的进展性关节炎、慢性对称性多关节炎、单独存在的关节痛、肌肉疼痛、纤维性肌痛综合征。
	神经系统病变:脑膜炎、颅神经炎(尤其是面神经麻痹)、脊神经病变、脑脊髓炎(脑脊液中伯氏疏螺旋体抗体高于血清)。单独的头痛、疲乏、轻瘫或轻微的颈项强直不能被视为神经受累的标准。
	心血管系统:急性发作的房室传导阻滞(Ⅱ度或Ⅲ度)持续数天或数周,有时伴有心肌炎。单独的心悸、心动过缓、束支传导阻滞或心肌炎都不应视为 Lyme 病的心血管受累的表现。
实验室检查	从患者标本中分离出伯氏疏螺旋体或血清、脑脊液中检测出抗伯氏疏螺旋体抗体。
	检测方法应为敏感的 ELISA+ 免疫印迹技术,或免疫荧光抗体 + 免疫印迹技术。
	血清抗伯氏疏螺旋体 IgM 抗体或 IgG 抗体水平在疾病急性期和恢复期有显著变化。

摘自:Baer JC. Borreliosis. In:Foster CS,Vitale AT. ed. Diagnosis and Treatment of Uveitis. Philadelphia W.B. Saunders Company. 2002. 245~259

七、治疗

(一) 游走性红斑的治疗

1. 可给予以下任意一种治疗方法。

- 强力霉素,100mg,口服,一日 2 次。
- 阿莫西林,250~500mg,口服,一日 3~4 次。
- 头孢呋辛,500mg,口服,一日 2 次。

2. 治疗时间一般为 2~3 周。

(二) Lyme 病性关节炎的治疗

- 强力霉素、阿莫西林、头孢呋辛均可选用,治疗 1~2 个月,剂量同上。
- 也可给予头孢菌素,2g/ 日,静脉滴注。

(三) 神经系统受累或中度以上心脏受累的治疗

1. 对神经系统受累或心脏受累者一般选用静脉途径给药的方式进行治疗。

2. 可选择以下任意一种方法进行治疗

- 头孢菌素,2g/ 日,静脉滴注,每日一次。
- 头孢噻肟,2g,静脉滴注,每 8 小时一次。
- 青霉素 G,2000 万 ~2400 万 u/ 日,静脉滴注。

(四) 结膜炎的治疗

- 红霉素眼膏,每日两次。
- 四环素眼膏,每日两次。

(五) 间质性角膜炎、钱币型角膜炎、巩膜外层炎的治疗

- 0.1% 地塞米松滴眼剂,点眼,点眼频度依据炎症的严重程度而定。

(六) 前葡萄膜炎的治疗

- 可选用强力霉素或阿莫西林口服的方法进行治疗(剂量同前)。
- 0.1% 地塞米松滴眼剂,点眼,一日 3~10 次。
- 睫状肌麻痹剂滴眼剂,点眼。

(七) 中间葡萄膜炎、后葡萄膜炎的治疗

- 可选用强力霉素或阿莫西林口服,也可选用头孢菌素静脉滴注(剂量同前)的方法进行治疗。
- 通常联合糖皮质激素,一般选用泼尼松,1mg/(kg·d),早晨顿服。

八、预后

- 早期正确治疗可将疾病治愈。
- 及时正确的治疗可使多数患者获得较好的全身预后和视力预后。

第四十四章 内源性细菌性眼内
感染和眼内炎

一、概念

眼内炎(endophthalmitis)是指以房水和玻璃体炎症最为严重和以葡萄膜、视网膜均受累及的眼内炎症性疾病,多为细菌或真菌引起。

一些细菌所致的感染可能局限于虹膜睫状体、脉络膜或视网膜,此种疾病严格来讲应称为局限性细菌感染,而不应称为细菌性眼内炎,但在临床上也习惯地将这些称为感染性眼内炎。

细菌性眼内炎又分为两大类,即内源性细菌性眼内炎和外源性细菌性眼内炎。内源性细菌性眼内炎又被称为转移性细菌性眼内炎(metastatic bacterial endophthalmitis)。外源性细菌性眼内炎是指发生于外伤、内眼手术后的细菌感染性眼内炎。

二、病因和发病机制

(一) 能够引起眼内炎的细菌

这些细菌包括脑膜炎双球菌、肺炎链球菌、金黄色葡萄球菌、埃希杆菌属、假单胞菌、变形杆菌、蜡样芽孢杆菌、痤疮丙酸杆菌、鼠疫耶尔森菌、流感嗜血杆菌、败血梭状芽孢杆菌、G型链球菌、黏质沙雷菌、卡介杆菌、集聚肠杆菌、嗜水气单胞菌、龟分枝杆菌、马耳他布鲁杆菌、亚利桑那沙门氏菌、单核细胞增多性利斯特菌、C型链球菌、金格杆菌、表皮葡萄球菌等。

(二) 细菌于菌血症期播散进入眼组织

细菌通过血流进入视网膜和(或)葡萄膜,病原体穿过血-眼屏障,在葡萄膜或视网膜形成感染病灶。病灶处大量细菌突然进入前房和玻璃体内引起细菌性眼内炎。大量细菌由视网膜中央动脉播散至视网膜,即引起大范围的视网膜坏死。免疫功能低下者,感染病灶的细菌易于进入房水和玻璃体内,迅速引起眼内炎。糖皮质激素可使感染病灶内的细菌更易扩散。

三、临床表现

(一) 前部局灶性细菌性眼内炎

1. 此种眼内炎是指细菌侵犯虹膜睫状体所引起的局灶性炎症。

2. 临床表现

- 常表现为轻度至中度结膜充血、睫状充血或混合性充血。
- 轻度角膜水肿、角膜内皮皱褶。
- 常有明显的前房闪辉(++~+++),甚至可出现前房内蛋白凝集物。
- 常出现多量的前房炎症细胞(++~+++),甚至前房积脓。
- 虹膜出现散在白色结节或白斑,直径 1~3mm。
- 瞳孔缩小、瞳孔不圆、瞳孔对光反应迟钝或消失。
- 虹膜局限性后粘连或完全性后粘连。
- 视网膜通常无明显异常,前玻璃体内可有炎症细胞和轻度混浊。

(二) 前部弥漫性细菌性眼内炎

- 通常有显著的结膜充血、明显的混合性充血。
- 常有前房积脓、前房内纤维素性渗出物。
- 可有虹膜后粘连、瞳孔闭锁、瞳孔膜闭等。
- 玻璃体内可有炎症细胞、轻度混浊。
- 视网膜通常无明显异常。

(三) 后部局灶性细菌性眼内炎

- 感染病灶可位于视网膜或脉络膜。
- 感染病灶呈白色或黄白色,大小不一,从一个至数个视乳头直径大小。
- 视网膜病灶往往伴有显著的玻璃体炎症反应,脉络膜病灶往往伴轻度至中度的玻璃体反应。
- 可伴有轻度至中度前房炎症反应。

(四) 后部弥漫性细菌性眼内炎

- 脉络膜或视网膜感染病灶的细菌大量进入玻璃体后引起此种炎症疾病。
- 临床表现与细菌的毒力有明显的关系。

- 常伴有片状或大范围的视网膜坏死。
- 玻璃体内大量炎症细胞，甚至积脓（图 3-44-1）。

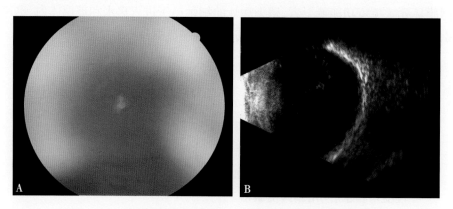

图 3-44-1　表皮葡萄球菌引起的眼内感染，出现白色云雾状混浊
A 为眼底照相，B 为 B 超结果

- 玻璃体混浊，根据细菌毒力和疾病所处阶段，玻璃体混浊可有很大不同，眼底模糊或不可视及（图 3-44-2）。

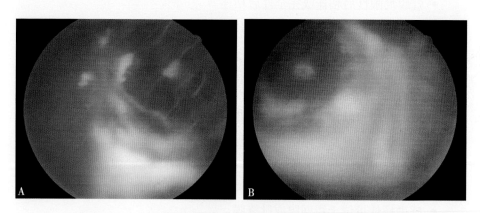

图 3-44-2　马耳他布鲁杆菌引起的眼内炎，显示玻璃体显著混浊

- 可伴有一定程度的前房炎症反应。

（五）弥漫性眼内炎

- 虹膜睫状体或视网膜感染病灶中大量细菌穿入玻璃体和前房造成严重的前房和玻璃体炎症。
- 常有显著的结膜水肿、严重的混合充血。
- 角膜水肿、混浊、角膜内皮皱褶。

- 前房内出现大量纤维素性渗出物、渗出膜、蛋白凝集物,甚至出现前房积脓。
- 虹膜后粘连、瞳孔对光反应消失、瞳孔闭锁、瞳孔膜闭等。
- 玻璃体混浊,通常呈黄白色反光。
- 眼底一般不可视及。

四、诊断

(一) 全身表现及易患因素

1. 发现以下全身感染病灶对细菌性眼内炎的诊断有重要帮助

- 肝脓肿、胆囊炎。
- 胃肠道细菌感染,如急性细菌性胃肠炎、细菌性痢疾等。
- 感染性细菌性心内膜炎。
- 感染性关节炎、关节腔积脓。
- 皮肤伤口细菌感染。
- 细菌性肺炎、急性细菌性支气管炎。
- 细菌性脑膜炎。
- 泌尿道感染,如急性肾盂肾炎、细菌性膀胱炎、尿道炎等。

2. 糖尿病。

3. 免疫功能低下,如某些恶性肿瘤化疗、自身免疫性疾病长期使用免疫抑制剂治疗的患者。

4. 长期使用糖皮质激素者。

5. 肾衰竭患者。

6. 静脉途径吸毒。

7. 近期手术或外伤易于导致细菌性眼内炎。

8. 高龄是细菌性眼内炎的一个易患因素。

(二) 实验室检查和辅助检查

1. 细菌培养

- 可根据情况取患者血、尿、痰、咽拭子和眼内液进行细菌培养。
- 对可疑有细菌性肠道感染的患者可进行大便细菌培养。
- 对由皮肤伤口的患者可进行分泌物细菌培养。
- 对关节肿胀、积脓或积液的患者可进行关节腔液细菌培养。
- 对怀疑神经系统感染的患者可进行脑脊液细菌培养。

2. 眼内液细菌培养和直接观察

（1）房水和玻璃体细菌培养：

● 适用于前部局限性细菌感染、前部弥漫性细菌感染和弥漫性眼内炎的患者。

● 一般抽取房水 0.1ml、或取玻璃体液 0.1ml。

● 根据需要可将标本接种于血琼脂、巧克力琼脂、脑心浸液体培养基和硫羟乙酸盐液体培养基进行培养。

（2）对所取标本可行革兰染色和姬姆萨染色在显微镜下直接观察。

3. X 线、CT、磁共振、B 超检查发现机体其他部位感染病灶对诊断有很大帮助。

五、鉴别诊断

1. 应与前部细菌性眼内炎鉴别的疾病

● 急性特发性前葡萄膜炎

● HLA-B27 抗原相关的前葡萄膜炎

● Behcet 病性葡萄膜炎

● 结核性前葡萄膜炎

● 梅毒性前葡萄膜炎

● 结节病性葡萄膜炎

2. 应与后部细菌性眼内炎鉴别的疾病

● 真菌性眼内感染或眼内炎

● 念珠菌性眼内炎

● 隐球菌性眼内感染

● 眼组织胞浆菌病

● 新型隐球菌性眼内感染

● 弓形虫性视网膜脉络膜炎

● 急性视网膜坏死综合征

● 结核性后葡萄膜炎

● 梅毒性后葡萄膜炎

● 眼内 - 中枢神经系统淋巴瘤所致的伪装综合征

● 恶性肿瘤眼内转移所致的伪装综合征

3. 应与弥漫性眼内炎鉴别的疾病

- Behcet 病性葡萄膜炎
- 急性视网膜坏死综合征
- 眼内—中枢神经淋巴瘤所致的伪装综合征

六、治疗

(一) 治疗原则

1. 对高度怀疑细菌性眼内炎者应迅速给予广谱抗生素治疗。

2. 对已确诊的细菌性眼内炎者应立即给予敏感的抗生素治疗。

3. 对严重的细菌性眼内炎者应考虑进行玻璃体切除和玻璃体内给予敏感的抗生素治疗。

(二) 全身抗生素治疗

1. 应根据细菌培养和药敏试验结果给予全身抗生素治疗。

2. 对于尚未得到培养结果者可根据以下参数选择抗生素

- 对于儿童患者,应选用青霉素或氨苄西林治疗。
- 对于有脑膜炎、心内膜炎的患者,应选用青霉素 G 或氨苄西林治疗。
- 对于怀疑流感嗜血杆菌引起者,应选用氯霉素治疗。
- 对病原体难以判定的患者,应给予头孢他啶联合万古霉素治疗。

3. 给药途径

- 全身用药,静脉滴注。
- 结膜下注射(抗生素通常联合糖皮质激素)。
- 玻璃体内注射敏感的抗生素,是较为有效的给药途径。
- 抗生素滴眼剂点眼治疗,此给药方式简单,但其效果通常不明显。

4. 不同途径给药的药物及治疗方法

(1) 全身用药可选用以下药物和治疗方法:

- 头孢他啶,1g,静脉滴注,8h~12h 1 次,对肾功能异常者应减少用量。
- 氯霉素,50mg/(kg·d),静脉滴注。
- 万古霉素,1g,12h 1 次,静脉滴注,对肾功能异常者应减少用量。
- 氨苄西林,4~12g/d,静脉滴注。
- 头孢曲松,2g,12h 1 次,静脉滴注。
- 头孢唑啉,2~4g/d,静脉滴注。
- 克林霉素,900~1800mg/d,静脉滴注。
- 妥布霉素,3~5mg/(kg·d),静脉滴注。

● 糖皮质激素,一般选用泼尼松,1.0~1.2mg/(kg·d),口服,3~5 天后调整剂量,糖尿病和全身真菌感染者应慎用或禁用。

(2) 玻璃体内注射,可选用以下药物:

● 头孢他啶,1.0~2.25mg/0.1ml。

● 妥布霉素,0.1mg/0.1ml。

● 氯霉素,1.0mg/0.1ml。

● 万古霉素,1.0mg/0.1ml。

● 头孢唑啉,2.25mg/0.1ml。

● 克林霉素,1.0mg/0.1ml。

● 氨苄西林,0.5mg/0.1ml。

● 地塞米松,0.4mg/0.1ml。

(3) 结膜下注射,可选用以下药物:

● 万古霉素,25mg/0.5ml。

● 妥布霉素,20~40mg/0.5ml。

● 头孢他啶,40~100mg/0.5ml。

● 头孢唑啉,100~125mg/0.5ml。

● 氯霉素,50~100mg/0.5ml。

● 克林霉素,15~50mg/0.5ml。

● 氨苄西林,100mg/0.5ml。

● 地塞米松,4~8mg/0.5ml。

(4) 点眼,可选用以下滴眼剂(根据需要选用一种或数种滴眼剂):

● 万古霉素,50mg/ml,每小时 1 次。

● 头孢他啶,50~100mg/ml,每小时 1 次。

● 头孢唑啉,50mg/1ml,每小时 1 次。

● 妥布霉素,0.3%,每小时 1 次。

● 氯霉素,0.25%,每小时 1 次。

● 克林霉素,50mg/ml,每小时 1 次。

● 氨苄西林,50mg/ml,每小时 1 次。

● 1%醋酸泼尼松龙,每 15 分钟 ~1 小时 1 次。

● 0.1%地塞米松,每 15 分钟 ~1 小时点眼 1 次。

(三) 玻璃体切除术

1. 适应证

- 弥漫性眼后部感染,一般在确诊后即应尽快进行玻璃体切除术。
- 弥漫性眼内炎,在确定诊断后应立即进行玻璃体切除术。

2. 术后应玻璃体内注射糖皮质激素和有效的抗生素(见前面列出的)。

（四）糖皮质激素

1. 糖皮质激素可抑制炎症反应和减轻组织水肿及破坏,因此对于炎症造成的组织破坏有抑制作用。

2. 糖皮质激素可使细菌更易于扩散,因此在治疗时应权衡利弊。

3. 使用方法

- 一般选用泼尼松,1~1.2mg/(kg·d),早晨顿服。
- 治疗 3~5 天后根据患者的反应调整剂量。
- 玻璃体内注射曲安西龙(4mg/0.1ml)。
- 0.1% 地塞米松或 1% 醋酸泼尼松龙滴眼剂点眼,每 15 分钟至 1 小时一次。

4. 使用糖皮质激素治疗时应注意以下问题

- 应在有效抗生素应用的前提下给予糖皮质激素治疗。
- 糖尿病、结核、真菌感染者禁用或非常谨慎地使用糖皮质激素全身治疗。
- 玻璃体内注射要使用无防腐剂的制剂。
- 糖皮质激素与万古霉素、头孢他啶混合后易发生沉淀,在行玻璃体内注射时应分别缓慢注射。

七、预后

- 患者视力预后与细菌的毒力、机体的抵抗力、感染部位、治疗是否及时、正确有关。
- 前部局灶性、前部弥漫性和后部局灶性细菌感染经过及时正确治疗后可使患者恢复一定视力。
- 后部弥漫性眼内炎和弥漫性眼内炎患者视力预后差。

第四十五章　内源性真菌性
眼内感染和眼内炎

一、概念

内源性真菌性眼内炎（endogenous fungous endophthalmitis）是指真菌经血源性播散至眼组织引起了严重的房水和玻璃体炎症。

引起内源性眼内炎的真菌主要为念珠菌属和曲霉菌属，其他真菌芽生菌属、球孢子菌属、新型隐球菌、组织胞浆菌属、分枝孢菌属也可引起真菌性眼内炎。

内源性眼内炎占整个眼内炎的 2%~8%，内源性真菌性眼内炎占内源性眼内炎的 35%~65%。

二、念珠菌属引起的眼内感染和眼内炎

（一）真菌学和易患因素

1. 念珠菌通常寄生于人的胃肠道、泌尿生殖道和呼吸道黏膜，是正常菌群的一部分。

2. 念珠菌性眼内炎是最常见的内源性真菌性眼内炎。

3. 免疫功能低下者、老年人、长期大剂量使用免疫抑制剂及糖皮质激素者、静脉插管者易发生念珠菌感染。

4. 约 1/3 的念珠菌血症患者发生念珠菌性眼内炎。

（二）临床表现

1. 症状

● 通常起病隐匿、进展缓慢，初期症状相对较轻。

● 有眼前黑影、暗点等症状，随着疾病进展患者常有眼红、眼痛、畏光、流

泪等症状。

● 开始时有视物模糊、以后视力逐渐下降,后期视力可完全丧失。

2. 体征

(1) 往往双眼受累。

(2) 检眼镜检查可见多灶性脉络膜炎或视网膜炎

● 脉络膜病变或脉络膜视网膜病变约 1/8~1/4 视乳头直径大小。

● 病变呈圆形或卵圆形奶油状,周围可出现小的视网膜出血。

● 相应处玻璃体有不同程度的炎症反应。

(3) 念珠菌突入玻璃体内始引起真正意义上的眼内炎

● 典型的玻璃体改变为质地疏松的球状混浊(绒球状混浊)(图 3-45-1),
也可为致密的混浊(图 3-45-2)。

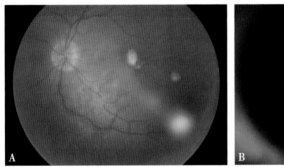
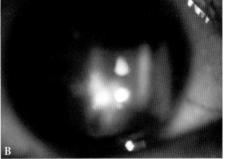

图 3-45-1　内源性念珠菌感染引起玻璃体内质地疏松的球状混浊(绒球状混浊)

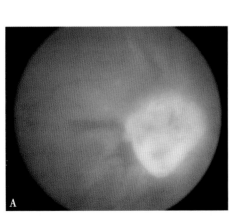
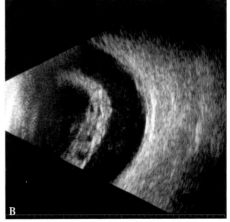

图 3-45-2　念珠菌性眼内炎患者的玻璃体致密的片状混浊

- 玻璃体内炎症细胞呈线样排列。
- 玻璃体内弥漫性炎症细胞浸润。
- 视网膜病灶增多、增大。
- 视网膜内局灶性出血、视网膜坏死、视网膜新生血管形成。
- 眼前段炎症通常较轻,偶尔也可引起睫状充血、虹膜 Bussaca 结节(图 3-45-3)、严重的虹膜睫状体炎(图 3-45-4),前房出现大量的炎症细胞(图 3-45-5),甚至出现前房积脓(图 3-45-6)。

（三）诊断

1. 有全身的感染表现及易患因素。

2. 缓慢进展的局灶性脉络膜炎、脉络膜视网膜炎以及后期发生的眼内炎。

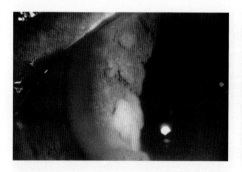

图 3-45-3　念珠菌性眼内炎患者的虹膜 Bussaca 结节

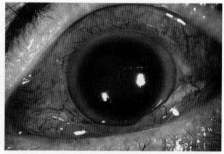

图 3-45-4　念珠菌性眼内炎患者的睫状充血

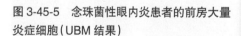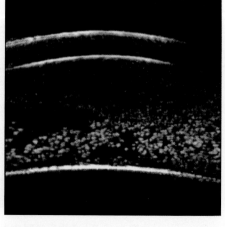

图 3-45-5　念珠菌性眼内炎患者的前房大量炎症细胞(UBM 结果)

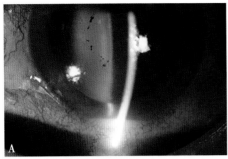
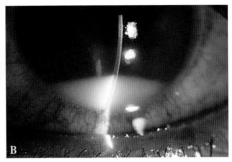
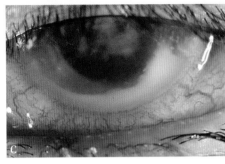

图 3-45-6 念珠菌性眼内炎患者的前房积脓

3. 血、尿、静脉内导管或其他组织的标本进行念珠菌培养对诊断和鉴别诊断有重要帮助。

4. 眼内液培养出念珠菌或眼内液标本中发现念珠菌(图 3-45-7),可以明确诊断。

5. 眼内液发现抗念珠菌抗体对诊断有重要帮助。

(四)鉴别诊断

1. 弓形虫性视网膜脉络膜炎

2. 多灶性脉络膜炎和全葡萄膜炎

3. 急性后极部多灶性鳞状上皮病变

4. 鸟枪弹样脉络膜视网膜病变

5. Behcet 病性葡萄膜炎(Behcet 病性视网膜炎、视网膜血管炎、全葡萄膜炎)

6. 视网膜下纤维化和葡萄膜炎综合征

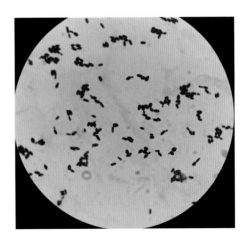

图 3-45-7 真菌性眼内感染患者玻璃体涂片检查发现念珠菌

7. 急性视网膜色素上皮炎

8. 急性视网膜坏死综合征

9. 内源性细菌性眼内炎

10. 中间葡萄膜炎

11. Lyme 病所致的葡萄膜炎

(五) 治疗

1. 两性霉素 B

(1) 具有抗真菌和杀真菌两种作用。

(2) 是治疗念珠菌性眼内感染和眼内炎的首选药物。

(3) 在正式用药前应先给予 1mg(溶于 5% 葡萄糖中)静脉滴注,半小时用完,如无低血压或心律失常等不良反应,再给予 0.7mg/kg(溶于 500ml 5% 葡萄糖中)于 2~6 个小时缓慢滴注,如无不良反应则应给予以下治疗:

- 0.7~1mg/(kg·d),溶于 5% 葡萄糖中缓慢静脉滴注。

- 对念珠菌所致的局灶性脉络膜视网膜炎,治疗所用的总剂量为 1000mg。

- 对于眼内炎,总的剂量为 1500~3000mg。

- 玻璃体内注射剂量为 5~10μg,应缓慢注射至玻璃体中央,以免引起视网膜毒性。是否需要重复注射、重复注射间隔时间及剂量目前尚无一致看法。

- 在静脉注射过程中应注意避光。

(4) 在治疗过程中应注意此药引起的以下多种副作用:

- 肾功能障碍,发生率高达 80%,停药后多能恢复,但少数患者可出现持久性的肾小球滤过率降低。

- 血小板减少、贫血。

- 头痛、全身疼痛、发热、寒战、抽搐。

- 低血压、心律不齐。

- 厌食、过敏等。

- 在治疗过程中应定期进行肾功能、血常规等检查,并密切注意患者全身变化。

- 新生儿患者对两性霉素 B 更为敏感,剂量不宜超过 0.5mg/(kg·d)。

2. 5- 氟胞嘧啶

- 此药口服易于吸收。

- 通常与两性霉素 B 联合应用治疗真菌性眼内感染或眼内炎。

- 此药易产生耐药性,一般不宜单独应用。
- 常用剂量为 50~100mg/(kg·d),分 4 次口服。
- 肾功能障碍者,5- 氟胞嘧啶排泄受影响,在用药时应慎重。
- 此药可引起肾毒性、肝毒性和骨髓抑制等副作用,应注意监测肝功能、肾功能和血细胞。

3. 其他药物

- 目前用于抗真菌的药物尚有许多种,如咪康唑、酮康唑、伊曲康唑和氟康唑。
- 这些药物对真菌性眼内炎有一定作用,但一般而言效果不及两性霉素 B。
- 这些药物对念珠菌性眼内炎的作用尚有待于进一步研究。
- 酮康唑与两性霉素 B 有拮抗作用,因此二者不宜联合应用。

4. 手术治疗

- 适用于药物治疗效果不佳者或有显著玻璃体混浊者。
- 通常联合玻璃体内两性霉素 B 注射。

三、曲霉属引起的眼内感染和眼内炎

(一) 真菌学及流行病学

1. 目前已发现曲霉约 900 种,黄曲霉、烟曲霉、念珠曲霉、黑曲霉、土曲霉可引起内源性眼内炎。

2. 曲霉存在于土壤、谷物、腐烂的有机物、空气、人类皮肤、鼻咽黏膜、气管、结膜、眼睑等。

3. 曲霉属引起的内源性真菌性眼内炎临床上较为常见。

4. 男性患者多于女性患者。

5. 长期使用免疫抑制剂者、免疫功能低下者、静脉吸毒者易患此种眼内炎。

(二) 临床表现

1. 对曲霉过敏者可引起哮喘。

2. 侵入性曲霉感染可引起肺曲霉病。

3. 曲霉还可引起胃肠道、肝脏、肾脏、脑、心脏、皮肤等多器官和组织的病变。

4. 曲霉在眼部可引起以下临床表现

- 曲霉素引起的眼内炎的发病远较念珠菌引起的发病急。
- 表现为眼红、眼痛、畏光、流泪、视物模糊和视力下降。
- 睫状充血或混合充血,也可出现结膜水肿、眼睑肿胀。
- 前房闪辉(+~+++)、前房炎症细胞(+~++++),甚或前房积脓(图3-45-8)。
- 虹膜后粘连、瞳孔不圆、瞳孔闭锁等。
- 玻璃体混浊和炎症细胞浸润,玻璃体内松软的团状黄白色混浊或条状混浊(图3-45-9)。

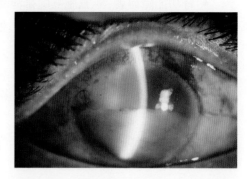

图 3-45-8　曲霉引起的眼内炎,显示污秽状前房积脓

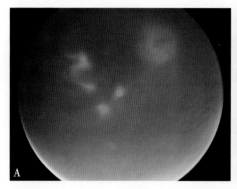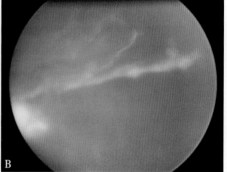

图 3-45-9　曲霉感染引起的玻璃体混浊

- 脉络膜或视网膜内黄白色松软的边界欠清晰的病变。
- 视网膜血管鞘、血管闭塞。
- 视网膜坏死、出血。
- 脉络膜或玻璃体内脓肿。

5. 还可引起外源性眼内感染、真菌性角膜炎、眼眶脓肿、眶尖综合征、后部缺血性视神经病变。

(三) 诊断

1. 患者常有易感因素,如免疫功能低下、长期使用免疫抑制剂、静脉吸毒、静脉插管等。

2. 典型的表现为缓慢进展的脉络膜视网膜炎,最后进展为眼内炎。

3. 活检发现曲霉菌丝。

4. 血、痰、静脉插管、肺泡灌洗液、眼内液、肺活检及其他活检标本培养阳性可确定诊断或有助于诊断。

5. 玻璃体比房水易出现阳性结果,可进行涂片检查或真菌培养。

(四) 鉴别诊断(详见有关章节)

1. 曲霉性外源性眼内炎

2. 其他真菌所引起的内源性眼内炎

3. 急性非肉芽肿性前葡萄膜炎、慢性肉芽肿性或非肉芽肿性前葡萄膜炎

4. 中间葡萄膜炎(包括玻璃体炎)

5. 细菌性眼内感染或眼内炎

6. Behcet 病性葡萄膜炎

7. 结核性葡萄膜炎

8. Lyme 病所致的葡萄膜炎

9. 眼内 - 中枢神经系统淋巴瘤所致的伪装综合征

10. 特发性视网膜炎、视网膜血管炎

11. 急性视网膜坏死综合征和其他各种原因所引起的视网膜坏死

(五) 治疗

1. 原来使用免疫抑制剂者,应迅速减量或停药。

2. 两性霉素 B

- 是治疗曲霉性眼内感染或眼内炎的首选药物。

- 对于严重的眼内炎宜静脉注射,并联合 5- 氟胞嘧啶口服。

- 两性霉素 B 的用法及剂量见内源性念珠菌性眼内炎。

- 可给予玻璃体内注射,注意应将药物注射至玻璃体中央,以免损伤视网膜。

3. 吡咯衍生物

- 酮康唑对曲霉属有很好的抑制作用。

- 伊曲康唑对侵入性曲霉有较好作用,但穿透眼内的能力较差。

4. 玻璃体切除术

- 对于炎症严重者应及早进行玻璃体切除术。

- 应联合两性霉素 B 玻璃体内注射。

（六）预后

- 全身感染多发生死亡。
- 患者视力预后多数较差。

四、新型隐球菌引起的眼内感染或眼内炎

（一）真菌学与易感因素

1. 新型隐球菌是有荚膜真菌。

2. 新型隐球菌存在于鸟滴下物污染的土壤,也可见于水果和多种植物。

3. 免疫功能抑制者、使用糖皮质激素和其他免疫抑制剂者、酒精中毒、尿毒症、糖尿病者易发生感染。

（二）临床表现

1. 新型隐球菌可引起脑膜炎、脑膜脑炎、肺炎、皮肤粘膜损害、肾盂肾炎、心内膜炎、肝炎、前列腺炎、眼内炎等。

2. 隐球菌感染可引起以下多种类型葡萄膜炎和病变

（1）局灶性脉络膜炎

- 典型出现视网膜下多发性黄白色病灶。
- 约 1/5~1 个视乳头直径大小。
- 病变通常轻微隆起。
- 黄白色病灶可伴有视网膜血管鞘、视网膜出血、玻璃体炎症细胞、玻璃体混浊等。
- 也可出现视网膜下渗出及局限性视网膜脱离。

（2）脉络膜视网膜炎

（3）眼内炎

（4）视网膜血管炎

（5）虹膜炎、虹膜睫状体炎

（6）玻璃体炎、玻璃体混浊和玻璃体脓肿

3. 其他眼部病变

（1）角膜炎

（2）结膜炎、结膜肉芽肿

（3）眶周坏死性筋膜炎

（4）眼球萎缩

（三）诊断

1. 患者常有易感因素,如免疫功能低下、长期使用糖皮质激素、静脉留置导管等。

2. 患者常出现典型的多灶性脉络膜视网膜炎及眼内炎,对糖皮质激素治疗无反应。

3. 全身病变组织标本的真菌涂片染色及培养阳性对诊断有重要帮助。

4. 玻璃体及房水真菌培养和染色检查阳性对诊断有确定价值。

（四）鉴别诊断

1. 眼弓形虫性视网膜脉络膜炎（眼弓形虫病）

2. 眼内 - 中枢神经系统淋巴瘤所致伪装综合征

3. 结核性葡萄膜炎

4. 各种细菌性眼内炎

5. 急性视网膜坏死综合征和其他多种原因所致的视网膜坏死

6. 其他真菌性眼内感染或眼内炎

（五）治疗

1. 两性霉素 B

● 是治疗新型隐球菌性眼内炎的首选药物。

● 宜静脉注射或玻璃体内注射给药。

● 用药方法和剂量见内源性念珠菌性感染和眼内炎的治疗。

● 应注意此药引起的肾功能障碍、血小板减少及其他全身性副作用。

2. 5- 氟胞嘧啶

● 宜给予口服治疗。

● 此药一般不宜单独使用,常联合两性霉素 B 治疗。

3. 酮康唑

（1）适应证

● 不能耐受两性霉素 B 和 5- 氟胞嘧啶副作用的患者。

● AIDS 患者的隐球菌性眼内感染或眼内炎。

（2）用法

● 一般剂量为 200~400mg,每日一次,口服。

4. 咪康唑

● 适用于隐球菌性脑炎、眼内感染和眼内炎。

● 宜静脉注射给药。

5. 对于无视力恢复希望者应摘除眼球。

五、分枝孢菌属所引起的眼内感染或眼炎症

(一) 真菌学及流行病学

1. 分枝孢菌属是一种二型真菌,有酵母样和丝状真菌两种形态。

2. 分枝孢菌属存在于世界各地,但多见于热带和温带地区。

3. 分枝孢菌属是一种腐生菌,存在于土壤、树木、稻草、芦苇等植物上。

4. 通过受伤皮肤、结膜、角膜而感染。

5. 也可通过吸入发生感染。

(二) 临床表现

1. 皮下结节性肉芽肿。

2. 淋巴结肿大或溃疡。

3. 肺分枝孢菌病。

4. 关节炎、骨髓炎。

5. 脑膜炎,出现颈项强直、头痛、恶心、呕吐、发热等全身表现。

6. 分枝孢菌属眼部感染可引起以下多种病变

• 结膜炎、眼睑炎症。

• 角膜炎。

• 虹膜睫状体炎,出现羊脂状 KP、多发性 Bussaca 结节和(或) Koeppe 结节、虹膜后粘连、瞳孔变形、瞳孔闭锁、瞳孔膜闭等,偶可出现前房积脓。

• 脉络膜炎或脉络膜视网膜炎。

• 玻璃体炎,玻璃体混浊。

• 并发性白内障、继发性青光眼、低眼压、眼球萎缩等。

(三) 诊断

1. 皮肤粘膜、角膜损伤病史。

2. 血、尿、眼内液标本培养出分枝孢菌属。

3. 活组织检查发现分枝孢菌属。

(四) 鉴别诊断

1. 结节病性前葡萄膜炎和全葡萄膜炎

2. Vogt- 小柳原田综合征

3. 结核性葡萄膜炎

4. 其他真菌性眼内感染或眼内炎

（五）治疗

1. 皮肤病变用饱和的碘化钾溶液治疗。

2. 播散性分枝孢菌病应给予两性霉素 B 静脉注射。

3. 眼内感染和眼内炎则宜给予以下治疗

● 两性霉素 B 静脉注射，治疗过程中应注意此药所致的肾功能障碍、血小板减少等副作用。

● 玻璃体切除联合两性霉素 B 玻璃体内注射，应将药物注射至玻璃体腔中央，以免引起视网膜损害。

（六）预后

● 多数患者预后差。

● 不少患者因延误诊断和治疗而需摘除眼球。

六、皮炎芽生菌引起的眼内炎感染或眼炎症

（一）真菌学及流行病学

1. 皮炎芽生菌存在于土壤中，其所致疾病在世界各地均有报道。

2. 皮炎芽生菌可引起肺炎。

3. 血源性播散可引起多器官、多系统的炎症。

（二）眼部临床表现

1. 在眼部可引起眼睑、结膜、角膜和眼眶的炎症。

2. 脉络膜炎、虹膜睫状体炎、眼内炎等。

（三）诊断

主要依赖于病变标本的培养、显微镜检查

（四）治疗

1. 两性霉素 B 是此种真菌性眼内感染和眼内炎最常用和有效的药物。

2. 酮康唑，400mg/d，口服，治疗通常需要 6 个月。

3. 也可给予咪康唑（静脉滴注）或伊曲康唑（口服）进行治疗。

（五）多数眼内感染者失去及时治疗的时机，视力预后差。

七、假霉样真菌属引起的眼内感染或眼内炎

（一）真菌学及流行病学

1. 假霉样真菌属存在于土壤、水、污水、粪便和植物中。

2. 盆栽植物可能是假霉样真菌属机会感染的重要来源。

3. 假霉样真菌属感染是一种机会感染，见于免疫功能低下者。

（二）临床表现

1. 可引起肺炎、鼻窦炎、耳炎、心内膜炎、前列腺炎、脑膜炎、脑脓肿、关节炎、骨髓炎和全身播散性疾病。

2. 在眼部可引起虹膜睫状体炎、玻璃体炎、玻璃体脓肿等。

（三）诊断

1. 患者免疫功能低下，如 AIDS 患者、长期使用糖皮质激素和其他免疫抑制剂的患者。

2. 病变组织真菌培养、显微镜检查可以确定诊断。

3. 应与其他真菌性眼内炎、肉芽肿性葡萄膜炎和低毒力细菌所致的眼内炎相鉴别。

（四）治疗

1. 两性霉素 B 静脉注射，应注意此药的肾毒性和其他全身性副作用。

2. 玻璃体切除术联合两性霉素 B 玻璃体内注射。

3. 可联合 5- 氟胞嘧啶口服。

（五）预后

● 患者往往死于原有疾病或播散性假霉样真菌感染。

● 患者视力预后通常较差。

八、荚膜组织胞浆菌引起的眼内感染或疾病

（一）真菌学及流行病学

1. 荚膜组织胞浆菌是一种两性土壤真菌。

2. 它主要存在于美国中部和东南部、中美洲、亚洲、意大利、土耳其、澳大利亚等国家和地区。

3. 荚膜组织胞浆菌感染是一种地方病。

4. 荚膜组织胞浆菌通常通过飞沫传播。

5. 在我国尚未见荚膜组织胞浆菌引起眼部感染的报道。

（二）临床表现

1. 全身表现

（1）多数患者无症状或有轻微症状。

（2）大量真菌感染可引起发热和急性肺炎。

（3）少数情况下荚膜组织胞浆菌可引起播散性组织胞浆菌病

- 在婴儿表现为发热、咳嗽、呼吸急促和胃肠道病变。
- 在免疫功能低下者,引起中枢神经系统、肾、胃肠道、皮肤等多器官组织的病变。

2. 眼部表现

(1) 眼组织感染,可引起以下病变

- 虹膜睫状体炎,出现羊脂状 KP、前房闪辉、前房炎症细胞、虹膜结节等。
- 玻璃体炎(玻璃体混浊和炎症细胞)。
- 局灶性视网膜炎、视网膜脉络膜炎。
- 眼内炎,表现为显著的前房炎症和玻璃体炎症,常见于播散性组织胞浆菌病患者。
- 视神经炎、视乳头炎。

(2) 拟眼组织胞菌病综合征(presumed ocular histoplasmosis syndrome)

- 此种综合征多见于美国。
- 男性多见,好发年龄 30~40 岁。
- 典型眼底改变为组织胞浆菌斑,黄斑区脉络膜视网膜瘢痕或盘状瘢痕,以及周边眼底的增殖和变性改变。
- 眼组织胞浆菌斑有以下特点:
  ➢ 眼组织胞浆菌斑分布于视网膜色素上皮和脉络膜水平。
  ➢ 通常散见于赤道部和后极部。
  ➢ 活动期病变轻微隆起。
  ➢ 静止期病变有萎缩性瘢痕和环状脱组织胞浆菌斑。
  ➢ 脱色素,并有色素沉着。

(三) 诊断

1. 荚膜组织胞浆菌眼组织感染主要根据以下方面诊断

- 患者来自疾病的高发区。
- 患者有典型的全身改变及葡萄膜炎。
- 血液、尿、眼内液标本培养阳性可确定诊断或对诊断有重要帮助。

2. 拟眼组织胞菌病综合征主要基于以下方面诊断

- 单眼或双眼出现凿孔状边缘的眼组织胞浆菌斑。
- 黄斑区萎缩性或盘状瘢痕。
- 荧光素眼底血管造影检查发现脉络膜新生血管对诊断有一定帮助。
- 胸部 X 线检查发现原发性播散性组织胞浆菌病遗留的钙化病变有助

于诊断和鉴别诊断。

（四）鉴别诊断

1. 荚膜组织胞浆菌所致的眼内感染应与以下疾病鉴别

- 其他多种真菌性眼内炎
- 中间葡萄膜炎
- 其他各种类型的视网膜炎、视网膜脉络膜炎

2. 拟眼组织胞菌病综合征应与以下疾病鉴别

- 多灶性脉络膜炎和全葡萄膜炎
- 多发性易消散性白点综合征
- 急性后极部多灶性鳞状色素上皮病变
- 点状内层脉络膜炎
- 结核性葡萄膜炎（结核性脉络膜炎、结核性视网膜炎）
- 梅毒性葡萄膜炎（梅毒性视网膜炎或视网膜血管炎）
- 弓形虫性视网膜脉络膜炎（眼弓形虫病）
- Lyme 病性葡萄膜炎
- 结节病性葡萄膜炎

（五）治疗

1. 荚膜组织胞浆菌感染

- 两性霉素 B 静脉注射（参考其他真菌性眼内炎的治疗）。
- 酮康唑（参考其他真菌性眼内炎的治疗）。

2. 免疫缺陷综合征患者的播散性组织胞浆菌病

两性霉素 B 静脉注射（总量达 1~2.5g），并给予以下任意一种治疗

- 酮康唑（终生使用）。
- 两性霉素 B 长期间断性使用。

3. 拟眼组织胞菌病综合征

- 泼尼松口服治疗或糖皮质激素后 Tenon 囊下注射。
- 激光治疗脉络膜新生血管。

（六）预后

- 荚膜组织胞浆菌感染者的视力预后取决于病变部位、治疗是否及时正确。
- 拟眼组织胞菌病综合征患者视力预后主要与黄斑损害程度和脉络膜新生血管发生的部位有关。

第四十六章　外源性眼内炎

一、概念

外源性眼内炎（exogenous endophthalmitis）是指环境中的病原体通过手术或穿通性伤口进入眼内组织引起的以房水和玻璃体炎症为主要特征的疾病。

二、病因

1. 术后急性眼内炎　革兰阳性菌是内眼术后眼内炎最常见的病原体，主要有凝固酶阳性球菌、金黄色葡萄球菌、链球菌。革兰阴性菌所致术后眼内炎较为少见，常见的病原体为绿脓杆菌和流感嗜血杆菌，真菌所致的术后眼内炎少见。

2. 术后慢性眼内炎　引起术后慢性眼内炎的细菌主要有痤疮丙酸杆菌、表皮葡萄球菌、链球菌、放线菌、念珠菌。

3. 眼球穿通伤后眼内炎　引起穿通伤后眼内炎的致病菌主要有表皮葡萄球菌、链球菌、革兰阴性菌、多种真菌。

三、临床表现

（一）术后急性眼内炎

1. 眼内炎发生于内眼术后 6 周内，但多在 2~7 天。

2. 是术后眼内炎的常见类型，约占 80%。

3. 发病急，进展迅速，患者症状严重。

4. 患者通常有以下临床表现

● 眼红、眼痛、畏光、流泪、视力下降甚至在短期内视力丧失。

- 患者出现眼睑水肿、痉挛、上睑下垂。

- 结膜水肿、混合充血。

- 角膜水肿、浸润,革兰阴性杆菌、金黄色葡萄球菌可引起环形浸润,常有内皮皱褶。

- 患者有严重的前房闪辉、前房纤维素性渗出、大量炎症细胞甚或积脓。

- 虹膜后粘连、瞳孔变形、瞳孔闭锁、瞳孔膜闭等。

- 玻璃体内黄白色反光,玻璃体混浊 +++~++++,大量炎症细胞浸润。

- 在疾病早期,能看到眼底者,可见视网膜水肿、坏死、出血、视网膜静脉周围炎。

(二) 术后迟发型眼内炎

1. 一些低毒力细菌在术中或术后进入眼内可引起术后迟发型眼内炎。

2. 此种眼内炎通常发生于术后 6 周以后,有的甚至可发生于数月或数年之内。

3. 病较急、进展较慢,患者的症状相对较轻。

4. 患者的眼内炎症早期对糖皮质激素反应好,后期则变得不敏感。

5. 此种眼内炎症往往表现为反复发作的病程。

6. 常见病原体包括痤疮丙酸杆菌、各种低毒力的革兰阳性菌和革兰阴性菌。

7. 患者通常有以下临床表现

- 眼红、眼痛、畏光、流泪的症状较轻,视物模糊、视力下降甚或严重下降。

- 可有轻至中度睫状充血。

- 羊脂状 KP 或尘状 KP。

- 前房闪辉 +~+++、前房炎症细胞 +~+++,偶尔可出现前房积脓。

- 可出现晶状体囊内奶油色斑,甚或出现晶状体囊内积脓。

- 人工晶状体表面出现肉芽肿性沉积物或串珠样的纤维素条索。

- 玻璃体混浊、炎症细胞浸润 (图 3-46-1)。

- 可出现视网膜炎、视网膜血管炎、黄斑囊样水肿等 (图 3-46-2)。

(三) 滤过泡合并的眼内炎

1. 通常发生于小梁切除术后数月至数年。

2. 常见改变

- 患者通常出现突发性眼红、眼痛、畏光、流泪、视力下降甚或严重视力下降。

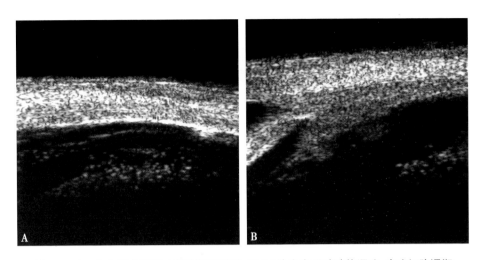

图 3-46-1 白内障术后表皮葡萄球菌感染,UBM 检查发现玻璃体混浊、炎症细胞浸润

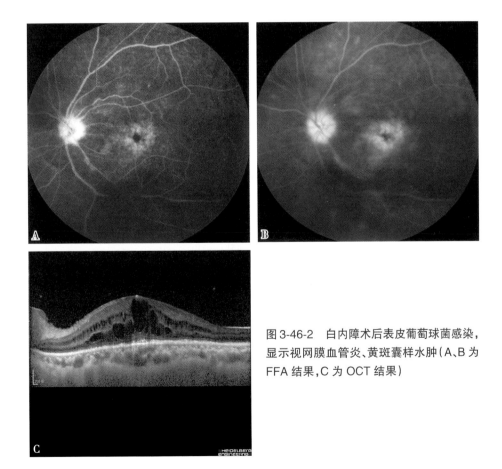

图 3-46-2 白内障术后表皮葡萄球菌感染,显示视网膜血管炎、黄斑囊样水肿(A、B 为 FFA 结果,C 为 OCT 结果)

- 眼睑水肿、混合充血、角膜水肿。

- 患者通常有严重的前房反应(前房积脓、前房纤维素性渗出)和玻璃体炎症反应。

- 可伴有或不伴有滤过泡的破裂。

3. 少见改变

- 炎症仅限于滤过泡附近和前房,出现炎症细胞和闪辉。

- 患者多有较薄的滤泡壁,并常见渗漏。

(四) 外伤后眼内炎

1. 外伤后眼内炎易发生于有污染的伤口。

2. 此种炎症通常发生于伤后 1~2 天内。

3. 患者通常有严重的眼红、眼痛、畏光、流泪和视力下降。

4. 患者常有眼睑肿胀、上睑下垂、结膜水肿、严重的前房和玻璃体炎症反应。

5. 梭状芽孢杆菌属引起的外伤后眼内炎前房中可有气泡存在。

6. 李斯特菌引起的外伤后眼内炎可出现黑色前房积脓。

7. 杆菌引起的眼内炎可伴有高热、白细胞增多、眼球突出和环状角膜脓肿等严重改变。

四、并发症

1. 低眼压,常见并发症,多发生于疾病后期。

2. 黄斑水肿,非常常见,但在疾病急性期由于玻璃体混浊而难以看到。

3. 视网膜脱离,可表现为渗出性脱离、牵引性脱离或裂孔源性脱离。

4. 虹膜前、后粘连、瞳孔闭锁、瞳孔膜闭。

5. 并发性白内障。

6. 眼球萎缩,是大多数严重眼内炎的最终结局。

五、诊断

(一) 病史

1. 内眼手术史对诊断有重要的提示作用。

2. 眼球穿通伤病史,污染的伤口高度提示外源性眼内炎的诊断。

(二) 典型的临床表现

1. 起病急,进展迅速。

2. 患者有严重的刺激症状和显著的视力下降。

3. 患者有眼睑肿胀、眼睑下垂、结膜水肿、混合性充血等。

4. 有严重的前房和玻璃体反应。

5. 术后发生的复发性肉芽肿性前葡萄膜炎和玻璃体炎，对糖皮质激素治疗越来越不敏感。

（三）实验室检查

1. 标本的获取

● 用注射器的 25 号或 27 号针头刺入前房抽取 0.1ml 房水。

● 于角膜缘后 3.5~4mm 睫状体平坦部切开巩膜，将针头刺入玻璃体中央，抽取 0.2~0.3ml 液化玻璃体用于检查。

● 应于玻璃体切除前获取玻璃体标本，这样可以提高检查的阳性率。

● 可切开受累的晶状体后囊获取标本。

2. 标本的处理和培养

● 房水和玻璃体应分别滴在血琼脂（常见病原体）、巧克力琼脂（淋球菌、流感嗜血杆菌）培养皿上，待干后于 CO_2 培养箱中培养。

● 怀疑真菌感染时，将标本接种于萨布罗琼脂，于 25℃条件下培养。

● 怀疑厌氧菌感染时，选择适合厌氧菌生长的培养基（如硫羟乙酸盐液体培养基或厌氧血琼脂）。

● 标本应同时进行革兰染色和吉姆萨染色。

● 怀疑真菌感染者，进行 Grocott Gomori 乌洛托品银染色等。

六、鉴别诊断

（一）术后无菌性眼内炎或炎症反应

1. 此种眼内炎可有以下原因引起

● 眼内异物存留。

● 外伤或手术过程中化学物质被引入眼内。

● 有晶状体皮质残留。

● 患者有糖尿病病史。

2. 患者出现严重的前房反应

● 严重的前房反应多发生于术后当天。

● 出现大量尘状 KP（不会出现羊脂状 KP）。

● 前房大量炎症细胞，+++~++++，偶尔出现无菌性前房积脓。

- 一般不出现眼睑肿胀、上睑下垂、结膜水肿、严重的混合充血、显著视力下降等表现。

- 用糖皮质激素滴眼剂和非甾体抗炎药滴眼剂频繁点眼可使炎症显著减轻和消退。

(二) 晶状体相关性葡萄膜炎

- 此种葡萄膜炎发生于晶状体皮质残留或皮质进入玻璃体的患者。

- 患者可有睫状充血或混合充血。

- 可出现假性前房积脓(大量中性粒细胞和晶状体物质混杂一起而形成)。

- 也可表现为肉芽肿性前葡萄膜炎,出现羊脂状 KP、虹膜结节、前房炎症细胞等。

- 炎症主要累及眼前段,很少累及玻璃体和眼底。

- 清除残留晶状体皮质可使炎症消退。

(三) 尚应与其他类型葡萄膜炎相鉴别

- 急性特发性前葡萄膜炎

- 中间葡萄膜炎

- Behcet 病性葡萄膜炎

- 急性视网膜坏死综合征和其他类型的视网膜坏死

- Lyme 病性葡萄膜炎

- 弓形虫性视网膜炎、眼内炎

七、治疗

(一) 抗生素

1. 玻璃体内注射

- 革兰阳性细菌感染引起的眼内炎症应给予万古霉素 1.0mg/0.1ml 玻璃体内注射。

- 革兰阴性菌感染引起的眼内炎可选用阿米卡星(0.4mg/0.1ml)或头孢他啶(2.25mg/0.1ml)玻璃体内注射。

- 对尚未确定病原体者给予万古霉素(1.0mg/0.ml)和头孢他啶(1.0~2.25mg/0.1ml)联合应用,但二者应分别注射。

2. 全身应用

- 对革兰阳性细菌感染所致者,给予万古霉素 1g 缓慢静脉滴注,每 12 小时 1 次。

- 对革兰阴性细菌感染所致者,给予头孢他啶 1g,静脉注射,每 8~12 小时 1 次,肾功能异常者应减少用量。

3. 结膜下注射和点眼

（1）结膜下注射或点眼仅能使药物在前房达到较高浓度。

（2）可根据感染的类型给予不同类型抗生素结膜下注射和点眼治疗：

- 万古霉素(25mg/0.5ml)结膜下注射。
- 头孢他啶(40~100mg/0.5ml)结膜下注射。
- 万古霉素(50mg/ml)点眼,每小时一次。
- 头孢他啶(100mg/ml)点眼,每小时一次。

(二) 玻璃体切除

1. 适应证

- 初诊时病情严重视力下降特别是视力下降全光感的患者。
- 眼内炎症在发生后迅速进展和加重者。
- 在各种积极治疗 48 小时后眼内炎症仍继续进展和加重者。
- 因玻璃体混浊而不能看到眼底者。
- 外伤后发生的眼内炎,尤其是对感染病原体不明确者。
- 从眼内液中分离出毒力强的病原体,经过药物治疗炎症无改善者。
- 高度怀疑为真菌性眼内炎的患者。

2. 手术注意事项

- 手术过程中操作应轻柔,以避免发生眼内出血
- 应注意避免视网膜损伤和破裂及其由此造成的视网膜脱离
- 玻璃体切除术后通常将敏感的抗生素注入玻璃体内,以迅速发挥治疗作用。

(三) 糖皮质激素

1. 糖皮质激素应在有效抗生素全身和局部使用的前提下应用。

2. 一般选用泼尼松,剂量为 1~1.2mg/（kg·d）,早晨顿服。

3. 可于玻璃体切除后玻璃体内注射曲安西龙 4mg/0.1ml。

4. 0.1% 地塞米松滴眼剂或 1% 醋酸泼尼松龙滴眼剂点眼,每 15 分钟至 1 小时点眼一次。

5. 可将地塞米松(4~8mg/0.5ml)与敏感抗生素一起注射至结膜下。

八、预防

（一）术后眼内炎的预防

1. 术前应彻底治疗外眼疾病，特别是以下炎症性疾病

- 眼睑炎、睑缘炎。
- 泪道感染、泪囊炎。
- 各种细菌性结膜炎。

2. 术前预防性给予抗生素滴眼剂点眼

- 0.3% 氧氟沙星滴眼剂点眼，每天 4 次，术前 3 天开始。
- 0.3%~1% 庆大霉素滴眼剂点眼，每天 4 次，术前 3 天开始。

3. 术前用 5% 聚维酮碘溶液冲洗结膜囊，清洁眼睑和睫毛。

4. 术前用 10% 聚维酮碘溶液清洁眼周围皮肤。

5. 术前用生理盐水冲洗结膜囊。

6. 手术器械和进入眼内物品严格正确的消毒。

7. 术毕眼内注射抗生素（效果尚有待于更多的临床研究始能证实）。

8. 术毕结膜下注射以下任何一种抗生素（效果尚有待于更多的临床研究始能证实）

- 头孢他啶 100mg/0.5ml。
- 万古霉素 25~50mg/0.5ml。

（二）眼球穿通伤后眼内炎的预防

1. 对于眼球穿通伤特别是污染可能性大者应给予抗生素预防治疗。

2. 有人建议对有眼内异物者应给予眼内抗生素注射。

3. 对于可疑眼内炎者应给予以下处理

- 头孢唑林钠（50mg/ml）和庆大霉素（40mg/ml）滴眼剂点眼，每小时各点眼一次。

- 万古霉素（50mg/ml）和妥布霉素（40mg/ml）滴眼剂点眼，每小时各点眼一次。

- 阿米卡星（丁胺卡那霉素）（0.4mg/0.1ml）或头孢由松（2mg/0.1ml）联合万古霉素（1mg/0.1ml）玻璃体内注射，如需要可 2~3 天重复一次。

- 给予上述治疗 48~72 小时后如无效，应考虑进行玻璃体切除手术。

- 怀疑真菌性眼内炎时，使用两性霉素 B 静脉和玻璃体注射（详见第三篇四十五章）。

- 对怀疑细菌性眼内炎可联合糖皮质激素点眼、结膜下注射和全身治疗。

九、预后

- 蜡样芽孢杆菌、绿脓杆菌、链球菌等所致的眼内炎患者的视力预后差。
- 表皮葡萄球菌、痤疮丙酸杆菌所致眼内炎患者的视力预后较好。
- 早期诊断、积极有效治疗可使部分患者恢复一定视力。

第四十七章　系统性红斑狼疮伴发的葡萄膜炎

一、概念

系统性红斑狼疮(systemic lupus erythematosus)是一种多种自身抗体产生并由免疫复合物介导的自身免疫性疾病,典型表现为皮肤和口腔黏膜受累、关节炎和肾脏损害,还可引起神经系统损害、血液系统异常、视网膜血管炎等异常。

二、流行病学

- 系统性红斑狼疮世界各地均有发生,尚无种族差异的报道。
- 此病发病率约为 4/10 万 ~250/10 万。
- 发病年龄多在 25~45 岁女性,此年龄段约占患者总数的 90%。

三、病因和发病机制

- 免疫功能异常可能是系统性红斑狼疮发病的主要机制。
- 抑制性 T 细胞和调节性 T 细胞功能降低或比例降低。
- 多克隆 B 细胞激活。
- 高免疫球蛋白血症。
- 自身抗体(抗核抗体、抗 Sm 抗体、抗双链 DNA 抗体、抗胞浆成分的抗体)产生,这些自身抗体通过血液循环进入不同靶器官,并形成免疫复合物,激活补体系统和引起疾病。
- 血管炎是系统性红斑狼疮最基本的病理生理改变。

● 病毒感染后其基因组整合至宿主细胞基因组中,诱导出针对宿主 DNA 的抗体。

● 已发现免疫遗传因素在发病中可能起一定的作用。

四、全身表现

(一) 一般表现

1. 患者通常有发热、疲乏、食欲不振、体重减轻等非特异性全身表现。

2. 多数患者出现关节疼痛。

(二) 皮肤改变及口腔黏膜改变

1. 皮肤病变是系统性红斑狼疮的最常见全身表现,发生率约 85%。

2. 蝶形红斑

● 发生于颊部、鼻根部,外观呈蝴蝶形。

● 蝶形红斑呈扁平或稍微隆起。

3. 系统性红斑狼疮尚可引起以下皮肤病变。

● 盘状红斑伴角化鳞屑和毛囊堵塞、陈旧性的萎缩性瘢痕、斑丘疹、紫癜样皮肤病变、皮肤溃疡、碎片状出血。

● 脱发。

● 皮肤病变经日光照晒后加重。

● 患者也可出现无痛性口腔溃疡或鼻咽部溃疡。

(三) 关节炎

1. 发生率高达 80% 以上。

2. 关节常有明显肿胀、疼痛或触痛。

3. 可表现为游走性多发性关节炎,多累及二个以上的周围关节,可伴有皮下结节、肌痛、肌炎。

4. 一般不出现受累关节变形。

(四) 肾脏损害

1. 肾病综合征

2. 肾小球肾炎

● 膜性肾小球肾炎

● 局灶性节段性增殖性肾小球肾炎

● 弥漫性增生性肾炎

（五）神经系统病变

1. 约 1/3 的患者出现神经系统受累的改变。

2. 可表现为癫痫、器质病变性脑综合征、精神和行为障碍、横断样脊髓炎、周围神经病、颅神经麻痹。

（六）其他改变

1. 心肌炎、心包炎和 Libman-Sacks 心内膜炎。

2. 胸膜炎、肺炎、肝大、脾大、淋巴结炎等多种改变。

五、眼部病变

（一）葡萄膜炎

1. 此病伴发的葡萄膜炎少见，主要表现为视网膜血管炎和视网膜血管病变。

2. 视网膜血管炎、视网膜血管病变。

● 通常为闭塞性视网膜血管炎，主要累及动脉，引起视网膜动脉鞘（图 3-47-1）。

● 患者典型地出现视网膜棉絮斑状渗出。

● 可出现类似糖尿病视网膜病变的毛细血管闭塞。

● 可出现视网膜毛细血管炎（图 3-47-2）。

● 也可出现视网膜出血、微动脉瘤、视网膜中央动脉或分支动脉阻塞、视网膜中央静脉或分支静脉阻塞、视网膜新生血管、玻璃体积血、增殖性玻璃体视网膜病变及其所致的牵引性视网膜脱离。

3. 偶可出现脉络膜炎、脉络膜血管炎。

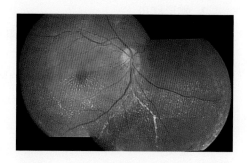

图 3-47-1　系统性红斑狼疮患者的视网膜动脉炎

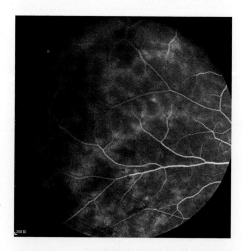

图 3-47-2　系统性红斑狼疮引起的弥漫性毛细血管荧光素渗漏

4. 偶可出现非肉芽肿性虹膜睫状体炎(图 3-47-3)。

（二）神经眼科病变

1. 短暂性黑矇、皮质盲、视野缺损。

2. 视神经炎、球后视神经炎、视神经萎缩。

3. 缺血性视神经病变。

4. 视盘水肿、视盘血管炎。

（三）其他眼部改变

1. 眼睑红肿、盘状红斑、鳞屑性丘疹。

2. 结膜和角膜病变

● 继发性 Sjögren 综合征。

● 干燥性角膜结膜炎。

● 点状角膜炎、间质性角膜炎、周边角膜病变(图 3-47-4)、角膜新生血管形成。

● 复发性结膜炎。

● 上皮下纤维化和结膜皱缩。

3. 巩膜炎和巩膜外层炎

● 可表现前巩膜炎或后巩膜炎。

● 表现为良性、自限性疾病,患者视力预后良好。

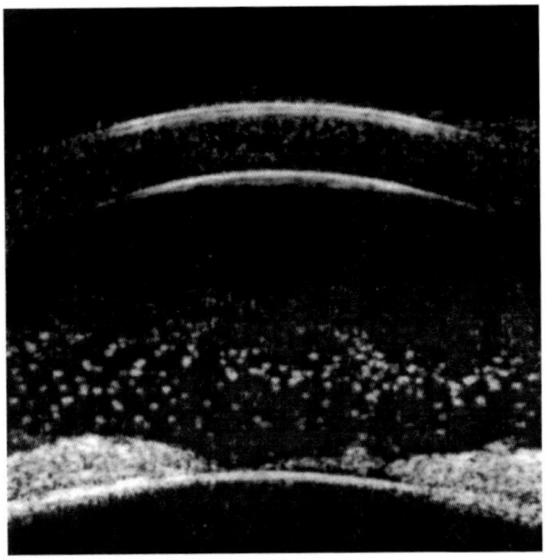

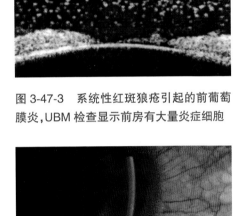

图 3-47-3　系统性红斑狼疮引起的前葡萄膜炎,UBM 检查显示前房有大量炎症细胞

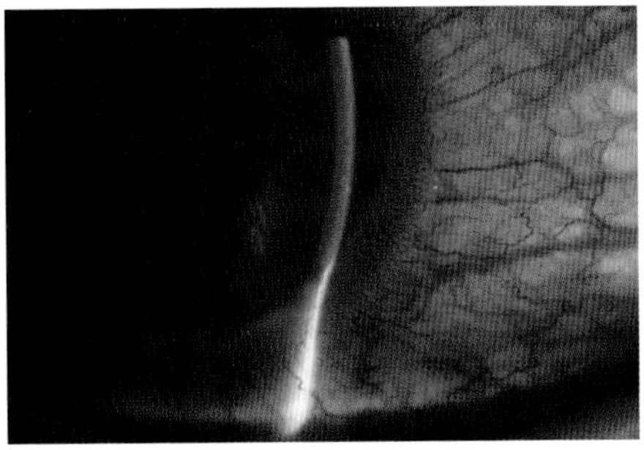

图 3-47-4　系统性红斑狼疮引起的周边角膜炎性改变,表现为角膜变薄,附近睫状充血

六、诊断

（一）典型的临床表现

1. 典型的蝶形红斑、盘状红斑及多种皮肤病变。

2. 多发性游走性关节炎。

3. 多种类型的肾脏疾病如肾病综合征、肾小球肾炎、膜性肾小球肾炎等。

4. 神经系统异常。

5. 视网膜血管炎、继发性 Sjögren 综合征、巩膜炎、巩膜外层炎及多种神经眼科异常。

（二）实验室检查

1. 检查发现患者多种自身抗体。

2. 尿液检查发现蛋白尿、血尿、血红蛋白尿、脓尿等有助于是判定肾脏损害的类型及程度。

（三）荧光素眼底血管造影检查

1. 视网膜微血管荧光素渗漏和小动脉染料渗漏。

2. 视网膜血管壁染色。

3. 视网膜微动脉瘤。

4. 视网膜新生血管、视网膜毛细血管无灌注。

5. 黄斑囊样水肿。

七、治疗

（一）局部治疗

1. 糖皮质激素外用或病变部位皮肤内注射。

2. α- 干扰素皮肤内注射。

3. 应避免皮肤日晒。

（二）全身治疗

抗疟药,可选用下面的一种:

1. 氯喹,是治疗系统性红斑狼疮常用的药物,剂量为 0.25g,每日两次。

2. 羟氯喹,0.2~0.4g,每日 1~2 次。

3. 免疫抑制剂

（1）糖皮质激素

● 主要适用于血液系统异常、肾脏病变、中枢神经系统受累、视网膜血管炎和严重的巩膜炎。

● 一般选用泼尼松口服治疗,初始剂量一般为 $1mg/(kg \cdot d)$。

● 有前葡萄膜炎和前巩膜炎者尚需给予糖皮质激素滴眼剂点眼治疗。

● 糖皮质激素全身治疗时间长,应注意药物引起的全身性副作用。

（2）环磷酰胺

● 适用于对糖皮质激素无反应和伴有顽固性全身病变、视网膜血管炎、神经系统受累的患者。

● 初始剂量通常为 $2mg/(kg \cdot d)$,以后根据治疗效果和患者的耐受程度逐渐减量。

● 应注意药物引起的骨髓抑制、出血性膀胱炎、继发性感染等副作用。

(3) 硫唑嘌呤

● 适用于伴有顽固性全身病变和视网膜血管炎的患者。

● 初始剂量通常为 2mg/(kg·d)。

● 治疗中应定期进行血常规、肝肾功能检查以监测药物副作用。

(三) 其他治疗

1. 激光视网膜光凝可用于治疗视网膜新生血管。

2. 玻璃体切除术可用来清除玻璃体混浊、积血、有毒有害物质和增殖性改变。

3. 玻璃体内注射抗 VEGF 制剂可能对视网膜新生血管和顽固性黄斑囊样水肿有治疗作用。

八、预后

● 患者预后取决于肾脏病变、中枢神经系统和心脏是否受累以及受累的程度。

● 患者视力预后取决于视网膜血管炎及其并发症。

第四十八章　巨细胞动脉炎及其
所致的眼部病变

一、概念

巨细胞动脉炎（giant cell arteritis）是一种自身免疫性肉芽肿性血管炎，可引起视神经病变、视网膜血管病变、葡萄膜炎和神经眼科异常。

此病在文献中也被称为颞侧动脉炎（temporal arteritis）、颅动脉炎（cranial arteritis）、肉芽肿性动脉炎（granulomatous arteritis）。

二、流行病学

- 巨细胞动脉炎多发生于 50 岁以上成人，随着年龄的增加发病率增加。
- 欧洲白种人易于患此种疾病，女性发病率显著高于男性发病率。

三、病因和发病机制

- 此病的发病机制尚不完全清楚，细胞免疫和体液免疫在发病中均可能起着重要作用。
- 弹性蛋白、变性的平滑肌细胞引起的自身免疫应答可能在发病中起着重要作用。
- 遗传因素在此病发生中可能起着重要作用。

四、临床表现

（一）全身表现

1. 患者常有发热、不适、厌食、体重减轻、盗汗等非特异性全身表现。

2. 头痛是巨细胞动脉炎非常重要的症状

● 头痛常发生于颞侧或枕部。

● 单侧受累或双侧受累。

● 头痛多在晚上加重或遇冷风后加重。

● 可伴有头皮和颞侧触痛、面部疼痛、牙痛、耳部疼痛、舌痛、腭痛、吞咽疼痛。

3. 患者通常有多种神经系统异常

● 脑血管疾病,可导致死亡。

● 周围神经病变。

● 神经耳科综合征。

● 神经精神综合征。

● 癫痫(非药物性、非外伤性)。

● 肌病。

4. 其他改变

● 主动脉瘤、主动脉破裂、主动脉功能不全、主动脉弓综合征。

● 心肌梗死。

● 跛行、皮肤感觉异常、雷诺现象。

● 肺血栓形成和肺栓塞。

● 肠穿孔、肠瘘。

● 肾功能异常甚至肾衰竭。

● 胸腔积液。

● 头皮坏死、坏疽、下肢结节性红斑等改变。

(二) 眼部表现

1. 眼受累发生率 14%~17%。

2. 前部缺血性视神经病变

● 此病主要由视神经乳头缺血所致。

● 患者典型表现为早晨醒来时单侧或双侧突发视力下降或视力完全丧失。

● 可出现传入性瞳孔缺陷。

● 视盘水肿,多呈白垩样外观,常伴有视乳头旁梭形出血。

● 于发病 2 个月后视盘水肿消退,遗留下扇形的视神经萎缩。

3. 后部缺血性视神经病变

● 患者常表现为突发的视力下降或丧失。

- 出现相对性传入瞳孔障碍。
- 发病时眼底通常无异常改变。
- 发病 5~6 周后出现视乳头苍白。

4. 视网膜中央动脉阻塞

- 表现为视网膜弥漫水肿、中心凹呈樱桃红斑。
- 常伴有睫状后动脉阻塞。

5. 视网膜分支动脉阻塞

6. 脉络膜缺血

- 视乳头旁或其他部位散在的视网膜色素上皮水平的黄白色病变。
- 后期出现视网膜脉络膜变性、萎缩。

7. 眼外肌病和颅神经受损。

8. 葡萄膜炎,可表现为非肉芽肿性前葡萄膜炎。

9. 巩膜外层炎和巩膜炎,常表现弥漫性前巩膜炎。

10. 角膜水肿、边缘性角膜溃疡。

11. 低眼压、新生血管性青光眼。

12. 眼眶炎性假瘤。

13. 特发性眼眶炎症。

五、诊断

1. 出现典型的头痛及其他全身改变。

2. 血沉加快。

3. C 反应蛋白水平升高。

4. 活组织检查

- 活组织检查通常取材部位是颞动脉。
- 活组织检查发现血管壁肉芽肿性炎症可确定诊断。

5. 荧光素眼底血管造影检查发现臂—视网膜循环时间延长、大片状脉络膜无灌注对诊断有帮助。

6. 彩色多普勒超声检查可发现以下异常

- 颞动脉血流速度减慢。
- 颞动脉血管壁增厚。
- 颞动脉狭窄或闭塞。
- 视网膜中央动脉和睫状后动脉血流速度减慢。

- 动脉狭窄处可见湍流。

六、治疗

(一) 糖皮质激素

1. 糖皮质激素通常是治疗巨细胞动脉炎的首选药物。

2. 一般选用泼尼松口服,成人初始剂量为 30~60mg/d,早晨顿服。

3. 减药宜缓慢,治疗时间长,通常需要治疗 2 年以上,过早减药或停药易导致疾病复发。

(二) 其他免疫抑制剂

1. 苯丁酸氮芥

- 初始剂量一般为 0.1mg/(kg·d),维持剂量为 2mg/d。
- 治疗时间长,一般在 1 年以上。
- 应注意此药引起不育、骨髓抑制、胃肠道反应、继发性感染等副作用。

2. 环磷酰胺

- 初始剂量一般为 2mg/(kg·d)。
- 维持剂量 50mg/d。
- 应注意此药引起的骨髓抑制、膀胱毒性、脱发、不育、继发性感染等副作用。

3. 环孢素

- 初始剂量一般为 3~5mg/(kg·d)。
- 维持剂量 2mg/(kg·d)。
- 治疗中注意此药的肾毒性、肝毒性、心血管毒性、神经毒性、牙龈增生、毛发增多等副作用。

七、病程及预后

- 大的血管炎、主动脉破裂、心肌梗死可导致患者死亡。
- 经过及时有效治疗多数患者视力预后良好。

第四十九章 肉芽肿性血管炎及其伴发的葡萄膜炎

一、概念

肉芽肿性血管炎（granulomatosis with polyangitis）是以上呼吸道、肾脏受累为特征的自身免疫性坏死性血管炎，在眼部可引起巩膜炎、葡萄膜炎和眼眶炎性假瘤等病变。

最初描述此病的是一位名叫 Frederich Wegener 的医生，以往文献将此病叫做 Wegener 肉芽肿（Wegener granulomatosis），近年文献中多使用"肉芽肿性血管炎"来取代 Wegener 肉芽肿这一名称。

二、流行病学

- 肉芽肿性血管炎是一种少见的疾病，在世界各地均有发生，白种人可能易于患病。
- 此病可发生于任何年龄，但多见于 30~50 岁的成年人。
- 男女发病比例相似。

三、病因和发病机制

- 此病的发病机制尚不完全清楚。
- 对一些感染因素（如微小病毒、金黄色葡萄球菌等）的过敏反应可能参与此病发生。
- 免疫复合物、Ⅳ型过敏反应在此病发生中可能起着重要作用。
- Th1 细胞过度激活、γ- 干扰素和肿瘤坏死因子过量产生可能在此病发生中起作用。

四、临床表现

（一）全身表现

1. 上、下呼吸道的坏死性肉芽肿

（1）上、下呼吸道受累是此病最常见的表现，发生率达 90% 以上。

（2）患者可出现以下多种表现：

- 发热、乏力、体重减轻、肌痛等非特异性症状。
- 患者可有咳嗽、咯血、呼吸困难、胸痛等症状。
- 鼻窦区疼痛、鼻塞、脓性鼻涕、鼻出血、慢性鼻炎、鼻窦炎、鼻溃疡、马鞍状鼻、继发性鼻部细菌感染等。
- 浆液性中耳炎、化脓性中耳炎、乳突炎。
- 单侧或双侧肺实质浸润、结节状浸润（这些患者可无任何症状），偶尔出现肺空洞形成。
- 可出现弥漫性肺出血、胸腔积液。

2. 肾小球肾炎

- 此种病变通常发生于疾病发生 2 年后，发生率约 80%。
- 患者常出现蛋白尿、血尿、红细胞管型。
- 一些患者最后进展为肾衰竭。

3. 关节疼痛和肌肉疼痛

- 常发生于疾病早期，发生率高达 70%。
- 可伴有关节肿胀，一般不伴有关节畸形。

4. 神经系统损害

- 神经系统受累的发生率约为 21%~54%。
- 患者可表现为周围神经病变。
- 颅神经病变，Ⅱ、Ⅵ和Ⅶ脑神经最易受累。
- 也可出现癫痫、大脑炎、眼肌麻痹、中风等病变。

5. 皮肤损害

- 病变早期皮肤发生率较低，约 13%，但随着疾病进展，约 50% 的患者出现皮肤病变。
- 最常见的皮肤病变为紫癜，多见于下肢。
- 也可出现皮肤溃疡水疱、丘疹、皮下结节以及相似于脓皮病的皮肤损害。

6. 其他病变

- 心脏受累相对少见,可出现心包炎、心肌炎、动脉炎等。

- 偶可出现腮腺炎。

- 其他少见的改变有乳房、尿道、肠道等受累。

（二）眼部表现

1. 肉芽肿性血管炎在患者的眼部病变发生率为 14%~78%。

2. 巩膜炎和眼眶受累最为常见,葡萄膜炎也是常见眼部病变。

3. 单眼或双眼受累,眼部受累可是疾病的最早表现,也是唯一的临床表现,因此在诊断时应注意排除其他疾病。

4. 任何眼组织均可受累,多种眼组织可同时受累或先后受累。

5. 结膜炎

- 此种结膜炎往往反复发作。

- 偶尔可引起结膜溃疡,一般不导致严重后果。

6. 巩膜炎

- 是常见的眼部改变,有时可是此种疾病的最初和最重要的表现。

- 可表现为结节性巩膜炎、弥漫性巩膜炎或坏死性巩膜炎。

- 巩膜炎通常呈慢性或反复发作。

- 坏死性巩膜炎可导致眼球穿孔。

- 坏死性巩膜炎可伴有周边角膜溃疡。

- 坏死性巩膜炎患者视力预后通常较差。

7. 巩膜外层炎

- 巩膜外层炎反复发作。

- 患者视力预后通常良好。

8. 角膜炎

- 患者常出现周边部基质炎症细胞浸润,最后易形成周边角膜溃疡。

- 角膜溃疡,可是角膜中央溃疡或者周边角膜溃疡。

- 易伴发巩膜炎。

9. 患者可出现多种类型的葡萄膜炎

- 前葡萄膜炎,常表现为非特异性虹膜睫状体炎。

- 中间葡萄膜炎,可出现典型的玻璃体内雪球状混浊。

- 后葡萄膜炎,可表现为脉络膜炎、视网膜炎和视网膜血管炎。

- 视网膜血管炎可表现为视网膜动脉炎或静脉炎。

● 脉络膜视网膜梗死可表现为视网膜色素上皮水平多发性白色或奶油状病变。

10. 视网膜病变

● 视网膜受累少见,发生率约为 5%~12%。

● 通常表现为视网膜出血。

● 视网膜中央动脉和静脉均可受累,表现为血管阻塞,也可表现为视网膜动脉炎和静脉周围炎。

● 视网膜水肿。

● 视网膜棉絮斑样渗出。

● 可伴视盘水肿。

11. 可出现以下多种眼眶受累的改变

● 眼眶受累是此病常见的病变,发生率约 32%~50%,多继发于鼻窦和鼻部的炎症。

● 眼球突出是最常见的改变,通常伴有眼痛。

● 上睑下垂。

● 眼球运动受限。

● 眼眶炎性假瘤或眼眶肿块。

● 眼眶脓肿、眶蜂窝织炎,偶尔可引起眶瘘。

● 可伴有颅神经受累,出现复视等改变。

● 眼眶受累易引起视物模糊、视力下降或丧失。

12. 鼻泪管阻塞

● 鼻泪管阻塞是此病一个少见的改变。

● 多见于疾病后期。

● 通常合并有鼻部受累。

五、诊断

(一) 临床类型

1. 完全型或经典三联征

● 上下呼吸道坏死性肉芽肿。

● 全身性血管炎。

● 局灶性坏死性肾小球肾炎。

2. 不完全型(局限型)

- 局限性坏死性肺炎不伴有肾脏损害,伴有或不伴有其他器官受累。
- 孤立的器官受累,不伴肺和肾脏受累。

(二) 诊断要点

1. 患者有上、下呼吸道坏死性肉芽肿性炎症。

2. 全身性血管炎。

3. 局灶性坏死性肾小球肾炎的临床表现及尿检查结果。

4. 巩膜炎、角膜炎、巩膜角膜炎、巩膜葡萄膜炎和前、中间、后葡萄膜炎。

(三) 实验室检查和辅助检查

1. 此病目前尚无特异性实验室检查方法。

2. 病变组织活组织检查发现组织坏死、肉芽肿形成和血管炎对诊断有重要价值。

3. 胸部 X 线检查发现肺浸润和结节有助于诊断,但应排除其他原因所致者。

4. 实验室检查发现以下改变对诊断和鉴别诊断有一定帮助

- 抗中性粒细胞胞浆抗体是一敏感的试验,尤其在不完全型患者诊断中有重要价值,疾病活动期抗中性粒细胞胞浆抗体阳性。
- 白细胞增多。
- 正细胞性正色素性贫血。
- 血小板增多。
- 血沉加快。

六、鉴别诊断

1. 结节病及其所致的眼部异常

- 可引起多种类型的葡萄膜炎、巩膜炎。
- 患者常有肺门淋巴结肿大、纵隔淋巴结肿大和肺实质病变。
- 患者易发生结节性红斑、冻疮样狼疮等皮肤病变。
- 易出现神经系统的肉芽肿、出现脑神经麻痹、脑病变、癫痫、视神经萎缩等。
- 葡萄膜炎典型地表现为肉芽肿性炎症,出现羊脂状 KP、虹膜肉芽肿和结节、脉络膜肉芽肿等。
- 视网膜血管炎典型出现“蜡烛斑”样渗出。
- 患者血清血管紧张素转化酶、溶菌酶、腺苷脱氨酶水平升高。

- 患者不出现上、下呼吸道的坏死性肉芽肿。
- 患者很少出现像肉芽肿性血管炎那样的肾脏损害。

2. 复发性软骨炎及其伴发的葡萄膜炎

- 复发性软骨炎是一种少见的疾病。
- 可引起鼻软骨改变,马鞍状鼻畸形、耳廓软骨炎等。
- 眼部出现葡萄膜炎、巩膜炎、巩膜外层炎、周边溃疡性角膜炎等。
- 常有耳廓软骨、喉、气管软骨的改变。
- 患者不出现上、下呼吸道的肉芽肿,但可出现持久性声音嘶哑。

七、治疗

(一) 全身病变

1. 需要眼科医生和风湿科医生密切配合。

2. 患者往往需要联合糖皮质激素和氮芥类药物进行治疗。

3. 糖皮质激素

- 一般选用泼尼松口服治疗,初始用量一般为 $1mg/(kg \cdot d)$,早晨顿服。
- 治疗 1 周后根据患者炎症消退情况和副作用调整剂量。
- 治疗时间长,应注意糖皮质激素引起的各种副作用。

4. 环磷酰胺

- 是治疗肉芽肿性血管炎常用而有效的药物。
- 初始剂量通常为 $2mg/(kg \cdot d)$。
- 减量要慢,每 2~3 个月减 25mg。
- 在治疗过程中应定期进行肝、肾功能、血常规等检查,以免引起严重的毒副作用。
- 治疗期间白细胞应保持在 $3000/mm^2$ 以上。
- 此药尚可引起不育,膀胱毒性、继发性感染、继发性恶性肿瘤等副作用。

5. 苯丁酸氮芥

- 苯丁酸氮芥的作用较环磷酰胺温和持久。
- 初始剂量通常为 $0.1mg/(kg \cdot d)$。
- 维持剂量一般为 2mg/ 日。
- 此药可引起不育(尤其在男性患者此种副作用更为明显)、骨髓抑制等副作用。
- 常与糖皮质激素联合应用,也可联合其他免疫抑制剂:

➤ 硫唑嘌呤,1~2mg/(kg·d)。

➤ 甲氨蝶呤,7.5~15mg/周,应注意药物引起的肝功能障碍和其他副作用。

➤ 环孢素,3~5mg/(kg·d),应注意药物引起的肾毒性、肝毒性、心血管毒性和神经系统毒性等。

6. 其他免疫抑制剂

● 在上述药物效果不佳时,可选用甲氨蝶呤代替麦考酚酯、环孢素、硫唑嘌呤。

● 利妥昔单抗,能够清除血液循环中的 B 细胞,可用于顽固性或危重病例。

● 血浆置换,可用于顽固性或危重病例。

(二) 葡萄膜炎和巩膜炎

1. 药物治疗同全身性病变。

2. 有前段受累者给予糖皮质激素滴眼剂、睫状肌麻痹剂滴眼剂点眼治疗。

3. 坏死性巩膜炎可考虑手术治疗。

(三) 眼眶受累

1. 药物治疗可参考全身性病变的治疗。

2. 眼眶受累严重者可考虑行手术减压和引流手术。

八、预后

● 糖皮质激素联合氮芥类药物治疗可大大改善患者的视力预后。

● 患者视力预后与葡萄膜炎、巩膜炎发生的部位、黄斑是否受累、并发症及治疗是否及时正确有关。

第五十章　多发性硬化及其
伴发的葡萄膜炎

一、概念

多发性硬化（multiple sclerosis）是一种自身免疫性中枢神经系统的脱髓鞘疾病，在眼部主要引起视神经炎，也可引起葡萄膜炎和眼外肌损伤。

二、流行病学

- 多发性硬化在世界各地均有发生。
- 我国此病的患病率相对较低。
- 此病可发生于任何年龄，但多见于 20~40 岁
- 女性较男性易于发病，男女之比约为 1∶1.8。
- 在整个葡萄膜炎患者中由多发性硬化引起的占 1%~2%。

三、病因和发病机制

- 可能与病毒感染有关。
- 它是一种自身免疫性疾病，自身抗原可能为髓磷脂碱性蛋白和脂质蛋白。
- 遗传因素在其发病中有一定作用：
- ➢ 与 *HLA-DR15（DRB1*1501）* 和 *HLA-DQ6* 相关。
- ➢ 与 *HLA-DR15-DQ6* 和 *HLA-DR13-DQ17* 单倍型相关。
- ➢ 与 *IL2Rα*、*IL7Rα*、*CLEC16A*、*CD6*、*CD58*、*IRF8*、*IL12A*、*Olig3-TNFAIP3*、*PTGER4*、*RGS1* 和 *TNFRSF1A* 相关。

四、临床表现

(一) 全身表现

1. 最常见表现为疲乏和虚弱

- 最常表现为倦怠,在气温高、湿度高时更为明显。
- 倦怠多于午后加重。

2. 患者常出现多种感觉异常,如麻刺感、针刺感、麻木感、冰冷感。

3. 感觉异常起始于手和足,然后进展至整个肢体。

4. 患者可出现多种疼痛,呈急性疼痛或慢性疼痛:

- 三叉神经痛。
- 头痛。
- 神经根痛。
- 肌肉骨骼痛。
- 痉挛性、阵挛性或触物感痛。

5. 其他异常

- 认知障碍、记忆力下降、精神行为的异常。
- 说话和吞咽困难。
- 膀胱功能障碍,表现为尿急、尿频、排尿不完全等。
- 肠道功能障碍,主要表现为大便秘结。
- 性功能障碍,性冷淡、性快感缺失。

(二) 眼部表现

1. 视神经炎

- 发生率为 40%~73%。
- 以视神经炎作为此病最初表现的占 15%~25%。
- 通常表现为单眼视力突然下降、严重下降或视力丧失。
- 可出现中心暗点和其他多种视野改变。
- 几乎所有患者均有色觉异常和对比敏感度降低。
- 眼痛或球后疼痛,疼痛可发生于休息时、眼球转动时或眼球受到压迫时。
- 眼底可无异常(球后视神经炎)或有视乳头炎。
- 视力于数月恢复,但可遗留色觉障碍和不同程度的视力下降。
- 后期往往出现视神经萎缩。

2. 葡萄膜炎

（1）患者的葡萄膜炎发生率约为 2.4%~44%。

（2）女性易发生葡萄膜炎。

（3）主要表现为中间葡萄膜炎

- 典型改变为玻璃体雪球状混浊，多见于下方玻璃体内，邻近视网膜。
- 可出现典型的睫状体平坦部和玻璃体基底部雪堤状改变。
- 易出现视网膜血管鞘、黄斑囊样水肿。
- 可出现羊脂状 KP、前房炎症反应、虹膜后粘连。

（4）视网膜血管炎

- 以视网膜静脉炎较为常见。
- 可发生于任何部位，表现为视网膜血管鞘和视网膜血管闭塞。

（5）前葡萄膜炎

- 临床上少见，多为双侧受累。
- 多为肉芽肿性前葡萄膜炎。
- 羊脂状 KP 或碎屑样 KP。
- 出现虹膜西米状或胶冻状 Koeppe 或 Busacca 结节。
- 虹膜后粘连多为散在后粘连，也可完全性虹膜后粘连。

3. 其他眼部表现

- 复视，多是第Ⅲ、第Ⅵ对脑神经受累所致。
- 眼球震颤、眼外肌麻痹。
- 可出现 Horner 综合征

4. 眼部病变的并发症

- 视神经萎缩
- 视网膜内层神经纤维层的萎缩
- 并发性白内障
- 黄斑囊样水肿
- 视网膜前膜或增殖性玻璃体视网膜病变
- 继发性青光眼
- 视网膜脱离
- 视网膜新生血管
- 玻璃体积血

五、诊断

(一) 诊断要点与鉴别诊断

1. 临床表现的时空特征

- 病变在空间上的多发性,即散在分布于中枢神经系统的多发性病灶。
- 病变在时间上的多发性,即病程中疾病呈复发和缓解交替进行。

2. 磁共振检查

- 脑和脊髓的白质区 3 个或 3 个以上的散在脱髓鞘斑块(图 3-50-1)。

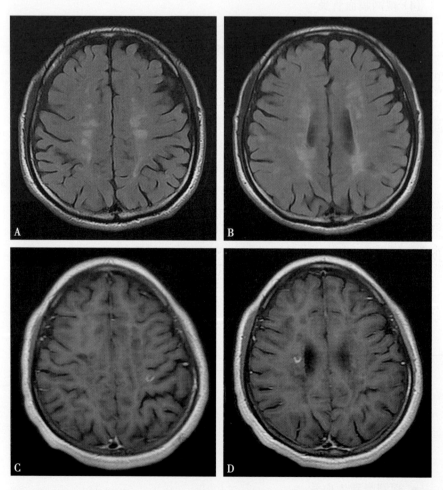

图 3-50-1 A、B 为 T$_2$WI FLAIR 像,显示侧脑室旁多发高信号病灶,表现为垂直于侧脑室周围沿着静脉走行的"Dawson's fingers"征。C、D 为 T$_1$WI 常规增强图像,显示病灶呈环状强化,提示病灶处于活动期

- 病灶直径通常大于 6mm。
- 常出现胼胝体和小脑幕下的病灶。

3. 脑脊液检查

- 蛋白浓度升高。
- 白细胞增多。
- IgG 水平升高。
- 可出现一些抗病毒抗体（如抗风疹、带状疱疹病毒抗体）。

4. 眼电生理检查

- 视神经炎患者常有视觉诱发电位异常。
- 发病后 2 年内部分患者视觉诱发电位可恢复至正常水平。

5. 荧光素眼底血管造影检查

- 视网膜静脉和毛细血管渗漏。
- 视网膜血管壁染色。
- 视网膜新生血管。
- 黄斑囊样水肿。
- 视网膜出血所致的遮蔽荧光。

（二）诊断标准

有关其诊断标准，目前多采用的是 2010 年制定的 McDonald 标准（表 3-50-1）。

表 3-50-1　多发性硬化 McDonald 诊断标准（2010 版）

临床表现	诊断 MS 必需的进一步证据
≥2 次临床发作；≥2 个病灶的客观临床证据或 1 个病灶的客观临床证据并有 1 次先前发作的合理证据	无
≥2 次临床发作；1 个病灶的客观临床证据	空间的多发性需具备下列 2 项中的任何一项： 1. MS 4 个 CNS 典型病灶区域（脑室旁、近皮质、幕下和脊髓）中至少 2 个区域有 ≥1 个 T2 病灶 2. 等待累及 CNS 不同部位的再次临床发作
1 次临床发作；≥2 个病灶的客观临床证据	时间的多发性需具备下列 3 项中的任何一项： 1. 任何时间 MRI 检查同时存在无症状的钆增强和非增强病灶 2. 随访 MRI 检查有新发 T2 病灶和（或）钆增强病灶，不管与基线 MRI 扫描的间隔时间长短 3. 等待再次临床发作

续表

临床表现	诊断 MS 必需的进一步证据
1 次临床发作；1 个病灶的客观临床证据(临床孤立综合征)	空间的多发性需具备下列 2 项中的任何一项： 1. MS 4 个 CNS 典型病灶区域(脑室旁、近皮质、幕下和脊髓)中至少 2 个区域有 ≥1 个 T2 病灶 2. 等待累及 CNS 不同部位的再次临床发作 时间的多发性需符合以下 3 项中的任何一项： 1. 任何时间 MRI 检查同时存在无症状的钆增强和非增强病灶 2. 随访 MRI 检查有新发 T2 病灶和(或)钆增强病灶,不管与基线 MRI 扫描的间隔时间长短 3. 等待再次临床发作
提示 MS 的隐袭进展性神经功能障碍(PPMS)	回顾性或前瞻性调查表明疾病进展持续 1 年并具备下列 3 项中的 2 项： 1. MS 特征病灶区域(脑室旁、近皮层或幕下)有 ≥1 个 T2 病灶以证明脑内病灶的空间多发性 2. 脊髓内有 ≥2 个 T2 病灶以证明脊髓病灶的空间多发性 3. 脑脊液阳性结果(等电聚焦电泳证据表明有寡克隆区带和(或)IgG 指数增高)

(三) 鉴别诊断

1. Behcet 病性葡萄膜炎

- 可引起神经系统多种异常,但中枢神经系统受累并不常见。
- 复发性口腔溃疡、多形性皮肤病变、阴部溃疡。
- 可伴有关节炎,消化道溃疡、附睾炎、肛周脓肿、胃肠道溃疡。
- 易发生全葡萄膜炎、视网膜血管炎、视网膜炎、前房积脓。
- 后期易发生视网膜血管闭塞、出现幻影血管和视网膜萎缩(见于疾病后期)。

2. 结节病性葡萄膜炎

- 易引起多种神经系统改变、视神经炎和葡萄膜炎。
- 视网膜血管炎典型表现为"蜡烛泪"样病变。
- 易出现肉芽肿性前葡萄膜炎,可出现脉络膜肉芽肿。
- 常伴有肺门淋巴结肿大、纵隔淋巴结肿大和肺实质病变。
- 多有皮肤损害(结节性红斑、冻疮样狼疮等)、淋巴结炎。

- 血清血管紧张素转化酶、溶菌酶水平通常升高。

3. Lyme 病伴发的葡萄膜炎

- Lyme 病发生于森林地区和温暖季节。

- 患者有蜱咬伤病史。

- 发热、头痛、疲乏、肌肉疼痛、项背疼痛等。

- 大的游走性红斑,呈圆形或卵圆形。

- 关节炎、关节疼痛。

- 也可引起中枢神经系统损害。

- 多种类型葡萄膜炎,如中间葡萄膜炎、前葡萄膜炎、后葡萄膜炎等。

- 螺旋体培养及血清学检查对诊断和鉴别诊断有重要帮助。

4. 梅毒性葡萄膜炎

- 患者常有不洁性接触史。

- 典型的硬下疳,皮疹和多系统受累的改变。

- 可出现前葡萄膜炎、中间葡萄膜炎、后和全葡萄膜炎,其中以眼后段受累为常见。

- 可引起视乳头肿胀,后期可致视神经萎缩。

- 神经梅毒可以引起中枢神经系统和脊髓病变。

- 梅毒血清学检查有助于诊断和鉴别诊断。

- 青霉素治疗可使症状、体征迅速改善或消失。

六、治疗

1. 多发性硬化目前尚无理想的治疗方法。

2. 糖皮质激素是常用的治疗药物

- 一般选用泼尼松口服治疗,初始剂量一般为 $1{\sim}1.2\text{mg}/(\text{kg}\cdot\text{d})$,早晨顿服。

- 治疗时间长,通常在 1 年或 1 年以上。

- 要注意长期应用糖皮质激素所致的副作用,如消化道溃疡、向心性肥胖、股骨头坏死等。

3. 糖皮质激素单独使用无效时可选用或联合其他免疫抑制剂治疗

- 环孢素,$3{\sim}5\text{mg}/(\text{kg}\cdot\text{d})$,应注意此药的肾毒性、肝毒性、心血管毒性和神经系统毒性等副作用。

- 苯丁酸氮芥,$1{\sim}2\text{mg}/(\text{kg}\cdot\text{d})$,应注意此药的骨髓抑制、不育等副作用。

- 环磷酰胺,1~2mg/(kg·d),应注意此药的骨髓抑制、出血性膀胱炎、脱发等副作用。
- 硫唑嘌呤 1~2mg/(kg·d),应注意此药的骨髓抑制等副作用。

4. 眼底周边的雪堤样改变经上述治疗无效时可考虑冷凝或透热。

5. 眼底新生血管可考虑进行激光治疗。

6. 有眼前段炎症者给予糖皮质激素和睫状肌麻痹剂滴眼剂点眼治疗。

七、病程及预后

- 预后不良,患病 10 年后可导致完全肢体瘫痪。
- 经早期正确治疗后多数患者视力预后良。

第五十一章　复发性多软骨炎及其伴发的葡萄膜炎

一、概念

复发性多软骨炎（relapsing polychondritis）是一种以耳廓、鼻、喉、气管软骨炎症为特征的自身免疫性疾病，可伴有巩膜炎、巩膜外层炎和葡萄膜炎。此病也被称为多软骨炎（polychondritis）、软骨膜炎（perichondritis）。

二、流行病学

- 此病少见，无种族差异。
- 女性发病多于男性。
- 此病可发生于任何年龄，但多见于 40~59 岁的成年人。

三、病因和发病机制

- 复发性多软骨炎是一种自身免疫性疾病，其确切的病因和发病机制目前尚不完全清楚。
- Ⅲ型、Ⅳ型免疫反应在其发病中可能起着重要作用。
- Ⅱ型、Ⅳ型和Ⅵ型胶原诱导的免疫反应可能参与此病的发生。

四、临床表现

(一) 全身表现

1. 约 30% 的患者伴有全身性血管炎、自身免疫性疾病、Behcet 病或恶性肿瘤。

2. 出现发热、乏力、体重减轻、盗汗、淋巴结肿大等非特异性全身表现。

3. 所有软骨组织和富含蛋白多糖的组织均可受累。

4. 耳廓软骨炎

● 是复发性多发性软骨炎最常见的表现，发生率约为 80%~90%。

● 急性或亚急性发病，表现为单侧或双侧耳廓红肿胀（图 3-51-1）、疼痛，易于复发和慢性化。

● 耳廓软骨破坏可致耳廓下垂或呈花椰菜样外观。

● 耳廓下垂遮蔽外耳道可导致听力下降。

● 患者也可出现浆液性中耳炎、神经感觉性耳聋、耳鸣和前庭功能障碍。

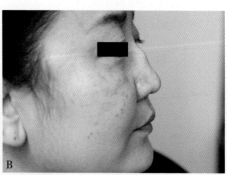

图 3-51-1　复发性多软骨炎伴发葡萄膜炎患者的耳廓肿胀

5. 鼻软骨炎

● 也是此病常见的表现之一，发生率约为 30%~60%。

● 受累部位红肿和压痛。

● 常有鼻塞、流涕、鼻出血等表现。

● 后期可出现马鞍状鼻畸形（图 3-51-2）。

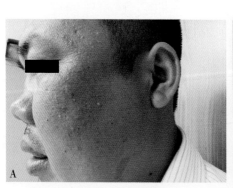

图 3-51-2　复发性多软骨炎伴发葡萄膜炎患者的马鞍状鼻畸形

6. 关节受累

● 关节受累的发生率约为 30%。

● 患者主要表现为周围性关节炎。

- 多呈急性反复发作,也可同时伴有类风湿性关节炎。
- 大关节、小关节均可受累。
- 可引起关节间隙变窄,不引起侵蚀性改变和关节变形。

7. 喉、气管、支气管受累

- 患者多为声音嘶哑、咳嗽、呼吸困难、喘鸣。
- 喉、气管软骨破坏可致呼吸道萎陷而引起死亡。

8. 其他全身表现

- 主动脉炎。
- 累及大、中、小血管的血管炎、动脉瘤。
- 心包炎、心肌炎、束支传导阻滞。
- 皮肤紫癜、结节性红斑、结节红斑样血管炎、Behcet 病样溃疡。
- MAGIC 综合征(口腔、生殖器溃疡和软骨炎)。
- 肾小球肾炎、蛋白尿、镜下血尿。
- 脑神经病、中风、脑膜炎。

(二) 眼部表现

1. 患者的眼部受累发生率为 50%~67%。

2. 可表现为巩膜炎、角膜炎、多种类型的葡萄膜炎等。

3. 巩膜炎(图 3-51-3)和巩膜外层炎

- 巩膜炎的发生率约 10%,巩膜外层炎的发生率约为 39%。
- 表现为弥漫性巩膜炎、结节性巩膜炎或坏死性巩膜炎。
- 多累及前部巩膜。
- 坏死性巩膜炎易于合并全身血管炎,弥漫性或结节性巩膜炎一般不伴

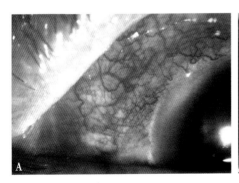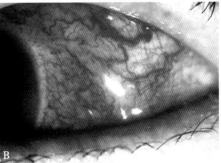

图 3-51-3 复发性多软骨炎患者的前巩膜炎(A、B)

有全身性血管炎。

4. 葡萄膜炎

- 多表现为复发性虹膜睫状体炎。

- 偶尔可出现前房积脓。

- 也可出现脉络膜炎、脉络膜视网膜炎、玻璃体炎、视网膜血管炎（图3-51-4）、视神经炎（图3-51-5）等。

- 偶尔也可发生全眼球炎。

- 葡萄膜炎常伴有巩膜炎、角膜炎和视网膜病变等改变。

- 复发性虹膜睫状体炎易引起并发性白内障。

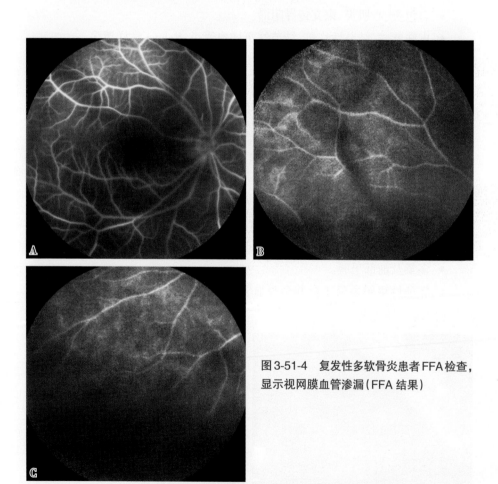

图3-51-4　复发性多软骨炎患者FFA检查，显示视网膜血管渗漏（FFA结果）

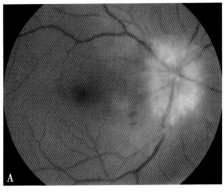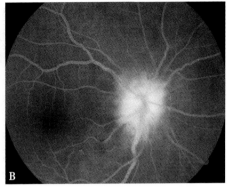

图 3-51-5　复发性多软骨炎患者的视乳头炎（A 为眼底照相、B 为 FFA 结果）

5. 角膜炎

- 角膜炎是此病较为常见眼部病变。
- 多表现为周边溃疡性角膜炎。
- 可出现角膜血管翳、周边角膜变薄等。
- 也可出现干燥性结膜角膜炎。

6. 眼睑水肿。

7. 非特异性自限性结膜炎

8. 视网膜动脉或静脉阻塞、视网膜色素上皮缺失

9. 神经眼科异常

- 眼外肌麻痹。
- 上睑下垂。
- Horner 综合征。

10. 视神经受累

- 球后视神经炎。
- 视盘水肿。
- 缺血性视神经病变。
- 视神经萎缩。

11. 眼球突出和球结膜出血

五、诊断及诊断标准

（一）临床表现

1. 患者出现典型复发性双侧耳廓软骨炎或鼻软骨的软骨炎。

2. 患者出现喉、气管、支气管软骨受累所引起的症状和体征。

3. 多关节炎,呈急性反复发作,不引起关节变形。

4. 出现多种类型的葡萄膜炎(尤其是虹膜睫状体炎)、巩膜炎、巩膜外层炎、角膜炎。

(二) 实验室检查和辅助检查

1. 实验室检查

● 血沉加快。

● 轻度正常细胞性贫血。

● 白细胞增多、血小板增多。

● 多克隆球蛋白血症。

2. 病变活组织检查发现嗜碱性染色物质消失,局灶性或弥漫性多形核白细胞和单核细胞浸润、胶原基质破坏、纤维肉芽组织增生和局灶性钙化。

3. X线检查发现喉、气管、支气管病变有助于诊断和鉴别诊断。

4. CT和磁共振检查可提供重要的参考资料。

(三) 诊断标准

Hochberg 提出一诊断标准(表 3-51-1),其中列出 6 条,符合 3 条或 3 条以上,组织学检查有阳性结果者即可确定诊断,如果临床表现非常明确,即不一定需要进行组织学检查。

表 3-51-1　复发性多软骨炎的诊断标准(Hochberg MC)

1. 复发性双侧耳廓软骨炎
2. 非侵蚀性多关节炎
3. 鼻软骨的软骨炎
4. 眼组织的炎症,如结膜炎、角膜炎、巩膜外层炎或巩膜炎、葡萄膜炎
5. 累及喉和(或)气管软骨的软骨炎
6. 耳蜗或前庭损害,表现为神经感觉性听力障碍、耳鸣和(或)眩晕

引自 Hochberg MC. relapsing polychondritis. In Ruddy S, Harris ED, Sledge CB, et al. Kelley's textbook of rheumatology. Sixth edition. Philadelphia: W.B. Saunders Company. 2001, 1463-1466

六、鉴别诊断

1. 出现葡萄膜炎、表层葡萄膜炎和巩膜炎应与以下疾病鉴别

● 血清阴性椎关节炎合并的葡萄膜炎

● 类风湿性关节炎合并的巩膜炎、巩膜外层炎

- Sjögren 综合征
- 结节病性葡萄膜炎
- 结节性动脉炎伴发的葡萄膜炎
- Behcet 病性葡萄膜炎
- 幼年型特发性关节炎伴发的葡萄膜炎
- Cogan 综合征伴发的葡萄膜炎
- 肉芽肿性血管炎(Wegener 肉芽肿)性葡萄膜炎

2. 复发性软骨炎合并胶原血管病者应与以下疾病鉴别

- 系统性红斑狼疮
- 类风湿性关节炎
- Behcet 病性葡萄膜炎
- Sjögren 综合征
- 混合结缔组织病

七、治疗

1. 糖皮质激素

- 一般选用泼尼松口服,初始剂量为 0.5~1mg/(kg·d),待病情有所缓解后应逐渐减量。
- 可联合其他一种或数种免疫抑制剂治疗,治疗中应注意这些药物的副作用。

2. 氨苯砜

- 对伴有的全身病变有较好的治疗作用。
- 剂量范围 25~50mg/d,通常从小剂量开始,服药 5 天停药 2 天,持续 6 个月。
- 可联合糖皮质激素。
- 应注意其副作用:恶心、厌食、嗜睡、肝功能障碍、白细胞减少、溶血性贫血。

3. 其他免疫抑制剂,可用一种或两种以上

- 硫唑嘌呤,初始剂量一般为 2mg/(kg·d),应注意骨髓抑制等副作用。
- 甲氨蝶呤,初始剂量一般为 7.5~15mg/ 周,应注意肝毒性等副作用。
- 苯丁酸氮芥,初始剂量一般为 0.1mg/(kg·d),应注意骨髓抑制、不育等副作用。

- 环孢素,初始剂量一般为 3~5mg/(kg·d),应注意肝肾、心血管系统、神经系统等副作用。

八、病程及预后

- 全身性血管炎可致患者死亡。
- 巩膜炎、溃疡性角膜炎和葡萄膜炎可致患者视力下降或丧失。

第五十二章 结节性多动脉炎及其伴发的葡萄膜炎

一、概念

结节性多动脉炎（polyarteritis nodosa）是一种以坏死性血管炎为特征的多系统、多器官受累的自身免疫性疾病，可伴发葡萄膜炎、角膜炎、巩膜炎等多种疾病。

此病在文献中也被称为动脉周围炎（periarteritis）、多血管炎（polyangiitis），伴类风湿的结节性动脉炎被称为类风湿性血管炎（rheumatoid vasculitis），伴肺部受累的结节性动脉炎被称为 Churg-Strauss 综合征。

此病主要病理特征为坏死性血管炎，无肉芽肿性血管炎的特征。

二、流行病学

- 结节性多动脉炎是一种少见的疾病，其发病率为 4.6/100 万 ~77/100 万。
- 此病可发于任何年龄，但多见于 40~60 岁的成年人。
- 男性多于女性，男女之比为 2∶1。

三、病因和发病机制

- 有关结节性多动脉炎的发病机制目前尚不完全清楚，病毒感染可能与发病有关。
- 对血管内皮细胞的免疫反应在此病发生中可能起着重要作用。
- 目前多数研究提示，免疫复合物沉积及补体级联反应在此病发生中可能起作用。

四、临床表现

(一) 全身表现

1. 可能出现发热、乏力、体重减轻、肌痛和关节痛等非特异性表现。

2. 皮肤

- 皮肤病变是结节性多动脉炎常见的改变,发生率约为 30%~50%。
- 典型的皮肤改变是皮下结节和紫癜。
- 典型表现为沿表浅动脉呈簇状分布的皮下结节。
- 也可出现膝关节周围、下肢前面和脚背的皮下结节。
- 可伴有血栓形成。
- 可有组织梗死,多发生于手指和脚趾,表现为有触痛的结节、紫癜或出血性大疱,甚至出现广泛的指或趾发绀。
- 裂片形出血、网状青斑和皮肤溃疡。

3. 肾脏损害

- 肾脏受累是结节性多动脉的一个常见改变,其发生率高达 75%。
- 患者通常表现为高血压、蛋白尿和血尿。
- 常伴有轻至中度氮质血症。
- 肾梗死或肾内动脉瘤破裂可致突然腹痛,严重时可危及患者生命。

4. 心血管改变

- 心血管受累也是结节性多动脉炎的一个常见改变,发生率约为 70%。
- 患者可出现以下多种异常:高血压(多继发于肾脏受累)、冠状动脉阻塞、心包炎、急性主动脉炎、心律失常、心肌梗死和心力衰竭。

5. 神经系统损害

- 运动和感觉神经障碍。
- 多发性单神经炎,出现受累神经支配区的疼痛、感觉异常、不全麻痹等。
- 也可出现 Guillain-Barre 样综合征、偏瘫、惊厥、多发性硬化样改变。

6. 胃肠道改变

- 肠系膜、肠黏膜、黏膜下血管炎。
- 肝和脾的梗死。
- 肠坏疽、腹膜炎、肠穿孔、腹腔内出血。

7. 其他改变

- 可出现非侵犯性和非变形性关节炎。

- 肌肉疼痛、肌病、附睾炎等。

（二）眼部表现

1. 眼部受累，发生率约为 10%~20%。

2. 可累及所有眼组织。

3. 可出现结膜充血、水肿、结膜下出血、结膜梗死、干燥性角膜结膜炎等。

4. 巩膜炎、巩膜外层炎、巩膜角膜炎

- 坏死性巩膜炎常见，常伴有周边角膜溃疡。

- 可有严重疼痛，多发生于夜间和凌晨。

5. 溃疡性角膜炎。

6. 葡萄膜炎。

- 脉络膜血管炎和视网膜血管炎。

- 急性非肉芽肿性虹膜炎。

- 非肉芽肿性全葡萄膜炎。

- 玻璃体炎。

7. 视网膜改变，可是视网膜血管炎所致，也可是高血压引起

- 视网膜水肿、出血、棉絮斑。

- 视网膜血管迂曲、扩张。

- 渗出性视网膜脱离。

- 视网膜血管闭塞。

8. 神经眼科异常，可出现视乳头肿胀和视盘水肿、视神经炎、Horner 综合征等。

9. 眼眶受累出现眼球突出、眼眶炎性假瘤等。

五、诊断

1. 根据患者的典型临床表现

- 皮下结节、紫癜及组织梗死所致的多种皮肤改变。

- 患者出现高血压、蛋白尿、血尿、氮质血症。

- 运动和感觉神经异常，多发性单神经炎。

- 腹痛、腹膜炎、肠坏疽、肠穿孔等胃肠道改变。

- 非侵犯性和非关节变形性关节炎。

- 急性非肉芽肿性虹膜炎、全葡萄膜炎、脉络膜血管炎、视网膜血管炎、巩膜炎、角膜炎等。

2. 病变组织活组织检查发现坏死性血管炎对诊断和鉴别诊断有重要帮助。

3. 实验室检查可发现多种异常,对诊断和鉴别诊断有重要帮助

- 血沉加快。
- 中性粒细胞增多。
- 血清球蛋白水平升高。
- 可出现血尿、红细胞管型、蛋白尿。
- 乙型肝炎抗原阳性。
- 冷凝蛋白阳性。
- 出现循环免疫复合物。
- 抗中性粒细胞胞浆抗体阳性。

六、鉴别诊断

1. 强直性脊柱炎伴发的急性前葡萄膜炎
2. HLA-B27 抗原阳性的急性前葡萄膜炎
3. Behcet 病性葡萄膜炎
4. 结节病性葡萄膜炎
5. 特发性视网膜血管炎
6. 结核性葡萄膜炎
7. 梅毒性葡萄膜炎

七、治疗

1. 糖皮质激素
- 是治疗此病的常用和重要的药物。
- 一般选用泼尼松口服治疗,初始剂量通常为 1~1.2mg/(kg·d),早晨顿服。
- 通常联合其他免疫抑制剂,如环磷酰胺、环孢素、苯丁酸氮芥等。

2. 环磷酰胺
- 适用于有重要器官受累者和糖皮质激素不敏感者。
- 初始剂量一般为 2mg/(kg·d),在治疗中应根据患者的反应和耐受性调整剂量。
- 应注意此药骨髓抑制、膀胱毒性、不育、继发性感染等副作用。

3. 苯丁酸氮芥

- 适用于重要器官受累,糖皮质激素不敏感及难以耐受环磷酰胺的患者。
- 初始剂量一般为 0.1~0.2mg/(kg·d),口服。
- 维持剂量一般为 2mg/d,治疗时间通常在一年以上。
- 应注意此药引起不育、骨髓抑制、胃肠道反应、继发性感染等副作用。

4. 硫唑嘌呤

- 适用于不能耐受氮芥类药物或有生育要求者。
- 初始剂量一般为 2mg/(kg·d),口服。
- 注意此药对骨髓抑制等副作用。

5. 环孢素

- 适用于对氮芥类药物不敏感或不能耐受者。
- 初始剂量一般为 3~5mg/(kg·d),口服。
- 注意此药的肾毒性、肝毒性、心血管毒性和神经毒性等副作用。

八、预后

- 全身性血管炎及肾脏损害可导致死亡。
- 巩膜炎、葡萄膜炎(特别是脉络膜血管炎和视网膜血管炎)、溃疡性角膜炎可致视力下降或丧失。

第五十三章　药物所致的葡萄膜炎

一、概念

药物所致的葡萄膜炎(medication-induced uveitis)是指药物(包括疫苗)在局部或全身应用后引起的眼内炎症。

药物引起葡萄膜炎的诊断应满足以下条件:①使用该种药物后恒定地出现一致的炎症反应;②撤去该药物后葡萄膜炎即消退;③应排除其他原因所致的葡萄膜炎;④在大剂量使用该药时,眼内炎症反应加重;⑤用该药后的眼内炎症反应是客观检查的结果;⑥不同个体在使用该药后应有相似的眼内炎症反应;⑦再次使用该药物应能诱导出与前次相似的眼内炎症反应。有人认为,上述7条中符合5条即可被称为药物所致的葡萄膜炎。

二、能够引起葡萄膜炎的药物

目前已发现至少有50余种药物或疫苗使用后出现葡萄膜炎,但根据上述标准,仅有少数药物能引起药物性葡萄膜炎。

1. 点眼可引起葡萄膜炎的药物　包括二性霉素 B、利福平、尿激酶、阿霉素、丝裂霉素 C、布比卡因、地布卡因、芬那卡因、异丙氟磷、二乙碳酰嗪、溴化邻羟苯基三甲胺、氟磷酸二异丙酯、达克罗宁、碘化二乙氧磷酰硫胆碱、噻吗洛尔、倍他洛尔、左布诺洛尔、拉坦前列素、美替洛尔、糖皮质激素等。

2. 眼内注射可引起葡萄膜炎的药物　包括氯霉素、苄星青霉素、新霉素、金霉素、红霉素、链霉素、西多福韦、多粘菌素 B、多粘菌素 E、杆菌肽、氟脱氧尿苷等。

3. 全身用药可引起葡萄膜炎的药物　包括磺乙酰胺、复方磺胺甲噁唑、奎尼丁、甲苯咪唑、链激酶、布大卡因、阿糖胞苷、奥布卡因、普鲁卡因胺、氯丙嗪、透明质酸、抗蛋白酶、白介素 3 和白介素 6、口服避孕药、肼屈嗪、布洛芬、氮芥、钴、利福布汀、盐酸噻氯匹定等。

4. 皮肤接种和皮试可引起葡萄膜炎的药物　包括卡介苗、流感病毒疫苗、乙型肝炎病毒疫苗、结核杆菌纯化蛋白衍生物(PPD)皮肤试验等。

三、临床表现

(一) 药物所致葡萄膜炎的临床特点

1. 药物所致葡萄膜炎多为虹膜睫状体炎,仅少数引起视网膜炎或脉络膜炎。

2. 药物所致葡萄膜炎多为轻或中度炎症,少数可致前房积脓和前房大量纤维素性渗出。

3. 全身用药可致单侧或双侧炎症,点眼所致者限于用药眼。

4. 葡萄膜炎停药后不再复发。

5. 多数患者视力预后良好。

6. 一般不合并全身性病变。

(二) 几种常见药物所致的葡萄膜炎

1. 双磷酸盐(biphosphonates)
- 此药可引起葡萄膜炎、巩膜外层炎、巩膜炎、结膜炎等多种炎症性疾病。
- 葡萄膜炎发生于静脉注射 24~48 小时后。
- 通常为轻度至中度前葡萄膜炎。
- 糖皮质激素滴眼剂点眼可使炎症迅速消退。

2. 西多福韦
- 玻璃体内注射引起轻至中度葡萄膜炎。
- 表现为前葡萄膜炎。
- 葡萄膜炎为非肉芽肿性炎症。
- 常伴低眼压。
- 用糖皮质激素滴眼剂和睫状肌麻痹剂可使炎症迅速消退。

3. 糖皮质激素
- 糖皮质激素点眼治疗突然停药可引起葡萄膜炎。
- 表现为前葡萄膜炎。
- 为非肉芽肿性。
- 轻度至中度炎症。

- 睫状肌麻痹剂可使炎症迅速消退。

4. 拉坦前列素(沙拉坦)

- 可引起前葡萄膜炎、黄斑囊样水肿。
- 于用药后 1 天至 6 个月内发生葡萄膜炎。
- 再次用药可导致葡萄膜炎复发。

5. 美替洛尔(美替卜拉洛)

- 可引起前葡萄膜炎。
- 为肉芽肿性炎症。
- 用药后 7 至 31 个月发生葡萄膜炎。
- 使用高浓度的滴眼剂易引起葡萄膜炎。

6. 利福布丁(Rifabutin)

- 可引起葡萄膜炎。
- 葡萄膜炎发生于用药后 2 周至 9 个月内。
- 患者表现为轻度至中度的前葡萄膜炎。
- 可伴轻度玻璃体炎(玻璃体内炎症细胞和混浊)。
- 多数为单眼受累。
- 偶尔引起严重的前葡萄膜炎,甚至出现前房积脓、眼内炎、全眼球炎等严重的疾病。
- 偶尔引起视网膜血管炎。

四、诊断

用药后出现的葡萄膜炎,停药后即减轻或消失,提示葡萄膜炎可能为药物所引起。

五、治疗

1. 迅速停止使用的药物。

2. 糖皮质激素、睫状肌麻痹和非甾体抗炎药滴眼剂点眼可用于治疗前葡萄膜炎。

3. 后葡萄膜炎可考虑给予糖皮质激素口服治疗。

六、预后

患者通常视力预后良好。

第五十四章　糖尿病伴发的葡萄膜炎

一、概念

糖尿病是一种以胰岛素分泌异常所致血糖升高并由此带来多系统多器官受累的疾病。与糖尿病有关葡萄膜炎有以下 4 种:①糖尿病本身相关的葡萄膜炎,此主要表现为前葡萄膜炎;②感染性葡萄膜炎(眼内炎),糖尿病患者发生内源性感染性眼内炎的机会较正常人大为增加;③伴有一些特定类型的葡萄膜炎,但二者结合是偶然巧合;④内眼手术后的感染性眼内感染、眼内炎或无菌性眼内炎。

二、流行病学

- 糖尿病是一种常见的疾病。
- 糖尿病患者中葡萄膜炎发生比例约为 0.3%~24.4%。
- 糖尿病伴发葡萄膜炎在整个葡萄膜炎中约占 0.4%~6%。

三、临床表现

1. 可表现为特发性葡萄膜炎

- 绝大多数为前葡萄膜炎。
- 此种葡萄膜炎多为单侧发病,占 75%~85%。
- 患者多表现为急性非肉芽肿性炎症。
- 虹膜睫状体炎易反复发作。
- 少数患者出现前房内大量纤维素性渗出、蛋白凝聚物和前房积脓。
- 少数患者表现为慢性或慢性复发性前葡萄膜炎。

- 前葡萄膜炎易引起虹膜后粘连,虹膜新生血管,并发性白内障、继发性青光眼等并发症。
  - 少数患者可伴有后葡萄膜炎、中间葡萄膜炎和全葡萄膜炎。
  2. 可同时出现其他类型的葡萄膜炎
  - 糖尿病伴发的 Vogt- 小柳原田综合征。
  - 糖尿病伴发的 Behcet 病。
  - 糖尿病伴视网膜炎或视网膜血管炎。

四、诊断

1. 根据患者的葡萄膜炎临床表现,并排除其他原因所致者或特定的葡萄膜炎类型。

2. 患者血糖、尿糖增高。

3. 对于中年或老年人发生的葡萄膜炎尤其是前葡萄膜炎应考虑到此病的可能性。

五、治疗

1. 在内分泌专家指导下治疗糖尿病

2. 前葡萄膜炎治疗
- 糖皮质激素滴眼剂点眼,所用制剂及点眼频度视炎症严重程度而定。
- 睫状肌麻痹剂点眼。

3. 中间葡萄膜炎、后葡萄膜炎和全葡萄膜炎治疗

(1) 有前房反应者应给予糖皮质激素、睫状肌麻痹滴眼剂点眼治疗。

(2) 血糖控制好者可给予泼尼松 20~40mg/d,早晨口服。

(3) 血糖明显升高伴有顽固性葡萄膜炎应给予糖皮质激素以外的免疫抑制剂治疗。

(4) 对于眼后段炎症可考虑给予曲安西龙后 Tenon 囊下注射,以减少药物的全身副作用。
- 苯丁酸氮芥 0.05~0.1mg/(kg·d),口服。
- 环磷酰胺 1~2mg/(kg·d),口服。
- 硫唑嘌呤 1~2mg/(kg·d),口服。

(5) 对于血糖显著升高者不宜用 FK506 和环孢素。

4. 合并特定类型的葡萄膜炎治疗

- 要根据特定类型葡萄膜炎的特点给予治疗。
- 在控制血糖、尿糖情况下可给予小至中等剂量的糖皮质激素。
- 眼内炎症严重时可根据情况行眼周注射糖皮质激素治疗。
- 应联合其他免疫抑制剂治疗，或主要使用这些免疫抑制剂治疗。

5. 感染性眼内炎的治疗（参见"内源性细菌性眼内炎"一章）

- 静脉滴注敏感的抗生素。
- 玻璃体切除联合玻璃体内注射敏感抗生素。
- 结膜下注射敏感抗生素。
- 抗生素频繁点眼治疗。

6. 并发症的治疗

- 对虹膜红变者应行视网膜光凝治疗。
- 并发性白内障应在炎症完全控制的情况下和血糖控制的情况下手术治疗。
- 虹膜完全后粘连者应在局部使用糖皮质激素和睫状肌麻痹剂情况下进行虹膜激光切开术。
- 继发性青光眼应根据发生的机制给予相应的治疗。

六、预后

糖尿病合并葡萄膜炎患者视力预后取决于葡萄膜炎的类型及并发症的类型。

第五十五章 伪装综合征

一、概述

(一) 概念

伪装综合征是一类能够引起类似葡萄膜炎临床表现的非炎症性疾病。

(二) 常见类型(表 3-55-1)

一般认为它包括以下几种类型:

- 眼内肿瘤所致的伪装综合征
- 恶性肿瘤眼内转移所致的伪装综合征
- 退行性病变所致的伪装综合征

表 3-55-1 伪装综合征的类型

疾病	貌似葡萄膜炎的类型或表现
视网膜母细胞瘤	前葡萄膜炎、前房积脓、假性前房积脓、虹膜表面大的结节、中间葡萄膜炎、后葡萄膜炎
白血病	前葡萄膜炎、前房积脓、中间葡萄膜炎、后葡萄膜炎
幼年型黄肉瘤	前葡萄膜炎
葡萄膜恶性黑色素瘤	前葡萄膜炎、虹膜肿块、虹膜新生血管、后葡萄膜炎
眼内淋巴瘤	前葡萄膜炎、虹膜多发性肉芽肿结节、后葡萄膜炎、玻璃体炎、全葡萄膜炎
视网膜脱离	前房闪辉、炎症细胞、玻璃体混浊和细胞
色素弥散综合征	前房细胞、前房色素颗粒
剥脱综合征	KP、前房细胞、前房色素颗粒
眼缺血综合征	前葡萄膜炎、后葡萄膜炎

- 视网膜脱离所致的伪装综合征
- 眼缺血综合征所致的伪装综合征

二、淋巴瘤及其所致的伪装综合征

(一) 概念

淋巴瘤是一种影响免疫系统的恶性肿瘤,其所致伪装综合征在老年患者较为常见,也可见于其他年龄。

(二) 淋巴瘤分类

1. 霍奇金病(Hodgkin's disease)

此种类型的淋巴瘤不易引起眼部病变。

2. 非霍奇金淋巴瘤(non-Hodgkin lymphoma)

(1) 起源于中枢神经系统任何部位的淋巴瘤,也被称为原发性中枢神经系统淋巴瘤(primary central nervous system lymphoma)、眼内 - 中枢神经系统淋巴瘤(intraocular-central nervous system lymphoma)或原发性眼内淋巴瘤(primary intraocular lymphoma),易引起眼部病变。

(2) 系统性非霍奇金淋巴瘤,此种类型淋巴瘤累及眼组织的比例较低,约 10%。

(三) 眼内淋巴瘤所致的伪装综合征

1. 流行病学

- 占颅内肿瘤的 4%~6%,占颅外非霍奇金淋巴瘤的 1%~2%。
- 中枢神经系统淋巴瘤中约 20% 有眼部受累,眼内淋巴瘤中约 80% 最终引起中枢神经系统受累。
- 男女均可患病,女性多于男性。
- 近年发病率呈明显增高的趋势。
- 免疫功能受抑制者易于发病。
- 多发于 60 岁以上的老年人,也可发生于其他任何年龄。

2. 临床表现

- 80%~90% 的患者为双眼受累,但双眼受累往往不同步。
- 眼部病变可作为中枢神经系统淋巴瘤的最初表现。
- 可单独出现中枢神经系统的改变。
- 患者多有视物模糊、眼前黑影漂浮、闪光感和视力逐渐下降。
- 玻璃体内点状、团块状或片状混浊,沉积于下方周边部,类似中间葡萄膜炎的雪堤样改变。

● 眼底出现典型的单发或多发奶油状黄白色病灶,位于视网膜内或视网膜下,通常呈进行性进展,病灶可融合(图 3-55-1)。

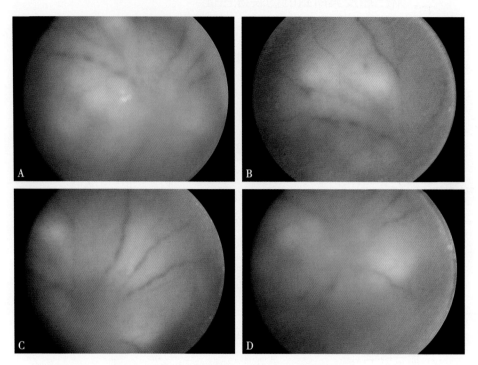

图 3-55-1　眼内淋巴瘤患者,眼底出现多发性奶油状黄白色病灶,位于视网膜内

● 眼前段受累少见,可有前房炎症细胞、闪辉、KP、虹膜后粘连、虹膜肉芽肿。

● 极少数患者出现虹膜多发性肿物样改变(图 3-55-2)。

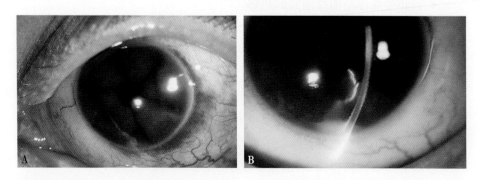

图 3-55-2　眼内淋巴瘤患者的虹膜改变,出现虹膜多发性肿物(A)和前房积脓(B)

- 可出现虹膜、房角新生血管和继发性青光眼。

- 可出现多种神经系统改变,如头痛、行为改变、意识模糊、轻偏瘫、运动失调、感觉异常、感觉缺失、复视、记忆障碍、癫痫、颅神经麻痹、行走困难、颅内压增高、脑疝等。

3. 诊断及注意事项

(1) 对出现以下情况者应怀疑此病

- 老年人发生的慢性葡萄膜炎、玻璃体炎或混浊。

- 进行性加重的视网膜病变和玻璃体混浊。

- 对糖皮质激素和其他免疫抑制剂治疗无反应或反应差者。

- 出现前述多种中枢神经系统改变和异常的患者。

(2) 超声波检查,虽然结果不具特异性,但对评价此病所引起的眼后段改变有重要价值

- 玻璃体碎片、点状或团状混浊及细胞。

- 脉络膜局限性增厚、脱离等。

- 脉络膜视网膜隆起病灶。

- 视网膜脱离。

(3) 荧光素眼底血管造影检查

- 弱荧光损害。

- 点状窗样缺损、视网膜色素上皮损害。

- 病变于造影早期呈弱荧光、后期呈强荧光(图 3-55-3)。

- 视网膜血管荧光素渗漏或血管周围着色。

- 黄斑囊样水肿、视盘水肿或渗漏。

- 脉络膜吲哚青绿血管造影检查可发现脉络膜血管扩张渗漏(图 3-55-4)。

(4) CT 和磁共振检查(MRI)

- MRI 在发现中枢神经系统淋巴瘤方面优于 CT。

- 二者在检测眼部病变的应用均有局限性,早期病变很难被发现。

- 皮质深层、皮质灰质交界处、基底节、胼胝体、脑室旁有单发或多发性、弥漫性高密度病灶(图 3-55-5)。

(5) 脑脊液检查

- 对可疑眼内 - 中枢神经系统淋巴瘤患者无论有无神经系统表现,均应进行此检查。

- 脑脊液中发现淋巴瘤细胞可确定诊断。

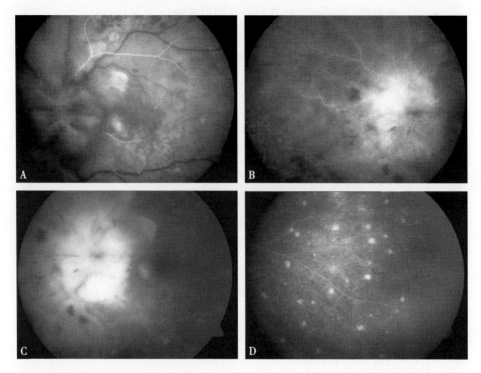

图 3-55-3　眼内—中枢神经系统淋巴瘤患者的 FFA 检查，病变于造影早期呈弱荧光、后期呈强荧光，并出现多发性点状染色病变

- 脑脊液阴性结果并不能排除此病诊断。
- 反复进行此项检查有助于确定诊断和鉴别诊断。

（6）眼内组织活组织检查

- 对可疑眼内 - 中枢神经系统淋巴瘤患者应行玻璃体切除或针吸获取标本进行细胞学检查
- 视网膜脉络膜标本进行组织学检查
- 肿瘤细胞典型地表现为核大、胞浆少、核染色质丰富、核边缘不规则、核仁明显或多个核仁，偶尔可见核分裂现象（图 3-55-6）。
- 标本中淋巴瘤细胞往往混杂有炎症细胞和坏死组织碎片。
- 免疫学组织化学检查可使用 CD20、Bcl-2、LCA、CD79a 等抗体，以确定肿瘤细胞的类型。
- 眼内液中 IL-10 浓度高于 100pg/ml，或房水中浓度高于 70pg/ml，或眼内液中 IL-10 : IL-6 大于 1 者，有助于 B 细胞型原发性眼内淋巴瘤的诊断。

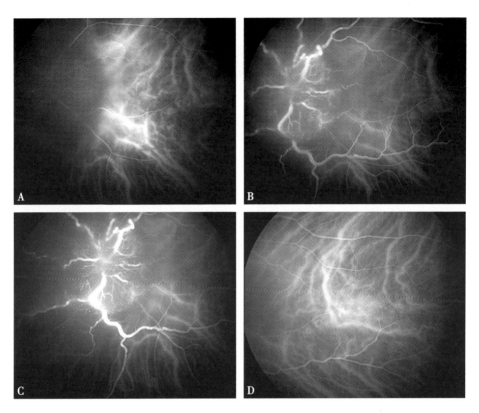

图 3-55-4　眼内 - 中枢神经系统淋巴瘤患者的 ICGA 检查,发现脉络膜血管扩张渗漏(A~D)

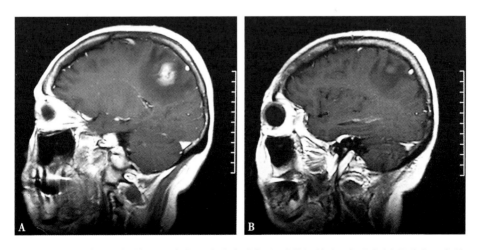

图 3-55-5　眼内 - 中枢神经系统淋巴瘤患者头颅和磁共振检查,发现右侧顶叶有一占位病灶

593

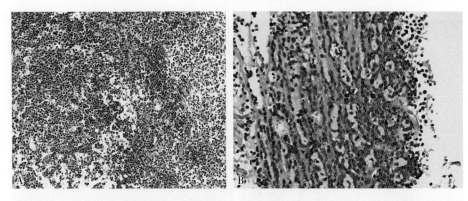

图 3-55-6　眼内淋巴瘤患者的组织学检查发现核大、胞浆少、核染色质丰富的肿瘤细胞(A)，标本中淋巴瘤细胞往往混杂有炎症细胞和坏死组织碎片(B)

- 基因重排技术是近年发展起来的克隆性基因重排检测技术，为疑难、早期或微标本确定眼内淋巴瘤的诊断提供重要帮助。

4. 鉴别诊断　此病应与原发性葡萄膜淋巴瘤、恶性肿瘤眼内转移、Vogt-小柳原田综合征、急性视网膜坏死综合征、真菌性眼内炎、眼弓形虫病、视网膜炎、眼结节病、视网膜血管炎等鉴别。下面列出几种常见疾病的临床特点，以帮助鉴别诊断。

(1) 原发性葡萄膜淋巴瘤

- 原发性葡萄膜淋巴瘤多见于 50 岁以上男性患者。
- 一般为单眼发病，疾病进展缓慢。
- 患者常表现为反复发作的视物模糊和进展性无痛性视力下降或视力丧失。
- 超声检查可发现脉络膜弥漫性增厚，伴有黄斑部浆液性视网膜脱离。
- 此种淋巴瘤一般不侵犯中枢神经系统。
- 患者预后一般较好。

(2) Vogt- 小柳原田综合征

- 通常出现突发性的双眼视物模糊和视力下降或视力严重下降。
- 可伴有头痛、头晕、耳鸣、听力下降、头皮过敏、颈项强直等改变。
- 疾病早期常表现为弥漫性脉络膜炎、脉络膜视网膜炎、神经视网膜炎、渗出性视网膜脱离、视网膜神经上皮脱离等。
- 易发生视盘水肿，少数患者可有视乳头旁出血。
- 疾病易于复发，复发时往往表现为肉芽肿性前葡萄膜炎和全葡萄膜炎。

- 发病数月后患者常出现晚霞样眼底改变和 Dalen-Fuchs 结节。

（3）真菌性眼内炎

- 真菌性眼内炎多见于长期使用免疫抑制剂、有静脉插管或近期有全身手术史的患者。
- 常有视网膜前黄白色病变或大小不等的圆形、卵圆形奶油状脉络膜视网膜病变。
- 常有严重的玻璃体反应，黄白色点状或团块混浊。
- 疾病往往呈持续性进展和加重。
- 眼内标本涂片、真菌培养可确定诊断，并有助于鉴别诊断。

（4）急性视网膜坏死综合征

- 于疾病早期出现多发性中周部视网膜坏死病灶，并迅速向后极部推进。
- 出现以动脉受累为主的视网膜血管炎。
- 出现中度以上的玻璃体混浊，在疾病发生 2~3 周后玻璃体混浊更为明显。
- 后期易发生裂孔源性视网膜脱离。
- 疾病早期可出现羊脂状 KP、前房闪辉、前房炎症细胞、眼压升高。

5. 治疗

（1）手术治疗，对于单一肿瘤病灶可行手术切除。

（2）放射治疗

- 中枢神经系统受累者应行全脑放射治疗和肿瘤部位加强放射治疗。
- 仅眼受累者行眼部放射治疗。
- 眼受累者在放疗过程中联合糖皮质激素全身治疗。

（3）化疗

- 甲氨蝶呤和糖皮质激素鞘内注射
- 可联合应用环磷酰胺、阿霉素、长春新碱等
- 玻璃体内注射甲氨蝶呤（400μg/0.1ml）对眼内淋巴瘤有治疗作用

（4）生物制剂治疗

- 利妥昔单抗（rituximab）是一种抗 CD-20 的单克隆抗体。
- 有限报道认为它可能对原发性淋巴瘤（B 细胞型）有治疗作用。

6. 预后

- 患者的预后较差，多于发病后 2~3 年内死亡。
- 早期诊断和早期治疗可改善患者的预后。

(四) 系统性非霍奇金淋巴瘤所致的伪装综合征

1. 临床表现

- 患者可有全身症状和体征：发热、体重减轻、淋巴腺病等。
- 眼底出现孤立的或多发性脉络膜黄白色病灶，可融合成大片状。
- 患者可有前房细胞、前房闪辉、前房积脓、前房积血等改变。

2. 诊断

- 有典型的淋巴瘤引起的全身改变。
- 出现眼前段或眼后段的"炎症"改变，但这些改变对糖皮质激素不敏感。
- CT、磁共振等辅助检查有助于诊断和鉴别诊断。
- 受累组织的活组织检查可以确定诊断。

3. 治疗

- 主要采用放射治疗和化疗。

(五) 霍奇金病所致的伪装综合征

1. 临床表现

- 患者有霍奇金病的全身症状和体征。
- 出现前葡萄膜炎或后葡萄膜炎的临床改变。
- 周边视网膜扁平病变，类似粟粒状结核改变。

2. 治疗

- 采用放射治疗和化疗。

三、白血病

(一) 概念

白血病是造血干细胞的恶性肿瘤，其特征是骨髓内充满大量肿瘤细胞。在眼部可引起类似葡萄膜炎的改变。

1. 急性白血病起病急骤

- 急性白血病常引起骨髓功能抑制、多器官浸润等改变。
- 可引起中枢神经系统及眼部受累。

2. 慢性白血病

- 起病缓慢、病程长。
- 也可引起急性白血病的全身改变及眼部病变。

(二) 根据细胞类型、细胞的分化程度分类

1. 急性淋巴细胞性白血病。

2. 急性髓细胞性白血病。

3. 慢性淋巴细胞性白血病。

4. 慢性髓细胞性白血病。

（三）临床表现

在白血病中,任何眼组织均可受累,并且眼是此病髓外复发的一个重要部位,因此,眼部病变的出现可能是此病复发的最初表现,白血病在眼部可引起以下多种病变。

1. 脉络膜改变

● 脉络膜的白血病细胞浸润。

● 患者常出现脉络膜肿物。

● 伴有浆液性视网膜脱离。

● 患者可出现继发性视网膜色素上皮改变:如萎缩、增生、豹斑状眼底改变等。

2. 前葡萄膜改变

● 单侧或双侧的急性虹膜睫状体炎,出现睫状充血、房水大量炎症细胞。

● 出现自发性前房积血。

● 前房积脓或假性前房积脓（图 3-55-7）。

● 可出现虹膜结节或肿块。

● 一些患者可发生继发性青光眼（房角白细胞浸润所致）。

3. 视网膜改变

● 患者可出现视网膜血管迂曲、静脉扩张（腊肠样外观）（图 3-55-8）、血管鞘等改变。

● 视网膜肿胀浸润渗出。

● 视乳头肿胀、出血。

● 视网膜坏死病灶。

● 视网膜出血,多见于后极部,

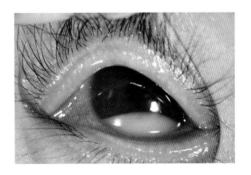

图 3-55-7 白血病所致伪装综合征患者的前房积脓

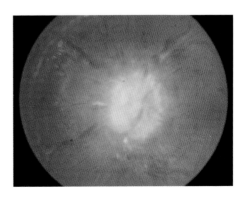

图 3-55-8 白血病所致伪装综合征患者的眼底改变,可见视乳头肿胀,视网膜血管迂曲、静脉扩张（腊肠样外观）

常位于浅层视网膜,呈火焰状出血,可出现经典的 Roth 斑(即在出血中央有细胞碎片、毛细血管栓子或白血病细胞聚集)。

- 周边视网膜的微动脉瘤和视网膜新生血管。

4. 玻璃体改变

- 玻璃体的白血病细胞浸润,常伴有玻璃体混浊和玻璃体积血。
- 患者也可出现玻璃体纤维膜形成、玻璃体大量细胞团块等改变。

5. 视神经改变

- 视神经的白细胞浸润。
- 视盘水肿、充血和出血。

6. 其他改变

- 单侧或双侧的眼球突出、眼球运动障碍。
- 眼眶内肿物。
- 眼睑出血、瘀斑、眼睑下垂、复视、斜视等。
- 球后出血。
- 泪腺肿大。
- 可伴有 Sjögren 综合征的表现(口干舌燥、干燥性结膜角膜炎等)。

(四) 诊断

1. 前房穿刺并进行细胞学检查,发现白血病细胞可确定诊断。

2. 玻璃体或视网膜脉络膜活组织检查,发现白血病细胞可确定诊断。

3. 荧光素眼底血管造影检查

- 造影早期多发性视网膜色素上皮渗漏点,以后渗漏点扩大,染料进入视网膜下间隙,呈多湖状外观。
- 视网膜出血可引起荧光遮蔽。
- 后期视乳头染色。

4. 超声波检查

- 玻璃体混浊、细胞碎片。
- 脉络膜增厚,多为弥漫性增厚。
- 浆液性视网膜脱离。

(五) 治疗

白血病的全身治疗主要根据疾病的类型而定,应让患者就诊血液病专科和肿瘤专科,以期获得理想治疗效果。眼部病变如虹膜睫状体受累、视神经浸润、眼眶浸润,均应给予放射治疗,此外还应联合化学治疗。

四、葡萄膜恶性黑色素瘤

(一) 概念

葡萄膜恶性黑色素瘤(malignant melanoma)是脉络膜、睫状体和虹膜的恶性黑色素细胞的增殖,是最常见的眼内原发性恶性肿瘤,其中脉络膜恶性黑色素瘤和睫状体恶性黑色素瘤最为常见。一些患者可出现类似葡萄膜炎的改变。

(二) 流行病学

葡萄膜恶性黑色素瘤多发于白种人和色素较少的人种。脉络膜恶性黑色素瘤多发生于 50 岁以上的人群,而虹膜恶性黑色素瘤多发生于 40~50 岁的人群,男女发病比例相同。

(三) 临床表现

1. 虹膜恶性黑色素瘤(iris malignant melanoma)

(1) 症状:患者症状与肿瘤大小及位置有关,可有眼红、眼痛、视物模糊或视力下降。

(2) 体征

- 患者往往有单个或多发性虹膜结节、肿块,呈进行性生长。
- 羊脂状 KP、前房炎症细胞、前房闪辉等。
- 虹膜新生血管。
- 前房积血、黑色前房积脓(积脓混杂有大量色素所致)。
- 单侧虹膜不均一异色。
- 并发性白内障、继发性青光眼。

2. 脉络膜恶性黑色素瘤(choroidal malignant melanoma)

(1) 症状:患者可出现视力下降或丧失、闪光感、视野缺损、眼前黑影、眼红、眼痛等症状。

(2) 体征

- 眼底通常可见穹隆状或分叶状肿物,或见弥漫性轻度隆起的病变。
- 低色素或无色素肿瘤,可看到大的肿瘤血管。
- 常伴有渗出性视网膜脱离。
- 橘黄色的脂褐质在视网膜色素上皮水平沉着。

(四) 诊断

1. 虹膜恶性黑色素瘤

- 虹膜肿物及其不断增大、伴发前房积脓或炎症反应、继发性青光眼等。

- 对糖皮质激素滴眼剂点眼无反应。

2. 脉络膜恶性黑色素瘤

（1）患者出现典型的眼底改变。

（2）超声波检查

- B超检查可发现实性球内肿物、脉络膜挖空现象与凹陷征，肿瘤突破Bruch膜时，显示蘑菇样形状外观的肿物。

- A超检查：高入波及低至中度的内反射，伴有平滑的衰减和血管搏动。

（3）荧光素眼底血管造影检查

- "双环征"（即瘤体内血管和视网膜血管同时显影）。

- 广泛渗漏、后期染色和多发性针尖状渗漏或在视网膜色素上皮水平有多发性"热点"。

（4）吲哚青绿血管造影检查

- 肿瘤内色素少者可见强荧光

- 肿瘤内血管粗细不均及明显扩张

- 血管形态有发夹样外观、血管随意交叉现象、鸡冠样血管环结构及三环征荧光（中央弱荧光、旁中央强荧光、周边弱荧光）

（5）CT检查（一般不如超声波检查敏感）

- 发现眼内占位性病变（3mm以上肿瘤）

- 增强剂可使其得到轻度加强

（6）磁共振检查

- T_1加权相对玻璃体为高信号，T_2加权相对玻璃体为低信号。

- 增强剂可使其加强。

（7）活组织检查：对于可疑者可通过睫状体平坦部用针吸的方法获取脉络膜组织标本进行组织学检查，可发现梭形或上皮样细胞，胞核显示核仁大而明显，HMB45反应阳性。

（五）治疗

对于小的葡萄膜恶性黑色素瘤应定期观察或行局部切除术，也可行局部巩膜板敷贴放射治疗，当肿瘤较大无法做局部切除术时，可行眼球摘除术。

（六）预后

虹膜睫状体恶性黑色素瘤的转移率低于脉络膜恶性黑色素瘤的转移率，其5年的死亡率为35%，10年的死亡率为50%。患者的预后主要与肿瘤的大小、色素多少、细胞类型、是否侵犯巩膜、视神经等多种因素有关。

五、视网膜母细胞瘤

(一) 概念

视网膜母细胞瘤(retinoblastoma)是发生于视网膜光感受器前体细胞的恶性肿瘤,是儿童最常见的眼内恶性肿瘤,可致盲甚至造成患者死亡。一些患者可出现类似葡萄膜炎的改变。

(二) 流行病学

视网膜母细胞瘤发生于世界各地,无种族差异,男女发病比例相似,多数发生于 3 岁以下,单眼受累占 60%~86.85%。

(三) 临床表现

视网膜母细胞瘤的临床表现在不同时期有较大差别,多数患者表现为白瞳症和斜视,少数患者表现为眼内炎症,此外尚可表现为继发性青光眼或眼球突出。后期可发生远距离转移,出现相应的临床表现。

1. 早期

- 眼底出现扁平、半透明白色的实性病变。

- 有时可发现钙化病灶。

2. 中度进展期

(1) 通常出现白瞳症或斜视

(2) 眼前段可有以下改变

- 继发性青光眼(房角肿瘤细胞浸润和细胞碎片堵塞房角所致)。

- 虹膜新生血管。

- 前房积血、前房积脓或假性前房积脓(图 3-55-9)、前房闪辉、前房肿瘤细胞、前房团块状漂浮物。

- 虹膜表面白色肿瘤结节(图 3-55-10)。

- 可出现睫状充血或混合充血。

- 肉芽肿性前葡萄膜炎的表现。

(3) 眼后段改变

- 典型地出现视网膜圆形或椭圆形边界不清的黄白色隆起的肿物。

- 常伴有视网膜血管迂曲、扩张和出血。

- 病变部位及附近渗出性视网膜脱离。

- 玻璃体积血、玻璃体混浊、肿瘤细胞。

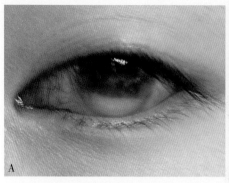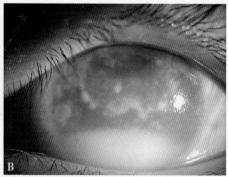

图 3-55-9 视网膜母细胞瘤所致伪装综合征患者的前房积脓和假性前房积脓

3. 晚期

● 侵犯视神经致视神经增粗甚至颅内转移。

● 眼球突出、眼球活动受限。

● 肿瘤细胞经血行远距离转移致全身。可导致死亡。

（四）诊断

1. 白瞳症、斜视、典型的眼底改变。

2. X 线检查

● 肿瘤组织内钙化病灶。

● 视神经孔扩大。

● 眼眶及鼻窦破坏的表现。

3. 超声波检查

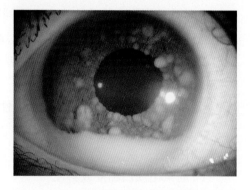

图 3-55-10 视网膜母细胞瘤所致伪装综合征患者的虹膜表面白色肿瘤结节

● A 超发现玻璃体内与眼球壁相连的丛状高波、束状高波或低小、低中丛状波。

● B 超发现与眼球壁相连的玻璃体腔内球形、半球形或不规则形光团，球壁光带呈不均匀增厚、波浪状隆起，视网膜脱离。

4. CT、磁共振检查

● 密度不均的眼内肿物伴有钙化斑。

● 视神经受累的改变。

● 眼眶受累及颅内侵犯的改变。

5. UBM 检查

● 虹膜结节、肿块、虹膜表面可见渗出物附着、睫状体肿胀及附近渗出（图 3-55-11）。

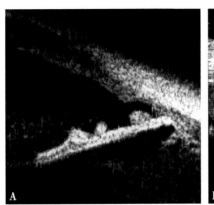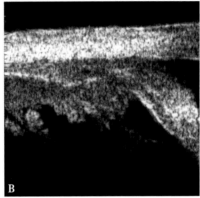

图 3-55-11　视网膜母细胞瘤所致伪装综合征患者的 UBM 检查，发现虹膜表面多个圆形结节（A），睫状体附近大量渗出（B）

● 房角改变、房角渗出物、房角积脓、房角狭窄或关闭。

● 后房及附近渗出。

6. 彩色多普勒超声检查

● 玻璃体内回声光团。

● 玻璃体内混浊。

7. 血清和房水检查发现神经元特异性烯醇化酶阳性。

8. 眼内组织的活组织检查和房水或玻璃体细胞学检查发现肿瘤细胞（图 3-55-12）对此病有确诊价值。

（五）治疗

视网膜母细胞瘤的治疗应根据肿瘤的大小、范围及位置等因素确定。常用的治疗方法有光凝治疗、光动力学治疗、冷冻治疗、温热治疗、化学治疗、巩膜板放射治疗、外侧束放射治疗，对于肿瘤较大、无视力恢复希望、已侵犯视神经和出现青光眼等可考虑行眼球摘除术。

（六）预后

患者的预后主要取决于疾病诊断的时间、治疗是否及时正确等因素。早期发现、及时正确治疗，患者的预后通常较好，并可保持有用的视力；延迟诊断和治疗，患者预后通常较差，甚至发生死亡。

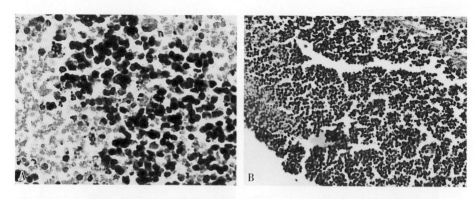

图 3-55-12 视网膜母细胞瘤所致伪装综合征患者眼内组织的活组织检查发现大量肿瘤细胞

六、恶性肿瘤的眼内转移

(一) 概念

身体其他部位的恶性肿瘤通过血行转移至葡萄膜和视乳头等眼内组织，被称为肿瘤的眼内转移(carcinoma metastatic to eye)。在肿瘤眼内转移中，最常受累的为脉络膜，占 80% 以上，其次为虹膜，约占 7%~9%。恶性肿瘤的眼内转移可引起类似葡萄膜炎的临床表现。

(二) 流行病学

常见眼内转移的原发性恶性肿瘤主要有乳腺癌、肺癌、肾癌、肾上腺癌、皮肤恶性黑色素瘤，此外，腺囊瘤、Merkel 男性乳腺癌、绒毛膜癌、鼻咽癌等也可引起眼内转移。

(三) 临床表现

1. 症状

● 多数患者有眼红、眼痛、畏光、视物模糊或视力下降，有时视力严重下降或视力丧失。

● 一些患者有眼前黑影飘动、视野缺损、闪光、视物变形、复视等症状。

2. 体征

● 可有上睑下垂、眼球突出、瞳孔不等大等改变。

● 进行性增大的虹膜结节、肿物和前房炎症。

● 眼底出现黄白色或灰黄色隆起肿块，大小不等。

● 病变处或病变附近浆液性视网膜脱离。

- 视网膜水肿、出血、视盘水肿、玻璃体混浊和细胞。
- KP、前房闪辉、前房细胞。
- 继发性青光眼。

（四）诊断及注意事项

1. 对出现难以解释的眼部表现,应进行详细全身检查,特别是应注意肺部、肾、肾上腺及乳腺检查。

2. 对葡萄膜炎用糖皮质激素或其他免疫抑制剂治疗无效者应考虑到此病的可能性。

3. 发现全身恶性肿瘤,并能排除其他类型的葡萄膜炎,对诊断有重要帮助。

4. 荧光素眼底血管造影检查　可发现动脉期和静脉早期为弱荧光,后期出现斑驳状强荧光。

5. 吲哚青绿血管造影检查　可发现早期出现瘤体大小一致的弥漫性弱荧光,透过瘤体可看到正常脉络膜血管,后期瘤体内血管出现渗漏。

6. A超检查　高入波,中等程度内反射。

7. B超检查　中至高的肿物实性内回声反射、视网膜脱离及随体位而改变的视网膜下液体。

8. CT检查　发现脉络膜内肿物,对诊断和鉴别诊断有重要帮助。

9. 磁共振检查

- 脉络膜肿物。
- T_1加权显示与玻璃体一致或稍高信号。
- T_2加权显示比玻璃体低的信号。
- 使用增强剂后可出现轻至中度加强。

10. 眼内活组织检查　可通过穿刺或开放性切除的方法进行眼内活组织检查,此种检查可致肿瘤细胞扩散,所以仅在其他方法不能明确诊断时才考虑进行。

（五）鉴别诊断

恶性肿瘤的眼内转移主要应与原发性脉络膜黑色素瘤、结节病、Vogt- 小柳原田综合征、结核、梅毒等相鉴别。

（六）治疗

1. 原发性肿瘤应进行化学治疗、放射治疗。

2. 眼局部放射治疗(通常为主要治疗方法)。

- 质子束外放射治疗:放射剂量为 25~50Gy,分 10~20 次,在 3~4 周内完成。

- 巩膜表面放射板敷贴治疗。

3. 局限性肿瘤切除术(适用于肿物较小时)。

4. 眼球摘除(适用于恢复视力无望并且出现明显眼痛的患者)。

(七)预后

患者预后较差,在发生眼内转移后平均生存时间一般在 6~12 个月。

七、裂孔源性视网膜脱离

(一)概念

视网膜脱离是指视网膜神经上皮和视网膜色素上皮的分离。临床上主要有裂孔源性、牵引性和渗出性视网膜脱离三种类型,它们均可引起貌似葡萄膜炎的表现。

(二)临床表现

1. 症状 患者常有眼前黑影、闪光感、雾视或视力下降等症状。

2. 体征

- 眼底出现灰白色波浪状隆起的视网膜,隆起程度可有很大不同。

- 玻璃体内出现较多色素细胞或颗粒(图 3-55-13),也可有炎症细胞和玻璃体混浊及增殖性改变。

- 出现轻度前房炎症表现,如灰白色或色素性 KP、轻度前房闪辉、少量前房炎症细胞和色素细胞。

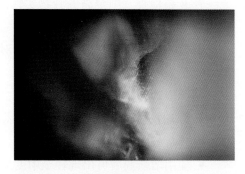

图 3-55-13 裂孔源性视网膜脱离患者的玻璃体内出现较多色素细胞和颗粒

(三)诊断

1. 三面镜或间接检眼镜检查发现视网膜脱离和视网膜裂孔。

2. 轻度前房和玻璃体内炎症反应。

3. 能够排除其他葡萄膜炎类型和病因。

4. 超声检查有助于诊断。

(四)鉴别诊断

此病应与能够引起渗出性视网膜脱离的葡萄膜炎相鉴别,还应与其他类型葡萄膜炎,巩膜炎、转移癌所致伪装综合征等疾病相鉴别。

（五）治疗

治疗应根据视网膜脱离类型选择相应的手术治疗,眼内炎症反应通常不需要治疗。

（六）预后

约 90% 的患者可通过手术复位,视力恢复取决于黄斑是否受累以及视网膜脱离的时间。

八、视网膜色素变性

（一）概念

视网膜色素变性(retinitis pigmentosa)是一组遗传性视网膜变性疾病,其特征是视网膜光感受器的进行性变性、视网膜色素上皮改变、夜盲、进行性视野缺损以及视网膜电流图异常。有时患者会出现前房闪辉和少量细胞以及玻璃体细胞等反应。

（二）临床表现

1. 症状
- 儿童和青春期发生的进行性加重的双眼夜盲。
- 视野呈进行性缩小,后期发展成管状视野。
- 一些患者可有明显的中心视力下降。

2. 体征
- 典型的眼底改变为视网膜色素紊乱、骨细胞样色素沉着。
- 视网膜变薄、呈青灰色,视网膜动脉变细。
- 视乳头典型地表现为蜡黄色。
- 可有少量玻璃体细胞、轻度前房闪辉和少量前房细胞。
- 偶尔出现黄斑水肿。

（三）诊断

1. 典型的进行性视野缩小、管状视野、视网膜骨细胞样色素沉着等表现。

2. 荧光素眼底血管造影检查
- 斑驳状强荧光(疾病早期)。
- 弥散性透见荧光。
- 色素遮蔽荧光。

3. 视网膜电流图显示 a、b 波波幅降低或熄灭。

4. 可行暗适应、眼电图、视觉诱发电位等检查。

(四) 鉴别诊断

应与先天性风疹、先天性梅毒、麻疹、巨细胞病毒感染、单纯疱疹病毒感染、眼弓形体病等引起的视网膜改变相鉴别,一些累及视网膜、视网膜色素上皮和脉络膜的炎症性疾病如 Vogt- 小柳原田病、交感性眼炎、视网膜血管炎、Behcet 病性视网膜炎、鸟枪弹样脉络膜视网膜病变、匐行性脉络膜视网膜炎、多灶性脉络膜炎等也可引起视网膜色素的异常。因此,也应予以鉴别。

(五) 治疗

目前尚无有效的治疗方法,给予维生素 A、维生素 E、扩血管药及补气养血、滋肾补肝的中药可能有助于延缓疾病的进展。

(六) 预后

患者的预后差,中年以后往往视力显著下降或视力完全丧失。

九、色素弥散综合征

(一) 概念

色素弥散综合征(pigment dispersion syndrome)是虹膜或睫状体色素上皮脱失并沉积于角膜、小梁网、晶状体、虹膜表面的一类疾病,此类疾病有时可引起伪装综合征。

(二) 临床表现

1. 症状　患者通常无任何症状或有视物模糊、视力下降。

2. 体征

- 患者通常出现角膜内皮色素沉积,呈垂直梭形或弥漫性分布。
- 晶状体前表面色素沉积。
- 小梁网表面色素沉积。
- 虹膜色素上皮脱色素。
- 眼压升高。
- 前房色素颗粒或色素细胞,轻度的前房闪辉和少量炎症细胞。

(三) 诊断

- 患者通常无明显的眼内炎症的临床表现。
- 典型的角膜内皮、晶状体前表面、小梁网表面的色素沉着。

(四) 鉴别诊断

1. 疱疹病毒引起的前葡萄膜炎

- 患者常有睫状充血或混合充血,也常有长期的结膜充血。

- 中等大小或羊脂状 KP,可带有色素外观,用糖皮质激素滴眼剂点眼常使其减少或消退。
- 患者常有轻至中度前房闪辉和少量前房细胞。
- 前房内常有漂浮的色素颗粒。
- 虹膜局灶性萎缩、扇形萎缩,有时可出现大范围的虹膜脱色素和萎缩。
- 虹膜后粘连,常伴有眼压中等度升高。

2. Fuchs 综合征
- 患者常有星形或中等大小 KP,多呈弥漫分布或瞳孔区分布
- 轻度前房闪辉和少量细胞
- 虹膜均一脱色素,严重时可出现虹膜异色
- 不出现虹膜后粘连,可伴有轻度玻璃体反应和视网膜血管荧光素渗漏。

(五) 治疗

患者一般不需治疗,但需要定期观察,特别是要注意眼压改变,如有眼压升高,则宜首先给予药物治疗,眼压不能控制者则应行激光手术或行其他抗青光眼手术治疗。

十、眼缺血综合征

(一) 概念

眼缺血综合征(ocular ischemic syndrome)是一种颈动脉狭窄继发的眼眶血液减少引起慢性血管供血不足所导致的疾病,可累及眼前段,也可累及眼后段,并可出现眼内炎症的改变。

(二) 临床表现

1. 症状
- 眼痛,甚至是剧烈眼痛。
- 一过性黑矇、视物模糊、视力逐渐下降或突然下降。

2. 体征
- 表层巩膜血管充血。
- 角膜水肿,在新生血管性青光眼患者可能更为明显。
- 尘状 KP(+~++),前房闪辉(+~++)和前房细胞(+~++)。
- 瞳孔中等度扩大和反应迟钝。
- 虹膜红变并伴有眼压升高。
- 视网膜动脉变细、静脉扩张。

- 点状视网膜出血、视网膜微动脉瘤、樱桃红斑、棉絮状斑。
- 视盘新生血管和视网膜新生血管。
- 视网膜中央动脉搏动。
- 玻璃体积血。
- 虹膜萎缩、低眼压、白内障等改变。

（三）诊断

1. 患者多有动脉硬化、高血压、糖尿病等全身病史。

2. 50 岁以上患者出现单侧视力下降或视力丧失应考虑到此病的可能性。

3. 典型的眼部改变，如新生血管性青光眼、视网膜改变和轻度葡萄膜炎改变。

4. 彩色多普勒检查发现颈动脉狭窄对诊断和鉴别诊断有重要帮助。

5. 荧光素眼底血管造影检查可发现臂 - 视网膜时间延长，脉络膜充盈延迟或斑状充盈，视网膜血管后期染色，黄斑囊样水肿，微动脉瘤和视网膜毛细血管无灌注等有助于诊断和鉴别诊断。

6. 视网膜电流图检查发现 a、b 波波幅降低，b 波恢复时间延迟。

（四）鉴别诊断

此综合征应与糖尿病性视网膜病变、视网膜中央静脉阻塞及葡萄膜炎相鉴别。对于发生于 50 岁以上的虹膜炎，尤其伴有虹膜红变又无糖尿病病史者，应高度怀疑眼缺血综合征。

（五）治疗

治疗的主要目的是减少颈动脉的狭窄和改善患者的视功能。可行全视网膜光凝，以降低对氧的需求，预防和治疗视网膜新生血管。对于有显著颈动脉狭窄者可行颈动脉内膜切除术。根据中医辨证，施以活血祛瘀、平肝潜阳、补肝益肾等药物可能有助于减轻患者的症状和改善视力。

（六）预后

患者的视力预后有很大差别，新生血管性青光眼、视网膜梗死往往导致视力丧失。

第五十六章 巩膜外层炎、巩膜炎和巩膜葡萄膜炎

一、概念

巩膜外层炎（episcleritis）是一种主要累及表层巩膜组织的炎症性疾病，又被称为巩膜外层炎、浅层巩膜炎、上巩膜炎、巩膜表层炎等。

巩膜炎（scleritsi）是一种主要累及巩膜实质层的炎症性疾病，也被称为深层巩膜炎、巩膜深层炎、巩膜实质炎等。

巩膜葡萄膜炎（sclerouveitis）是一种原发于巩膜实质并累及葡萄膜组织甚至视网膜的炎症性疾病，分为巩膜前葡萄膜炎、巩膜后葡萄膜炎两种，具有严重性、破坏性、致盲性等特点。

二、巩膜外层炎

（一）病因

巩膜外层炎的确切病因尚不清楚，可能与过敏、自身免疫性反应及一些全身风湿性疾病有关。

（二）分类

巩膜外层炎可分为单纯性巩膜外层炎（simple episcleritis）和结节性巩膜外层炎（nodular episcleritis）两种类型。

（三）单纯性巩膜外层炎

1. 临床表现

- 多发生于 30~40 岁女性。
- 一般不伴有全身性疾病。

- 精神紧张、劳累、感冒、月经期、排卵期和过敏易诱发此病的复发。

- 起病急、病程短,通常于 1 周或数周内消退。

- 突发和迅速加重的眼红、灼热感和不适感,少数有眼局部疼痛。

- 浅层巩膜表层血管充血,呈扇形、局限性(图 3-56-1)或弥漫性,多位于睑裂部位,充血的血管呈放射状走行,10% 新福林(去氧肾上腺素)滴眼液点眼可使充血消退。

- 伴有明显的表层巩膜组织水肿。

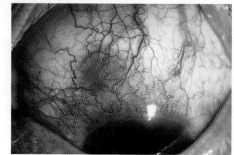

图 3-56-1　表层巩膜炎患者的局限性血管充血

- 易复发,可在一眼相同部位复发,也可发生于不同部位和对侧眼。

2. 诊断

- 典型的临床表现。

- 反复发作或周期发作的病史。

3. 治疗

(1) 初发者

- 炎症急性期应频繁使用糖皮质激素滴眼剂点眼,可联合非甾体抗炎药滴眼剂点眼以及清热祛风之类中药治疗。

- 消退期应降低点眼频度或停药。

(2) 复发者

- 病变轻微者不用治疗。

- 反复发作且严重者,用糖皮质激素和非甾体抗炎药滴眼剂点眼,口服非甾体抗炎药。

4. 预后　多数患者视力预后良好。

(四) 结节性巩膜外层炎

1. 临床表现

- 此种类型炎症多发生于年轻女性。

- 起病较缓慢,病程较长,通常为自限性炎症。

- 眼红、不适,常于 2~3 天内加重,可有眼痛,多在夜间加重。

- 发生于睑裂的近角膜缘的充血性结节,10% 肾上腺素滴眼液可使充血消退或减轻。

- 同一部位反复发作可致局部巩膜变薄和该处永久性的血管扩张。

2. 诊断

- 复发性和自限性的结节改变和其他临床特征。
- 应确定或排除全身性疾病。

3. 治疗

- 初发者：糖皮质激素滴眼剂和非甾体抗炎药滴眼剂点眼，频度视炎症严重程度而定。
- 复发者：炎症严重者可给予糖皮质激素、非甾体抗炎药点眼和口服治疗。

三、巩膜炎

(一) 病因及伴随的全身性疾病

一般将巩膜炎分为感染性和非感染性两大类，其中非感染性巩膜炎占绝大多数。

1. 可引起感染性巩膜炎的病原体

- 细菌：革兰阳性球菌、革兰阴性杆菌、结核杆菌、麻风杆菌、奴卡菌等。
- 螺旋体：苍白螺旋体、伯氏疏螺旋体。
- 病毒：带状疱疹病毒、单纯疱疹病毒等。
- 衣原体、真菌(图 3-56-2)、寄生虫等。

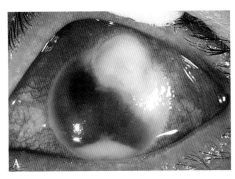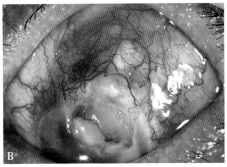

图 3-56-2　真菌引起的角膜巩膜炎

2. 非感染性巩膜炎

非感染性巩膜炎多由自身免疫应答所引起，可以单独存在，也可伴有以下病变：

- 类风湿性关节炎(图 3-56-3)
- 系统性红斑狼疮
- 复发性多软骨炎(图 3-56-4)

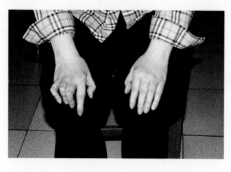

图 3-56-3 类风湿性关节炎伴发巩膜炎患者的手指关节变形

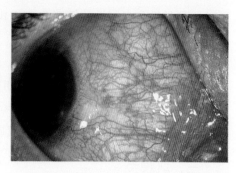

图 3-56-4 复发性多软骨炎引起的巩膜炎

- 肉芽肿性血管炎（Wegener 肉芽肿）
- 银屑病性关节炎
- 反应性关节炎（Reiter 综合征）
- 强直性脊柱炎
- 炎症性肠道疾病
- 结节性动脉炎
- 结节病
- Behcet 病（图 3-56-5）
- 巨细胞动脉炎
- Cogan 综合征
- 酒渣鼻
- 痛风
- 急性后极部多灶性鳞状色素上皮病变

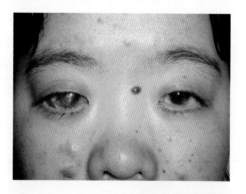

图 3-56-5 Behcet 病患者出现巩膜角膜炎

（二）分类

1. 巩膜炎分类

- 前巩膜炎（anterior scleritis）
- 后巩膜炎（posterior scleritis）
- 全巩膜炎（generalized scleritis）

2. 前巩膜炎分类

- 弥漫性前巩膜炎（diffuse anterior scleritis）
- 结节性前巩膜炎（nodular anterior scleritis）
- 坏死性前巩膜炎（necrotizing anterior scleritis）

(三) 弥漫性前巩膜炎

1. 临床表现

- 是前巩膜炎中最为常见的类型,女性多见。

- 眼红,可呈弥漫性炎症或局限于一个象限的炎症。

- 眼痛,通常表现为深部眼眶痛或眼周痛,可放射至面部、前额、鼻窦或颞侧头部,多在夜晚及清晨发生或加重,白天减轻,患者有时有恐惧感。

- 患者偶尔出现流泪、畏光、复视等。

- 浅层和深层巩膜表层血管均充血,常伴巩膜组织水肿,偶尔出现结膜水肿。

- 巩膜充血可局限于某一象限或多个象限(图 3-56-6)。

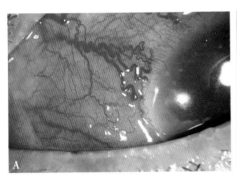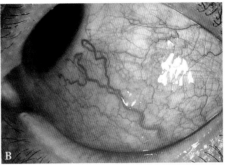

图 3-56-6　前巩膜炎患者的弥漫性巩膜充血(A)和局限性巩膜充血(B)

- 巩膜炎严重者可出现前房炎症(图 3-56-7),甚至可引起虹膜后粘连等改变,偶尔可引起前房积脓(图 3-56-8)。

- 反复发作的患者由于巩膜透明度增加而出现病灶部位灰蓝色外观(图 3-56-9)。

- 大范围巩膜受累易引起眼压升高。

- 易合并类风湿关节炎、炎症性肠道疾病、反应性关节炎和强直性脊柱炎。

2. 并发症

- 角膜边缘变薄、周边角膜斑翳和新生血管。

- 硬化性角膜炎。

- 前葡萄膜炎,通常表现为慢性或轻度前葡萄膜炎。

- 巩膜葡萄肿。

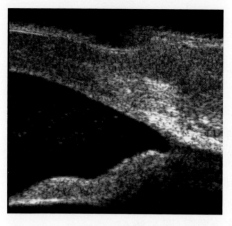

图 3-56-7　巩膜前葡萄膜炎患者的 UBM 检查,显示前房大量炎症细胞

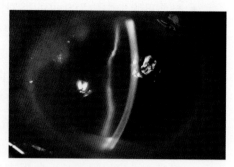

图 3-56-8　巩膜前葡萄膜炎患者的前房积脓

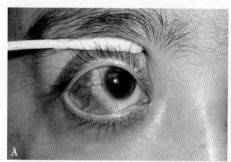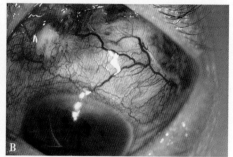

图 3-56-9　反复发作的巩膜炎,由于巩膜透明度增加而出现病灶部位灰蓝色外观

- 继发性青光眼。
- 并发性白内障。

3. 诊断

- 典型的巩膜炎的症状和体征。
- UBM 检查发现多种改变,炎症活动期出现弥漫性巩膜增厚、组织水肿、睫状体水肿(图 3-56-10)、睫状体平坦部渗出、睫状体脱离,炎症恢复后表现为巩膜变薄。
- 注意询问全身疾病的病史。
- 进行必要的实验室检查,确定或排除全身性疾病。

4. 治疗

(1) 病因治疗,确定为感染因素所致者,应给予相应抗感染治疗。

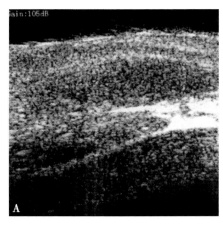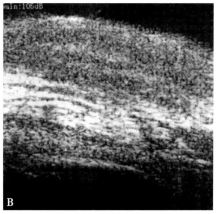

图 3-56-10　前巩膜炎患者 UBM 检查发现弥漫性巩膜增厚、组织水肿、睫状体水肿（A、B）

（2）糖皮质激素滴眼剂点眼，点眼频度根据炎症的严重程度而定：每日四次至每小时一次。

（3）非甾体抗炎药滴眼剂点眼，点眼频度根据炎症的严重程度而定：每日四次至两小时一次。

（4）非甾体抗炎药口服，可选择的药物有以下几种，一般选择一种药物：萘普生 250~500mg，每日两次；消炎痛（吲哚美辛）25mg，每日两次；芬必得（布洛芬）300mg，每日两次；炎痛喜康（吡罗昔康）20mg，每日一次；扶他林（双氯芬酸钠）75mg，每日两次。

（5）糖皮质激素，一般选用泼尼松口服 1~1.2mg/（kg·d），早晨顿服。

（6）免疫抑制剂，可选用下列药物：

● 环孢素，初始剂量一般为 3~5mg/（kg·d），以后根据患者情况减药。

● 苯丁酸氮芥，初始剂量一般为 0.1mg/（kg·d），以后根据患者情况减药。

● 甲氨蝶呤，初始剂量一般为 7.5~15mg/ 周，以后根据患者情况减药。

● 环磷酰胺，初始剂量一般为 1~2mg/（kg·d），以后根据患者情况减药。

● 硫唑嘌呤，初始剂量一般为 1~2mg/（kg·d），以后根据患者情况减药。

5. 预后　经过正确治疗后多数患者视力预后良好。

（四）结节性前巩膜炎

1. 结节性前巩膜炎是以前部巩膜实质层结节形成为特征的炎症性疾病。

2. 临床表现

● 多见于 40~50 岁的成人，单侧多见（约 75%）。

- 多数患者在巩膜炎发病前有眼带状疱疹病史。

- 患者通常有眼红、眼痛，发作隐匿。

- 巩膜结节，多为单个，少数可多个，并能融合成片状，多位于睑裂区域，角膜缘外 3-4mm 处（图 3-56-11），有压痛。

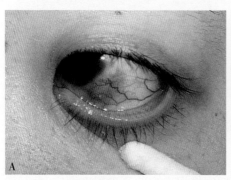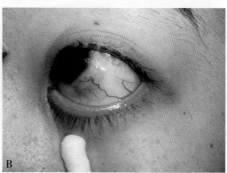

图 3-56-11 左眼结节性前巩膜炎，4 点近角膜缘处可见一结节状隆起（A），10% 去氧肾上腺素点眼后，浅层巩膜表层血管收缩，局部充血减轻，但对充血的深层巩膜表层血管无影响（B）

- 一些患者发展为坏死性巩膜炎，少数发展为弥漫性前巩膜炎。

3. 并发症 一般少见，一些患者可有浸润性角膜炎，周边溃疡性角膜炎，前葡萄膜炎。

4. 诊断

- 患者出现典型的巩膜结节。

- UBM 检查发现局灶性巩膜水肿增厚，也可见轻度至中度睫状体水肿及渗出。

- 应进行有关实验室检查以排除或确定是否伴有全身性疾病。

- 怀疑由感染因素所致者应进行病变部位的活组织检查（涂片染色、培养、PCR 检测等）。

5. 治疗

- 病因治疗，如确定为感染因素所致者，应给予相应抗感染治疗。

- 糖皮质激素滴眼剂点眼治疗，每日四次至每小时一次。

- 非甾体抗炎药点眼和口服治疗，每日点眼四次至两小时一次。

- 糖皮质激素口服，一般选用泼尼松，初始剂量为 0.6~1mg/（kg·d）。

- 其他免疫抑制剂：根据患者的情况可选用环孢素、苯丁酸氮芥、环磷酰胺、硫唑嘌呤、甲氨蝶呤等（详见弥漫性巩膜炎的治疗）。

6. 预后 大多数患者经过正确治疗后视力预后良好。

(五) 坏死性前巩膜炎

1. 坏死性巩膜炎是巩膜炎中最为严重和最具致盲性的类型。

2. 临床表现

- 发病年龄较大,平均发病年龄60岁。

- 约60%为双侧受累。

- 视力下降、严重下降或视功能丧失。

- 剧烈眼痛,常放射至额、颊、颞侧、半侧头部或枕部,夜间尤甚。

- 巩膜水肿和深层血管充血,通常局限于一个象限,可向周围扩展。

- 血管迂曲、扩张、闭塞,形成无血管坏死斑(图3-56-12)。

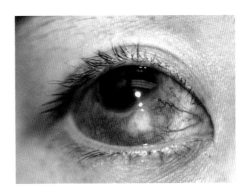

- 巩膜坏死区腐烂、脱落,最后可导致瘢痕形成,或巩膜穿孔导致眼内容物脱出。

3. 并发症

- 巩膜变薄,尤其易发生于反复发作的患者。

- 边缘溃疡性角膜炎甚至角膜穿孔。

图3-56-12 右眼坏死性前巩膜炎,5点近角膜缘处出现一无血管坏死斑,周围血管充血

- 前葡萄膜炎与巩膜炎严重程度相关,如果表现为急性前葡萄膜炎,应当排除感染原因所致的结节性巩膜炎。

- 巩膜葡萄肿。

- 巩膜穿孔,可导致眼内容物脱出和感染性眼内炎。

- 并发性白内障。

- 继发性青光眼。

4. 诊断

- 患者出现典型的巩膜坏死病灶。

- 实验室检查和辅助检查,虽然不是特异的,但对诊断有帮助,根据患者具体情况可选择以下检查:类风湿因子、抗核抗体、抗中性粒细胞胞浆抗体、抗磷脂抗体,病变组织的活组织检查、病原体检查、尿常规检查,胸部X线检查等。

5. 治疗

（1）感染所致者给予相应抗感染治疗。

（2）非感染性坏死性巩膜炎

● 糖皮质激素滴眼剂点眼，点眼频度视炎症严重程度而定。

● 非甾体抗炎药滴眼剂点眼和全身应用。

● 糖皮质激素口服，泼尼松早晨顿服，剂量为 $1{\sim}1.2mg/(kg{\cdot}d)$。

● 对于病情严重的患者，可选择或联合其他免疫抑制剂：环孢素、环磷酰胺、苯丁酸氮芥、甲氨蝶呤等。

（3）手术治疗

● 巩膜即将穿孔或发生穿孔时宜行巩膜加固术。

● 坏死性前巩膜炎伴周边溃疡性角膜炎者给予冷冻的异体眼组织移植。

6. 预后　早期、正确治疗可阻止疾病发展，患者视力预后良好，巩膜穿孔者预后不良。

（六）后巩膜炎

赤道部以后巩膜发生的炎症被称为后巩膜炎，炎症严重时累及脉络膜、视网膜和视神经，导致眼组织破坏和视功能损害。

1. 临床表现

（1）多发生于 40 岁左右的女性，也可以见于 5 岁的儿童。

（2）患者通常有不同程度的视力下降，可伴复视、闪光感等改变。

（3）眼痛

● 约 60% 的患者有明显眼痛。

● 多数患者眼痛显著，眼球转动时疼痛明显。

● 疼痛可放射至额部、颞侧头部、面部、颊部和枕部等部位。

● 夜晚加重，影响睡眠，多于凌晨 2~4 点时疼痛最为严重。

● 疼痛可伴有恐惧感。

● 服用止痛药通常无效。

（4）患者可出现结膜水肿（图 3-56-13）、眼睑肿胀、眼球突出等。

（5）压痛。

（6）前房多无反应或反应轻微。

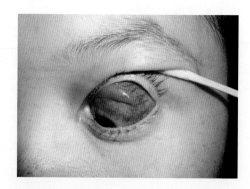

图 3-56-13　严重后巩膜炎患者出现显著的结膜水肿

（7）患者可出现以下多种眼底病变

- 局限性视网膜下肿块，有时肿块相当大，易被误诊为肿瘤。

- 脉络膜皱褶、视网膜放射状条纹、视盘肿胀（图 3-56-14）。

- 视网膜神经上皮脱离、渗出性视网膜脱离（图 3-56-15）。

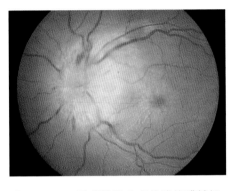

图 3-56-14　后巩膜炎患者的脉络膜皱褶、视网膜放射状条纹、视盘肿胀

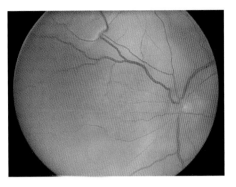

图 3-56-15　后巩膜炎引起的渗出性视网膜脱离（颞上方）

- 视盘水肿。

- 黄斑囊样水肿。

- 玻璃体炎性反应。

2. 并发症

- 后葡萄膜炎，也可出现前房反应。

- 视网膜脱离、脉络膜脱离。

- 后巩膜穿孔。

3. 诊断

（1）B 型超声检查

- 后部球壁平坦或向内隆起的肿块（图 3-56-16）。

- 后部巩膜结节样或弥漫性增厚。

- 筋膜囊水肿，可形成典型的"T"字影像征（图 3-56-17）。

- 脉络膜脱离或视网膜脱离。

（2）A 型超声检查：中高密集的"穗状"反射波。

（3）荧光素眼底血管造影检查

- 视盘染色。

- 黄斑囊样水肿。

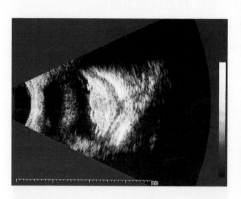

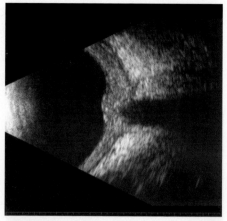

图 3-56-16　后巩膜炎患者的 B 超检查,发现视网膜下肿块、视网膜脱离和筋膜囊水肿

图 3-56-17　后巩膜炎患者的 B 型超声检查,发现筋膜囊水肿,出现典型的"T"字影像征

- 早期针尖大小的强荧光区,后期视网膜下染料积聚。
- 视网膜血管渗漏(图 3-56-18),血管壁染色。
- 脉络膜皱褶,强弱荧光相间条纹。

（4）CT 和磁共振检查

- 后巩膜增厚。
- 视神经增粗。

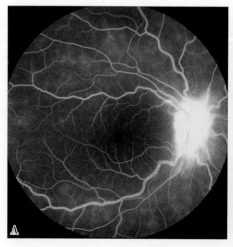

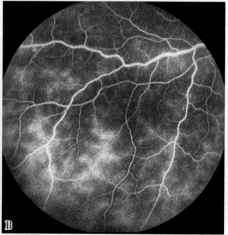

图 3-56-18　后巩膜炎患者 FFA 检查,显示视乳头染色、视网膜血管渗漏

（5）OCT 检查

● 脉络膜增厚。

● 视网膜神经上皮脱离（图 3-56-19）。

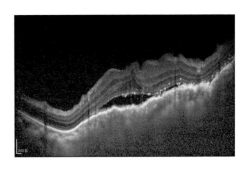

● 视乳头肿胀。

（6）其他实验室检查和辅助检查，应确定或排除伴随的全身性疾病。

（7）怀疑感染者应进行相关检查以确定和排除相关疾病。

图 3-56-19　后巩膜炎患者 OCT 检查发现视网膜神经上皮脱离

4. 鉴别诊断

（1）视网膜下肿块可见于以下疾病

● 脉络膜肉芽肿

● 无黑色素性脉络膜黑素瘤

● 恶性肿瘤的脉络膜转移

● 脉络膜血管瘤

（2）渗出性视网膜脱离和环形脉络膜脱离，可见于以下多种疾病

● Vogt- 小柳原田综合征

● 交感性眼炎

● 中心性浆液性脉络膜视网膜病变

● 脉络膜恶性黑色素瘤

● 恶性肿瘤脉络膜转移

● 白血病所致伪装综合征

（3）脉络膜皱褶可见于以下疾病或病变

● 眼眶肿瘤

● 眼眶炎症性疾病

● 视网膜下新生血管膜

● 黄斑前膜

● 低眼压

● 巩膜扣带术后

● 甲状腺相关眼病

● 视盘水肿

5. 治疗

（1）感染因素所致者应使用相应抗感染药物进行治疗。

（2）非感染性炎症

● 非甾体抗炎药口服（见弥漫性前巩膜炎的治疗）。

● 糖皮质激素口服，一般选用泼尼松，初始剂量为 1~1.2mg/（kg·d）。

● 可考虑联合苯丁酸氮芥、环磷酰胺、环孢素等进行治疗。

6. 预后

后巩膜炎的预后取决于病变的部位、炎症的严重程度、炎症的性质、治疗是否及时等，早期治疗、非坏死性巩膜炎患者的视力预后通常良好。

（七）全巩膜炎

全巩膜炎是前、后巩膜同时受累或同等程度受累，在临床上比较少见，往往具有以下临床特点：

● 患者往往有严重的症状。

● 眼痛剧烈，可放射至头部，夜间严重，常影响睡眠。

● 治疗困难，往往需糖皮质激素联合其他免疫抑制剂治疗。

● 患者视力预后通常较差。

● 既有前巩膜充血，又在 B 超发现典型后巩膜炎的特征。

四、巩膜葡萄膜炎

巩膜炎和葡萄膜炎多为自身免疫性疾病，也均可伴有多种全身性疾病，它们可是一种疾病的两个表现，也可是巩膜炎严重时累及葡萄膜所造成的巩膜葡萄膜炎。

1. 引起葡萄膜炎的巩膜炎及其特点

（1）严重的前部弥漫性巩膜炎，可引起轻至中度前房反应、虹膜后粘连。

（2）后巩膜炎可引起以下病变

● 脉络膜炎。

● 脉络膜视网膜炎。

● 视网膜血管炎，此种病变在荧光素眼底血管造影检查时易于被发现。

● 轻度至重度玻璃体混浊和玻璃体炎症细胞。

2. 诊断

（1）对于有前房炎症者均应拉开上下睑在日光下和裂隙灯下进行仔细检查。

（2）对于用其他原因难以解释的视网膜下肿块、脉络膜皱褶、视网膜脱离和脉络膜脱离均应进行相应检查，以明确诊断。

（3）仔细询问全身性疾病病史，尤其是血管炎、结缔组织病、风湿性疾病病史。

（4）进行实验室检查和辅助检查以明确有无全身性疾病和感染性疾病。

3. 治疗

（1）病因治疗，如是感染因素所引起的应给予相应的抗感染治疗。

（2）后巩膜炎引起的前房炎症

● 糖皮质激素滴眼剂点眼。

● 非甾体抗炎药滴眼剂点眼。

● 睫状肌麻痹剂点眼。

（3）巩膜后葡萄膜炎

● 糖皮质激素口服。

● 糖皮质激素联合其他免疫抑制剂治疗（剂量见前巩膜炎的治疗）。

4. 预后　及时正确治疗者视力预后较好。

五、特别提示

● 巩膜炎特别是严重的巩膜炎应排除结核、梅毒、真菌等感染的可能性。

● 糖皮质激素点眼剂可能有助于前巩膜炎症状的改善，但对疾病整个病程无大的影响。

● 非甾体抗炎药口服仅对轻度的巩膜炎有一定的治疗作用，但对炎症的控制和复发作用有限。

● 糖皮质激素在控制巩膜炎症方面显著优于非甾体抗炎药。

● 勿对坏死性巩膜炎进行结膜下注射糖皮质激素。

● 非感染性巩膜炎是一种易于复发的疾病，因此，对于大多数患者，糖皮质激素联合其他免疫抑制剂是常用的治疗方法。